U0240184

团体心理治疗
临床护理指导

王云琼　程　佳／主编

西南大学出版社
SWUP　国家一级出版社　全国百佳图书出版单位

图书在版编目(CIP)数据

团体心理治疗临床护理指导 / 王云琼, 程佳主编
. -- 重庆 : 西南大学出版社, 2022.10
ISBN 978-7-5697-1673-3

Ⅰ. ①团… Ⅱ. ①王… ②程… Ⅲ. ①集体心理治疗
Ⅳ. ①R459.9

中国版本图书馆 CIP 数据核字(2022)第 195425 号

团体心理治疗临床护理指导

TUANTI XINLI ZHILIAO LINCHUANG HULI ZHIDAO

王云琼　程　佳　主编

责任编辑 ┃ 伯古娟　李　勇

责任校对 ┃ 万劲松

装帧设计 ┃ 闽江文化

排　　版 ┃ 瞿　勤

出版发行 ┃ 西南大学出版社(原西南师范大学出版社)

印　　刷 ┃ 重庆美惠彩色印刷有限公司

幅面尺寸 ┃ 185 mm × 260 mm

印　　张 ┃ 38.5

字　　数 ┃ 621 千字

版　　次 ┃ 2022 年 10 月 第 1 版

印　　次 ┃ 2022 年 10 月 第 1 次印刷

书　　号 ┃ ISBN 978-7-5697-1673-3

定　　价 ┃ 198.00 元

编委会

主　编 王云琼（四川省医学科学院·四川省人民医院　心身医学中心）

程　佳（四川省医学科学院·四川省人民医院　综合心身/儿少科）

副主编 李　佳（四川省医学科学院·四川省人民医院　睡眠医学中心）

胡江莉（四川省医学科学院·四川省人民医院　心身消化科）

编　委 苏意寒（四川省医学科学院·四川省人民医院　精医PICU）

罗学梅（四川省医学科学院·四川省人民医院　疼痛医学中心）

刘雪梅（四川省医学科学院·四川省人民医院　神经心理科）

杨晓莲（四川省医学科学院·四川省人民医院　神经内科五）

范静怡（四川省医学科学院·四川省人民医院　精医门诊部）

冯本英（四川省医学科学院·四川省人民医院　精医护理部）

汪瑾宇（四川省医学科学院·四川省人民医院　心身医学中心）

李　慧（四川省医学科学院·四川省人民医院 精医公共卫生事业部）

随着我国经济水平的发展,公众对心理健康服务的需求日益增加,"生物—心理—社会医学模式"势如破竹,国家高度重视人民的精神与心理健康。近年来,心身医学应运而生并得以蓬勃发展,它是一门新兴的交叉、整合学科,与精神病学、神经病学、心理学、内科学、外科学、哲学和社会学等学科有着广泛而密切的交叉融合,它不仅关注"心",同时也关注"身"。在临床医疗与护理过程中,我们需要全面了解患者生理、心理、社会适应的状态,既要重视疾病,更要重视生病的人;既要重视药物和手术的治疗作用,又要重视心理治疗和社会干预的重要性。医务工作者不仅要关注患者的病情,更要与患者共情,关注心理及社会层面对疾病的影响。善医者,必先医其心,而后医其身。

秉着"心身合一,以人为本"的整合医学理念,四川省医学科学院·四川省人民医院的心身医学中心于2011年成立,成为首批"中国心身医学整合诊疗中心"及"中国综合医院心身医学教育联盟基地"。我中心医疗组、护理组、心理组、物理组从医、教、研多方面并驾齐驱,致力于打造前沿、有特色的心身医学模式,引领心身医学的发展。我中心护理人员为深化优质护理内涵,贯彻"以人为本"的人文护理理念,通过学习世界各国有关心身护理的理论和经验,将心理学理论、心理评估方法和心理治疗手段有机融入心理护理的实践工作当中，形成了一套有独特价值的心理护理方法——护理团体心理治疗法。自开展以来，这个方法得到社会、医院、患者多方面的高度认可，团队的自我价值感也得以显著提升。团队成员将护理团体心理治疗中的宝贵经验进行总结，于2019年出版了《综合医院临床心理护理指导》一书，得到业界同行认可。

2017年，我中心受四川省人民政府委托建设"四川省精神医学中心"，中心开设了消化心身、疼痛心身、神经心理、睡眠心身、儿童青少年心身等科室，开始以多学科合作模式探索心身医学的学科建设。我中心护理人员在实践原有护理团体心理治疗方法的基础上，不断学习、探索与实践，先后创新了剧本角色扮演、音乐疗愈、精神心理康复、认知刺激训练等十余项团体心理治疗方法。他们在《综合医院临床心理护理指导》的基础上，将新开展的护理团体心理治疗的技术与经验进行总结汇编形成本书，图书内容充实、生动，是一本实用性强的工具书。

著书立论不易，编者们在繁忙的临床、教学与科研工作中，悉心归纳总结并撰稿，望能为心身护理的发展添砖加瓦。我相信，《团体心理治疗临床护理指导》一书的出版，既能让广大读者迅速熟悉和了解心身护理，又能让其在阅读的过程中不断思考，产生新的观念与见解，启迪新的研究，收获新的成果。借此，我谨代表四川省医学科学院·四川省人民医院心身医学中心、四川省精神医学中心向全国护理工作者表示深深的敬意！也祝愿《团体心理治疗临床护理指导》成为同道交口称赞、有口皆碑的好书。

周波

2022年于成都

前言

据相关调查资料显示,在综合性医院门诊初诊的病人中,有略高于1/3的病人是躯体疾病,不足1/3的病人是心理疾病,其余的1/3是与心理因素密切相关的躯体疾病(心身疾病),心身疾病的流行与多发,已成为严重的社会问题。《中华人民共和国精神卫生法》、国家卫生和计划生育委员会及各地方卫生和计划生育委员会均要求加快建设综合医院精神科,要求全国二级甲等以上综合医院均应成立心身医学科。综合医院心身医学科面对的患者与精神专科医院相比病种更多,躯体症状更突出,表现更多样,需要"医—护—心"一体化整合式治疗方式。作为新兴的心身护理专业,很多护理人员面临专业知识缺乏、对心身患者的需求心有余而力不足的问题。四川省医学科学院·四川省人民医院心身护理团队根据心身疾病特点,紧密结合护理工作实际,借鉴国内外成功的经验和先进的做法,基于多学科诊疗模式,以心身护理专业为基础,对于患不同心身疾病的患者,开展不同形式、不同种类的护理团体心理治疗,促进患者身心康复。

《团体心理治疗临床护理指导》是我院消化科、心内科、神经内科、急诊科、老年科、外科、肿瘤科等多学科护理与心身护理相整合,通过不断学习、摸索,并结合德国心身医学护理模式进行的护理人员开展团体心理治疗的实操经验总结。全书共分十一章,前三章分别介绍了心理评估的方法与技术、临床常见的心理障碍的评估与治疗、团体心理治疗的理论基础知识，后八章介绍了不同种类的团体实操，如健康教育团体心理治疗、快乐感知训练团体心理治疗、正念减压团体心理治疗等团体心理治疗。团体心理治疗的实际操作结合心理教育、认知行为治疗、正念等技术，通过提供信息、情感支持、放松训练等方法和技术的运用，体现以患者为中心的人文关怀护理，践行以患者需求为导向，深化优质护理服务。

本书以新颖性、指导性和实用性为原则，其主要特点有以下几点。①先进性和创新性。本书为护理人员开展心理护理治疗提供了理论基础，同时借鉴国外心理护理治疗模式与国内综合医院心理护理开展的实际情况，创新了一系列护理团体心理治疗的结构性实操，不同科室、不同疾病均可参考本书结构式团体实操模式，将专科内容融入后，即可成为具有专科特色的护理团体心理治疗方法。②指导性强。为了让读者能更好地理解，我们将护理人员在团体中所表达的语言和可能遇到的问题都尽可能地作了详尽的叙述，旨在通过浅显的文字和详尽的操作步骤，为读者提供可借鉴的经验。③实用性强。此书适用广泛，除了适用于护理人员，也适用于其他学校、公司、团队中的从事心理辅导工作的行业人士，其可以结合自身实际情况，融会贯通地将这些实操运用于自己的工作中。

由于编写时间有限及实操经验的局限性，本书的错误和疏漏之处在所难免，敬请同行和读者朋友们不吝指正，提出宝贵意见。

编者

2022 年 7 月

|目 录|

团体心理治疗临床护理指导

第一章
心理评估

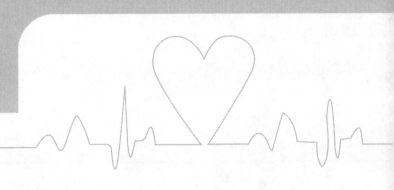

‖ 第一节 心理评估的概述 ‖

一、心理评估的概念

心理评估是以心理学的技术、方法评估个体的心理状态、心理差异、行为特征等心理现象以确定性质和程度。它可用于医学、教育、人力资源、军事、司法等。当为临床目的所使用时,称为临床心理评估。

二、心理评估的意义

随着医学模式从过去的生物医学模式转变为"生物—心理—社会"医学模式,护理工作的内涵也在不断地拓宽和充实,由单纯地执行医嘱、以疾病为中心的护理向以患者为中心、以解决其存在的或潜在的身心健康问题转变。

据有关资料显示,在综合性医院门诊初诊的患者中,有略高于1/3的患者是躯体疾病,不足1/3的患者是心理疾病,其余的1/3是与心理因素密切相关的躯体疾病(心身疾病)。这些患者多在内科就诊,非精神科医务人员很少关注这些患者的心理因素,也意识不到患者的心理因素对疾病会产生的影响,导致患者的心理健康状况进一步恶化,从而影响其治疗和疾病的预后。因此,在临床各个科室,患者的心理问题需要大家的重视,可以通过心理评估为心理护理干预措施的设计、治疗效果评价、行为发展方向提供客观的指标,心理评估对于临床心理护理有着重要的意义。

三、心理评估的实施原则

(一)动态实时原则

患者的心理活动是随着环境及疾病进展等因素不断发生变化的。因此,评估者需动态、实时地评估患者的心理状态及其变化。

(二)综合灵活原则

对已获得的患者资料进行综合考虑,灵活分析。了解各种心理评估方法的优势和局限性,不将评估结果绝对化。将资料的分析与患者实际情况相结合,并结合其他评估方法进行综合判断。

四、心理评估的注意事项

(一)心理评估人员的要求

(1)评估者对待患者应热情、耐心、细致,应尊重患者,同时要采取严肃、认真和审慎的态度。

(2)评估者要具备一定的专业技能,需要经过心理评估、心理测量学方面的训练,熟悉各种评估方法的功能、适用范围和优缺点。

(3)评估者还应具备心理学专业知识,包括普通心理学、生理心理学、心理测量学、心理评估学以及病理心理学等专业知识,熟悉精神疾病的症状表现和诊断要点,能鉴别正常与异常的心理现象。

(二)心理评估的注意事项

(1)评估者需掌握各类心理评估方法的适用范围、优缺点以及该方法是否适合准备评估的对象。

(2)要熟练运用各种心理评估方法、分析评估结果的方法,能充分认识影响评估的因素。

(3)正确看待评估结果,对评估结果需联系实际情况客观分析。

‖ 第二节 心理评估的目的 ‖

一、发现患者心理活动方面现存的或潜在的健康问题

发现患者心理活动方面现存的或潜在的健康问题,保障患者的安全,促进其身心康复。例如在一次查房的过程中,一位有自杀高风险的抑郁症女孩独自一人在病房里认真地书写,带领者老师凑上前去问道:"这么专注,在写啥呢?"她眼泪止不住地流下来,她说:"我不争气,爸爸妈妈省吃俭用供我上大学,现在还要为我操心,担心我的病,负担我的医药费,我一天都没让他们省心。我一个月工资不多,但是这几年存了六七万,我准备给爸爸买一台相机,他最大的爱好就是摄影。给妈妈买一条项链,她很爱美。以后我死了,我不要他们为我安葬,因为安葬要花钱,他们把我的骨灰撒在河里或者土里就行了。"然后她哭得泣不成声,纸上写的是银行卡账号和密码。通过观察,评估患者现存的或潜在的问题是情绪低落和有自杀风险。所以,心理评估对了解患者心理状态、发现患者心理活动方面现存的或潜在的健康问题是十分重要和必要的。

二、了解患者的心理特征

通过心理评估了解患者的心理特征,并将其作为心理护理和选择护患沟通方式的依据。比如医院收治了一位女孩,她穿着打扮男性化,头发也很短,她不愿别人把她当成女生,如果护理人员不去了解她的心理特征,一见面就称呼她为"妹妹",这样不仅不利于护患关系的建立,还可能引起患者极大的情绪波动。

三、评估个体压力源、压力反应及其应对方式

评估个体压力源、压力反应及其应对方式,以制定有针对性的护理计划。当我们观察到一位患者的手臂上有很多新的和陈旧性的刀划伤,询问这些伤痕的缘由时,发现他对于压力或负性情绪的应对方式就是自伤、自残,我们的护理计划就应该包括帮助他建立积极有效的应对方式。比如,在其悲伤的时候,鼓励他可以哭出来;鼓励他找医护人员或者信任的人倾诉;通过写日记、绘画、撕纸、打枕头、跑步等方式来发泄。

四、对常见心理问题进行量化和分级

通过临床评定量表或者其他心理测验,衡量患者心理问题的严重程度,为诊断、治疗和护理提供依据,为患者提供分层级的心理护理。

‖ 第三节 心理评估的方法 ‖

患者的心理变化及心理问题可以用心理学方法进行客观描述,方法通常包括观察法、调查法、心理测试法。这些方法可单独使用,也可多种方法一起使用,通过这些方法收集的资料,我们可以分析患者的心理状态,综合判断患者有无心理问题或心理问题的严重程度。

一、观察法

人的心理是通过其行为表现出来的,因此,对个体行为进行客观观察是心理评估的重要方法之一,也是护理领域心理评估最常用的方法之一。

(一)观察的内容

1.一般情况

观察患者的仪表、个人卫生、衣着和步态,全身有无外伤,饮食、睡眠及排泄情况,生活自理能力,接触是主动还是被动,参加活动的积极性,对医护人员、周围环境及对住院治疗的态度等。

2.心理情况

观察患者目前的心理需求和心理状况。

3.躯体情况

观察患者的一般健康状况,如体温、脉搏、呼吸、血压等是否正常,有无躯体疾病或症状。

4.精神症状

观察患者有无意识障碍,有无自知力,有无幻觉、妄想等精神症状。

5.治疗情况

观察患者对治疗的态度如何(如是合作还是拒绝),对治疗效果及药物的不良反应如何,有无藏药、随意加减药量或停止服药的行为。

6.社会功能

观察患者的学习、工作、人际交往能力等。

7.环境观察

观察病区周围环境是否安全,环境中是否有危险物品等。如对于有非自杀性自伤的青少年,观察他们身上是否有胸针、头上是否有发卡、抽屉里是否有牙签和刮眉刀等。

(二)观察的方法

1.直接观察法

带领者与患者直接接触,通过面对面的交谈,或是从旁观察患者独处、与人交往、参加活动时的动态表现来了解患者的情况。通过直观的言语、表情、行为了解患者的心理需求、精神症状与躯体情况。比如直接询问患者现在心情怎么样。看到患者窗帘拉起、询问不语、表情呆滞或主动参加工作、娱乐活动,这些都是属于直接观察。

2.间接观察法

从侧面观察患者与人交往或独处时的精神活动表现。比如从患者的亲朋好友、同事及病友那里了解患者的情况,或通过患者的日记、作品、绘画等了解患者的思维内容和病情变化。

(三)观察的要求

(1)观察要具有目的性、客观性。观察者应尽可能客观、系统、全面而准确地观察其行为,充分意识到自己的角色,分清是客观的描述还是自己的感觉、反应。如有妄想的患者,观察了解其妄想的内容、频率、妄想带来的行为有无改变。观察到的内容要客观记录,不要随意加入自己的猜测。

(2)观察要有整体性,要包括对某一患者的整体观察和对病房所有患者的整体观察。

(3)要在患者不知不觉中观察。观察过程中不应让患者感到紧张与焦虑。如有自杀观念的患者上厕所时,为防止意外,带领者应该入内查看。为避免引起怀疑,可以关切地问"有什么需要帮忙的吗"或者提醒"要注意防滑倒哦"等,让患者感到自己是被关心,而不是被监视。

(4)对于与自己年龄、文化背景或价值观相差悬殊的患者,观察者在分析结果时应尽可能从患者的角度而不是从自己的角度去理解他们的行为。

二、调查法

(一)访谈法

访谈法是访谈者与患者进行的有目的的会谈。通过与患者交谈了解其思维、情感、行为反应等,是访谈者收集信息、诊断评估和治疗干预的基本沟通手段。访谈法的效果取决于问题的性质和访谈技巧。

1.访谈的目的

(1)通过访谈了解患者的一般情况、来访的目的和可能存在的问题。

(2)通过访谈建立初步的人际关系。

(3)通过访谈同患者建立起协调关系,保证随后的心理测验、心理护理与治疗的顺利开展。

2.一般性资料访谈的内容

(1)基本情况:姓名、年龄、职业、文化、经济状况等。

(2)婚姻及家庭情况:婚姻情况、家庭成员、家庭关系等。

(3)个人习惯:有无特殊嗜好,如烟、酒等。

（4）健康情况：现在和既往的健康情况，有无遗传病史、外伤等。

（5）近期日常活动情况：饮食、睡眠、精神状况等。

（6）生活事件：近期是否有生活事件的发生，如经济状况、工作状况、人际关系等的突然变化。

（7）社会支持：与家人、同事、朋友之间的关系。

3. 心理评估资料访谈的内容

在一般性资料病史访谈后，要进一步对其心理（精神）状况进行检查，主要包括思维、情绪、意志行为方式、注意和记忆、自知力等，这需要更加特殊和专业化的心理诊断性访谈。

心理诊断性访谈可根据实际情况设计提出心理访谈的问题。

（1）你现在存在哪些主要的问题和麻烦？

（2）你能描述一下这些问题最重要的方面吗？

（3）你的这些困难是什么时候开始出现的？

（4）它经常发生吗？

（5）这些问题发生后还经常变化吗？

（6）出现这些问题后还有别的方面相继改变吗？

4. 访谈法的局限性

（1）容易产生"偏好效应"，在访谈开始时所形成的"印象"，容易影响整个访谈的结果，导致偏差的结论。比如遇到性格外向、话特别多的患者，我们的第一印象如果是躁狂或者双相情感障碍，那接下来的问题可能都是按照这个印象来展开的。

（2）技术掌握的熟练程度和经验的丰富与否常会对访谈产生明显的影响。

（3）患者在访谈中有可能提供不准确的信息，导致带领者错误地理解患者的本意。

（4）民族习惯和文化背景差异很大时，也很容易发生访谈偏差。

（5）访谈对环境的要求较高，所需时间较多，如果在进行大范围调查时，访谈法的使用会受到限制。

(二)问卷法

在有些情况下,为了不遗漏调查的重要内容,事先要设计好调查表或问卷,被调查者填写完后,再收集问卷对其内容进行逐条分析,完成等级记录并研究。问卷调查法的效果取决于研究者事先对问题的内容、性质、目的、要求的明确程度,也取决于问卷内容设计的技巧和被试者的合作程度。

三、心理测试法

(一)概念

患者在医院看病时需要对一些生理指标,如血压、血红蛋白、尿蛋白含量等进行测量,人的心理行为的现象也可以被测量。心理测试法是指评估者通过心理测验表为患者进行心理评估,作为判断个体心理和行为差异的方法。

(二)心理测试法的特点

1.标准化、客观化

心理测试与其他心理评估方法相比,具有标准化、客观化等优点。

2.间接性

心理现象与物理现象、生理现象不同,看不见、摸不着,无法直接测量,只能通过一个人对测试题目的反应间接测试其心理特征。

3.相对性

心理测试大都是判断个体在大众中所处位置,没有绝对判别的标准,个体的兴趣大小、智力高低都是与大多数人的状况比较而言的。

(三)原则

1.标准化原则

测量需采用公认的标准化工具,测量方法要严格根据测试指导手册的规定执行,如施测环境、指导语、计分标准、解释方法等均需保持一致。

2.保密原则

测试的内容、答案及记分方法只能被做此项工作的有关人员掌握,绝不允许随意扩散,否则会影响测试结果的真实性。保密原则的另一个方面是对患者测试结果的隐私保护。

3.客观性原则

心理测试的结果只是测出来的,对结果进行评价时要遵循客观性原则,对结果的解释要符合受试者的实际情况。

‖ 第四节 心理评估的技术 ‖

一、概述

在与患者进行交谈时,常常采用语言和非语言方式会谈来进行心理评估。会谈技巧如非语言技巧、倾听技巧、影响技巧等。

二、非语言技巧

(一)非语言行为的观察和运用

当一个人的语言和非语言行为不一致时,非语言行为能更准确地反映个体的心理,所以带领者应该注意观察患者的非语言行为,以便更准确地了解患者,同时也运用非语言行为影响患者。

1.目光和面部表情

目光的接触与回避、面部表情的改变都反映了患者心理活动的改变。在评估过程中与患者谈话时,带领者应该与患者保持目光接触,面部表情应与患者的表情一致。

2.身体的姿势和移动

带领者应该了解一些特定的身体姿势的含义,患者身体的移动常常是心理被触动的反映,带领者的身体应向患者稍微地倾斜,姿态专注,手、腿、脚的姿势应温文有礼。

3.声音特征

带领者应该注意患者语速和音量的改变,这常常反映了患者内心体验的变化,带领者在评估访谈过程中的语速应适当,音量应柔和坚定。

(二)常见的沉默现象

1.创造性沉默

患者在访谈过程中对某一事物产生了新的想法或对某一观点有了新的领悟,此时他可能沉默不语,但脑海里可能正在涌现着不同的想法,因此,患者可能会沉浸在自己的思维中,这就是创造性沉默。在创造性沉默时,患者往往沉默不语,目光可能会注视着空间的某一点,这代表着患者正在集中注意力思考问题,此时带领者要做的是在等待中注视患者,等待对方语言或非语言信息的变化。

2.自发性沉默

当患者不知道自己该说什么,也不知道带领者希望自己说什么的时候,就产生了自发性沉默,此时患者的目光很可能是游移不定的,从一处看到另一处,也可能低头不语,也可能会以征询的目光看着带领者。自发性沉默持续时间过久会让患者越来越紧张,所以带领者一旦判定患者是自发性沉默,应立即以提问或者其他方式打破这种沉默。

3.冲突性沉默

当患者认为接下来讨论的话题会使他感受到威胁并因此感到害怕或愤怒时,就可能采取沉默作为一种反击形式,这就是冲突性沉默。如果患者的沉默是因害怕和愧疚造成的,患者可能会有退缩、逃避的行为,也可能会回避带领者的目光。如果患者的沉默是因愤怒引起的,可能会有生气的表现。带领者一旦判定患者是冲突性沉默,应该用真诚的态度邀请患者谈谈自己的想法,进行开诚布公的讨论。

三、倾听技巧

1.开放式提问

开放式提问有利于患者发挥主观能动性,表达和发泄被抑制的感情。如"您有什么需要我帮助的吗?""您这几天感觉怎么样?"开放式提问可使患者更多地回答出问题或事件的细节,尽量减少问"为什么",注意尊重患者,避免给患者一种被质问的感觉。

2.封闭式提问

封闭式提问有利于带领者引回偏离的话题,缩小讨论范围,并在短时间内获得大量信息。如"您的胃还疼吗?""您今天排便了吗?"

3.鼓励与重复

鼓励是带领者对患者的谈话以简短的词语(如"嗯""后来呢")进行回应,结合目光注视、点头等非言语信息,让患者感受到带领者在认真倾听他的谈话,从而鼓励患者进一步说下去。

重复是指带领者对患者所说过的原话给予简短的复述,强调带领者对患者谈话中某些关键词语的注意,可以引导谈话向某一方向深入。比如患者说:"我明天就要手术了,医生说麻醉、手术都有风险,手术后的恢复可能有问题,父母年事已高,孩子还小。我很紧张,不知怎么办才好。"这时,选择"你不知怎么办才好"作为重复是比较合适的。一般来说,患者长篇大论叙述的最后一个主题,往往是最重要的,因此,可以选择它作为重复的内容。

4.简述

简述是带领者对患者谈话的主要内容进行概括并复述。简述可以看出带领者对患者谈话的理解程度,在带领者简述的过程中可以把患者口中说分散的事物串联起来,帮助患者重新思考。

5.对内容和情感的反馈

带领者通过对谈话内容的理解来表达患者的情绪体验,如通过"你感受到……""你觉得……"来表达对患者情绪感受的理解。带领者正确的情感体验有助于增进护患关系,同时也鼓励患者更多地倾诉自己的感受。比如患者说:"我明天就要手术了,医生说麻醉、手术都有风险,手术后的恢复可能有问题,父母年事已高,孩子还小。我很紧张,不知怎么办才好。"带领者对患者陈述的内容进行反馈:"你明天要做手术,医生告诉你麻醉和手术过程以及术后都可能有风险,家人很需要你,是这样吗?"带领者对患者的情感进行反馈:"你明天要做手术,对于手术的风险以及预后感到很担忧、紧张,也很茫然,是这样吗?"

四、影响技巧

1.解释

解释是带领者从专业心理理论和经验的角度分析患者某些症状、情绪、行为产生和持续的原因。解释为患者提供一种新的视角去认识自己、了解自己,可以促使患者产生认知和行为的改变,是最重要的影响技巧。但是解释的运用要恰当,过多地运用解释可能会使患者产生抵触心理。

2.指导

指导就是带领者让患者做某件事、说某些话或进行某种训练等。

3.忠告

忠告是指带领者借助为患者提供建议的机会为其提供具有指导意义的观点来帮助患者。忠告的提出是有必要的,但不能过多使用,带领者一般不主动提出,而是在患者询问意见或建议时提出。提出的忠告以患者的利益为出发点,并尽量使患者了解提出忠告的依据,提出忠告可以采用"如果我是你,我会……""如果这样做可能对你会更好"的句式。

4.自我暴露

自我暴露是带领者将自己的个人信息透露给患者的过程,有两种形式:一是带领者向患者表明自己在会谈时对患者谈话内容的真实体验和感受;二是带领者告诉患者自己过去的一些经验或体会。自我暴露过多或过少都对治疗不利,带领者适当的自我暴露可以促进患者自我暴露更多,提高患者的积极性。

5.反馈

反馈是指带领者为患者提供自己或他人会怎样看待患者的问题的信息。反馈为患者提供了不同的思维模式和视角,帮助患者开阔了眼界,以达到改变患者的目的。

6.逻辑推论

逻辑推论是带领者根据患者提供的信息,用逻辑推理的方式推论出可能的结果的过程。逻辑推论常常用"如果……就会……"这种句式,逻辑推论可以引导患者从不同的角度以不同的思维方式看问题。

‖ 第五节 常用心理评估量表 ‖

临床常用心理量表的使用种类繁多,临床常用经过信度、效度检验的现成心理量表。本节重点介绍15条躯体健康问卷、抑郁自评量表、焦虑自评量表、匹兹堡睡眠质量指数等7个心理量表的使用,见表1-5-1到表1-5-7。

一、15条躯体健康问卷(PHQ-15)

(一)概述

此问卷是目前精神科临床常用的评估躯体症状的健康问卷,它能比较直接地反映困扰患者躯体的问题。

(二)项目评定和评定标准

在患者入院时和住院治疗一周后根据需要,采用PHQ-15量表进行自我评定。PHQ-15量表一共有15个项目,每一项评分标准为:0分=没有困扰;1分=少许困扰;2分=很多困扰。

(三)结果解释

评出的15个项目分值相加总分为:0~4分说明无躯体症状;5~9分说明有轻度躯体症状;10~14分说明有中度躯体症状;15~30分说明有重度躯体症状。总分分值越高,说明患者的躯体症状越明显、越严重。

(四)适用范围

PHQ-15健康问卷可以用于筛查患者的躯体症状以及这些症状对自身的影响程度。

(五)操作难点及注意事项

(1)在开始评定前,工作人员应强调评定的是在过去4周困扰患者躯体的问题,把总的评分方法和要求向患者讲解清楚,然后让他做出独立的、不受任何人影响的自我评定。对于文化程度低的患者,可由工作人员以中性的、不带任何偏向和暗示的方式把问题本身的意思逐项念给患者听,然后由患者评分。

(2)评定时,应根据患者的体格检查、实验室及各项检查报告来进行评定,并且应严格按照刚入院时、治疗一周后或根据需要来多次进行评定。

(3)在治疗期间有些症状较轻,很难判断是否因治疗所致,出于安全考虑,应将与治疗相关的内容在表格中明确标注,且不统计总分。

表1-5-1 PHQ-15健康问卷表

填表注意事项:此量表是反映过去的4周里,你被下述问题所困扰的程度。

项目	入院时	月 日	月 日	月 日
1.胃痛				
2.背痛				
3.手臂、腿或关节(膝盖、髋部等)的疼痛				
4.(仅女性)月经痛或者其他月经有关的问题				
5.头痛				
6.胸痛				
7.晕眩				
8.偶尔昏晕过去				
9.感到心脏怦怦跳动或者跳得很快				
10.透不过气来				
11.性交时的疼痛或问题				
12.便秘、稀便或腹胀				
13.恶心、胀气或消化不良				
14.感觉疲劳或无精打采				

续表

项目	入院时	月　日	月　日	月　日
15.睡眠问题或烦恼				
总分				
没有困扰=0分　少许困扰=1分　很多困扰=2分				

二、抑郁自评量表(SDS)

(一)概述

抑郁自评量表(SDS)是精神药理学研究的量表之一,于1965年由Zung编制。用于心理咨询、抑郁症状筛查以及严重程度评定时,因其使用简便,能相当直观地反映患者抑郁的主观感受及其在治疗中的变化,故SDS在国内外应用颇广。

(二)项目和评定标准

SDS有正向评分题和反向评分题,共20个项目,按症状出现频度评定,分为4个等级:没有发生或是很少时间发生、少部分时间发生、相当多时间发生、绝大部分时间或全部时间发生。若为正向评分题,依次评为1、2、3、4分;反向评分题(量表中注*号者),则评为4、3、2、1分。

(三)结果解释

SDS的统计方法是:把20个项目的各项分数相加,即得总粗分(X),然后将总粗分乘以1.25后取整数部分就得标准分(Y)。按照中国常模结果,SDS总粗分的分界值为41分,标准分为53分,其中53~62分为轻度抑郁,63~72分为中度抑郁,73分以上为重度抑郁。

(四)适用范围

本量表可评定抑郁症状的轻重程度及其在治疗中的变化,特别适用于抑郁症患者的初筛,其评定对象为具有抑郁症状的成年人。

(五)操作难点及注意事项

(1)表格由患者自行填写,在评定前,由工作人员将SDS量表填写要求告知患者:请仔细阅读以下20条文字,把意思弄明白再做出独立的、不受任何影响的自我评定,根据你最近一周的实际情况,在合适的方格内画"√",每条文字后都有4个方格,分别代表没有发生或是很少时间发生、少部分时间发生、相当多时间发生、绝大部分时间或全部时间发生。强调评定的时间范围为过去一周。

(2)若患者不能理解或是看不懂问题的内容,可由工作人员逐条念给他听,然后让患者独自做出评定,一次评定在10分钟内完成。

(3)评定结束时,工作人员仔细检查自评结果,提醒患者不要漏评某一项目,也不要将同一个项目重复评定。

(4)本量表应在开始治疗或研究前让患者做一次评定,在治疗后或研究结束时至少再重新评定一次,以便通过评定结果来分析该患者的症状变化情况。

(5)SDS有10项反向题目,若患者不能理解反向评分的题目会直接影响评定结果,也可将反向题目逐项改为正向评分,如:"2.觉得一天中早晨最好"改为"2.我觉得一天中早晨最差";"5.我吃得跟平常一样多"改为"5.我吃得比平常少"等。

表1-5-2 抑郁自评量表

填表注意事项:根据你最近一周的实际情况在量表中适当的方格内画"√",每一条文字后有四格,表示:没有发生或是很少时间发生、少部分时间发生、相当多时间发生、绝大部分时间或全部时间发生。

项目	没有发生或是很少时间发生	少部分时间发生	相当多时间发生	绝大部分时间或全部时间发生	工作人员评定
1.我觉得闷闷不乐,情绪低沉					
*2.我觉得一天中早晨最好					
3.我一阵阵地哭出来或觉得想哭					
4.我晚上睡眠不好					
*5.我吃得跟平常一样多					

续表

项目	没有发生或是很少时间发生	少部分时间发生	相当多时间发生	绝大部分时间或全部时间发生	工作人员评定
*6.我与异性密切接触时和以往一样感到愉快					
7.我发觉我的体重在下降					
8.我有便秘的苦恼					
9.我心跳比平常快					
10.我无缘无故地感到疲乏					
*11.我的头脑跟平常一样清醒					
*12.我觉得经常做的事情并没有困难					
13.我觉得不安而平静不下来					
*14.我对将来抱有希望					
15.我比平常容易生气和激动					
*16.我觉得做出决定是容易的					
*17.我觉得自己是个有用的人,有人需要我					
*18.我的生活过得很有意思					
19.我认为如果我死了,别人会过得好一些					
*20.平常感兴趣的事我仍然感兴趣					

三、焦虑自评量表(SAS)

(一)概述

焦虑自评量表(SAS),于1971年由Zung编制。从量表的构造形式到具体的评定方法,都与抑郁自评量表十分相似。焦虑自评量表用于评定受检者焦虑的主观感受。

(二)项目和评定标准

SAS有正性评分和负性评分,共20个条目,按症状出现的频度采用4级评分:"1"表示没有发生或很少时间发生;"2"表示少部分时间发生;"3"表示相当多时间发生;"4"表示绝大部分时间或全部时间发生。20个项目中有15项是用负性词陈述的,按1~4分评分。其余5项(量表中注*号者)是用正性词陈述的,按4~1分评分。

(三)结果解释

SAS的统计方法是:把20个项目的各项分数相加,即得总粗分(X),然后将总粗分乘以1.25后取整数部分就得标准分(Y)。按照中国常模结果,SAS总粗分的分界值为40分,标准分为50分,其中,50~59分为轻度焦虑,60~69分为中度焦虑,70分以上为重度焦虑。

(四)适用范围

(1)本量表应用广泛,适用于头部、颈部、背部、腰部和四肢疼痛反复在医院相关科室就诊,且临床查体和实验室检查结果未提示器质性病变者。

(2)本量表适用于因焦虑、抑郁、恐怖、疑病等各种精神因素引起的全身慢性疼痛。

(五)操作难点及注意事项

(1)由于焦虑是神经症的共同症状,所以有关焦虑症状的临床分级,除了参考量表分值外,主要还应该根据临床症状,特别是与处境不相称的痛苦情绪体验、精神运动性不安、植物神经功能障碍等要害症状的程度来划分,量表分值仅仅作为一项参考指标而非绝对标准。

(2)表格由患者自行填写,在评定前由工作人员将SAS量表的填写要求告知患者:请仔细阅读以下20条文字,把意思弄明白再做出独立的、不受任何人影响的自我评定,根据你最近一周的实际情况,在合适的方格内画"√",每条文字后都有4个方格,分别代表没有发生或很少时间发生、少部分时间发生、相当多时间发生、绝大部分时间或全部时间发生,强调评定的时间范围为过去一周。

(3)患者不能理解或是看不懂的内容,可由工作人员逐条念给他听,然后让患者独自做出评定,一次评定在10分钟内完成。

(4)评定结束时,工作人员仔细检查自评结果,提醒患者不要漏评某一项,也不要对同一个项目进行重复评定。

(5)本量表应在开始治疗或研究前让患者做一次评定,在治疗后或研究结束时至少再重新评定一次,以便通过评定结果来分析该患者的症状变化情况。

表1-5-3 焦虑自评量表

填表注意事项:根据你最近一周的实际情况在量表中适当的方格内画"√",每一条文字后有四格,表示:没有发生或很少时间发生、少部分时间发生、相当多时间发生、绝大部分时间或全部时间发生。

项目	没有发生或很少时间发生	少部分时间发生	相当多时间发生	绝大部分时间或全部时间发生	工作人员评定
1.我觉得比平常容易紧张和着急(焦虑)					
2.我无缘无故地感到害怕(害怕)					
3.我容易心里烦乱或觉得惊恐(惊恐)					
4.我觉得我可能将要发疯(发疯感)					
*5.我觉得一切都好,也不会发生不幸(不幸预感)					

续表

项目	没有发生或很少时间发生	少部分时间发生	相当多时间发生	绝大部分时间或全部时间发生	工作人员评定
6.我手脚发抖打战(手足颤抖)					
7.我因为头痛、颈痛和背痛而苦恼(躯体疼痛)					
8.我感觉容易衰弱和疲乏(乏力)					
*9.我觉得心平气和,并且容易安静坐着(不能静坐)					
10.我觉得心跳很快(心慌)					
11.我因为一阵阵头晕而苦恼(头昏)					
12.我有晕倒发作或觉得要晕倒似的(晕厥感)					
*13.我呼气、吸气都感到很容易(呼吸困难)					
14.我手脚麻木和刺痛(手足刺痛)					
15.我因为胃痛和消化不良而苦恼(胃痛或消化不良)					
16.我常常要小便(尿意频数)					
*17.我的手常常是干燥温暖的(多汗)					
18.我脸红发热(面部潮红)					
*19.我容易入睡并且一夜睡得很好(睡眠障碍)					
20.我做噩梦					

四、匹兹堡睡眠质量指数量表(PSQI)

(一)概述

匹兹堡睡眠质量指数量表(PSQI)于1989年由匹兹堡大学精神科医生Buysse博士编制,主要用于临床和基础研究对睡眠质量的评价。PSQI操作简单易行,信效度极高,已成为精神科临床评定的常用量表。

(二)项目和评定标准

PSQI计分的7个组成成分包括:睡眠质量、入睡时间、睡眠时间、睡眠效率、睡眠障碍、催眠药物和日间功能障碍。评定方法如下。

1.睡眠质量

条目6"很好、较好、较差、很差"的选项依次记为0、1、2、3分。

2.入睡时间

(1)条目2的结果"≤15分钟、16~30分钟、31~60分钟、>60分钟"依次记为0、1、2、3分。

(2)条目5(A)的选项"无、<1次/周、1~2次/周、≥3次/周"依次记为0、1、2、3分。

(3)条目2和5(A)累计得分的结果"0分、1~2分、3~4分、5~6分"依次记为0、1、2、3分。

3.睡眠时间

条目4的结果">7小时、6~7小时、5~6小时、<5小时"依次记为0、1、2、3分。

4.睡眠效率

(1)床上时间=条目3(起床时间)-条目1(上床时间)

(2)睡眠效率=条目4(睡眠时间)/床上时间×100%

(3)睡眠效率百分比">85%、75%~84%、65%~74%、<65%"依次记为0、1、2、3分。

5.睡眠障碍

条目5(B)至5(J)的选项"无、<1次/周、1~2次/周、≥3次/周"依次记为0、1、2、3分。再将其累计得分的结果"0分、1~9分、10~18分、19~27分"依次记为0、1、2、3分。

6.催眠药物

条目7的选项"无、<1次/周、1~2次/周、≥3次/周"依次记为0、1、2、3分。

7.日间功能障碍

(1)条目8的选项"无、<1次/周、1~2次/周、≥3次/周"依次记为0、1、2、3分。

(2)条目9的选项"没有、偶尔有、有时有、经常有"依次记为0、1、2、3分。

(3)条目8和9的累计得分的结果"0分、1~2分、3~4分、5~6分"依次记为0、1、2、3分。

(三)结果解释

PSQI总分是把7个全部得分相加,总分0~5分为睡眠质量很好;6~10分为睡眠质量好;11~15分为睡眠质量一般;16~21分为睡眠质量差。总分值越高,表示睡眠质量越差。

(四)适用范围

PSQI量表不仅适用于对一般人睡眠行为和习惯的评估,更能对有睡眠障碍、精神障碍等的患者进行睡眠质量的综合评价。

(五)操作及注意事项

(1)本量表由患者自行填写,在评定前,由工作人员将PSQI量表填写要求告知患者:请仔细阅读,明白意思后再给出独立的、不受任何人影响的评定答案。强调评定的时间范围为最近一个月的睡眠情况。

(2)若患者不能理解或是看不懂内容,可由工作人员逐条念给他听,然后让患者独自进行评定,一次评定在5~10分钟内完成。

(3)评定结束时,工作人员仔细检查问卷结果,提醒患者不要漏填某一条目,也不要在同一个条目内重复评定。

(4)本量表应在开始治疗或研究前让患者评定一次,在治疗后或研究结束时至少再重新评定一次,以便通过总分变化来分析该患者的症状变化情况。

表1-5-4 匹兹堡睡眠质量指数量表

填表注意事项:此量表是关于最近一个月可能影响你睡眠状况的问题,
请填写或选择最符合你实际情况的答案。

你的工作性质:_____ 姓名:_____ 日期:_____

1.最近1个月,晚上上床睡觉通常是____点钟。

2.最近1个月,从上床到入睡通常需要____分钟。

3.最近1个月,通常早上____点起床。

4.最近1个月,每夜实际睡眠____小时(不包括卧床时间)。

下列问题请选择1个最符合你睡眠情况的答案。

5.最近1个月,因下列情况而影响睡眠:

(A)不能在30分钟内入睡 无;<1次/周;1~2次/周;≥3次/周

(B)夜间易醒或早醒 无;<1次/周;1~2次/周;≥3次/周

(C)夜间上厕所 无;<1次/周;1~2次/周;≥3次/周

(D)感觉呼吸不畅 无;<1次/周;1~2次/周;≥3次/周

(E)大声咳嗽或打鼾声 无;<1次/周;1~2次/周;≥3次/周

(F)感到寒冷 无;<1次/周;1~2次/周;≥3次/周

(G)感到太热 无;<1次/周;1~2次/周;≥3次/周

(H)做噩梦 无;<1次/周;1~2次/周;≥3次/周

(I)出现疼痛 无;<1次/周;1~2次/周;≥3次/周

(J)其他影响睡眠的事情(如有,请说明) 无;<1次/周;1~2次/周;≥3次/周

6.最近1个月你认为自己的睡眠质量 很好;较好;较差;很差

7.最近1个月,你是否经常要服药才能入睡? 无;<1次/周;1~2次/周;≥3次/周

8.最近1个月,你是否在开车、吃饭或参加社会活动时难以保持清醒状态? 无;<1次/周;1~2次/周;≥3次/周

9.最近1个月,你在积极完成事情上是否有困难? 没有;偶尔有;有时有;经常有

五、自杀危险因素评估表

(一)概述

自杀现在已经成为一个严重的公共卫生问题。自杀危险因素评估表是研究者通过文献研究法、理论分析法以及内容分析法形成的自杀危险评估条目,该评估表具有较高的信效度,目前已广泛应用于临床上有自杀想法的患者。

(二)项目和评定标准

自杀危险评估表属于他评量表,是由专业人员根据患者或其家属对其病情的描述进行评分,量表包括三类危险因素,共23个条目,每一条目都有相对应的分值。

(三)结果解释

自杀危险评估表是对三类危险因素分别记分,高风险因素划界为:第一类危险因素总分≥15分或三类危险因素相加总分≥25分,其分数越高,则危险程度越高。

(四)适用范围

该评估表适用于曾有自杀自伤行为、有表达自杀想法或是情绪明显异常的精神科患者,对有严重躯体疾病、情绪消极的患者,也需要进行自杀危险因素评估。

(五)操作难点及注意事项

(1)行自杀危险评估时,应选择相对安全及隐蔽的环境,注意保护患者隐私,要求评定者必须具备谈话技巧和观察能力,且态度诚恳、语速缓慢。

(2)评估时,若遇沉默不语的患者时,需向家属或相关知情人员获取信息来完成评估;若遇患者出现哭泣等情绪不稳的状况时,应先暂缓评估,安抚患者情绪,待情绪稳定后再行评估。评定者应接纳患者,对患者不进行任何评价。

(3)评定者应详细询问患者对自杀问题的认识,同时不必担心会增加患者对自己伤害的可能。

(4)评定结果属高风险者,应让家属签署风险告知书,做好有效的健康宣教及加强交接班,并告知医生,每周复评,直至评估结果降为低风险为止。

表 1-5-5 自杀危险因素评估表

病员姓名：＿＿＿＿＿ 性别:男 女 年龄:＿＿＿＿ 诊断:＿＿＿＿

住院次数:＿＿＿ 病程:＿＿＿ 教育:小学 中学 高中 大专 本科及以上

职业:工人 农民 机关干部 公务员 教师 医务人员 军人 技术员 自由职业 待业 其他

危险因素 \ 危险程度		0分	1分	2分	3分	第1次	第2次
第一类危险因素	抑郁症状	无	轻	中	重		
	自杀观念	无	偶尔	经常			
		轻度	强烈				
		短暂	持久				
		盲目	有计划				
		犹豫	下决心				
	自我评价		自责	自罪			
	自杀方式		无具体方式或易发现,可救	方法易得、易实施	隐秘,不可救治		
	无望	无		有			
	无助	无		有			
	神病性症状	无	有明显幻觉、被害妄想	命令性幻听,影响行为			
	自杀历史	无	1次自杀未遂	2次或以上自杀未遂	近期自杀未遂		
	第一类危险因素总分						
第二类危险因素	年龄	<45岁	>45岁				
	性别		女	男			
	婚姻状况	已婚	未婚	离异	丧偶		
	职业情况	在职	待业				
	健康情况	健康	患病多年,功能影响不大	患多种病,严重影响功能			
	酒或药物滥用	无		有			
	焦虑情况	无	明显焦虑	严重焦虑			
	药物副反应	无	一般的不适	严重坐卧不安,心慌			
	认知及解决问题的能力	无问题	无效调适技巧	认知僵化,有局限而怪异的想法			

续表

		0分	1分	2分	3分	第1次	第2次
第二类危险因素总分							
第三类危险因素	人际关系	无	有				
	双相性格特征	性格乐观	文静、自卑、冲动				
	社会支持	有朋友及家人支持	缺乏朋友及家人支持	独自生活			
	事业成就	事业有成	一事无成	事业受挫			
	人际交往	交友多	交往少				
	应激事件	无	有	严重,如亲人意外死亡			
第三类危险因素总分							
三类自杀危险因素总分合计							
评分者							
计分:第一类危险因素≥15分为"高危";三类危险因素总分合计≥25分为"高危"。							

六、创伤后应激障碍检查表(PCL)

(一)概述

创伤后应激障碍(PTSD)是指个体经历异乎寻常的威胁性或灾难性应激事件或情景后,导致延迟出现和长期存在的精神障碍。

创伤后应激障碍检查表(PCL)是评估PTSD最为广泛的自评量表之一,于1993年由Weathers等编制,此量表所含有的条目分别对应着DSM-IV中所描述的17个症状。

(二)项目及评定标准

作为辅助诊断工具,PCL的总分仅能说明创伤事件对个体影响的严重程度,具体能否做出PTSD诊断还需结合其他资料进行评定。该量表共有17个条目,按症状的严重程度采用五级评分:"1"表示没有什么反应,"2"表示轻度反应,"3"表示中度反应,

"4"表示重度反应,"5"表示极重度反应。根据DSM-IV规定,每一个条目得分≥3分时才能确定该项症状存在。

(三)结果解释

1.DSM-IV三因子结构的计分方法

再体验因子:前5个题目。

回避因子:第6~12题。

高警觉因子:第13~17题。

总分:17个条目相加,得分越高者说明创伤事件对个体的影响越重。

2.King等人四因子结构的计分方法

再体验因子:前5个题目。

回避因子:第6、7题。

高警觉因子:第8~12题。

情感麻木因子:第13~17题。

总分:17个条目相加,得分越高者说明创伤事件对个体的影响越重。

(四)适用范围

本量表可以用来帮助判断在经历重大的创伤事件后是否需要专业的帮助和治疗,适合成年人使用。

(五)操作难点及注意事项

(1)采用PCL进行评估时应选择相对安全及隐蔽的环境,注意保护患者隐私。

(2)评估时,患者若出现哭泣等情绪不稳的状况时,应劝其先暂缓评估,安抚患者情绪,待情绪稳定后再行评估。

(3)当患者经历或目睹了无法预料的突发事件后,突发事件产生的痛苦情绪有时会在患者的记忆中保留很长时间,并且每次回忆时都很痛苦。对于创伤事件对个体的影响重的患者,应给予安慰等心理支持。

表1-5-6　创伤后应激障碍检查表

填表注意事项:此量表是根据你最近一段时间反应,包括这些反应的严重程度且在最合适的分数上画"√"。PCL的评定时间大约需用5~10分钟。

条目	评分				
1.即使没有什么事情提醒你,也会想起这件令人痛苦的事,或在脑海里出现有关画面	1	2	3	4	5
2.经常做有关此事的噩梦	1	2	3	4	5
3.突然感觉到痛苦的事情好像再次发生了一样(好像再次经历过一次)	1	2	3	4	5
4.想起此事,内心就非常痛苦	1	2	3	4	5
5.想起这件事情,就出现身体反应,例如:手心出汗、呼吸急促、心跳加快、口干、胃痉挛、肌肉紧张等	1	2	3	4	5
6.努力地回避会使你想起此事的感觉或想法	1	2	3	4	5
7.努力地回避会使你想起此事的活动、谈话、地点或人物	1	2	3	4	5
8.忘记了此事中的重要部分	1	2	3	4	5
9.对生活中的一些重要活动,如工作、业余爱好、运动或社交活动等,失去兴趣	1	2	3	4	5
10.感觉和周围的人隔离开来了	1	2	3	4	5
11.感觉情感变得麻木了(例如,感受不到亲切、爱恋、快乐等感觉,或哭不出来)	1	2	3	4	5
12.对将来没有远大的设想(例如,对职业、婚姻或儿女没有期望,希望生命早日结束)	1	2	3	4	5
13.难以入睡,或睡眠很浅	1	2	3	4	5
14.容易被激怒或一点小事就大发雷霆	1	2	3	4	5
15.很难集中注意力	1	2	3	4	5
16.变得很警觉或觉得没有安全感(例如,经常巡视你的周围,检查异常声音,检查门窗)	1	2	3	4	5
17.容易被突然的声音或动作吓得心惊肉跳	1	2	3	4	5

七、副反应量表（TESS）

（一）概述

TESS是由精神科专业人员根据患者用药治疗前后的真实情况进行评定，是现在临床常用、易操作的量表之一。

（二）项目及评定标准

TESS为自评量表，包括三类共22个项目，分别于患者用药前、用药一周后及根据情况再进行自行评定。评分标准："0"表示无症状；"1"表示极轻或可疑；"2"表示轻度；"3"表示中度；"4"表示重度。

（三）结果解释

评定出的分值越高，代表其服药后出现的副反应越严重，应采取相应的措施，如加强观察、予拮抗药、减少剂量、减少剂量并予拮抗药、暂停治疗、中止治疗。

（四）适用范围

TESS适用于评定服用各种精神药物后所引起副作用的成年患者。

（五）操作难点及注意事项

（1）在开始评定前，工作人员应强调评定的是在过去4周困扰患者躯体的程度，把总的评分方法和要求向患者讲解清楚，然后让他做出独立的、不受任何人影响的自我评定。对于文化程度低的患者，可由工作人员以中性的、不带任何偏向和暗示的方式把问题本身的意思逐项念给其听，然后由患者做出评分选择。

（2）评定时应根据患者体格检查、实验室及各项检查报告来做评定，必要时，有些项目还应该向了解患者病情的家属或其他工作人员（如管床医生、管床带领者、心理治疗师）询问。应严格按照用药前、用药一周后及根据情况再进行自行评定。

（3）在治疗期间有些症状较轻，很难判断是否因治疗所致，出于安全考虑，应将与治疗相关的内容在表格中标注明确,且不做统计总分计算。

表1-5-7 副反应量表

填表注意事项:此量表是反映过去的4周里,你被下述问题所困扰的程度。

项目		用药前	年月日	年月日	年月日	年月日
行为毒性	1.中度性意识模糊					
	2.兴奋或激越					
	3.情感忧郁					
	4.活动增加					
	5.活动减退					
	6.失眠					
	7.嗜睡					
植物神经及心血管系统	8.口干					
	9.鼻塞					
	10.视力模糊					
	11.便秘					
	12.唾液增多					
	13.出汗					
	14.恶心呕吐					
	15.腹泻					
	16.头昏和昏厥					
	17.心动过速					
	18.皮肤症状					
其他	19.体重增加					
	20.食欲减退或厌食					
	21.头痛					
	22.其他(性功能减退)					
评定人						

评分标准:0=无症状;1=极轻或可疑;2=轻度;3=中度;4=重度。

团体心理治疗临床护理指导

第二章
临床常见心理障碍的
评估与治疗

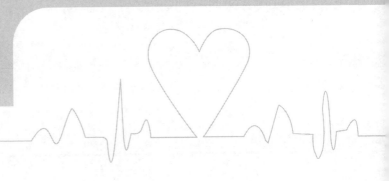

‖ 第一节 抑郁症 ‖

一、概述

抑郁症又称抑郁发作或抑郁障碍,它以情绪低落、思维迟缓、意志活动减退、认知功能损害和躯体症状为主要临床特征。情绪低落、兴趣丧失、快感丧失为抑郁症的核心症状。

二、病情观察与评估

(一)生命体征评估

评估患者的体温、脉搏、呼吸、血压。

(二)症状体征

1.评估患者有无情绪低落

情绪低落是抑郁症的核心症状之一,主要表现为心情压抑、悲伤、苦恼、沮丧等,以压抑感最常见。患者在抑郁的内心体验基础上,可出现兴趣下降或消失(对以前感兴趣的事也不感兴趣了,觉得什么都没有意思),以"三无症状"(无助、无望、无价值)和"三自症状"(自责、自罪、自杀)为特征。

2.评估患者有无思维迟缓

思维迟缓表现为反应迟钝,思考问题困难,自觉"脑子好像生锈的机器",言语减少,说话声音低沉、语速慢,回答问题拖延很久,常常数问一答。

3.评估患者有无意志活动减退

意志活动减退表现为缺乏动力,行为活动明显减少,不想做事。不愿和周围人交往,不上班、不出门,常常独坐一旁或整日卧床,甚至连日常洗漱也懒得做。

4.评估患者有无睡眠障碍

睡眠障碍表现为易醒、早醒,早醒为抑郁的特征性睡眠障碍。

5.评估患者有无精神病性症状

精神病性症状表现为悲观失望、罪过感、无价值感,严重者可有妄想表现,如疾病妄想、罪恶妄想、被害妄想等。

6.评估患者有无仪表及躯体症状

仪表及躯体症状表现为嘴角向下垂挂、两眉紧蹙、双肩下垂等。躯体症状最常见为消化系统症状和功能性疼痛。消化系统症状表现为食欲下降、腹泻、便秘、消化不良等。功能性疼痛可以发生在躯体的任何部位,可以是固定的,也可以是变换的,疼痛程度可能较轻,也可能较为剧烈。

(三)安全评估

(1)评估患者有无因为悲观情绪、自责自罪观念导致自伤、自杀的风险。

(2)评估患者有无因为乏力、头晕导致跌倒、坠床的风险。

三、治疗及健康指导

(一)药物治疗

对抑郁症状较重的患者或有自杀倾向的患者在急性期以药物治疗为主。常用的主要有以下药物。

(1)三环类,如阿米替林、多虑平、氯丙咪嗪。

(2)四环类,如马普替林。

(3)SSRI类,如氟西汀、帕罗西汀、舍曲林、西酞普兰、氟伏沙明。

(二)物理治疗

(1)改良无抽搐电休克治疗(MECT)。对使用药物治疗无效或有严重自杀企图的抑郁症患者使用电休克治疗可起到立竿见影的效果。此方法是在治疗前给患者静脉推注麻醉剂和肌肉松弛剂,使用短暂、适量的电流刺激患者大脑,患者表现为轻微痉挛,从而达到控制其精神症状的一种物理治疗方法。

(2)重复经颅磁刺激治疗(rTMS),是通过磁信号重复作用于大脑皮层的特定区域,产生感应电流改变皮层神经细胞动作电位,影响脑内代谢和神经电活动的生物刺激技术。

(三)心理治疗

(1)支持性心理治疗,适用于重度抑郁症患者。包括:认真倾听、合理的解释和忠告、权威性的建议及保证等。

(2)认知治疗,是抑郁症患者常用的心理治疗方法之一,主要是通过改变患者歪曲的或错误的认知而达到治疗的目的,在治疗中强调认知对情绪和行为的影响。

(3)行为治疗,也是抑郁症患者常用的心理治疗方法之一,在治疗中强调对可以观察到的行为做出改变而达到治疗的目的。

(4)其他治疗,如人际心理治疗、精神分析心理治疗、家庭治疗、来访者中心治疗、夫妻治疗、团体治疗等均可以用于抑郁症患者的治疗。如有明显消极自杀观念的患者,要及时给予有效的危机干预。

(四)健康指导

(1)相关知识指导,向患者及家属讲解抑郁症的相关知识,如疾病发生的病因、症状、治疗、护理以及如何预防复发。

(2)药物指导,讲解药物性质、作用和可能发生的不良反应,如口干、便秘、尿潴留、直立性低血压、嗜睡、眩晕、性功能障碍等症状及处理对策,强调头晕时应卧床休息,下床活动要缓慢,避免突然改变体位等。

(3)指导患者多参加集体活动。参加集体活动可以转移注意力,稳定情绪,锻炼社交技能;同时鼓励家属共同参与,家属的参与度越高,对患者的预后越有利。

‖ 第二节 焦虑症 ‖

一、概述

焦虑是以持续和广泛的焦虑或以反复发作的惊恐不安为主要特征的神经症性障碍,分为广泛性焦虑和惊恐障碍两种形式。广泛性焦虑又称慢性焦虑,是以慢性的、弥漫性的对一些生活情境的不现实的过度紧张和担心为体征。其紧张程度与现实事件不相符,是最常见的焦虑的表现形式。惊恐障碍又称急性焦虑发作,是一种突然发作的、不可预测的强烈的焦虑、躯体不适和痛苦,发病后约10分钟达到高峰,持续时间短暂,一般不超过1小时,大部分患者躯体症状明显而情绪症状不突出,所以,绝大部分患者首次就诊于急诊室。

二、病情观察与评估

(一)生命体征评估

评估患者的体温、脉搏、呼吸、血压。

(二)症状体征

1.评估患者有无广泛性焦虑发作的症状体征

(1)评估患者有无运动性不安。运动性不安表现为坐立不安、来回踱步、搓手顿足、全身紧张、肌肉震颤、小动作增多等,外观可见表情紧张、唉声叹气、面部紧绷、眉头紧皱。

(2)评估患者有无自主神经功能亢进。自主神经功能亢进表现为手心出汗、手抖、心动过速、胸闷气短、头晕头痛、皮肤潮红、口干、咽部不适、异物感、各种消化道症状、尿频、性功能障碍及月经紊乱等。

(3)评估患者有无过度警觉。过度警觉表现为注意力难以集中且易受干扰、难以入睡且睡中易惊醒。

2.评估患者有无惊恐发作时的症状体征

(1)评估患者有无惊恐发作的精神体验感。惊恐发作的精神体验感表现为突然出现强烈的恐惧感、失控感(感到自己马上失控)、濒死感(即将死去),这种感觉让患者痛苦万分,难以承受。

(2)评估患者有无回避及求助行为。回避及求助行为表现为担心再次发作无人求助或发作时被围观的尴尬,采取不能独处、不去热闹地方的回避行为。

(3)预期焦虑,表现为担心是否会再次发作、会在什么地点、什么时间再发作,从而在发作间期表现出担心害怕、紧张不安等明显的焦虑情绪。

(三)安全评估

(1)评估患者有无因抑郁情绪导致自伤、自杀的风险。

(2)评估患者有无因角色功能不适应、人际关系问题、回避行为等导致社会隔离风险。

(3)评估患者有无因恐惧、担心失去控制或生命受到威胁引起抑郁情绪导致自杀、自伤等意外事件的风险。

三、治疗及健康指导

(一)药物治疗

(1)抗抑郁药,如氯丙咪嗪。

(2)新型抗抑郁药(SSRI类药物),如氟西汀、帕罗西汀、舍曲林。

(3)常用抗焦虑药,如苯二氮䓬类、丁螺环酮。

(二)心理治疗

1.支持性心理治疗

建立良好的治疗关系,共情性的倾听,给予必要的解释和保证,帮助患者缓解症状。

2.认知行为治疗

认知行为治疗是广泛性焦虑有效的心理治疗方法,其疗效与抗焦虑药物相当。认知行为治疗要让患者观察、记录诱发焦虑的事件、情境、伴随的认知方式、情绪变化和躯体反应,通过不断地进行认知行为练习,切换成合理的认知方式。治疗环节如下。

(1)建立良好的治疗性关系,对患者进行广泛性焦虑的知识教育,让其有正确的认识,纠正患者对应激引起的生理、心理反应的错误认知。

(2)放松训练,对患者进行肌肉放松训练或指导想象放松训练,并要求患者每天进行自我训练,帮助患者减轻焦虑的生理和情绪反应。

(3)认知重建,帮助患者了解导致焦虑的非理性认知和不合理的自动思维,告知患者这些思维为何会引发焦虑情绪,让患者学习新的认知方式,重建立足于现实、解决问题的认知模式。

(4)让患者把治疗中学会的认知模式运用到导致焦虑的事件和情景中,将新的认知方式应用于解决问题。

3.惊恐发作时的心理治疗

(1)和患者待在一起,让患者保持冷静。向患者保证在这里他很安全,不会有生命危险,这种濒死感会很快过去。

(2)给予明确、自信的指导,尽量使用短句,不要使用医学术语。

(3)惊恐发作结束后,允许患者表达他的感受,帮助患者澄清他的感受。

(4)呼吸训练。因惊恐发作与患者过度换气有关,进行呼吸的频率和深度训练,让患者通过对呼吸的控制减少发作的频率或减轻发作时的程度。

（5）正性的自我对话。正性的自我对话可以增加患者的自我控制感,可降低惊恐发作的程度和减少惊恐发作的时间,预期性焦虑也能随之消失,减少恐惧。自我对话内容如"这只是暂时的,很快会过去""我可以控制这些症状""我能够坚持"等。

(三)健康指导

（1）相关知识指导。告知患者焦虑障碍产生的原因和影响因素、主要表现及治疗方法。大多数患者在惊恐发作时都觉得自己会死去或疯掉,应向患者解释惊恐发作与心脏病不同,惊恐发作只是暂时的,不会有生命危险。

（2）用药指导。告知患者药物使用的注意事项和可能发生的不良反应以及处理方法。

（3）分散注意力。鼓励患者参与集体活动,通过活动及与他人交谈让患者在团体中感受到自己是一个有价值的人,能被他人接纳,增加患者自尊。应用正向的调适技巧来应对焦虑的压力情境,有效避免不必要的压力。

（4）指导患者掌握放松技巧,如缓慢深呼吸、听音乐、慢跑、练气功、打太极等以及利用生物反馈仪训练肌肉放松,减轻焦虑。

‖ 第三节 睡眠障碍 ‖

一、概述

睡眠是一种周期性、可逆的静息现象,它与醒觉交替进行,且与昼夜节律相一致,它使人们在夜里有良好的休息,在白天能进行适当的活动。睡眠障碍是指由于心理和环境因素的影响,或由于各种精神疾病、神经系统疾病、躯体疾病以及各种药物和精神活性物质的影响所引起的睡眠和觉醒障碍,包括失眠症、原发性睡眠过多、睡行症、夜惊、梦魇等。

二、病情观察与评估

(一)生命体征评估

评估患者的体温、呼吸、脉搏、血压。

(二)症状体征

1.评估患者有无失眠症

失眠症表现为入睡困难、睡眠不深、惊醒、早醒、醒后不易再睡、醒后感到疲乏或缺乏清醒感。

2.评估患者有无嗜睡症

嗜睡症表现为白昼睡眠时间延长,醒来时要达到完全的觉醒状态非常困难,常有短暂意识模糊,呼吸、心率增快,可伴有抑郁情绪。

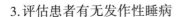

3.评估患者有无发作性睡病

发作性睡病表现为白天有不可抗拒的短暂睡眠发作,发作前多有难以控制的困倦感,影响工作、学习和生活,常在1~2分钟内进入睡眠状态,时间一般持续数分钟至十余分钟。每天均可发作数次,可自然醒或被他人唤醒,惊醒后常有持续数小时的精神振奋。

4.评估患者有无异常睡眠

异常睡眠表现为在睡眠过程中发生的异常现象,包括运动系统、神经系统和认知过程的异常,主要有梦魇症、睡惊症、睡行症。

(1)梦魇症评估。梦魇症表现为在睡眠过程中被噩梦惊醒,梦境内容通常涉及生存、安全的恐怖事件,醒后对梦境中的恐怖内容能清晰回忆,伴有心跳加快和出汗,但很快恢复定向力,处于清醒状态,部分患者难以再次入睡。由于夜间睡眠受扰,其工作、生活能力受到影响。

(2)睡惊症评估。睡惊症表现为睡眠中突然哭喊、惊叫、双目圆睁、呼吸急促、对别人的问话无反应,历时数分钟而清醒或继续安睡。

(3)睡行症评估。睡行症俗称梦游症,表现为在睡眠中突然起身下床徘徊数分钟至半小时,或走出家门、进食、穿衣等,有的口中还念念有词,答非所问,无法交谈,表情茫然,难以唤醒,一般历时数分钟,少数持续0.5~1小时,继而自行上床或随地躺下入睡,次日醒后对所有的经过不能回忆。

(三)安全评估

(1)评估患者有无因睡眠异常发作导致跌倒、坠床的风险。

(2)评估患者有无因长期睡眠异常、情绪悲观导致自伤或自杀的风险。

三、治疗及健康指导

(一)药物治疗

(1)苯二氮䓬类为常用催眠药物,可根据患者睡眠障碍情况选用超短效、短效、中效、长效等不同类型的苯二氮䓬类药物。

(2)哌甲酯、匹莫林等中枢神经兴奋剂是治疗嗜睡症和发作性睡病的药物。

(3)苯二氮䓬类、中枢兴奋剂及小剂量的三环抗抑郁剂等均能减少异常睡眠的发作。

(二)心理治疗

1.刺激限制治疗

训练患者重新建立入睡、卧室与床的联系,减少与睡眠无关的活动,调整睡或醒的计划。具体方法有以下几种。

(1)只有困倦时才上床。

(2)不要在卧室看电视、小说及在床上进行与睡眠不相关的活动。

(3)床和卧室仅仅为了性和睡眠才使用。

(4)如果不能在15~20分钟内入睡,就离开床和卧室,当感到困倦时才回到卧室。

(5)每天早上按时起床,不要计较一晚总共睡了几个小时。

(6)白天睡眠时间不宜太长。

2.睡眠限制治疗

限制患者在床上的平均时间,造成轻度的睡眠剥夺,以提高睡眠效率。睡眠效率=总睡眠时间/在床上的时间×100%。通过睡眠限制治疗,患者的睡眠效率经常保持在80%~90%之间。当睡眠效率低于80%时,就应当减少患者在床上的清醒时间,让其在床上的时间尽量接近睡眠的时间。

3.认知治疗

让患者认识不合理信念和态度对睡眠的影响。不合理的态度和信念有:每天晚上我必须睡8小时以上;我的失眠完全是体内的某些化学物质不平衡而造成;失眠会给我的身体健康带来器质性的损害;由于失眠我什么事都做不了;每晚试图控制睡眠;缺乏睡眠感。告知患者:睡眠其实属于自主神经系统调节的生理活动,不受意志的直接支配;应对睡眠保持符合实际的期望;不要把白天发生的不愉快都归咎于失眠;不给睡眠施加压力;短期的睡眠不好,不要悲观,要学会接受和承受睡眠缺失的后果,以正确的态度对待失眠,消除顾虑,解除心理压力,纠正失眠的恶性循环状态。

4.放松治疗

使用渐进式放松,能减轻患者因情绪焦虑导致的肌肉紧张症状,降低患者的心理或生理唤醒水平。

5.矛盾意向法

将总想入睡改为有意识长时间保持觉醒状态,就是让患者拒绝入睡。患者如果放弃入睡的努力,代之保持觉醒,焦虑将得以缓解,入睡更容易。

(三)健康指导

(1)入睡前进饮进食不宜过多或过饱。睡前4~6小时不宜饮酒、服用尼古丁或咖啡因类的食物或药物,以免导致兴奋和更多的片段睡眠。

(2)上床前不要进行剧烈运动,锻炼身体应在睡眠前5~6小时进行,不要在睡眠前3小时内进行。

(3)睡眠期间应将噪声、光线、温度都调至适宜的状态。

(4)减少白天睡觉时间和在床上的时间。

(5)对家属和患者进行安全指导,如给门窗加锁,防止患者睡醒时外出走失,消除环境中的障碍物,防止摔伤,保管好各种危险品,防止患者伤害自己和他人等。嗜睡、发作性的睡眠患者,要避免从事高空作业、开车等。

(6)指导患者睡前使用诱导放松的方法,如肌肉松弛法、腹式呼吸等,让患者学会有意识地控制自身的心理生理活动,降低患者的唤醒水平。

‖ 第四节 躯体形式障碍 ‖

一、概述

躯体形式障碍是一种以持久担心或相信各种躯体症状的先占观念为特征的精神障碍。患者因这些症状反复就医,但各种医学检查未发现异常,医生反复解释仍不能打消其疑虑。即使患者存在某种躯体疾病,但并不能解释其症状的性质、程度或患者的痛苦与先占观念,这些患者症状的出现往往和长期存在的不愉快的生活事件或内心冲突相关,经常伴有焦虑或抑郁情绪。躯体形式障碍主要包括躯体化障碍、疑病障碍、躯体形式的自主神经功能紊乱、持续的躯体形式的疼痛障碍。

二、病情观察与评估

(一)生命体征评估

评估患者的体温、呼吸、脉搏、血压。

(二)症状体征

1.躯体化障碍的评估

(1)胃肠道症状:表现为嗳气、反酸、恶心、呕吐、腹胀、腹痛、便秘、腹泻等多种症状。

(2)异常的皮肤感觉:表现为瘙痒、烧灼感、刺痛、麻木感、酸痛等。

(3)评估患者有无抑郁和焦虑情绪。

2.疑病障碍的评估

评估患者有无疑病的心理障碍：一是表现为疑病感觉，感觉身体某部位敏感增加，进而怀疑得病；二是表现为疑病观念，认为自己患有某种疾病，尽管检查正常，但是医生的解释与保证不能消除此观念。

3.持续的躯体形式疼痛障碍的评估

表现为非典型的面部疼痛、慢性盆腔疼痛和慢性腰背部疼痛。

4.躯体形式的自主神经功能紊乱评估

表现为自主神经兴奋症状，出现心悸、咳嗽、过度换气、腹泻、胃肠胀气、尿频、排尿困难以及出汗、面红、震颤等，但相应器官或系统的基本生理功能并不受影响，相关检查均无异常。

(三)安全评估

(1)评估患者有无因药物不良反应导致跌倒、坠床的危险。

(2)评估患者有无因抑郁、自我评价低、悲观绝望等情绪导致自伤、自杀的危险。

三、治疗与健康指导

(一)药物治疗

选用抗焦虑剂或抗抑郁剂，减轻患者的情绪症状，从而减轻其躯体不适症状。

(二)心理治疗

1.支持性治疗

针对患者的躯体不适，让患者了解身心与健康形态、压力事件、情绪反应及社会的互动关系，学习新的适应技巧，主动照顾自己和有效应对生活压力源。提升患者对有关健康问题的兴趣和主动参与维持健康的活动。

2.认知行为治疗

躯体形式障碍的认知行为治疗要点如下。

（1）帮助患者认识问题的性质，采用评估、询问的方式进行。切记治疗时不可将会谈变成争论。

（2）完全接受患者对疾病症状体验到的痛苦事实，并进一步表达对他的关心，鼓励患者说出自己的观点和论据，一起审视提出可能的替代性的解释。

（3）同患者一起讨论对健康焦虑与躯体症状的联系。让患者明白焦虑多伴有自主神经功能亢进，因对身体感知方面增加了关注力，导致增加了躯体不适的敏感性。

（4）鼓励患者说出自己的疑虑和想法，强调躯体检查结果的正面信息，检验其患病信念的不真实性，逐渐消除患者对疾病威胁的负性信念。

（5）改变患者回避性行为模式。鼓励患者尝试积极的应对行为，改变从前回避问题的消极应对行为。过度地医学检查、重复地去寻求保证，只会强化躯体化症状。面对现实，澄清问题，才是积极的应对行为。

（三）健康指导

（1）相关知识指导：讲解躯体形式障碍的知识，指导患者正确地认识疾病，鼓励患者暂时接纳症状，运用各种方式减少专注于症状的体验，逐步让患者改变消极的生活态度，而将其行为投入到积极的、有建设意义的生活中去。

（2）用药指导：对药物的作用、用法、不良反应进行宣教。

（3）帮助患者寻找到性格上的优势和弱势，让患者学会自我接纳，保持积极向上的心态，增强适应环境和解决问题的能力。

（4）给予家庭支持指导：由于该病导致反复就医和症状的迁延，会引起家属的不满，应告知家属了解治疗的长期性和坚持治疗的重要性，以得到家属理解，并用正确的方式配合治疗。

（5）分散对躯体症状的注意力：让患者了解自己是一个有价值的人，鼓励患者参与一些集体活动，让患者在团体中感受到被他人接纳，以增加患者自尊，促使患者放弃对躯体症状的注意力。

‖ 第五节 应激相关障碍 ‖

一、概述

应激相关障碍是指一组主要由心理、社会(环境)因素直接引起异常心理反应从而导致的精神障碍,也称反应性精神障碍。包括急性应激障碍、创伤后应激障碍和适应障碍。

二、病情观察和评估

(一)生命体征评估

评估患者的体温、脉搏、呼吸、血压。

(二)症状体征

1.急性应激障碍

急性应激障碍又称急性心因性反应,是患者在遭受心理或(和)躯体的严重创伤性事件后,出现的短暂的精神障碍。如果及时消除应激源,症状往往完全缓解,历时短暂,预后良好。

(1)评估患者有无意识障碍。意识障碍表现为在毫无准备的情况下遭受突如其来的应激事件,出现不同程度的意识障碍。如表情茫然、头脑里一片空白、定向力障碍、意识范围缩窄、言语凌乱、对外界的刺激失去反应能力、动作杂乱且无目的性、感觉麻木、不认识亲人等。

（2）评估患者有无精神运动性兴奋。精神运动性兴奋表现为兴奋失眠、乱喊乱叫、行为紊乱；言语增多，其内容与发病因素或个人的经历有关。

（3）评估患者有无精神运动性抑制。精神运动性抑制表现为沉默少语，长时间呆坐或卧床不起，不吃不喝，对外界刺激缺少反应，情感反应迟钝。

2.创伤后应激障碍

创伤后应激障碍又称延迟性心因性反应，指在遭受异乎寻常的威胁性或灾难性的打击之后出现的延迟性和持续性的精神障碍。其症状体征如下。

（1）评估患者有无闯入性症状。闯入性症状表现为无法控制的以各种形式反复体验创伤性的情景，令患者痛苦不堪。一方面其难以控制体验性创伤情景发生的时间和次数，另一方面创伤情景会引起其强烈的痛苦感觉，像再次经历创伤事件一样。

（2）评估患者有无持续性的回避。持续性的回避表现为一方面尽量回避与创伤事件有关的话题，回避与创伤有关的人、物及环境；另一方面表现为对一般事物的反应显得麻木，如对一些活动失去兴趣，不愿与人交往，对亲人冷淡，难以体验和表达细腻的感情，变得退缩，对工作、生活缺乏打算等。

（3）评估患者有无持续性的警觉性增高。持续性的警觉性增高表现为难以入睡或易醒，易发脾气，难以集中注意力，容易受到惊吓，出现惊恐反应，如心悸、紧张、出汗、恐惧、面色苍白或四肢发抖。

3.适应障碍

适应障碍是在生活环境改变或应激事件的影响下，加上有一定的人格缺陷，出现以烦恼、抑郁等情感障碍为主，伴有适应不良的行为、生理功能障碍，并影响社会功能和生活的一种慢性心因性障碍。其症状体征如下。

（1）评估患者有无抑郁、焦虑情绪障碍。以抑郁症状为主者表现为情绪低落、哭泣、对生活失去信心、自责、睡眠障碍等。以焦虑症状为主者表现为紧张不安、不知所措、担心害怕、难以应对环境，可伴有心慌、震颤等躯体症状。

（2）评估患者有无品行障碍。品行障碍表现为侵犯他人利益、不遵守社会准则、违反社会公德，如逃学、打架斗殴、毁坏公物等。

（3）评估患者有无行为退缩。行为退缩表现为不愿与人交往、不讲究卫生、生活无规律。

（三）安全评估

（1）评估患者有无因应激事件引起的抑郁情绪导致自伤、自杀的风险。

（2）评估患者有无因意识障碍导致跌倒等意外的风险。

（3）评估患者有无因精神运动性兴奋导致冲动、出走的风险。

三、治疗及健康指导

（一）药物治疗

对焦虑、恐惧者可使用抗焦虑药，对抑郁症状明显者可选用抗抑郁药，对妄想、幻觉、兴奋者可应用抗精神病药。

（二）心理治疗

1.支持性心理治疗

（1）保持与患者的密切接触。每日定时或在进行护理治疗过程中随时与患者交谈，稳定其情绪。

（2）鼓励患者表达，帮助其宣泄。鼓励患者联想、回忆，用言语来描述、表达，重新体验创伤性经历等，倾诉自己疾病发作时内心不愉快的感受，以达到宣泄的目的，避免回避和否认而加重对身体的损害。

（3）认同接纳。理解和支持患者当前的应对机制，强调患者对应激事件的体验和感受完全是正常的反应。

（4）合理解释、指导。帮助患者分析应激相关障碍的症状及恶劣心境的原因和对自身的危害，向患者强化疾病可以治愈的观念。

2.纠正负性认知

用积极的、建设性的思维方式来改变患者对问题的看法，并减轻应激与焦虑水平。应用认知治疗方法帮助患者分析和了解自己的心理状态,认识到抑郁情绪和适应障碍有关的心理因素,帮助患者找出认知上的错误,从而纠正自己的负性认知,建立积极的应对策略。

(1)帮助患者找到负性的自动思维,找出自己认知上的错误。

(2)告诉患者他的各种想法是如何导致不良情绪的。

(3)帮助患者通过现实检验发现自己的消极想法和信念是不符合实际的,从而纠正这些认知障碍。

(4)暴露疗法,让患者面对与创伤有关的人、物、情景、记忆或情绪,反复地去暴露,让患者认识到所害怕的场所已不再危险,正视现实,控制情绪,理性处事,消除不合理信念。

3.帮助患者学习应对技能

(1)教会患者应对应激、管理焦虑的方法。如呼吸训练——学习缓慢的腹式呼吸;放松训练——学会系统的肌肉放松;自信训练——学会表达感受、意见和愿望;思维阻断——默念"停"来消除令人痛苦的想法;正性思维——用积极的想法代替消极的想法。

(2)指导患者学会处理应激的各种积极、有效的认知和行为技能。

①选择性忽视。指导患者有意不去注意自己的挫折和精神痛苦,对创伤性事件不感知、不接触、不回忆。

②选择性重视。帮助患者重视自己的优点和成绩,要以自己的长处比他人的短处。

③改变原有的价值系统。接受自己的长处和短处,用一颗平常心看待问题,不计较个人得失、学会放弃。

④改变满足愿望的方式。放弃目前很难实现愿望的方法,采用其他方式满足愿望。

⑤降低自己的期望值。为了更符合现实,指导患者将自己的期望值降低。

⑥转移刺激。指导患者转移自己对应激的注意力,如户外散步、运动、听音乐、与人交谈、看电视等。

(三)其他治疗

(1)MECT(无抽搐电休克)治疗。对于严重抑郁、自杀、自伤或明显冲动伤人、毁物的患者,可使用MECT治疗,以迅速控制症状、保证患者和周围人的安全。

(2)补充营养。对于抑郁、木僵等进食较差的患者,给予营养支持及补液等对症治疗。

(四)健康指导

(1)相关知识指导:指导患者和家属对应激相关障碍的发生有正确的认识,减轻模糊观念引起的焦虑、抑郁。

(2)用药指导:指导患者及家属了解和观察药物的作用和不良反应。

(3)帮助患者运用社会支持系统应对应激,以减轻应激反应,促进身心康复。

(4)帮助家属理解患者的痛苦和困境,既要关心尊重患者,又不迁就或强制患者。

‖ 第六节 儿童和青少年的行为与情绪障碍 ‖

一、概述

儿童和青少年的行为障碍主要包括儿童孤独症、儿童行为障碍、儿童抽动障碍和儿童情绪障碍。在研究某些精神障碍的病因时,往往会追溯到患者的儿童时期,如部分精神分裂症从儿童期就存在协调功能差、孤独、社交自信感低、容易产生社会性焦虑等早期征象。

二、病情观察与评估

(一)生命体征评估

评估患儿的体温、脉搏、呼吸、血压。

(二)症状体征

1.儿童孤独症的评估

(1)评估患儿有无社会交往障碍。社会交往缺陷是儿童孤独症的核心症状,表现为患儿不能与他人建立温暖的情感连接。年幼时即表现出回避与人对视、缺乏目光交流、缺少面部表情、不期待甚至拒绝亲情爱抚、不参加集体活动、对同龄儿童没有兴趣的现象,给人以不合群的印象。

(2)评估患儿有无语言交流障碍。语言交流障碍为常见症状,患儿很少甚至完全不会使用语言进行正常的人际交流。部分患儿不会使用代词,分不清"你、我、他"。

（3）评估患儿有无兴趣狭窄和刻板的动作。兴趣狭窄和刻板的动作表现为患儿对大多数游戏、玩具、事物都不感兴趣，但喜欢玩一些非玩具的物品，如瓶盖、轮子、锅盖等。对环境要求固定不变，如每天吃同样的饭菜，出门走同一固定的路线，若程序改变则吵闹不休。部分患儿有刻板的动作，如转圈走、反复拍手、跺脚等。

（4）评估患儿有无感知觉异常。感知觉异常表现为迟钝或过敏，如受外伤后疼痛感不明显；对某些声音刺激非常迟钝而对一些特定的声音却非常敏感；有的特别耐受苦味、甜味或咸味等。

（5）评估患儿有无认知和智力功能受损。认知和智力功能受损表现为想象力缺乏，游戏中不能与伙伴共同遵守一种规则；游戏中不能揣度别人的想法和做法；不会伪装和扮演；存在智力低下和社会适应能力不良。

（6）量表评估。常常使用儿童期孤独症评定量表（CARS）和孤独症行为检核表来评估患儿。儿童期孤独症评定量表（CARS）供专业人员使用，共15个项目，每个项目按1~4分评分，1分为正常，4分为最严重，累积计算总分。总分≤29.5分为正常儿童；总分为30~36.5分为轻–中度孤独症；总分≥37分为重度孤独症。孤独症行为检核表由患儿父母使用，共57项，第一项按1~4级评分，总分53分为临界分，总分67分以上考虑为孤独症。

2.儿童行为障碍的评估

（1）评估患儿有无多动性障碍。多动性障碍表现为注意缺陷，活动过多，行为的冲动性，可伴有学习困难、品行问题、情绪异常，智力正常或接近正常。

（2）评估患儿有无对立违抗性障碍。对立违抗性障碍表现为消极、对立、敌意、与成人争吵、骂人、发脾气、对周围人充满抱怨和不满等。随着年龄的增长会出现物质滥用、吸烟、喝酒等，少数成年后发展为被动–攻击型人格障碍。

（3）评估患儿有无品行障碍。品行障碍表现为攻击他人或动物，故意破坏财物，偷盗和欺诈，违反社会准则等。

（4）量表评估。常常使用量表对患儿进行智力测验、注意力测验和行为评估。

3.儿童抽动障碍的评估

(1)评估患儿是否有短暂性抽动障碍。短暂性抽动障碍多发于儿童期和少年期,男女之比约为3∶1。具体表现为运动抽动症状和发音抽动症状。运动抽动症状以简单的颜面部肌群抽动为主,发音抽动症状多为无意义的清嗓子、咳嗽声音,不与运动抽动症状同时出现。

(2)评估患儿是否有慢性抽动障碍。慢性抽动障碍表现为抽动症状的时间持续较久,一般在一年以上。

(3)评估患儿是否有多发性运动和发音抽动障碍。多发性运动和发音抽动障碍表现为运动或发音抽动症状由单纯抽动到复杂、奇特的复合性抽动。

(4)量表评估。常用Hopkins抽动量表了解患儿抽动障碍的严重程度,用社会适应能力评估量表来评估患儿适应行为的发展水平。

4.儿童情绪障碍的评估

(1)评估患儿的分离焦虑症。分离焦虑症表现为过分担心依恋者可能遇到伤害,或害怕他们一去不回;担心与主要依恋者分离;因害怕分离而不想上学或拒绝上学;非常害怕一人独处;没有依恋对象在身边则不愿或拒不就寝;反复出现与离别有关的噩梦;与依恋对象分离前会过分担心,当分离时或分离后会出现过度的情绪反应。

(2)评估患儿的恐惧症。评估儿童面对恐惧对象时表现出的情绪反应是否超过恐惧对象实际带来的危险。儿童的恐惧内容主要有:对身体损伤的恐惧、对自然事件的恐惧及对社交的恐惧。

(3)评估患儿的广泛焦虑症。广泛焦虑症主要表现为焦虑情绪、运动不安、自主神经功能紊乱。

(4)量表评估。评估量表常采用亲子关系评估量表、生活事件量表、情绪评定量表。

(三)安全评估

(1)评估患儿是否有因为阻止其异常行为时表现出的兴奋冲动导致暴力行为的危险(针对他人)。

(2)评估患儿是否有因为对疼痛不敏感导致出血及外伤的危险。

三、治疗

(一)药物治疗

(1)儿童孤独症的药物治疗:对严重行为紊乱、情绪不稳定、尖叫的患儿使用抗精神病药物,如氟哌啶醇、奋乃静、氯丙嗪、利培酮等。

(2)儿童行为障碍的药物治疗:常用的药物是中枢神经兴奋剂,如哌醋甲酯、苯异妥因。

(3)抽动障碍的药物治疗:主要药物有硫必利、氟哌啶醇、舒必利。

(4)儿童情绪障碍的药物治疗:主要药物为抗焦虑剂和抗抑郁剂。

(二)心理治疗

1.儿童孤独症的心理治疗

(1)教育训练。教育训练是治疗儿童孤独症最重要、最有效的方法。通过训练可教会患儿掌握最基本的生活技能、生活自理能力以及与人交往的能力。

①语言能力训练:把语言训练融入日常生活中,生活就是训练,如给孩子削苹果时,妈妈可以反复说"妈妈给你削苹果"。在玩耍中学语言,如与孩子一起玩游戏,让孩子反复模仿大人简单的问话,训练孩子记住并慢慢可以正确回答。

②人际交往能力训练:如教患儿注视别人的眼睛;反复训练使患儿能用语言表达自己的愿望;使患儿理解常见体态语言的含义,如点头、摇头。

③行为矫正训练:步骤由简单到复杂,对孩子的进步要及时表扬和赞美。

④情感交流训练:包括建立情感依恋训练、不同表情的表达训练、患儿正确表达需求和内心不满等。

(2)行为治疗。训练师和患儿一对一进行矫治,改善患儿的语言运用能力,减少行为紊乱,提高社会适应能力。

2.儿童行为障碍的心理治疗

（1）对父母的训练。训练父母用正性强化的方法纠正子女的不良行为,学会应用讨论和协商的方法教育子女。

（2）行为治疗。行为治疗的操作是以结果为切入点,将一种行为与其结果有规律地联系起来,主要方式有:正性强化、负性强化和间歇性强化。

（3）代币治疗。代币治疗是对多种行为方式同时施加影响的治疗方法,对每出现一种所期望的行为应该得到代币值。

（4）睡眠治疗。主要方法是:想睡觉时才上床;床只用于睡眠,不是嬉戏、玩耍的地方;10分钟之内不能入睡就起床做自己想做的事情,有睡意时再回到床上。

（5）家庭治疗。通过家庭成员之间的关系互动,改变患儿身上不适当的交流方式,达到解决现实问题的目的。

3.抽动障碍的心理治疗

（1）支持性心理治疗。让家人、老师和同学理解患儿,同时支持和帮助患儿,减轻其焦虑、抑郁情绪。

（2）减轻心理压力。在家中,对患儿症状不过分关注,不要去批评指责;在学校,同学们不可嘲笑和模仿患儿,老师要理解患儿症状,不去批评和挖苦患儿。

（3）韵律训练。让患儿学会肌肉放松和调节呼吸,以减轻抽动,如让患儿用鼻深吸气时双手伸平下蹲,用嘴呼气时站立起来,每次10分钟,一天做3~5次。

（4）消极练习法。让患儿在一定时间内（20分钟左右）,有意识地重复做某一抽动动作,患儿就会逐渐感到疲劳,抽动频率就会减少,症状随之减轻。

（5）认知行为治疗。让患儿每天记录自己的抽动症状:在何时、与谁在一起抽动严重,在何时、什么情况下抽动症状减轻。患儿记录一段时间后会认识到与抽动有关的因素,用有意识的行为去克制无意识的抽动行为。

（6）家庭治疗。改变患儿家庭成员之间的关系模式,澄清相互的责任关系,提高家庭成员应对困难的能力。

4.儿童情绪障碍的心理治疗

（1）日间治疗。此治疗对分离焦虑症患儿效果好。早上家长将患儿送到医院，傍晚接回家，有严重障碍的学龄前儿童，父母可一同参加日间治疗。

（2）团体治疗。让患儿在团体中获取其他成员提供的信息，去接纳、支持和认可，体验自己与他人之间的共性和相同点，在相互作用下帮助别人，学习和模仿良好的行为和技巧。

（3）行为治疗。主要有三种方法：第一种是系统脱敏治疗，用于治疗各种恐怖情绪；第二种是行为矫正治疗，用于治疗儿童或成人的不良行为；第三种是示范治疗，儿童通过观察学习别人的行为，从而获得良好的行为。

（4）认知治疗。先是了解儿童情绪障碍的特点，依次由易到难、有计划地安排治疗进程，分析患儿歪曲的认知模式，与患儿共同讨论合理化的思维模式，最后给患儿布置完成病情日记或认知记录表的家庭作业。

（5）生物反馈治疗。治疗的目的是让患儿学会具体的放松方法，包括心理放松和生理放松。具体的治疗方法如下。

①让患儿以舒适的姿态坐于躺椅或平卧于床上，环境安静、光线柔和、温度适中。

②治疗前记录反馈仪上显示的基础数值。

③让患儿掌握收缩和放松的技术，将反馈仪上显示的紧张和放松的信号与自己紧张和放松的状态结合起来。

④通过体验使儿童的生理和心理发生变化，在变化中寻找敏感的反馈指标作为以后训练的标准。

⑤让患儿全身肌肉放松，放松时保持呼吸自然且均匀、思维停止、没有杂念、松弛舒适的状态。

⑥根据反馈仪显示的信号判断反馈阈值。

⑦治疗的间隔期间要对所学的方法进行自行练习。

（6）家庭治疗。调整家庭成员之间的相互关系，通过成员间的互动，使成员之间的关系或规则发生改变，促使某个成员问题的解决。

(三)健康指导

(1)相关知识指导。讲解该疾病特点、可能原因、治疗的注意事项,帮助家长认识到疾病的性质,减少家属对疾病的恐惧心理和对孩子生病的自责和内疚。

(2)用药指导。对药物的作用、用法、不良反应进行宣教。

(3)告诉患儿父母,训练过程是一个需要耐心和爱心的漫长过程,短期内可能没有显著的改善,要坚定信心、持之以恒,不要操之过急和轻易放弃。

(4)对患儿坚持康复训练和取得的成绩要及时给予鼓励和强化。

(5)纠正患儿偏食,保持膳食营养均衡。孤独症患儿的进食常常比较固定,摄入的营养单调,因此,在烹饪时要注意使食物的色、香、味俱全,促进患儿进食多样化,纠正患儿偏食;保持膳食营养均衡,多食杂粮及新鲜蔬菜水果,适当补充谷氨酸的食物,如蘑菇、鱼肉等,不进食或少进食牛奶、鸡蛋、奶酪、富含色素的食物。

‖ 第七节 阿尔茨海默病 ‖

一、概述

阿尔茨海默病(AD)也被称为老年痴呆症,是发生于老年和老年前期,以进行性认知功能障碍和损害为特征的中枢神经系统不可逆性神经退行性病变。临床上症状为记忆障碍、失语、失用、失认、视空间能力损害、抽象思维和计算力损害、人格和行为改变等。

二、病情观察与评估

(一)生命体征评估

评估患者的意识、体温、脉搏、呼吸、血压。

(二)症状体征

1.患者早期表现的评估

(1)有无对新近发生的事情容易忘记,如忘记重要的约会及经常失落物品,远记忆力受损不明显。

(2)有无学习新知识、掌握新技能的能力下降,如读书看报后不能回忆其中内容。

(3)有无情绪不稳,如出现焦虑、多疑、固执、易激惹等心理反应。

(4)有无人格改变,如变得缺乏主动性、活动减少、兴趣下降,对周围漠不关心,不注重仪表。

2.患者中期表现的评估

(1)有无近记忆力明显下降,远记忆力也受损,如变得前事后忘,丢三落四,甚至遗失贵重物品。

(2)有无理解、判断、计算、定向力均受损。

(3)有无智能与个性缺损严重,如对外界常做出错误判断,容易出现妄想。

(4)有无行为变笨、控制力下降、不守规矩,如出现偷窃、性犯罪等行为。

(5)有无睡眠障碍,如睡眠节律紊乱,表现为夜间失眠、易醒,而白天思睡。

3.患者晚期表现的评估

(1)有无远近记忆力完全丧失,不认识自己和亲人,不知进食,不会使用餐具。

(2)有无个人生活自理能力丧失。

(3)有无自发、重复、刻板言语,逐渐丧失说话功能,发展为失语。

(4)有无不能走动、站立,大小便失禁,终日卧床或呈肢体屈曲强直位蜷缩在床上。

(三)安全评估

(1)评估患者有无因年纪大、头昏乏力等导致有跌倒、坠床、烫伤的风险。

(2)评估患者有无因记忆力下降导致走失、迷路的风险。

(3)评估患者有无因精神症状导致冲动、暴力、出走的风险。

(4)评估患者有无因悲观情绪、幻觉、妄想导致自伤、自杀的风险。

三、治疗及健康指导

(一)药物治疗

(1)乙酰胆碱酯酶抑制剂:盐酸多奈哌齐片。观察有无恶心、呕吐、腹泻、头痛、失眠、易激惹、锥体外系反应等,盐酸多奈哌齐片的副作用与剂量有关,剂量越大,副作用越明显,使用时从小剂量开始,逐渐加量。

（2）N-甲基-D-门冬氨酸受体拮抗剂：盐酸美金刚片。观察有无头晕、头痛、浑身无力、幻觉等不良反应。

（3）胆碱酯酶抑制剂：重酒石酸卡巴拉汀。观察有无疲劳、虚弱、眩晕、头痛、困倦、恶心、呕吐、腹泻、食欲减退、消化不良等不良反应。

（4）利培酮。对幻觉、妄想、兴奋者可应用抗精神病药，观察有无失眠、焦虑、眩晕、头痛、头昏、口干等不良反应。

（5）5-羟色胺再摄取抑制剂（氟西汀、帕罗西汀等）。对抑郁、焦虑症状明显者可选用抗抑郁、焦虑药物，观察有无恶心腹泻、失眠、性功能障碍、意识模糊、轻度躁狂、肌痉挛、反射亢进、出汗、寒战和运动失调等不良反应。

（二）认知康复治疗

认知康复训练是干预 AD 认知损害的一种成熟手段，有一套指导性的标准任务，可根据特定的认知功能制定训练计划，研究发现对一般认知功能有较好的效果，特别是在学习能力、言语记忆、视觉记忆、言语流畅性和视觉注意力方面。

（1）生活自理能力的反复训练。由于患者的记忆力、定向力、判断力障碍，表现出忘记进食、服药，无法选择食物，不能进行清洁、如厕，不懂选择合适的衣服等。根据患者的自理能力，按严重程度分别进行生活料理操作训练，由简而繁，重复强化。包括反复训练患者认识自己的住处；训练患者自己穿脱衣物；定时引导患者如厕大小便；定时定量供给饮食和水，防止暴饮暴食。

（2）定向力训练。房间内应有大而明显的标记，床单元放置个人熟悉的所有物，如毛毯、家庭照片等。大指针的时钟有助于患者对时间定向力的认识，以日期分页的日历也有助于患者对时间定向力的认识。

（3）沟通能力训练。适当引导患者交谈时抓住主题；注意语言结构，字短、单句；注重语言形式，速度要慢，清晰地说出每个字，放低声调。

（4）智力训练。智力活动涉及内容广泛，包括生活常识、计算力、分析和综合能力、社会适应能力、逻辑联想能力、思维的灵活性等多个方面。智力训练的内容应当根据患者认知功能障碍程度来选择难度,每次训练时间不宜太长,要经常、反复训练,这对于延缓智力的下降会有较好的作用。

(5)记忆训练。记忆训练包括瞬时记忆训练、短时记忆训练、长时记忆训练。根据患者记忆受损的类型和程度,有针对性地进行记忆训练,可以采取不同的训练方式和内容,每次训练时间不宜过长,30~60分钟为宜,每天1次,难度要循序渐进。

(三)物理治疗

(1)重复经颅磁刺激治疗(rTMS)是一种让磁信号无衰减地穿过颅骨直接刺激神经的无创无痛治疗技术,在刺激位置附近产生脉冲磁场,透过头皮直接传输至大脑皮质,使大脑皮质神经元的可塑性和神经元间的相互联系增强,从而延缓病情恶化,使其认知损害得到改善。

(2)经颅直流电刺激(tDCS)通过电极(阳极和阴极)在头皮释放微弱电流以神经功能调节,可调节神经元兴奋性、突触可塑性和功能连接性,达到提高认知功能的效果。

(四)其他治疗

有研究表明,音乐疗法、怀旧疗法、正念冥想等均对AD患者有一定疗效。

(五)健康教育

1.住院期

(1)安全指导。根据患者的病情,特别是有自杀、冲动、出走、跌倒风险的患者,指导家属专人陪护,注意患者安全。

(2)指导患者正确服药,告知患者服用药物的作用和不良反应。

(3)指导睡眠障碍患者的应对措施。指导患者养成良好的睡眠习惯,白天除午睡外,尽量不卧床休息,晚餐不宜过饱,晚餐后不宜饮茶水或引起兴奋的饮料,不参加易引起兴奋的娱乐活动,入睡前用温水泡脚。

(4)饮食指导。指导患者选择营养丰富、清淡、易消化的食物,多进食核桃、芝麻、花生、大枣、莲子、山楂、鱼、黄花菜、木耳、海参、鸡蛋等益智食物,进食速度不要过快。

2.居家期

(1)尽量保持家里生活环境中的各种事物恒定不变,必须改变时要采用循序渐进的方式。老年痴呆患者学习新事物的能力很差,生活环境的改变会加速患者自理能力的下降。

(2)提供适当的帮助,鼓励患者去做力所能及的事情。照护者照顾老年痴呆患者不等于替他做一切事,那将使患者生活能力迅速下降,所以要鼓励患者去做力所能及的事情,必要时给予帮助。

(3)防止精神活动继续衰退,继续培养与训练患者从事简单劳动和文体活动,以免脱离现实。

(4)给患者佩戴身份识别卡(患者的姓名、地址、联系人、电话),一旦走失方便寻找。

(5)针对家人的延续培训和指导　护理 AD 患者是一项长期而艰苦的过程,作为亲属,经济负担的加重,家庭关系、人际关系紧张,再加上照料者知识缺乏,对患者精神病理性行为的错误归因,可能产生不满情绪,从而加重照料者的负担。护理人员可为老年痴呆患者的家人定期举行照料者联谊会,进行知识讲座、经验交流等,让照料者有互相发泄内心痛苦或倾吐自己感受的机会,同时为照料者传授护理经验,提供相互联系和支持的平台。

‖ 第八节 躁狂发作 ‖

一、概述

躁狂发作是心境障碍的一种发作形式,是以情感高涨、思维奔逸和活动增多为典型症状的精神障碍,可伴有夸大观念或妄想、冲动行为等。情感高涨或易激惹为核心症状。

二、病情观察与评估

(一)生命体征评估

评估患者的体温、呼吸、血压、脉搏,脉搏可增快。

(二)症状体征

1.评估患者有无情感高涨

情感高涨表现为终日喜气洋洋,沉浸在欢乐的心境中,对周围一切称心满意,谈笑风生,极富感染力。

2.评估患者有无思维奔逸

思维奔逸表现为联想速度明显增快,言语增多,常滔滔不绝,口若悬河,说话时手舞足蹈,喜欢炫耀夸大,自称神通广大、聪明无比,爱辩论,强词夺理,甚至声嘶力竭。

3.观察患者有无活动增多

活动增多表现为精力旺盛,不知疲惫,自感全身有使不完的劲;做事情虎头蛇尾,干什么都有始无终,一事无成;喜欢人多热闹场合,爱管闲事;社交活动增多,花钱大方,随意赠送他人财物;行为轻浮,好接触异性。

4.观察患者有无激惹现象

激惹表现为激动易怒,稍有不顺大发脾气,甚至出现伤人毁物等粗暴行为。

5.评估患者有无躯体症状

躯体症状表现为面色红润,目光炯炯有神,心率增快,食欲旺盛,易饥饿;能量易消耗导致体重减轻;患者睡眠需求量减少,入睡困难,早醒,但第二天仍然精力充沛。

(三)安全评估

评估患者有无因激惹、兴奋、夸大等行为导致暴力行为的风险。

三、治疗及健康指导

(一)药物治疗

(1)碳酸锂:是治疗躁狂发作的首选药物,但锂盐的治疗量和中毒剂量十分接近,要严格掌握适应证和禁忌证,密切检测血锂浓度,熟悉锂盐中毒的症状及处理方法。

(2)抗惊厥药物:常用的有丙戊酸盐(镁盐和钠盐)和卡马西平等。

(3)抗精神病药:典型抗精神病药物有氯丙嗪或氟哌啶醇,能较快地控制精神运动性兴奋和精神症状;非典型抗精神病药物有喹硫平、奥氮平、利培酮、氯氮平等,能有效地控制躁狂发作。

(4)苯二氮䓬类药物:早期联用能控制兴奋、激惹、攻击、失眠等症状。

(二)无抽搐电休克治疗(MECT)

对急性重症躁狂发作或对锂盐治疗无效的患者有一定疗效。

(三)心理治疗

(1)建立良好的护患关系。尊重、关心患者,护理人员要以平静、温和、诚恳、稳重及坚定的态度接纳患者,慢慢减少患者的焦虑感,增加安全感。

(2)过度不当行为的处理。患者如出现语言粗鄙、性骚扰、大声命令、破坏性行为,护理人员应尽量淡化,不要羞辱、指责患者。患者表现幽默、夸大言谈时,护理人员以中立的态度对应、转移话题,如果跟随其讨论或随性大笑则容易使患者更加急躁。

(3)过于慷慨的处理。患者认为自己很有本事,会随意购物造成财务浪费。因此,在患者处于急性期住院时,要帮助患者管理财务,共同讨论制定出适度的限制措施,以免患者随意馈赠。

(4)具有操作行为的控制处理。患者常会主动表示愿意帮助护理人员,如有其他患者暴动时,躁狂症患者会自告奋勇干涉,甚至殴打其他患者。护理人员要婉言谢绝,并告诉患者"我可以理解你想帮忙控制病房秩序,不过这是护理人员的责任,由我们工作人员处理就好了"。

(5)过多要求行为的处理。护理人员应给予适当的限制;尽量拖延;给予满足或部分满足;隔离或保护。

(四)健康指导

(1)相关知识指导。向患者及家属讲解躁狂症的相关知识,如疾病发生的病因、症状、治疗、护理以及如何预防复发。

(2)药物知识指导。告知患者长期坚持服药对预防疾病复发的重要性及药物不良反应的预防和处置,给予患者饮食指导,嘱其多饮水、多吃蔬菜和水果,解除患者的焦虑情绪,增加患者的服药依从性。

(3)碳酸锂知识指导。对服用碳酸锂的患者,强调严格遵守医嘱定时、定量服用,不可私自增减药量,预防锂盐中毒。如出现恶心、呕吐、手轻微震颤等应及时就医。

(4)指导患者参加一些文娱活动,可适度消耗过剩的精力,以提高患者的自我控制能力。

(5)告知家属当患者情绪波动时,应尽量保持安静,少接待客人。可以播放节奏舒缓的轻音乐,不宜播放节奏激烈的快音乐,避免引起患者兴奋。

‖ 第九节 精神分裂症 ‖

一、概述

精神分裂症是一组病因未明的常见精神疾病,临床上可表现出思维、情感、行为等多方面障碍,以精神活动和环境不协调为特征,通常无意识和智能障碍,可表现为认知功能的损害。多起病于青壮年,发病较为缓慢,但病程多迁延。临床常见有偏执型、青春型、单纯型、紧张型、未分化型。

二、病情观察与评估

(一)生命体征评估

评估患者的体温、呼吸、脉搏、血压。

(二)症状体征

1.评估患者有无精神分裂前驱症状

表现为个性改变、类神经症症状、言行古怪、多疑、敌对及困惑感等。

2.评估患者有无思维障碍

(1)思维联想障碍,表现为思维散漫——对问题的回答不切题;思维破裂——语言叙述凌乱,支离破碎无法交谈;思维贫乏——缺乏主动语言,感到脑子空空,没有东西可想。

(2)思维逻辑障碍,表现为思维逻辑倒错,如将衣服反穿自称为"表里如一"。

（3）思维内容障碍，表现为妄想，妄想是精神分裂症的常见症状。常见的有被害妄想、关系妄想、影响妄想、疑病妄想、钟情妄想、嫉妒妄想、夸大妄想等。

（4）被动体验（被揭露感、被洞悉感），表现为感到自身精神与躯体活动受人控制，丧失了主动支配感，心中所想已尽人皆知，内心非常痛苦。

3.评估患者有无感知觉障碍

在精神分裂症感知觉障碍中幻觉是最突出的表现，如幻听、幻视、幻嗅、幻味、幻触等。最常见的是幻听，内容大多使患者不愉快。

4.评估患者有无情感障碍

表现为情感淡漠，对周围事物的情感反应变得平淡、迟钝，对亲朋好友、同事不关心；情感不协调，患者流着泪唱愉快的歌曲，笑着叙述自己的不幸和痛苦。

5.评估患者有无意志与行为障碍

表现为意志活动减少或缺乏——活动减少、对生活毫无所求，不主动与人交往，行为懒散、不上学、自乐自笑，严重时患者终日呆坐，不注意个人卫生；意向倒错——患者进食不能吃的东西，如肥皂、草木等；有违拗、刻板、模仿等动作——有的顽固拒绝一切，有的机械性地执行外界的任何要求，任人摆布自己的姿势，或机械地重复别人的语言和动作。

6.评估患者有无人格分裂症状

表现为三类：一是精神人格解体，感到精神活动不存在或不属于自己；二是躯体人格解体，感到躯体某部分不存在或不属于自己；三是现实人格解体，对环境缺乏真实感。

（三）安全评估

（1）评估患者有无因疾病原因导致自杀、冲动、伤人、逃跑的风险。

（2）评估患者有无因药物引起头晕、直立性低血压导致跌倒、坠床的风险。

三、治疗及健康指导

(一)药物治疗

抗精神病药治疗原则是早期、足疗程。常用的抗精神病药物有以下几种。

(1)典型的抗精神病药物:氯丙嗪、氟哌啶醇、奋乃静、舒必利等。

(2)非典型的抗精神病药物:氯氮平、利培酮、奥氮平、喹硫平、阿利哌唑等。

(二)心理治疗

(1)精神动力学治疗。精神分裂患者的心理治疗更多是关注目前或现实的问题而不是关注患者过去的经历。不可一味地纠缠导致患者焦虑恐惧的内容,而是更多地注重患者适应环境,允许部分患者有退行性行为。

(2)认知行为治疗。分析疾病的诱因,如家庭冲突、人际关系方面的问题,通过对解决问题的认知训练,让患者认识不良的反应和行为方式,给予纠正性治疗。注重重新建立或培养对患者有利的行为方式。

(3)支持性治疗。建立并保持良好的医患关系,从感情上理解和接受患者,认真倾听他们的主诉,积极地给予肯定和鼓励,使患者得到心理支持与安慰。帮助他们不断地克服或解决现实生活中的困难,增强战胜疾病的信心。

(4)家庭治疗。处理患者存在的人际关系方面的矛盾,帮助患者重新自立、自助,让患者有与亲属交往的活动空间。

(三)健康指导

(1)相关知识指导。向患者及家属讲解精神分裂症的相关知识,指导其正确对待疾病,提高治疗的依从性。

(2)药物知识指导。告知患者及家属在治疗过程中可能出现乏力、懒散等情况,家属应给予患者理解和支持,家属的情感表达和支持会影响精神分裂症的治疗和预后,过度的指责和过度的保护,均不利于疾病的康复。

(3)安全指导。有严重的思维紊乱、言语杂乱、行为缺乏目的性等精神症状的患者,可能出现自伤或伤人行为,告知家属要有充分的思想准备,需要有专人陪护,保管好刀、剪刀、火、煤气等危险物品。

(4)社会技能及职业康复训练。对于恢复期患者,鼓励其加强生活技能及职业康复训练,帮助患者制定适宜的作息时间表,开始有规律地生活,促使患者及早重返社会,这有利于患者的心理社会康复。

‖ 第十节 进食障碍 ‖

一、概述

进食障碍是指由社会心理因素造成的以摄食行为异常为主要特征的精神障碍，伴有显著体重改变及心理社会功能障碍，主要包括神经性厌食、神经性贪食和神经性呕吐。

二、病情观察与评估

(一)生命体征评估

评估患者的体温、呼吸、脉搏、血压。

(二)症状体征

1.神经性厌食

神经性厌食是一种病态的对肥胖的恐惧，以过分追求苗条、体象障碍为特点，其表现涉及生理、心理及行为活动各个方面，核心是特有的关于体型和体重的心理特征。其症状体征如下。

(1)想方设法地控制体重，表现为有间歇性发作的暴饮暴食，暴食后懊悔和更努力地去减轻体重，往往采取过度运动、自行刺激咽喉部引吐及滥用泻药等方法减轻体重。

(2)病态地恐惧肥胖，表现为过度关注体型、体重，对肥胖异常恐惧，频繁地照镜子、称体重、测量身体各部位的大小等。

（3）体象障碍，表现为对自己的身体形象出现错误感知，即使体重过低仍认为自己太胖，希望自己更加苗条；同时，患者对美的标准存在认知偏差，认为越瘦越美，害怕长胖，无视严重营养不良的医学征象。

（4）消瘦、低血压（特别是直立性低血压）、低体温、心动过缓症状，表现为由于长期热量摄入不足，引起各种生理功能改变，出现一系列的躯体并发症体征，包括贫血、水肿及低血糖，皮肤干燥呈鳞片状、失去弹性与光泽，面色灰黄，毛发稀疏或脱落，唾液腺肥大，牙釉质侵蚀，性功能异常，女性常表现为闭经、月经稀少或初潮不来。当身体出现严重营养不良时，可导致体内各种电解质紊乱，继发感染、器官衰竭而死亡。

2.神经性贪食

神经性贪食是指发作性、难以控制的摄食欲望及暴食行为。患者一餐摄入大量食物，食后又以呕吐、导泻、利尿、禁食、过度运动等方法来消除暴食引起的胃部不适和身体发胖。其症状体征如下。

（1）反复发作、不可控制的暴食，表现为常常在不愉快的心情下暴食，有无法自控的摄食欲望，进食量远远超过正常；进食时，吃得又多又快，甚至来不及品尝味道，每次均吃得难受到腹胀、腹痛为止；患者暴食时常常避开他人，很少在公共场所进行。

（2）清除行为，表现为常采用自行催吐、滥用泻药、过度运动等方法清除热量的摄入，抵消暴食引起的体重增加。

（3）躯体症状，表现为因频繁呕吐和滥用泻药，导致一系列躯体并发症，如脱水、电解质紊乱、牙釉质侵蚀及后期食道、胃肠道、心脏等并发症发生而引起生命危险。

3.神经性呕吐

神经性呕吐又称"心因性呕吐"，女性多见，表现为一些不良的社会心理因素出现以后，进食不久突然发生呕吐，呕吐物为刚进食的食物，患者没有减轻体重的想法，呕吐后可以继续进食。其症状体征如下。

（1）消化系统疾病引起的恶心及其他不适。

（2）明显的社会心理因素，表现为人际关系紧张，个人的欲望、要求无法得到满足,高竞争的工作、学习的压力和挫折等。评估患者有无以呕吐作为暂缓内心冲突的一种方法。

(3)性格缺陷,表现为情绪多变、暗示性强、以自我为中心以及具有戏剧化的性格倾向等。

(三)安全评估

(1)评估患者有无因营养失调、贫血导致跌倒、坠床的风险。

(2)评估患者有无因担心或害怕无法控制体重导致自伤或自杀的风险。

(3)评估患者有无因电解质紊乱、低血钾等引起心律失常而导致死亡的风险。

三、治疗及健康指导

(一)药物治疗

抗抑郁药:氯丙米嗪、氟西汀。

(二)心理治疗

(1)认知行为治疗。在进食障碍患者的心理治疗中,以认知行为治疗为主,其中最有效的操作方法就是操作性条件反射。根据体重的增加给予正性强化物,与患者达成一致,给予正性强化物的唯一依据就是体重增加。有暴食、呕吐及催吐或导泻的患者,要求在每餐进食后待在观察室2~3小时,以停止他们的这些行为。认知行为治疗的实施分为四期。

第一期的治疗目标是通过让患者自行检测进食、贪食及诱吐情况,判定患者的严重程度。

第二期的治疗目标是尽可能让患者保持一日三餐,使患者的进食行为逐渐趋于正常。

第三期的治疗目标是矫正患者对热量的摄入、体重、体形等方面的歪曲认知观念,识别引起食物摄取行为的负性认知,如进食导致肥胖等;鼓励患者与镜中的自己进行积极对话,并帮助患者理解"完美"。

第四期的治疗目标是帮助患者学习以合理的信念思考问题、解决问题,训练如何处理高危情境等各种预防复发的措施。

(2)家庭治疗。治疗的目标是使丧失功能的家庭得到改变,在家庭成员互动改变下使患者的行为改变和症状消除。

在进食障碍患者家庭中,父母的关系往往不好,发生冲突的问题可能是饮食习惯方面的,也可能是性、威信及依赖等方面的。因此,应对与患者生活在一起的父母或家人进行一次全面的家庭分析,以确定采取什么形式的家庭治疗来帮助患者。

(三)健康指导

(1)相关知识指导。向患者及家属讲解进食障碍的相关知识,告知其低体重的危害;讲解形体美的正常标准和内涵及合理营养的必要性;解释治疗的目的和重要性,以取得患者的配合。

(2)药物指导。告知患者服用精神类药物的不良反应,出现头晕时应卧床休息;血压低时下床活动要缓慢,避免突然改变体位导致跌倒、坠床的发生。

(3)饮食指导。讲解摄入足够食物、营养均衡的重要性,进食高热量、高蛋白、足量维生素的食物,有利于增加体重和促进机体抵抗力。

(4)活动指导。鼓励患者多参加集体活动,提高患者社交技能,以转移其注意力,稳定情绪。

(5)家庭支持。指导家属对患者采用正确的教育管理方法,提倡疏导而不是制约,多给予正性暗示和支持。避免家属对患者的过度保护,鼓励患者独立生活。

‖ 第十一节 强迫障碍 ‖

一、概述

强迫障碍是一种以反复出现强迫观念或强迫行为为主要表现的精神疾病,其特点是有意识的自我强迫和反强迫并存。患者也认识到强迫症状的异常性,这种强烈冲突使患者感到焦虑和痛苦,但无法摆脱。

二、病情观察与评估

(一)生命体征评估

评估患者的体温、脉搏、呼吸、血压。

(二)症状体征

1.评估患者有无强迫观念

(1)污染性强迫观念,表现为关注或厌恶身体的排泄物或分泌物,害怕脏物或细菌,过分关注环境污染物,担心受到污染而患病,担心污染别人患病。

(2)强迫性怀疑,表现为无法控制毫无根据的怀疑,伴随焦虑和强迫行为。如出门时怀疑门窗是否关好;明知地上的废纸很脏,但仍控制不住想捡起每一张废纸来看看是否与自己的信息有关,担心自己的个人资料遗失会带来严重后果,否则会极度焦虑。

(3)强迫联想,表现为精神活动无法控制地指向与当前活动无关的联想、思维和注意力上。

(4)躯体性强迫观念,表现为持久地害怕患有威胁生命的疾病。

(5)与攻击有关的强迫观念,表现为害怕伤害自己,害怕伤害别人,害怕做出非意愿的冲动(如刺伤亲人、朋友等)。

(6)与性有关的强迫观念,表现为反复出现难以控制的性想象或性冲动。

2.评估患者有无强迫行为

(1)强迫性洗涤,表现为反复洗手、洗澡可达数小时,严重者还要求家人也反复清洗,以免污染所处的空间,因长期反复洗涤皮肤,可见皮肤粗糙或破损。

(2)强迫检查,表现为对自己完成的动作或行为感到不确定而导致强烈的焦虑,如电源是否切断、天然气是否关好,并在焦虑的基础上强迫检查,通过反复确定来缓解焦虑情绪。

(3)强迫计数,表现为反复计数台阶、路砖、窗格等。

(4)强迫询问或陈述,表现为反复询问同一问题,甚至要求与他期望的回答一字不差。

(5)强迫性仪式动作,表现为对摆放东西的次序、角度都严格按照自己认定的规则,如未达到将会极不舒服而焦虑,要重做直至符合要求才结束。

(三)安全评估

(1)评估患者有无因频繁、长期的强迫洗涤导致皮肤完整性受损的风险。

(2)评估患者有无因疾病久治不愈、反复发作产生悲观和绝望情绪导致自伤、自杀的风险。

三、治疗及健康指导

(一)药物治疗

(1)抗抑郁药:氯丙咪嗪。

(2)新型抗抑郁药(SSRI类药物):氟西汀、帕罗西汀、舍曲林。

(3)常用抗焦虑药:劳拉西泮、阿普唑仑、艾司唑仑等。

(二)心理治疗

(1)认知行为治疗。认知行为治疗成功的两个关键点是暴露和反应预防。暴露是让患者反复暴露于实际生活中所回避的情境,反复地暴露在诱发焦虑的环境中因脱敏而逐渐减轻焦虑反应。特定的暴露技术:想象暴露、实际情境的暴露。反应预防是教会患者认识到强迫行为只是减轻焦虑与不愉快情绪的手段,不采用强迫行为实际上是可以逐渐地抵抗这种行为的。反应预防可以打断强迫症状中的强化因素,改变强迫性的仪式行为。

(2)思维阻断法。告诉患者当强迫思维出现时,不要克制自己,大声或心里默默地对自己说"停止",并采取其他活动或劳动的方法来转移注意力。教会患者自我对话,如"这只是强迫症思维,我不会这么做的""这是强迫症状,不是我""相信我自己""我第一次做对了"等。

(三)健康指导

(1)相关知识指导。讲解强迫症的性质、病因、表现、引起疾病的诱发因素及注意事项。

(2)用药指导。指导患者对药物的作用及副作用的观察和应对方法。

(3)指导患者放松。教会患者松弛的技术,让患者掌握松弛技术并能熟练地运用。

(4)鼓励患者用恰当的方式宣泄自己的痛苦体验。在患者强迫洗手次数减少时,及时给予肯定和鼓励,让患者看到康复的希望,并对康复报以乐观的态度。

‖ 第十二节 人格障碍 ‖

一、概述

人格障碍是指个体情感、认知、行为或待人方式等明显偏离正常的情况,是一种根深蒂固而且持续不变的情绪反应和行为模式。这种异常的行为模式不能为社会大多数人所接受。这种障碍不仅妨碍人际关系,还给社会带来危害,也给本人造成精神痛苦。

二、病情观察与评估

(一)生命体征评估

评估患者的体温、脉搏、呼吸、血压。

(二)症状体征

1.评估患者有无偏执型人格,偏执型人格表现为以下几种。

(1)广泛的猜疑。

(2)对别人不信任或不向他人倾诉内心想法。

(3)总感到别人在算计他或打探他的秘密,并因此产生敌意。

(4)人际关系常常处于敌对或对抗状态。

(5)过分保守机密。

(6)怕被别人抓住"把柄",不愿签署任何形式的文书。

（7）经常因为猜疑、不信任医生而拒绝接受药物或其他治疗。

2.评估患者有无分裂样人格，表现为以下几种。

（1）极少主动与别人接触，喜欢独自活动。

（2）行为退缩，外表不修边幅。

（3）缺乏信任感或亲密朋友。

（4）孤僻，交流时缺乏回应、热情及幽默，体验不到任何强烈的情感，如高兴、愤怒或悲哀。

（5）不管他人如何关心，总是否认任何不适，不愿意谈自己的问题。

3.评估患者有无反社会型人格，表现为以下几种。

（1）漠视他人的感受。

（2）不易与人建立关系，即使建立关系也不能较长时间维持关系。

（3）不负责任，漠视规章制度。

（4）缺乏自责或懊悔。

（5）忍耐水平低，遭遇挫折容易产生攻击或暴力行为。

（6）不能从经验及惩罚中吸取经验。

（7）指责他人或对反社会行为做合理化的解释或托词。

4.评估患者有无边缘型人格，表现为以下几种。

（1）情感不稳定或反应性过高，患者情绪瞬间摇摆不定，可体验到强烈的心境低落、激惹或焦虑。

（2）有不顾后果地冲动行事的倾向，如过度狂欢、轻率的性行为、商店行窃、滥用药物或酒精等。

（3）缺乏对挫折的耐受性，导致大发脾气或爆发攻击行为。

（4）缺乏预见和解决问题的能力。

（5）对自我形象、目的性、个人偏好不清楚或紊乱，并伴有长期的空虚感。具有强烈而不稳定的情感关系倾向。如渴望与人建立亲密关系却故意疏远对方，而后又尽力去挽回对方。当人际关系出现危机时，可表现出自伤、自杀的威胁。

5.评估患者有无表演型人格,表现为以下几种。

(1)易受他人暗示和影响。

(2)表演性、戏剧性和夸大的情感表达。

(3)不断追求刺激。

(4)易变、肤浅的情绪。

(5)对身体吸引力的过分关注。

(6)喜欢成为大家注意的中心。

(7)不适当的外表打扮和诱惑性行为。

6.评估患者有无被动-攻击型人格,表现为以下几种。

(1)约会经常迟到。

(2)凡事挑剔、怪罪于他人。

(3)讨厌别人对他提任何要求。

(4)对是否接受治疗迟迟不能做出决定。

(5)对治疗阶段布置的家庭作业有一大堆理由不完成。

(6)常对医生的建议和学识提出反驳意见或质疑。

7.评估患者有无回避型人格,表现为以下几种。

(1)与人交往时表现紧张和不适,如口吃、面红、缺少目光接触等焦虑征象。

(2)不愿与他人交往,惧怕自己被别人耻笑或奚落。

(3)坚信自己社交无能、比别人落后、缺乏吸引力,认为自己所恐惧的批评、拒绝或不同意等都会发生。

8.评估患者有无依赖型人格,表现为以下几种。

(1)对保证有强烈的需要。

(2)不能打消其疑虑。

(3)寻求经常接触的倾向。

(4)过分地讨好医生、感谢医生的帮助,从而使医生自我感觉良好,诱发医生的同情心。

（5）在治疗过程中难以取得进步，并出现更多的问题。

（6）难以做出决定或回避做出决定。

（7）不打算结束治疗，不愿意结束与医生的接触。

9.评估患者有无强迫型人格，表现为以下几种。

（1）追求完美。

（2）过分专注于细节、规则、组织、清单和时间。

（3）过于小心谨慎。

（4）过度自我怀疑。

（5）固执并严格地要求别人按计划行事。

（6）全身心投入工作，忽略业余兴趣爱好和人际交往，有工作狂倾向。

（三）安全评估

评估有无因情绪不稳导致的自伤、自杀及暴力伤害他人的危险。

三、治疗与健康指导

（一）药物治疗

对于冲动型的患者使用作用较强的抗精神病药物，如氟哌啶醇、氯氮平等；对于易激惹的患者可采用抗精神病药物，如锂盐、抗癫痫药物或苯二氮卓类药物；对于情绪低落的患者可选用选择性5-HT重吸收抑制剂或三环类抗抑郁药。所有药物不能从根本上改变患者的人格模式，只能缓解患者出现的个别症状。

（二）心理治疗

对人格障碍的患者常采用心理治疗，包括精神分析治疗、认知治疗、行为治疗及家庭治疗等。治疗的切入点因人而异，也因人格障碍的类型而异。

1.偏执型人格的心理治疗

偏执型人格的心理治疗比较困难，主要有以下治疗要点。

（1）建立治疗性医患关系。医患关系的发展可能因偏执者"考验"医护人员对他是否真诚而受到阻碍,这种考验包括指责、轻视或贬低等。患者往往对治疗持怀疑态度,害怕与医护人员建立密切关系。因此,治疗性医患关系的建立不能操之过急。医护人员要学会忍耐,对患者不要表现得过分友好或好奇,应保持一种礼节性的相互尊重,要有诚实的、开放的专业态度。

（2）倾听和关注。倾听患者宣泄的委屈和关注患者所有的问题。征得患者同意后,通过与其家人、朋友、邻居等的交谈来核实患者本人所陈述的问题的客观性。

（3）听取但不要认同患者的信念。患者的信念对他自身来说是真实的,因此要听取他的信念,但不要认同或说服患者改变这些信念。可以态度明确地帮助患者检验一下,他人的举动是否可以有其他解释,这种寻求其他解释的处理方法会被患者接受,并让患者对自己的某些信念产生疑问,从而改变并重新评估外界的其他信念。

（4）设立清晰的共同目标。减少患者对各种治疗的猜疑,采用的干预措施必须与特定的目标有联系,目的是建立一种工作同盟的关系。如最有用的方法之一是问患者:"我们一道来做这件事怎么样?"

（5）对每件事都做解释。患者常常对微不足道的治疗细节都会十分好奇,甚至猜疑。因此,要将任何治疗策略都向患者完整、详尽地解释清楚并与之讨论治疗计划。

（6）与患者分享信息。患者希望了解对他有影响的每个问题,在适当的情况下,尽可能地与患者分享有关他本人的所有信息,如允许患者阅读治疗记录及其他材料,有助于建立信任感,推动治疗性医患关系。

（7）同情患者的焦虑。识别患者的焦虑症状,如多汗、面红、颤抖,并给予同情。可以对患者说:"你可以告诉我你对什么事情不确定或想问什么问题,与陌生人谈论你的生活和情况可能令你不安,我能理解,如果是我在这类环境中也会感到焦虑。"

（8）进行"此时此刻"的帮助。目标是帮助患者处理日常生活问题,而不是"治愈"偏执。可根据患者偏执的严重程度进行当前的帮助。

（9）避免采用集体治疗。偏执型患者一般不愿意参加集体治疗,即使参加也会保持高度戒备心或很早就退出,从而在集体治疗中收获较少。

2.分裂样人格的心理治疗

(1)在治疗性医患关系中,需要时间来发展信任关系,并保持敏感和机智。

(2)鼓励患者在力所能及的范围内多参加社交活动。

3.反社会型人格的心理治疗

反社会型人格属于难治性人格障碍,主要治疗步骤如下。

(1)通过交往明确患者寻求帮助的确切动机,询问的问题有:你为什么要来本中心? 你希望我们能做些什么来帮助你? 你为什么决定要今天来而不是上周或下周? 如果你没有来寻求帮助,你认为会发生什么? 你认为你的问题是什么原因引起的?

(2)准确理解患者的需求,建立较好的护患关系,根据患者需求讨论能为他做什么。

(3)掌握尽可能多的既往史,判断患者今后可能发生的危机或事件,避免这些危机或事件发生的可能步骤,发展与患者的友善关系并找到其寻求帮助的真正原因。

(4)不要根据患者的讲述而轻易做出评估,而要继续寻求支持患者陈述的进一步证据。

(5)用热情和接受的方式与患者坦诚对话,鼓励他说出事实,创建一种开放和信任的关系。

(6)接受苛求并令人不愉快的患者,但不接受他们苛求和令人不愉快的行为。因这类患者可能具有操作性、逼迫性、冲动性,甚至攻击性。

(7)设立明确的治疗关系界限。

(8)为患者提供处理危机的方法,帮助他们解决困难。

4.边缘型人格的心理治疗

设定清晰的界限是十分重要的,具体设定界限的指导方法如下。

(1)有一个非常清楚的治疗计划,如什么样的治疗方案、接受治疗的频率、将做多少次治疗。

(2)严格按照协议来执行治疗,与患者签署相关治疗计划的协议。确保患者同意协议各方面的内容。

(3)对患者的预期行为提出清晰直率的指导,如出现叫喊、辱骂等令人无法忍受的攻击行为,医务人员不用理睬。

5.表演型人格的心理治疗

(1)不要强化表演型行为。对于哭泣、虚弱无力或狂暴发作等表演型行为的患者,医务人员应保持镇静,并采取措施使患者平静,如静坐、放慢呼吸或暂时离开患者,待患者冷静后继续完成治疗。治疗的话题应集中于先前讨论的主题,可以说:"我知道你很烦恼,你能否从头告诉我究竟发生了什么?"对于有以偏概全、过分灾难化看待问题的要坚决地指出。

(2)识别性引诱行为。穿着性感,如穿暴露的衣服、衬衣不扣纽扣;举止性感,做出诱惑的手势,如在医务人员面前眨眼、有意做出暴露的坐姿;做出色情的暗示性评论;讲大量恭维话,其中有许多是不恰当的;长时间的目光接触;经常或长时间的身体接触,如触摸治疗师、打听医务人员的私生活、表达与医务人员社交性会面的愿望。

(3)应对性诱惑行为的措施。检查自己的行为是否无意中给患者造成了错误的印象,如穿着暴露等;当患者有不恰当的行为发生时,要以非批评的方式描述自己的感受,既澄清自己的观点,也给被治疗者保留面子;对于威胁较小及短时出现的性引诱行为者,不予理睬;如果患者举止或与患者对话活动有性色彩,应在房间内安排一名同伴在场,并向患者解释清楚;让门开着,让其他人能看清楚患者在做什么,让他不敢企图暴露内衣或触摸医务人员;如果患者有持续不当的行为,则要求患者离开或选择自己离开。

6.被动-攻击型人格的心理治疗

(1)了解患者的治疗情况和治疗历史,找出以前没有解决的问题。

(2)采取直接方式。直接告诉患者治疗范围,尽可能让患者选择治疗方式,一旦选择则要求患者全心全意地去完成。

(3)设定限制和阐明行为后果。让患者明白哪些是可以容忍的,哪些是不能容忍的,将各项限制和规定以及违反后的结果均用书面形式记录下来,双方签订协议。如在规定的治疗时间晚到5分钟以上将拒绝见他,改为其他时间治疗;迟到超过3次将

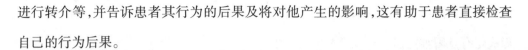

进行转介等,并告诉患者其行为的后果及将对他产生的影响,这有助于患者直接检查自己的行为后果。

(4)认识自己的挫折感。当这类患者导致医务人员感受到治疗受到阻碍,将采取以下措施:和患者交流自己的感受,如"我们制定的计划你没有完成,我发现自己非常沮丧"。如果彼此的仇视无法弥补,不要做和解的尝试,应尽快给予转介。对感到矛盾的患者进行治疗时,要接受他这种矛盾的心理,不要强求消除他的个人反应,只需随时准备提供帮助。

7.回避型人格的心理治疗

(1)对负性评价过分敏感的患者,要保持接受的、非评价性的理解态度。

(2)患者不会对医务人员的建议全盘接受,要避免"胁迫"患者同意每一个建议。如患者讲的是你不同意的或不正确的,可以采用建议的方式表达出来,如"这是看待这事的一种方式,如果换一个角度,你有什么看法呢?"

(3)对单纯性焦虑的患者可采用呼吸控制、放松训练、逐步暴露等治疗方法。

(4)明显缺乏社交技巧或做决断技巧的患者,则针对问题进行训练,以减轻其焦虑情绪。

8.依赖型人格的心理治疗

(1)与患者协商所期望解决问题的治疗次数,为治疗提供清晰的界限和大纲,使患者相信治疗是经过周密安排过的。

(2)设定限制和规则。让患者参与协商设置与医务人员会见的频率、两次治疗间隔期与患者接触的条件等。一旦限制和规则得到双方同意,应采用书面形式签订协议。

(3)不要替患者做决定,应训练和鼓励患者自己做决定。刚开始可以让患者做一些小的决定,增强其自信心,然后才做对生活有较大影响的决定。

(4)促进患者对外界的兴趣,鼓励患者参加增进其独立性的外界活动,如游泳、绘画等单独的业余活动。

(5)培养内省力,让患者知道自己的依赖性,帮助他们逐渐学会独立。如"我看你做决定有点困难"。

(6)限制不必要的保证。告诉患者,保证对他是没有用的,所以签订协议时不要做过多的保证,并确保严格遵守协议规定。

(7)注意患者的行为对医务人员的影响,患者的行为可以反作用于医务人员,所以要利用患者对医务人员的感受来促进治疗。

(8)布置家庭作业。鼓励患者养成独立和负责的行为方式,让患者完成目标明确的家庭作业。如要求患者独自看电影、买菜等。

9.强迫型人格的心理治疗

(1)和患者一起商讨治疗计划,让患者在治疗过程中具有控制感,从而减轻焦虑情绪。

(2)帮助患者正向利用自身强迫型人格的特点,而不是改变这些特点,鼓励他们将勤奋运用到促进好转的活动中,如每天的放松活动。

(3)指导患者关注药物治疗对他的疗效,而不是去关注药物的不良反应。

(4)帮助患者了解自己的紧张水平,指导其进行松弛训练,以帮助患者应对过度紧张产生的焦虑。

(5)由于患者人格特点的原因,在治疗重症抑郁时,要帮助他们表达愤怒和正性情绪,参加一些能带来快乐的活动。

(三)健康指导

(1)相关知识指导,根据不同人格障碍的表现讲解疾病的性质、疾病的诱发因素及注意事项。

(2)用药指导,对药物的作用、用法、不良反应进行宣教。

‖ 第十三节 分离(转换)性障碍 ‖

一、概述

分离性障碍的共同特点是全部或部分丧失了对过去的记忆、身份意识、即刻感觉以及身体运动控制四方面的正常整合。发病通常与低文化水平、低社会经济发展水平、迷信观念盛行有关。患者可有遗忘、漫游、人格状态的改变等表现。主要的类型有分离性遗忘、分离性漫游、分离性身份障碍及转换性运动和感觉障碍。

二、病情观察与评估

(一)生命体征评估

评估患者的体温、脉搏、呼吸、血压。

(二)症状体征

1.分离性遗忘的评估

评估患者有无因记忆突然丧失,不能回忆个人重要的事件,表现为不能回忆姓名、职业、家庭等。

2.分离性漫游的评估

评估患者有无因遗忘而身体逃走的表现,表现为离开家以一个新的身份去旅行或生活,对原来的自己不能回忆。

3.分离性身份障碍的评估

(1)评估患者有无两种或更多种身份或身份状态的表现,表现为一个可能是害羞、拘束的身份,另一个却是外向、热衷社交的身份,第三个可能是充满怀疑和敌意的身份。每种身份有相应的称呼,每种身份状态有不同的声音、表情、姿态和手势。

(2)评估患者有无多种身份反复出现,从而控制患者的行为。

4.转换性运动和感觉障碍的评估

(1)评估患者有无遭遇心理社会应激性事件。

(2)评估患者有无感觉、运动功能丧失或部分障碍的表现,找不到可解释症状的躯体疾病,但患者表现出恰似真的"有病"。如站立不稳、瘫痪、不能步行、失声、失明、耳聋等。

(3)评估患者有无躯体症状的表现形式,评估其想象中躯体疾病的症状与客观的神经解剖生理是否相矛盾。

(4)评估患者症状严重程度是否与周围环境有关。如暗示性语言或行为可以造成症状的波动。

(5)评估患者是否有不愿意探究躯体症状的心理性病因,而对他现有的残疾表现却惊人地冷静接受。

(三)安全评估

评估患者有无强烈的分离性焦虑导致自杀或伤人的风险。

三、治疗与健康指导

(一)药物治疗

(1)患者如有明显的焦虑或抑郁症状时,可给予抗焦虑或抗抑郁药物治疗。

(2)对转换性运动和感觉障碍患者,可给予药物或安慰剂暗示治疗,如静脉缓慢推注葡萄糖酸钙并给予言语上的暗示,此药是针对这种症状的特效药。

(二)心理治疗

1.分离性遗忘的心理治疗

多数患者的遗忘能自行缓解,除了给予心理支持外,不需要特殊的治疗。

(1)催眠治疗。这是分离性遗忘的最有效治疗方法,有助于帮助患者恢复失去的记忆。对于部分患者不能自行恢复且催眠治疗亦不成功时,可进行阿米妥检查。方法是:静脉注射异戊巴比妥钠,让患者镇静却未入睡,在药物的作用下进行检查,通过轻柔的讲解帮助患者回忆分离的内容。

(2)精神分析治疗。帮助患者领悟产生分离性症状的内在冲突,使分离的各部分逐步整合并稳定。

2.分离性漫游的心理治疗

此症恢复就像起病一样迅速,且很少复发。患者就诊时很少处于漫游状态,对于这种患者,需进行心理动力学心理治疗,以帮助患者了解使其突然进入漫游状态的精神因素和人际关系中的应激事件,让患者具有适应性更强的应对功能。

3.分离性身份障碍的心理治疗

主要运用心理动力学心理治疗,帮助患者将不同身份整合为一个牢固的自己,让患者以不同的身份进入治疗,对各个身份间的冲突进行修通,形成所有身份的重新整合。

4.转换性运动和感觉障碍的心理治疗

(1)心理动力学心理治疗。探究患者症状背后潜在的心理症结和动机,了解患者的幼年经历和人格结构,建立起心理动力学模式,修通心理障碍,从而使症状缓解。

(2)支持性心理治疗。当患者情绪激动、功能明显障碍时,给予疏泄、解释等心理支持。

(3)催眠治疗。让患者在催眠的状态下,了解其分离症状的结构和原因。对患者在催眠状态时给予其适当的暗示治疗。对催眠困难者,可行阿米妥检查。

(三)健康指导

(1)相关知识指导。讲解分离性障碍的疾病特点、引起疾病的诱发因素及注意事项。

(2)用药指导。对药物的作用、用法、不良反应进行宣教。

团体心理治疗临床护理指导

第三章
团体心理治疗

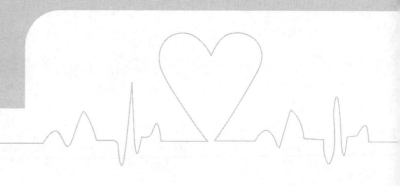

‖ 第一节 团体心理治疗基本理论 ‖

一、概述

心理治疗是在带领者与来访者建立了良好关系的基础上,运用心理治疗相关理论和技术,对来访者实施帮助的过程,其目的是激发和改善来访者的动机和潜能,以缓解或消除来访者的心理障碍和问题,促进其人格的成熟和发展。心理治疗有个体心理治疗、家庭心理治疗、团体心理治疗等形式。

团体心理治疗一般是由1~2名带领者主持,对几名到十几名成员以团体的方式进行治疗。在治疗时,团体成员和带领者就大家共同关心的问题进行讨论,观察和分析与自己相似的心理、行为反应、情感体验,从而使自己的行为得以改善。

二、团体心理治疗的目标

团体心理治疗的目标分为一般目标、特定目标和阶段目标。团体目标具有导向、评估和维持的功能。

(1)一般目标是指共同性目标,如提高心理健康水平、培养与他人相处及合作的能力、提高自信心、减轻症状、加强团体凝聚力等。

(2)特定目标是指具体目标,如针对住院患者焦虑情绪的"放松团体",针对吸烟人士的"戒烟团体",针对丧亲人士的"情绪管理团体"等。

(3)阶段目标是指随着团体的发展而变化的目标,相识→增加信任→自我认识→价值探索→问题解决等。

三、团体心理治疗的基本原理

团体心理治疗是通过团体成员之间形成的互助合作的团体氛围和相互作用的机会,使团员可以通过观察分析他人的问题,而对自己的问题有更加深刻的认识,并在其他团员的帮助下解决问题。

任何一种个体心理治疗都可以根据自己的理论原则建立起相应的团体心理治疗方法,其共同之处如下。

(1)强调心理问题、行为问题及各种适应问题是在人际交往中或者特定的社会环境下产生和发展的。解决这些问题必须通过集体关系的功能来实现,这是团体治疗所依据的最重要的理论思想。

(2)强调心理问题离不开群体和环境因素影响。人在出生后,首先与家庭群体共处,再是学会与邻居、同学、同事等许多不同的人相互交往。其中与许多生活中重要人物的交往经验对个体的成长有更重要的影响。在团体治疗中,患者可以依据自己与他人所形成的特殊群体为参照框架,更为真实地观察分析和描述自己的问题,通过与其他患者的相互作用,更有针对性地做出适应和改进。

四、团体心理治疗的分类

根据团体形式不同,有三种不同的分类方法。

1.结构式与非结构式团体治疗

结构式团体心理治疗是指事先做了充分的计划和准备,以固定程序让成员来实施治疗的团体。非结构式团体心理治疗是不安排有程序的固定活动对成员实施治疗。

2.开放式与封闭式团体治疗

开放式团体治疗是指成员不固定,不断更换,新成员有兴趣可以随时加入的团体。封闭式团体是指一个固定团体,从第一次到最后一次活动,其成员保持不变。

3.同质式与异质式团体治疗

同质式团体治疗指团体成员本身的条件或问题具有相似性。异质式团体治疗是指成员自身的条件或问题差异大,如年龄、经验、地位等差异较大,成员间所存在的问题也不同。

五、团体心理治疗的分期

根据团体心理治疗进程,可分为依赖期、冲突期及亲密期三个阶段。

1.依赖期

依赖期特点为整个团体处于不确定状态,没有议题、缺乏结构、只有个人目标而无团体目标;患者想表现出最佳行为,表面上试着给建议、协助别人,而自己则小心翼翼、不愿冒险。

2.冲突期

冲突期特点为对带领者失望,表现为成员间的冲突与竞争,会有挫败感与愤怒情绪,成员间会出现攻击的现象、不耐烦的情绪等;患者会表露负面情绪,试探团体是否值得信任。这种失望是团体必须付出的代价,是迈向成熟团体治疗的必经之路。

3.亲密期

亲密期特点为对带领者有了更符合现实的看法,不认为带领者是万能的;成员间的冲突以"相互靠拢"取代"相互排斥",团体表现出更多的信任、分享以及自我暴露。

六、团体心理治疗的有效原理及疗效因子

1.团体心理治疗的有效原理主要包括成员间的情感支持、相互学习、正性体验、重复与纠正"原生家庭经验"。

(1)情感支持。情感支持指被他人接受与容纳。社会中的个人,假如不被家人、朋友或他人所接受与容纳,会感到没有价值。团体治疗的基本功能就是让参与者感觉到自己被团体里成员所接受,为感到自己是团体里的一分子而心安,有归属感。

(2)相互学习。相互学习指成员间交流信息与经验。团体是传达信息的媒介物。通过成员间的交往,可增进患者的自我理解水平、内省力和交往能力。通过角色转变,可看到别人眼中的自己,增加对他人的知觉敏感性,学习如何解决冲突。

(3)正性体验。正性体验指享受群体凝聚力。某些成员从小没有经历过温暖的家庭生活或亲近的朋友关系,对于人际关系抱有负性的看法。对于这样的成员,需要去尝试正性的群体经验。如果成员能在带领者的督促下逐渐建立起有凝聚力的团体,体会到成员间相互关心、团结一致,有共同的利害感,相互帮助,就能对人与人的关系持有健康的态度。

(4)重复与矫正"原生家庭经验"。"原生家庭群体"就是指每个人在自己小时候所体验的家庭关系。因为家庭是个体最早期体验的群体,故称为"原生的群体经验"。有些人拥有父母的温暖照顾,经历充满情感与喜爱的家庭关系;有些人却因儿时被欺负、抛弃或虐待,存留下来不敢回想过去,特别是有心理问题的成员,往往有不悦的原生家庭经验。在团体中,成员面对处理的问题,在治疗者和团体的保护下重复处理,可以纠正遗留的不良情感。

2.治疗性的改变是一个非常复杂的过程,它是随着人类各种复杂的相互作用而产生的,这种相互作用被称为"疗效因子"。对其由浅入深、由点到面的讨论,有助于深刻理解治疗性改变。根据著名心理学家欧文·亚隆(Irvin Yalom)的观点,疗效体验可以分为以下11个主要的因素。

(1)利他思想。透过其对团体成员的协助而感受到自己蛮好的,或认识到自己的某些优点。

(2)团体凝聚力。团体成员体验到的一种"大家在一起"的感觉,即团队(团结)精神。成员有被接纳及不再和旁人隔离开来的感觉。

(3)普遍性。成员接收到其他成员也有类似问题及感受,不再认为"只有我才是这样的",从而降低了紧张不安的感受。

(4)人际学习。团体为成员提供了一定的机会,让成员有机会以一种更能适应的方式和他人关联、交往。团体是成员练习新的行为方式的场所,是一个实验场。

(5)传递信息。通过带领者或其他成员传递信息、分享信息、给予建议。

(6)情绪宣泄。成员在团体中将对过去或此时此地发生状况的情绪释放出来,从而使情绪得到缓解。这些情绪包括愤怒、悲伤、哀愁等,而在过去这些是很难或不可能让它释放出来的。

（7）认同模仿。成员认为他就像团体中的另一位成员或带领者，因而在行为上模仿他。

（8）家庭重现。在团体中重现某些原生家庭的不良经验，并给予矫正重整的机会。团体中新的、有效的经验将取代既往的不良经验。

（9）自我了解。成员尽可能了解到自己行为的机制和起源，从心理上认识到自己的疾病。

（10）希望灌注。成员看到其他人进步了或正在进步中，因而觉得团体是有帮助的，对团体能帮助自己产生乐观的希望。

（11）存在因素。成员最终要接受他必须为自己的生命负责的事实。

七、心理治疗的流派

团体心理治疗没有独立的心理治疗理论体系，任何一种个别心理治疗的理论、学说和流派都适用于团体心理治疗。

（一）精神分析治疗

精神分析又被称为动力心理学，是现代西方心理学的主要流派之一，是奥地利精神病理学家、心理学家弗洛伊德广泛总结前人的研究成果和在临床密切观察的基础上形成的。他认为生命机体是一个动力系统，同样服从化学和物理学的规律，他将动力生理学的思想和理论发展到研究人类的精神世界，进行了人格结构中能量的转换和改变的研究，创立了动力心理学的理论和治疗方法。其基本理论有以下几种。

1.潜意识理论

弗洛伊德认为人的精神活动分为三个层次：意识—前意识—潜意识，其中意识是人心理活动有限的外显部分，是与直接感知相关的心理活动；前意识是介于意识和潜意识之间的部分，它既是可以回忆的记忆，也是可以被召回到意识中的经验；潜意识是被压抑到意识和前意识下面的、不能从记忆中召回的部分，潜意识通常是被社会风俗习惯、道德、法律所禁止的内容，包含了个人原始的欲望和与本能有关的欲望等。

弗洛伊德认为潜意识在正常心理和变态心理中均占有最为重要的位置,它是个体行为的真正动机,也决定了精神障碍患者的症状。

潜意识学说认为没有哪一种心理现象是偶然或碰巧发生的,每一个心理事件的发生都受到了先前事件的影响,比如我们日常生活中的口误、笔误、梦和精神障碍的各种症状等。

2.人格结构论

弗洛伊德在晚年提出了人格结构理论,用本我、自我、超我三个层次来阐述人的精神世界。本我是人格中与生俱来的、最原始的部分,包括先天的本能和欲望,是无意识、无理性的。本我奉行的是快乐原则,要求无条件立即满足,婴儿的人格结构完全由本我组成。本我不能与外部世界直接接触,它与外部世界的唯一的联系是通过自我。自我是在现实环境反复的教训下从本我演化出来的一部分,它是现实化的本我,是有意识的、理性的。自我奉行的是现实原则,不会盲目、无条件地追求满足,自我在人格结构中代表着现实和审慎。超我是通过家庭、学校和社会教育获得的,是道德化了的自我,遵循至善原则,超我在人格结构中是道德和准则的代表,其作用是让个体按照社会道德标准行动。

在正常情况下,本我、自我、超我三个部分虽然有冲突和矛盾,但基本处于相对平衡状态,但是当本我的冲动增强,超我不能给予强大的压力时,自我难以承受,开始启用各种不成熟的,甚至是精神病性的心理防御机制时,个体就开始出现各种精神病性症状。

3.内驱力学说

在精神分析学中,内驱力是指产生心理活动的能量,是一种来自本能的力量,当它发生作用时,心理就产生一种兴奋状态或产生一种需要的感觉,又称为紧张状态,这种兴奋或紧张状态推动个体去活动以消除这种兴奋或紧张感而达到满足。弗洛伊德将内驱力分为性驱力和攻击驱力,我们所能观察到的所有本能现象,包括正常的和病理的,都有这两种内驱力的参与。

4.客体关系理论

客体是相对于主体而言的,在精神分析学中,客体是指对个体心理影响最为重要的人,一般首先是父母或祖父母辈的养育者,其次是兄弟姐妹。精神分析学派认为,一个人在成年后能否具有与他人建立良好关系的能力,取决于他早年生活中与客体的关系。一个一直都能得到充分且恰当关爱的个体,能够拥有基本的自信,也能够拥有对生活和对他人的基本信任感,反之,则容易陷入自卑和焦虑中。

5.性心理发展理论

弗洛伊德通过对儿童成长发育过程的观察和回溯成年精神障碍患者的童年经历,并将个体心理发展和生理发展联系在一起,发现了任何人都遵循的人类心理发展规律。弗洛伊德认为如果在性心理发展的某个阶段得到过分的满足或受到挫折就会导致固着,固着是一种对刺激的保持程度,是不断重复的一种心理模式或思维模式,固着将导致无法正常地进入到下一个性心理发展阶段,人在成年以后如果没有足够的能量维持正常的心理机能,那么这个成年人就会具有能量被固着的那个性心理发展阶段的特征。

(1)口欲期(0～1岁)。弗洛伊德之所以将婴儿期称为口欲期,是因为对于婴儿来说,此时口腔和口腔黏膜是满足其快乐和交流的最重要的身体部位,口唇部位是这个时期的孩子的快感区,婴儿通过口唇吸吮母亲的奶汁,既获得了营养,又得到了情感的满足。母亲识别婴儿的需求并给予满足,才能使婴儿形成最初的信任感。从主客体关系上看,此期更多的是孩子和母亲的二元关系,从内驱力的角度来看,此时婴儿性驱力主要的投注对象是母亲或母亲的替代者,婴儿的需求得到适当的满足后,内驱力的发展才会顺利地向下一阶段过渡,反之,婴儿会一直处于紧张和焦虑之中。此期固着后成人的性格特点主要是过度饮食、依赖他人。

(2)肛欲期(1～3岁)。弗洛伊德将精神结构发展的第二个时期称为肛欲期,1岁左右的孩子一般都要接受大小便的训练,因为括约肌的逐渐发达,1岁左右的孩子开始能在一定程度上控制大小便,大便的累积引起肌肉的强烈收缩,当大便通过肛门排出时,黏膜产生强烈的刺激感,这能给孩子带来高度的快感。另外,通过排便,孩子可以表达他对环境的积极服从,而憋着则表达对环境的不肯屈服。从主客体关系的角度来看,大便成为孩子与父母或其他成年人联系的工具,孩子们开始感觉到他们能在一定程度上影响周围的人和环境,反之,孩子会处在焦虑和自卑中。此期固着后的成人性格特点主要是杂乱无章、吝啬、固执。

(3)俄狄浦斯情结期(4~6岁)。这个时期又称性器期或性蕾期,这个阶段的孩子会表现出对双亲中的异性更多的亲近感,而对双亲中的同性表现出更多的排斥感,生殖器官是这个时期孩子的快感区,孩子在这个时期可能会出现类似手淫的行为。从主客体关系上,此期由二元关系进入三元关系,孩子能清楚地感觉到爸爸和妈妈是不同性别的,并开始把爸爸视作自己和妈妈以外的第三个人,此时孩子开始出现焦虑体验,更复杂的是当大家庭还有其他兄弟姐妹时,孩子更容易产生被遗弃或被排斥的焦虑感,和双亲中的同性竞争的欲望也会使孩子产生害怕被阉割的焦虑。此期固着后成人的性格特点主要是道德约束力弱,难以与权威人士相处。

(4)潜伏期(6~12岁)。此期间儿童没有明显的性发展表现,失去对与性相关的事物的兴趣,而把能量集中到课业等其他事情上,此时期的儿童意识到男女有别,并将自己局限到同性团体中,没有表现的欲望,没有特定的快感区,故称为潜伏期,此阶段一般不会发生固着。

(5)生殖期(12~18岁)。随着生理发育的逐渐成熟,个体进入了人格发展的最后时期——生殖期。在这个时期,个体的兴趣开始逐渐地从满足自身刺激向满足于与异性关系建立的转变,个体开始从一个自私的、追求快感的儿童变成一个吸引异性的、爱权力的、社会化的成人。此期个体的快感区是生殖器,个体具有成熟的性特征并开始对异性产生兴趣,如果这一时期发展不顺利,可能会导致性犯罪、性倒错,甚至精神病。

弗洛伊德认为成人人格在口欲期、肛欲期、性蕾期三个发展阶段已基本形成,许多人成年后的变态心理都可追溯到早期的创伤性经历和压抑情结。

6.关于焦虑的理论

焦虑是一种被感觉到的、不愉快的状态,它伴随着一种提示人们预防正在逼近的危险的生理感觉。从人格结构理论来看,焦虑是本我与超我或本我与现实的矛盾,焦虑是精神分析学中最重要的理论核心之一,是弗洛伊德关于精神障碍治疗理论的核心。弗洛伊德将焦虑分为三类:一是威胁来源于外界如危险情景的现实性或客观性焦虑;二是威胁来源于人的本能性冲动的神经性焦虑,个体害怕被本能的冲动支配,做出给自己带来麻烦的事情;三是威胁来源于超我的道德性焦虑,个体担心自己因为行为和思想达不到理想化自我的标准而受到良心的惩罚。焦虑的功能是向自我发出危险信号以使自我采取措施应对危险,虽然焦虑让个体觉得痛苦,但它提醒个体意识到已经存在的危险,促使个体采取行动予以应对,这对个体的生存和发展起着重要作用。在实际生活中,一个人体验到焦虑时,他不一定知道自己焦虑的根源所在,而且很多焦虑状态其实是几种不同类型焦虑的混合。

7.心理防御机制理论

自我为了对抗来自本我的冲动及其所诱发的焦虑,个体为了保护自身不受潜意识冲突的困扰,而形成一些无意识的、自动起作用的心理手段去阻止和抵抗,这个过程就是防御,称为自我防御机制。一般来说,防御是在潜意识里进行的,是自我用来驱赶意识到的冲动和欲望,但是个体自己并不会意识到是防御在发挥作用。精神分析学将心理防御机制分为四类。

(1)自恋型防御机制:主要有妄想性投射、歪曲作用等,常见于5岁以前的儿童、成年人的梦与幻想、精神分裂症患者。

(2)不成熟的防御机制:主要有非精神病性投射、防御认同等,常见于3~16岁的小孩、情感障碍患者、神经症患者。

(3)神经症性防御机制:主要有压抑、抵消、合理化、退行等,常见于成年人应激反应、神经症患者。

(4)成熟防御机制:主要包括利他、升华、幽默等,常见于成年人。

精神分析学是在探索神经症的病因和治疗中产生的,着眼于患者的内心冲突,用临床观察的方法寻找解决困扰神经症患者的有效方法。

(二)个人中心治疗

个人中心治疗的创始人是美国人本主义心理学家卡尔·罗杰斯,他倡导非指导性治疗,强调以来访者为中心,积极促进来访者的成长,研究来访者如何在心理治疗中获得最佳的学习,探讨有助于个人改变的治疗关系,发展个人中心治疗和个人成长团体。其基本理论有以下几项。

1.人性观

罗杰斯不认同心理分析学派对人性的消极悲观看法,他强调每个人的价值和尊严,认为人性是绝对积极和乐观的。

(1)人是理性的,正面的人生取向能够让自己自立和对自己负责。

(2)人有追求美好生活并且为美好生活而努力的本性。

(3)人是建设性和社会性的,值得依赖和合作。

(4)人是有潜能的,足以有效地解决生活问题。

(5)人是有自我引导能力的,会迈向自我实现。

罗杰斯也承认人有侵犯他人等多种复杂的心理,但采取心理防御无助于心理冲突的根本解决,当一个人从心理防御中解脱出来全部开放时,他的心理会更积极、更具建设性。罗杰斯认为人最基本的生存动机就是全面开发自己的潜能,不断成长和实现自己的价值。

2.自我理论

罗杰斯理论中的自我的含义不同于精神分析学派的自我,罗杰斯理论中的自我是指个体对自己心理现象的理解和评价,是个人意识到的自我。个体对自我的看法不一定符合实际情况,低估使人自卑,高估使人骄傲。

罗杰斯认为自我是个体与环境在相互作用的过程中形成的,最主要的是通过与环境中出现的重要的有影响的人物交流而逐渐产生积累的。一个人能否有健康的自我概念与其儿时是否得到积极的正确的关注有关,关怀、认可、尊重、喜爱等态度会使儿童感到温暖,儿童更能表现出天真、真实的自我,更容易形成健康的正确的自我概念。如果父母的关注充满批评、斥责、惩罚,儿童会迫于环境迎合父母或他人的评价,而拒绝对自己的愿望和体验进行评价,于是儿童离真实的自我越来越远,于是便出现了自我不协调的状态。

自我协调一致是心理健康的关键,当一个人自我不协调,出现否认、歪曲的经验,就会导致焦虑、自卑、恐惧等状态,出现心理失调,所以罗杰斯认为治疗的宗旨就是把不协调的自我转变为协调的自我,而达到这一宗旨的关键是治疗过程中的关系和气氛。

3.具有治疗功能的关系

罗杰斯认为人的很多变态行为的产生主要是因为不良环境使人的潜能不能发展或者向歪曲方向发展。在不良的环境因素中,最重要的是人际关系,因此为患者提供一种良好的人际关系是治疗成功的关键。换言之,罗杰斯认为在心理治疗的过程中,带领者与患者建立良好的治疗关系的治疗功能大于带领者的技术。如果带领者与患者之间建立起一种平等、相互信任、真诚坦率、愿意倾听彼此的良好治疗关系,就能促进患者在自己的心灵旅行,更加清楚地认识自己,更加有效地发挥自己的潜能,处理自己的困扰和问题,从而使患者得到学习、改变、成长。

个人中心治疗理论不同于其他心理学派,强调对人性绝对正面而乐观的看法,注重人,而不是人所呈现的问题,治疗过程强调良好的具有治疗功能的关系的建立。

(三)行为治疗

行为治疗是以行为学习理论为指导,按照一定的治疗程序来消除或纠正人们不良行为的一种心理治疗方法,是当代心理疗法中具有在重要影响的学派之一。人是被环境和遗传共同决定的有机体,人既影响环境,也被环境影响,人的行为是有规律的,是学习而得的。

行为治疗主要有三个理论来源:经典条件反射理论、操作性条件反射理论、社会学习理论。三种理论的共同点就是学习,只是每一种理论的学习形式不一样,所以行为疗法的核心概念是学习。行为主义学派认为除了遗传的作用外,学习是获得行为和改变行为的主要途径,无论是适应行为还是不适应行为都来自学习,所以行为治疗就是把学习作为治疗的主要手段以消除或改变人们的不适应行为,获得适应行为。

1.经典条件反射理论

经典条件反射又叫反应性条件反射或巴甫洛夫条件反射,它是以无条件反射为基础的,一个中性刺激与一个无条件刺激配对,最后中性刺激也可以引起原本只有无条件刺激才能引起的反应,这就是初级条件反射的形成,而在这个初级条件的条件反射的基础上又可以建立一个新的中性刺激,再形成一个新的次级条件反射。由于人具有概念和词语能力,可以用概念和词语做刺激物,所以人能够建立复杂的条件反射系统。

2.操作性条件反射理论

美国心理学家斯金纳著名的操作性条件反射实验有力地说明了行为的后果直接影响该行为的增多或减少。操作性条件反射又叫工具性条件反射,它的关键是个体做出一个特定的行为会导致环境发生变化,如果这个事件对个体是积极的,个体会更加倾向于做出同样的行为,如果这个事件对个体是消极的,个体会更倾向于抑制或消减该行为。

3.社会学习理论

社会学习又被称作观察学习或模仿学习,它的关键在于认为学习不一定是通过强化获得的,也可以通过观察和模仿获得。班杜拉指出了观察学习或模仿学习的四个过程:第一是注意,即个体注意到和观察到所要模仿的行为示范;第二是保持,即个体把观察到的行为示范储存在记忆中;第三是再现,即个体结合自身的情况再现被模仿的行为;第四是动机确立,多数模仿行为都是有动机的,他可以确定一项模仿是否被实行。社会学习理论学派认为任何行为都可以通过学习模仿而得,也可以被弃掉,所以崇尚教育。

(四)认知治疗

认知治疗是通过认知和行为技术,改变或矫正患者不良认知的心理治疗方法,认知治疗学派高度重视患者的不良认知和思维方式,并且把患者的自我挫败行为看成不良认知的结果。

不良认知是指歪曲的、消极的、不合理的、错误的信念或想法,它们很有可能导致患者的情绪障碍和非适应性行为,而认知治疗的目的就是通过矫正患者不合理的、消极的信念,从而改变患者的情绪和行为。

1.认知形式和特点

(1)认知形式

认知形式有同化和顺应。同化是个体以自己现有的、喜欢的思考方式去思考外部事物。顺应是个体发现了事物的不同和它们之间的关系,并试图作出理解。

(2)认知的特点

①多维性:横看成岭侧成峰,说明从不同的角度去看同一事物会有不同的认知,而每一个人的认知都会有局限性和片面性。

②相对性:在生活中有很多事物都是由相对的两个部分组成的,如动物分雌雄,时间分昼夜等,而人们之所以会因为某些事情出现大喜大悲的情绪,很可能是他们只看到了事情的一面,并没有考虑到事物的相对性,乐极生悲便是对认知相对性的解释。

③联想性:人类的认知不仅仅包括了感知觉活动,还包括了思维和想象等活动,同时还受到个体智力和经验的影响,所以,个体的认知并不会真正准确地、真实地反映客观事实,而是包含了个体想象和思维的成分,会受到情感、智力和经验的影响。情人眼里出西施便是对认知联想性的解释。

④发展性:人类的认知活动受到知识结构、文化程度和社会环境的影响,所以人的认知功能有发展性的特点。

⑤先占性:在日常生活中,人们的认知会产生先入为主的第一印象,这就是认知的先占性。

⑥整合性:个体对某一事物的认知往往是整合了有关的记忆、思维、感知、理解、判断等心理过程后得到的,认知的整合性使个体经常修正自己的认知,尽量减少错误和偏见,能够自我调节。

2.认知治疗的基本理论

(1)认知治疗的理论基础:认知治疗的理论基础是贝克提出的情绪障碍认知理论,贝克认为个体心理问题的产生是由错误的学习、不正确的推论产生的,个体的情感和行为在很大程度上由他的认知方式和思维方式决定,也就是想法决定内心体验。

(2)以情绪障碍认知理论为基础的认知治疗模型:认知理论的理论基础是确认思维和信念是情绪和行为表现的原因,贝克认为抑郁症患者往往因在逻辑上做出错误判断而变得抑郁,他们总是歪曲事情的含义而做出对自己很不合理的推论,最终用自我贬低和自我责备的思维去解释所有的事情。(表3-1-1)

表3-1-1 常见的心理障碍认知模式

障碍类型	认知模式
抑郁症	消极、悲观地看待自我的一切
轻躁症	积极、过高地评价自我的一切
焦虑症	过分地担心自我有危险
惊恐发作	错误地认为自己要大难临头
社交恐怖症	错误地认为自己不可能表现得好,任何人对自己的评价都很低
偏执状态	消极地无原因地认为他人对自己有偏见
强迫症	无止境地重复动作以摆脱心理烦恼
自杀行为	失望、无助,认为问题无法得到解决
神经性厌食	过分地担心体形
疑病症	过分地关注自己的健康,担心自己患有严重疾病

(3)认知错误的类型

①任意的推断:在证据缺乏或还不充分时就草率做出结论。

②选择性概括:仅根据个别细节而不考虑整体情况就做出结论。

③过度引申:只从某一件事就得出一般性规律的结论。

④缩小或夸大:对客观事件的意义的评价过分夸大或过分缩小。

⑤全或无思维:把生活中的事物简单地看成要么全对,要么全错,非黑即白。

3.认知治疗过程主要分为四个步骤

(1)首先通过与患者交谈、让患者记录症状发作前和发作时的想法,找出导致患者患病的错误思维。

(2)第二步是通过提问使患者检查其错误思维逻辑。

(3)第三步是鼓励患者换一种方式思考问题。

(4)第四步是鼓励患者检验新思维结果的真实性。

4.常用的认知治疗方法

(1)埃里斯提出的理性情绪疗法:该疗法的基本观点是认为一切错误的思考方式和信念是心理障碍、情绪和行为问题的症结。

(2)梅钦鲍姆提出的自我指导训练:该疗法主要是教会患者进行自我说服或者是现场示范指导,该训练主要用于治疗儿童注意缺陷障碍、精神分裂症等。

(3)戈弗雷特提出的应对技巧训练:该疗法是让患者在想象中不断增加恐怖事件,以学会处置和调节焦虑,达到放松的目的。

(4)考特拉提出的隐匿示范:该疗法是让患者预先知道事件的结果,然后训练患者面对结果的情感反应,使患者产生对应激情境的适应能力。

(5)问题解决疗法:该疗法主要是教会患者如何确定问题,然后将确定的问题分解成若干可以解决的小问题,并最终找到最佳解决方法。

(6)贝克认知疗法:该疗法主要是通过改变抑郁症患者的信念,达到矫正不良认知的目的,贝克认知疗法是认知疗法中影响力最大的疗法。

(五)婚姻与家庭治疗

婚姻与家庭治疗是以整个家庭为对象来进行规划和治疗的一种心理治疗,属于广义集体心理治疗的范畴。在都市化、工业化的进程中,人们的生活节奏越来越快;在社会生活中,婚姻冲突明显增加,离婚率上升,青少年违法犯罪的现象增加。面对这些问题,对家庭在社会转型期的状况要给予积极关注。

1.基本理论

(1)系统理论:家庭是一个系统,系统中的每一个成员相互影响、互为关联;要充分了解系统中的某一成员不能脱离系统中的其他人员;了解了系统中的每一个成员不代表就了解了整个系统;家庭结构和交流对家庭成员的行为有重要的影响。

(2)交流理论:交流理论认为通过研究家庭成员之间的交流方式,可以很好地理解家庭系统,而他们认为交流有两个层次,第一是信息的内容,就是实际所表达的内容;第二是信息内容所表达的意思,这是第二层次的交流,又称为元交流,元交流包括姿势、声调、表情等,当元交流不清楚或与信息的内容交流矛盾时,就会使家庭成员中信息的接受者有一种被置于冲突的感受。家庭治疗的目的就是帮助成员之间更好地交流。

(3)控制论:控制论对家庭治疗的影响是很大的,控制论即在自我调节的系统内研究反馈机制。控制论的特征是通过信息交换来维持家庭的稳定,控制论的核心是反馈圈,是系统获得信息以维持稳定的过程。反馈包括系统与外部环境和系统内部环境的信息传递,反馈分为正反馈和负反馈,区别在于对稳定状态的作用方向不同,无所谓好与不好。负反馈表示系统需要维持现状,正反馈表示需要改变现状。

2.家庭治疗的适应证

家庭治疗的适应证较广,包括:青少年时期的各种心理障碍;夫妻与婚姻冲突;躯体疾病的调适;处于恢复期的重型精神病;家庭成员之间有冲突,其他治疗无效;虽然症状只出现在某个人身上,但反映的是家庭问题;在个人治疗中不能处理的冲突;患者的治疗需要家庭其他成员的参加;个体心理治疗没有达到预期的效果;一个家庭中有反复复发的慢性精神病患者。

(六)危机干预疗法

每个人在一生中总会遇到挫折或应激,一旦这种挫折或应激不能解决,个体就会发生心理失衡,这种失衡状态就是危机,这些挫折和应激一般是指突然而重大的生活逆境,比如亲人死亡、婚姻破裂、天灾人祸等。

危机包含了危险和机遇两层含义,第一层含义是个体遇到危机可能会精神崩溃甚至自杀,这是危险的;第二层含义是个体在面临危机时得到及时的帮助和有效的应对,学会了应对危机的新技巧,心理平衡水平恢复甚至可能超过危机前水平。

1.危机干预的基本理论

(1)Lindemann理论:该理论强调个体在面对极度悲痛时,不应该过度沉迷于内心的痛苦,而是应该发泄自己感受到的痛苦,正视现实,否则容易产生适应不良性后果,该理论适用于突然丧失亲人或家人的患者。

(2)Tyhurst理论:该理论认为一个过去健康的人在面对严重应激时的反应程度取决于人格、应激和社会环境之间的相互作用,应激反应是一种过渡状态,包括三个阶段。

①作用阶段:此时应激性事件对当事人的直接影响是明显而强烈的,当事人通常表现为极度恐惧、害怕、焦虑,也有可能表现为茫然和惊呆。

②退却阶段:此时应激事件渐渐过去,但当事人仍表现出自身固有的反应及心理防御机制,如表现为与其年龄、文化程度等不匹配的天真或依赖。

③创伤后阶段:当事人开始关注今后的打算,但仍依赖于相关的社会支持和资源。该理论中的退却阶段和创伤后阶段被认为是积极处理危机的阶段,即让当事人学会如何在逆境中处理危机,该理论强调早期的非医学性干预和帮助,适用于灾难、强奸、亲人突然死亡的患者。

(3)Caplan情绪危机模型:该理论认为在一般平稳的情况下,个体和环境之间处于动态平衡,当个体面临危机时,可能会产生紧张、焦虑、悲观等情绪,导致心理失衡,而个体能否维持与环境之间的平衡取决于个体对危机的认识水平、应对危机的技巧和周围环境的支持,该理论认为危机的发展可分为四个阶段。

①第一阶段:创伤应激事件使当事人焦虑情绪上升并影响到日常生活,个体采取常用的应对机制处理应激,拮抗焦虑。

②第二阶段:常用的应对机制不能处理危机,创伤性应激反应持续存在,生理和心理的紧张、焦虑水平持续上升,当事人的社会功能明显受损。

③第三阶段:当事人的情绪和精神症状进一步恶化,当事人用尽所有能用的办法应对危机以减轻焦虑紧张水平。

④第四阶段:活动的危机状态,当事人因为应对机制无效、缺乏社会支持和应用了不恰当的心理防御机制,个体出现明显的人格障碍或精神疾病。

2.危机干预的常用技术

研究者认为危机干预的最低治疗目标是在心理上帮助患者应对危机,使其心理平衡能力至少恢复到危机前水平,最高目标是患者的心理平衡水平超过危机前水平。危机干预主要包括三大类技术。

(1)沟通和建立良好关系技术:如果带领者不能与当事人建立良好的关系,干预和有关处理的策略较难执行,就达不到干预的效果,带领者建立并保持和危机当事人的良好沟通关系,有利于当事人恢复自信和减少对生活的绝望,以保持其心理平衡和改善心理状态。

但要注意以下几点:消除内外部的干扰;避免双重、矛盾的信息交流;避免给予过多的保证,尤其是夸海口,每个人的能力和精力都是有限的;具备必要的自信,利用可能的机会改善当事人的自我内省、自我感知;避免专业术语,尽量用通俗易懂的言语交谈。

(2)支持技术:不是支持当事人的观点和行为,而是给予当事人精神支持,运用暗示、保证、环境改变、镇静药物等方法,使当事人的情绪得以稳定,有关指导、解释、说服主要应集中在使当事人放弃自杀的观念上,而不是反复追问和评价自杀的原因,在干预过程中需注意不应带有教育的目的。

(3)干预技术:干预技术又称解决问题的技术,因为危机干预的主要目的之一是让当事人学会应对困难和挫折的一般性方法,这不仅有利于帮助当事人解决当前的危机,而且也有利于当事人以后更好地面对和适应危机。其干预的基本策略为:主动倾听并积极关注,给予心理和精神上的支持,提供宣泄的机会,鼓励当事人将自己内心的情感表达出来;解释危机的发展过程,使当事人理解目前的境遇和他人的情感,树立自信;给予希望和保持乐观心态;培养兴趣,鼓励当事人积极参与有关的社交活动;注意利用社会支持系统,减少孤独和隔离。

3.危机干预的步骤

(1)第一阶段——问题或危机的评估:带领者在危机干预的初期,必须全面了解和评价当事人遭遇危机的诱因,以及寻求心理帮助的动机,同时与当事人建立良好的治疗关系。此阶段,主要是明确目前的主要问题是什么,诱因是什么,以什么方式解决,需要哪些社会支持。同时还要评估当事人自杀或自伤的危险性。评估一般包括以下三个方面。

①自杀的危险性:对当事人自杀的评估应尽量在短时间内进行,以便及时干预。一方面,需要评定当事人是否存在自杀、他杀、自伤、冲动攻击等危险,这一评定至关重要;另一方面,需要评定当事人是否已丧失担任原有的社会角色能力,是否与周围环境疏远或隔绝,或者离开原来所处的社会环境。如果患者已有详细的自杀计划并准备实施,则应该密切监护或转入精神科病房。

②临床表现:包括情绪、认知、行为和躯体症状四个方面。

a.情绪方面:当事人往往表现出高度的紧张、焦虑、抑郁、悲观和消极,部分人甚至会出现恼怒、敌对、无助、绝望等情绪。

b.认知方面:在急性创伤或自杀准备阶段,当事人的注意力往往过分集中在悲伤的情绪或"一死了之,一了百了"的想法中,从而出现记忆和认知功能"缩小"或"变窄",判断、分辨和决断力下降,部分人还会有记忆力减退和注意力不集中等表现。

c.行为方面:当事人往往会表现出无法自拔的痛苦和悲伤、哭泣或独居一隅等"反常"行为,具体的表现可以是工作能力下降,不能上班和做家务,兴趣的减退,社交技能的丧失,越来越孤单、不合群、郁郁寡欢,对周围环境和事件漠不关心,对未来悲观和绝望,从而拒绝他人帮助和关心,脾气暴怒等。

d.躯体症状方面:很多当事人在自杀前会有失眠、多梦、早醒、食欲下降、心悸、头痛、气紧、全身不适等多种躯体不适表现,有些人甚至还会出现血压、心电生理及脑电生理等方面的变化。

③家庭和社区环境:因为人具有社会性,一个人问题的产生,除了考虑其自身的因素外,还要考虑到其所处的周围环境的因素,比如家庭、朋友、同事、社区整体的文化背景、教育程度、经济情况等。因此对当事人有关社会支持系统的评定,有助于更准确地评估当事人的危机,以及在干预过程中更好地调动一切可能的积极资源。

(2)第二阶段——制定治疗性干预计划:危机的处理必须建立在良好的计划上,这样可以避免走弯路甚至是走错路,要针对此时存在的主要问题,根据当事人的功能水平和心理需要来制定干预计划,同时还要考虑到当事人的文化背景、社会生活习俗以及家庭环境等因素。

此阶段,需要清楚危机对当事人造成的伤害,明确干预的目标,肯定当事人的优点,帮助其采取有效的防御策略,积极调动社会支持系统。

(3)第三阶段——治疗性干预:这是处理危机的最主要阶段,首先需要让有自杀风险的当事人避免自杀,要让当事人认识到自杀并不能真正地解决问题。因此围绕这一认知为前提,可以从下列四个方面来帮助当事人:交谈、宣泄被压抑的情感,正确理解和认识危机的发展过程,学习面对问题的应对方式,建立新的社会交往关系和环境。

(4)第四阶段——危机的解决和随访:一般来说,经过4~6周的危机干预,绝大多数危机当事人会解决危机,情绪得以缓和,此时应及时中断干预性治疗,避免当事人对干预产生依赖。在结束阶段,应该注意强化新习得的应对技巧,鼓励当事人在以后遭遇类似应激或挫折时,能够学会举一反三地应用此次危机干预解决问题的方式和原理,调整心理状态,提高心理适应和承受能力。

总体来说,危机干预工作人员实际上是起一根拐杖的作用,即在危机应对无效时帮助和支持那些心理失衡的当事人,一旦他们学会了解决和处理问题的技巧,就应该让他们"扔掉拐杖",独立地面对生活。

(七)催眠治疗

催眠治疗一般指催眠疗愈,是催眠术在临床工作中的应用。催眠治疗在许多心理治疗方法中都有使用,如行为治疗、认知治疗、精神分析、家庭治疗等。

1.现代催眠与其他方式的比较

这里主要是把艾里克森式催眠疗法与其他催眠疗法做比较,它们在催眠关系方面有很大不同。

(1)权威式:强调催眠师的权力在催眠中占主要作用,认为催眠师控制的是一个被动的人,催眠关系是不对称的。

(2)标准化式:认为患者是否具有易催眠性很重要,更强调患者在催眠治疗里的作用,催眠师在治疗关系中的权力不那么重要,催眠关系也是不对称的。

（3）艾式:强调催眠师和患者之间的合作关系和交流,它认为如果催眠关系好,理论上每个患者都是可以被催眠的,易催眠性是良好催眠关系的体现。

2.基本观点

（1）每个人都是独一无二的,无与伦比的。

（2）催眠是体验的过程,在催眠过程中想法得到交流。

（3）每个人都有发展的潜力。

（4）恍惚状态能够拓宽人的资源。

（5）恍惚状态是一种自然的现象。

（6）治疗应集中于生活方式的适应而不是纠错。

（7）每个人个性的价值都能在多个层面体现。

（8）无意识过程可以起到创造性的作用。

3.治疗原则

（1）利用:催眠师可以利用被催眠者的所有个人特点来引出变化。

（2）去固定化:打破被催眠者已有的、固定的、僵化的思维模式,找到解决问题的办法,或者可以使其更加容易接受暗示。

（3）不经意性:为了避免阻抗,有很多信息可以使用插入关键词技术、暗示、否定之否定等方法间接地告诉被催眠者。

（4）阶梯式小变化原则:把大目标分割成一系列小目标,在被催眠者没有注意到的小地方进行干预,在没有准备的情况下被催眠者就被影响了。虽然是小地方,但很多小的量变会产生质变,被催眠者的固定思维模式还是被打破了。

（5）保护无意识:恍惚状态下无意识加工的内容可能是被催眠者在意识层面上不能接受的或者不符合日常生活中的合理性的,往往被意识视为荒唐、不合理的内容,但它有创造性,这时候暂时的或部分的失忆就能起作用。催眠师通过引开注意力、嵌套内容、失忆的暗示来完成无意识的保护,直到被催眠者在意识层面能够接受为止。

4.治疗目标

（1）激活想象:视觉的、听觉的想象可以诱发意识上的感觉、运动和情感过程,如果此时增加外界的刺激,大脑思维渠道的开通、分离和联想会变得更加容易。

(2)改变生理过程:暗示、恍惚状态和被激活的想象可以对肌肉组织、血液循环系统、神经系统、免疫系统和内分泌系统的功能产生影响。

(3)改变感觉和时间观念:人们对疼痛的强度和持续时间的感觉是不同的,催眠师可以在患者恍惚的状态下对患者对疼痛的感觉进行暗示,使患者对疼痛感到没有那么难以忍受。

(4)开发利用资源:由于患者对某些事物存在片面性评价,使得某些生活经验被隔离,通过退行可以使这些经验被重新利用,使问题和经验连接起来。

(5)促进和激发寻找过程:恍惚状态能让创造性思维容易出现,而创造性思维可以突破习惯性思维的框架,容易找到解决问题的方法。

(6)打破习惯性的模式:应在关键地方打破思维、感觉和行动的习惯。

(7)分离和联想:分离或削弱一些有害的细节,联想或补充一些缺乏的经验。

(8)转移(重新评价):人对经验的主观解释可以被赋予新的意义,比如贬低可以解释为关注,失败可以解释为确立新方向,所以患者的障碍也会被赋予新的意义。

5.催眠治疗的过程

(1)治疗过程

①第一阶段:准备阶段,带领者需要了解患者的生活经历,调整患者的身心状态,以便向治疗性过渡。

②第二阶段:在治疗性的恍惚状态中激活患者的心理功能,并使其变得有用。

③第三阶段:谨慎地认识和评价治疗性的改变。

(2)治疗结构

①准备阶段的引导:建立互相信任的良好治疗关系,给患者以希望,告知其障碍存在积极改变的可能性。

②治疗性的恍惚状态:研究者对恍惚状态的定义为,这是一个时间段,在这个时间段内人们的心理状态、信仰、信念和思维暂时被消除,因此能够接受其他联想形式和心理加工方式,从而接近问题解决。催眠性的恍惚状态是介于实验性的和真实的

生活体验之间的媒介,因人而异,恍惚状态包括五个阶段。

a.第一阶段:催眠师根据患者的行为和思维,把患者的注意力集中到他的内心。

b.第二阶段:催眠师通过分散注意力、分离等手段使患者习惯的思维模式不起作用。

c.第三阶段:催眠师给予暗示。

d.第四阶段:最后患者由恍惚状态转到一种完全无意识状态,激活其特有的联想和心理机制。

e.第五阶段:催眠师塑造患者催眠后的反应,这种反应是自主的,能表达出患者的行为潜力。

③结束阶段:通过观察、评价、肯定、鼓励和赞扬,使患者通过治疗刚刚获得的、尚未稳定的、新的反应不会被旧的消极观点削弱或消灭。

‖ 第二节 团体心理治疗常用基本技术 ‖

团体心理治疗目前在精神科临床治疗及综合医院已被逐步推广应用。为了使团体心理治疗发挥更好的效用,作为一个团体带领者,除了必须要有团体治疗的理论外,还必须掌握团体治疗的各种技术和方法。

一、团体心理治疗技术概述

团体带领者为了达成团体的各项目标,适时地采用某些技术非常必要。团体心理治疗进行过程中的方法、态度、策略或手段,都可以视为"技术"。团体带领者技术运用的目的是促进团体成员间的互动,让团体依其特性与需要运作,发挥团体最大的效能。

(一)团体技术分类

团体治疗过程中的技术很多,既有个体治疗的技术,也有团体治疗的技术。与个别治疗相似的团体治疗技术包括倾听、同理心、澄清、摘要、解释、复述、询问、支持、面质、自我表露等。团体治疗与个体心理治疗最大的不同在于团体内所自然呈现的人际互动模式。

徐西森将基本技术分为初层次领导技术(同理心、积极倾听、支持、解释、摘要、澄清、反映、发问、反馈、非语言、促进)和高层次领导技术(保护、目标设定、自我表露、阻止、建议、面质、沉默、连结、设限、调律、折中、评估、整合);吴武典将团体过程的技术概括为三类,第一类反应技术:倾听、同理心、澄清、真诚、尊重;第二类互动技术:联结、认知解释、感受、支持鼓励;第三类主动技术:解释、自我开放、面质、询问。(表3-2-1)

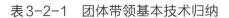

表3-2-1　团体带领基本技术归纳

技术名称	定义说明	作用或预期结果
1.主动倾听	专注于沟通过程中有关语言或非语言行为,且不做判断及评价	增强团体成员的信任、自我开放及自我探索
2.重复	以稍稍不同的措辞,重述团体成员的话,以澄清其意思	确定团体带领者是正确了解成员的意思,提供支持及澄清
3.澄清	确定成员想表达的信息、感受与想法的具体含义	帮助成员弄清楚内心冲突及混淆不清的感受及想法,导向更有意义的沟通
4.摘要	将互动过程中的重要信息,简要进行综合归纳	澄清并避免误解成员的意思,并引导其继续表达
5.提问	通过提出问题,引发成员自我探索问题的内容以及解决的方法	引导更深层的讨论,收集资料,刺激思考,增加澄清及汇聚焦点,促使成员更深度地自我探索
6.解释	对团体中某些行为、想法、感受提供适当的解释	鼓励深度自我探索,对于团体中的现象提供新的观点
7.面质	指出成员在团体中的言语和行动中的困惑或矛盾	鼓励成员诚实地自我思考,激发潜能,引发对自我矛盾的反省
8.情感反映	反映成员的感受	让团体成员了解团体带领者在倾听并了解他的真实感受
9.支持	提供鼓励及增强信任	建立团体良好气氛,鼓励成员,促进信任感,鼓励成员向困难挑战
10.同理心	能站在成员的立场,将心比心体谅其感受及想法	培养信任的咨询关系,促进沟通及了解,鼓励成员深层的自我探索
11.催化	在团体中以开放性或引导性的方法,清楚地协助成员朝向有助于团体的目标方向去探讨	增进团体有效的沟通,促进团体达成团体目标
12.引发	在团体中引发行动,促使团体参与或介绍团体新的方向	防止团体不必要的探索,推进团体治疗过程的发展
13.设定目标	团体治疗过程中,具体确定团体特定且有意义的目标	引导团体活动的方向,帮助成员选择及澄清团体目标
14.评估	评估团体治疗进行过程的情况和团体中成员及其相互间的动力	提升深层的自我觉察,帮助成员更加了解团体方向

续表

技术名称	定义说明	作用或预期结果
15. 给予反馈	对于成员专注观察后给予真诚且具体的反馈	对于成员在团体中的具体行为进行反馈,以帮助团体成员自我觉察
16. 建议	提出团体目标有关行为的信息、方向、意见及报告	帮助成员发展取代性的思考及行动
17. 保护	保护成员在团体中不必过早地进行心理冒险	提醒成员在团体中进行适度的心理探索,以避免受到伤害
18. 开放自我	对于团体发生的事件,个人开放此时此刻的感受或想法	催化团体更深层的互动,建立信任,使他人了解自己
19. 示范	通过行动,示范对团体适合的行为	对有利于团体的行为提供示范,激发团体成员发挥其潜能
20. 处理沉默	通过对语言与非语言沟通的观察,对于团体沉默现象进行干预,促进团体的发展	允许团体成员反映其感受,凸显其焦点,整合与情绪有关事件,帮助团体运用其有利的资源
21. 阻断	对于团体中无建设性的行为,以适当的方法加以阻止	保护成员,推动团体治疗过程
22. 结束	以适当的方法,准备团体结束	让成员整理其团体心得,引导成员将团体所得应用于现实生活中

二、反应的技术

(一)倾听

倾听是最基本的反应技术,是每个团体带领者的基本功。倾听更重要的是用心去听。不但听懂对方通过语言、行为所表达出来的东西,还要听出对方在交谈中隐含的内容。倾听不仅是为了了解情况,也是为了建立良好的信任关系。倾听本身就具有助人的效果。

(二)复述

复述是专注地倾听来访者的谈话后,以更清晰、更恰当的方式重新描述对方所传递的信息,包括把信息加以浓缩、精简、重点突出,以准确的字眼传递给对方。复述有助于对方更清楚地了解自己的感觉。

(三)反映

反映是指带领者用心去关注和理解成员的感觉,通过自己的动作、语言、表情全面地反映团体成员的感受,让成员体会到带领者始终与他一起处理心理困扰。反映技术有镜子般的功能。

(四)澄清

澄清是针对成员表达得不清楚或混淆的地方,带领者协助成员把遗漏的信息说出来,使意思更加准确、完整,使表达者了解自己和他所沟通信息的原意。团体成员的表达能力因人而异,带领者需要澄清成员所想表达的意念,且使之具体化,从而使成员学习自我探索与自我表露。

(五)应对提问

团体带领者经常可能听到成员向带领者或其他成员提出问题,如果带领者就事论事地回答,一方面可能让成员产生依赖;另一方面不利于其他成员的参与和沟通。因此可以用反问句,或让团体其他成员表达意见。

(六)总结

总结指团体带领者在团体治疗告一段落或即将结束时,用简单的叙述概括地将团体发生的过程或内容向成员反馈,从而起到引导、澄清和增强的作用。

三、互动的技术

(一)建立关系

建立关系是互动技术的基础。团体带领者必须持无条件积极关注、真诚、共情、尊重等基本态度,使成员感到温暖、安全,才能在团体中开放自己,形成良好的团体气氛,互相信任。

(二)解释

解释指团体带领者对团体成员的语言行为或非语言行为进行陈述给予意义的过程。当成员对自我的行为有所曲解时,解释是必要的。但解释不是说服而是提供思考。

(三)联结

联结是带领者将成员间所表达的观念、行为或情绪相似之处予以衔接,或把成员未觉察到的一些有关联的片段资料予以串联,以帮助成员了解彼此的异同之处,增加彼此的认同感。运用联结技术时,同时可鼓励成员间彼此直接自由的沟通,以促进团体的互动与效能。

(四)保护

保护技术的使用是为了确保团体成员在团体中免于不必要的心理冒险,或者不必要的身心伤害而采取的必要性、安全性反应。因为在多人参加的团体中,难免会出现冲突或其他负向行为,带领者要及时觉察,并进行安全疏导。

(五)促动

促动是指团体带领者采取行动促使团体成员参与,如热身、破冰,或介绍重要的资料给团体的一种技术。团体治疗过程中,资料的提供极其必要,包括程序的说明、各种指引以及与团体治疗有关的知识介绍。

(六)阻止

阻止的技术是团体带领者阻止部分成员的不适当行为所采取的措施。例如攻击未出席的成员、讨论某成员的闲话、穷追不舍地逼问等。当出现这类情况时,带领者需要用坚定而温和的语气加以制止。

(七)支持

支持的技术是指团体带领者给予成员鼓励,增强其信心,也有助于提高团体的凝

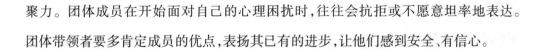

聚力。团体成员在开始面对自己的心理困扰时，往往会抗拒或不愿意坦率地表达。团体带领者要多肯定成员的优点，表扬其已有的进步，让他们感到安全、有信心。

(八)反馈

反馈也称回馈，给予反馈是团体最重要、最有效的技术之一，是带领者基于对成员的行为过程和了解，表达对成员具体及必要的反应，以利于成员利用这些信息改变自己的行为。反馈的时机要适宜，尽量用非判断性的语言。反馈可以是成员之间自发地给予，也可以由带领者邀请成员给予。

(九)自我表露

自我表露是指团体带领者在适当的时机有意义地分享个人类似的经验、感受和看法。带领者自我表露的内容必须与团体的主题或与成员关注的问题有关。自我表露有助于带领者与成员建立良好的关系，同时增强成员示范性学习的效果，刺激成员的思考。

(十)折中

带领者以客观公正的立场，邀请团体中的成员表达不同的看法，以确保所有的意见都有一个被听到的公平机会。

(十一)聚焦

聚焦包括建立、维持或转移焦点的技术。团体的焦点有时是个人，有时是一个主题或是活动。带领者可以运用活动或练习来建立团体的焦点。

(十二)引话

引话技术一般用在面对一些较害羞或较沉默的成员身上，带领者需要适当地鼓励他们发言的时候用得更多。团体带领者可运用活动、直接普遍邀请所有成员、指名或用其他手势等非语言技术引发成员讲话。引话时要让被引导者感觉到他们的发言很重要,带领者与其他成员非常有兴趣,想了解他们,但不要强迫他们,以免他们因为紧张反而更加退缩。

(十三)运用眼神

团体进行过程中带领者常常需要用目光环视整个团体,这样能搜集到许多宝贵的信息,例如谁对说话者认同或有异议、谁的情绪反应强烈、谁好像有话要说等,这些均是带领者随时介入的依据。另外,带领者也可运用眼神鼓励成员说话或有意转移视线阻止成员说话。

四、主动的技术

(一)开启

开启技术是带领者用来在适当的时机介入团体,让成员进入活动状态的技术。一般是在团体刚开始、团体动力停滞、团体从一个方向转向另一个方向时使用。开启技术可带出成员的参与感,转化为积极的团体动力。

(二)询问

询问的问题需与成员的自我资料或者目前的生活有关,是成员愿意努力并改变的内容等。询问可以引导成员深入思考,探索自己的内心世界,明确自身可以改变的领域。询问包括封闭式和开放式两种。治疗过程中,带领者应该尽量使用开放式语句引导成员进行自我探索,从而增进自我了解。

(三)面质

面质是当团体带领者认清成员在思想、感觉、行为方面的矛盾和不一致时,对其明确指出、并要求回答的技术。面质时要善用实际的资料,并表现接纳与认可的态度。一般在成员现在所说的与过去所说所做的不一致、成员所说的与所感受的不一致、成员所说的与带领者所觉察的不一致等时机下使用。面质最好在建立了良好的关系后使用,面质时要对其尊重关怀,内容要具体正确。若使用得当,对成员的改变非常有效。面质运用不当时,成员会感到受攻击和受威胁。

(四)调停

调停是指团体方向与步调偏离主题时所采取的干涉行动,如团体发展速度太快、团体讨论跑题、成员不习惯、难以忍受团体气氛的时候。需采取调停行动的情况有:大部分成员的意见不正确、成员反应含有敌意、团体制造过分的紧张或顺从的压力等。在团体治疗过程中,如果有人高谈阔论、袖手旁观、漫不经心时,带领者必须采取行动集中焦点,把漫谈拉回到某一有意义的内容上。

‖ 第三节 团体带领者素养 ‖

一、概述

团体带领者应具备对自我和他人的良好的觉察能力,要能尊重、欣赏自己和他人,理解自己的能力和限度,乐于改变自己,真诚地关心他人。

二、团体带领者应具备的知识和技能

(一)团体带领者应具备的知识

(1)心理学的基础知识,如普通心理学、实验心理学、生理心理学、人格心理学等。

(2)社会科学的基础知识,如生物学、哲学、社会学、文化、宗教等。

(3)相关的专业基础知识,如心理评估与测量、精神病学、临床心理学的研究方法,与心理治疗相关的道德、伦理、法律等知识。

(4)专业知识,包括心理治疗各个流派的理论与方法,如人本主义学派、行为主义学派、认知学派等。

(5)不同心理障碍的诊断与治疗,如焦虑症、抑郁症、双相情感障碍、躯体形式障碍、恐惧症、强迫症、精神分裂症等的诊断与治疗。

(二)团体带领者应具备的技能

(1)诊断的能力,是指团体带领者通过观察法、会谈法、实验法、测验法和量表法来评定人的心理和行为状态。

（2）按程序操作的能力，是指团体带领者能够熟练运用各种团体心理治疗技术，系统地将团体活动加以设计、组织、规划，能够带领成员在团体内活动，达到团体治疗的目标。

（3）解决问题的能力。团体中会有很多不可预料的问题发生，这对带领者和其他团体成员可能成为挑战与危机。因此，带领者需具备专业素养，有灵活处理问题、化解危机的能力。

（4）交流的能力，指团体带领者通过语言或非语言方式与他人交流想法、情感的能力。

（5）敏感性，指团体带领者要对自己的情感变化保持高度的敏感性。

三、团体带领者应具备的基本素质

1.具有自我意识和价值立场

自我意识是对自己内在的心理过程、需要、动机、发展历程和自己与环境之间的界限的认识。我是谁？我做的事有什么意义？什么事务对我很重要？这些问题可以帮助澄清自我意识，恰当的自我意识使团体带领者对自己诚实、对来访者诚实，防止将自己的价值观强加于来访者，避免不道德地利用来访者对自己的信任牟取私利。

2.文化、亚文化意识

团体带领者能够了解不同来访者之间的社会文化差别，尊重每一位来访者的生活方式、经历和价值观等。

3.分析自己情感的能力

团体带领者可能因工作的频度、强度、所在机构的背景、能力等因素影响，在心理治疗的过程中引起自身的情感反应，如紧张、焦虑、满意、困惑、好奇、傲慢、得意等，团体带领者需要及时意识到自己情绪的变化，控制好情绪反应，具备超然解脱的能力。

4.做好榜样的能力

坏榜样和好榜样的力量是无穷的，团体带领者应该意识到在心理治疗过程中自己的一言一行对于来访者都有影响，团体带领者在心理治疗过程中所表现出的文明礼貌、爱岗敬业等素养对于来访者都有榜样的力量。

5.利他主义

团体带领者要乐于助人,有爱的动机,易于认同和亲近他人,不离群索居。

6.道德感

在工作中有高度的法律意识和伦理意识,有自动反省的自觉,不做损害来访者利益的事。

7.责任感

对心理治疗的终极目标有清晰认识,知道自己能改变什么,不能改变什么,在心理治疗的进程中,团体带领者的责任逐渐下降,来访者的自我责任能力逐渐增强。

8.共情

团体带领者对于来访者的问题具有投入的、设身处地的理解,并能使来访者感受到被理解,共情的基础是同情心。

四、团体带领者的基本原则

1.自立原则

团体带领者应明确其心理治疗的目的是促进来访者的心理成长,应该避免扮演人生导师的角色,不能使来访者对心理治疗工作者产生心理依赖。

2.客观中立原则

团体带领者应注意在心理治疗中保持客观中立的立场。应对自身早期经历、世界观和价值观有充分的了解,应避免将其带入心理治疗工作中。

3.尊重来访者原则

团体带领者应尊重每一位来访者,以真实、真诚、诚实的态度帮助来访者。

4.保密原则

团体带领者应该尊重来访者的隐私权,保护每一位来访者的隐私,严格遵守保密原则。

5.时间限定原则

团体带领者在心理治疗中应注意遵守治疗时间的规定,通常团体心理治疗的时间为60~120分钟,无特殊情况不得随意更改、延长或缩短心理治疗时间。

6.关系限定原则

团体带领者在心理治疗工作中应按照职业道德与来访者建立良好的治疗关系,不得与来访者建立工作以外的关系,不得利用来访者对自己的信任牟取任何私利。

五、团体带领者的心理卫生问题

团体带领者也是普通人,在生活中也会遇到各种各样的问题,也需要不断地调节自己。其中,在心理治疗工作中遇到的比较突出的问题有下面几个。

1.助人情结

有强烈自卑感的人高度地投入到助人的工作是为了获得胜过别人的优越感,并以此掩饰自己的弱点与痛苦,因此正规的团体带领者培训项目设置了大量的帮助团体带领者个人认识和矫正不良动机方面的内容。

2.枯竭状态

枯竭即燃尽、耗光之意,在心理治疗的过程中,团体带领者因持续的工作应激、消极情绪体验容易造成心身疲惫和消耗状态,类似于电池电量的消耗。枯竭状态多见于疲劳和疾病,常见的症状表现为疲乏感、厌倦感、力不从心、淡漠、注意涣散、睡眠障碍、工作效能下降等。所以团体带领者不仅需要释放不良情绪体验和认知负荷,还需要对体能、智能、情感进行充电。

3.自身不良人格特征的影响力

在心理治疗过程中,带领者的个性倾向和行为习惯作为一种重要的非技术因素常常对治疗关系和治疗过程产生决定性影响,这些影响有些是积极作用,有些是消极作用,比如某些在心理治疗过程中遇到的问题是带领者自身的不良个性倾向和行为习惯在治疗过程、治疗关系中的表现。所以,助人者先自助,正人者先正己,带领者要认识到自己的人格特征,矫正或者至少可以根据情况暂时抑制自己的不良倾向和习惯。

六、团体带领者的自我体验、专业实习和督导

(一)自我体验

在心理治疗过程中,带领者自身的心理健康状态是关系到心理治疗是否成功的重要影响因素,有学者甚至认为,带领者自身的素质和人格比技术和方法更重要,自我体验是准备成为专业团体带领者的学员提高自我认识、得到成长的必要途径。

1.什么是自我体验

自我体验是团体带领者在接受专业培训前、培训中以来访者的身份接受心理治疗专业人员的心理治疗的过程。

2.自我体验的目的

(1)帮助受训的带领者评估自己进入心理治疗领域的动机。

(2)了解、分析、探索受训的带领者的人生态度和价值观。

(3)解决受训带领者的内心冲突或心理创伤。

(4)让团体带领者体会作为来访者、患者的内心感受。

(5)能让受训的带领者清晰地了解在心理治疗的过程中自己能获得什么。

3.自我体验的形式

(1)个人自我体验:是由一个有专业经验或督导资格的心理治疗专业人员对受训者实施心理治疗。

(2)小组自我体验:是由一个有专业经验或督导资格的心理治疗专业人员对由受训者组成的体验小组实施的团体心理治疗。

4.自我体验的时间表

带领者自我体验的时间并没有严格的规定,不同的学派有不同的要求,精神分析学派对自我体验的要求最为严格,他们要求精神分析学派的带领者必须接受自我体验,且体验时间在600小时以上。

这种自我探索可以使带领者更清楚地知道为什么要去干预别人的生活,这样才能避免在以后的工作中陷入感觉自己在不断地给予别人而自己毫无所获的空虚感。

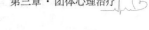

在分析别人之前,团体带领者自己也必须接受过分析,这样才能对移情和反移情有更好的理解,才能在心理治疗中真正做到移情和反移情。

(二)专业实习

专业实习是带领者专业培训中的重要内容,也是成为带领者资格认定的要求,专业实习的地点一般是在医院或大学,时间一般为1~2年。

(三)督导

督导可以分为专家督导和同行督导,专家督导是由经验丰富的心理治疗专家进行的督导,同行督导是由相同经验和专业背景的团体带领者之间的相互督导。督导可以是一对一的方式,也可以是小组的方式。督导根据性质可以分为业务督导和个人发展督导,业务督导只对治疗的理论、方法和技术进行督导,个人发展督导是对团体带领者因心理治疗工作或个人生活引起的心理问题进行督导。

‖ 第四节 团体心理治疗在临床的应用 ‖

一、概述

团体心理治疗自20世纪40年代问世以来,已由传统的焦虑患者团体、抑郁患者团体、进食障碍患者团体等精神障碍团体衍生出其他临床情境团体,如癌症患者支持团体、艾滋病患者支持团体、肥胖症支持团体、瘫痪患者支持团体、离异家庭支持团体、丧亲者支持团体、帕金森综合征患者家属支持团体、失明患者支持团体及网络支持团体等。

面对如此纷繁的团体治疗种类,不可能有哪一本书能对这些团体面面俱到地讲解。所以,在学习团体治疗过程中,必须先熟悉基本的团体治疗理论,深入了解某一个团体治疗,才能举一反三,根据情境调整创新其他适应证的临床团体。

二、调整传统团体应对临床情境的步骤

(一)评估临床状况,尽早发现内在限制因素

评估时,带领者应注意内在限制因素与外在因素的区别。内在因素是指某些很难改变的临床现实,如肿瘤患者的生命期限,手术患者的疼痛等。外在因素则并非固定不变。例如,在住院病房中,带领者轮流带领治疗团队,导致每次团体治疗的治疗风格都不相同。

带领者必须准确地识别内在限制因素并且接受那些无法改变的事实(即内在限制因素),而努力改变那些可以改变的东西(外部因素)。

（二）客观临床状况下建立合理可行的目标

当带领者对重要的临床因素（包括来访者数量、治疗时长、团体聚会次数与频率、病理类型及严重程度等情况）评估掌握后，就可以着手制定一系列合理可行的临床目标。对于有时间限制的特殊团体而言，制定的目标必须有限，应该根据团体成员的能力和潜力而定，让团体有一种成功的经历非常重要，因为来访者都是带着挫败与沮丧参加治疗，他们不希望经历再一次失败。

（三）调整治疗技巧

这是根据现有的客观条件及目标调整治疗技巧。这一步的重点是，分析哪种因素是影响目标实现的关键。这是一个重要摸索阶段，在此期间，可以根据具体情况适当地改变治疗技术、治疗风格。而且，如果有必要，也可以改变治疗团体的基本形式，以适应临床情境及新的治疗目标。

例如带领康复科或者骨科因为意外导致瘫痪、有严重自杀意念的患者组成的团体，时间为三个月。此时，首要目标是防止其自杀且所有的技术都必须围绕此目标调整。因为在团体治疗期间，如果发生自杀会对团体的发展带来致命打击。在技术调整上可鼓励成员在团体以外的时间多进行接触，比如要求患者每周给带领者打电话。也可以利用"利他主义"帮助消除孤独感与无用感。例如，运用"老带新"将新加入的成员分配给有经验的老成员，老成员可以协助督促新成员按时服药、进行康复训练，确保新成员在团体治疗时得到足够重视，而老成员也因此可以获得成就感。此外，全身心地投入团体治疗也是消除孤独感的好方法。所以，在每次团体治疗中，带领者应竭尽全力地聚焦于团体成员此时此地的人际互动。因躯体残疾而羞耻也是导致孤独的原因。对此，带领者可以使用身体接触技术，握住瘫痪的肢体，或者让他们手牵手进行一次简短的引导性想象，以此消除这种羞耻感。由于治疗信心对患者的治疗预后具有重大影响，因此，带领者还可以选择一些康复明星进行同伴支持（如观看《人生第二次》纪录片），这些康复明星不再持有自杀意念，并且已经找到代偿躯体残疾的方式，开始享受人生，是团体中良好的榜样力量。

综上,对任何一类临床患者而言,为了保证团体治疗效果,带领者都必须充分地了解每一个加入团体成员的特定问题。没有任何一种技术可以解决所有的特殊问题,带领者只有不断加强自身学习,才能洞悉和理解治疗过程中可能出现的独特问题。

三、团体心理治疗临床护理实操步骤

以快乐感知训练团体为例,该团体心理治疗临床护理实操是依据德国心身医学护理模式,利用心理教育、认知行为治疗、正念等技术,通过提供信息、情感支持、信心成分、放松训练等疗效因子的作用,改善患者的心理状态,促进患者的身心康复。其原理是通过调动成员的嗅觉、触觉、听觉、视觉、味觉五种经典感官,唤起成员的愉快体验,从而激发其对有利资源寻找的动力。本书在接下来的章节中,综合评估了焦虑、抑郁、儿童青少年情绪障碍、躯体化障碍、阿尔茨海默病等患者的临床症状,制定团体心理治疗目标,再根据目标实施团体治疗步骤以达到心身同治的效果,团体治疗的步骤如下。

(一)评估

(1)评估患者是否有意愿和能力检视自己的人际模式、暴露自我、给予并接受反馈。

(2)评估患者是否有以下疾病:包括运动禁忌证、偏执性人格障碍、脑器质性病变、急性精神病、疑病性神经症、反社会人格障碍、药物或酒精依赖。此类患者不宜参加团体治疗,他们在团体中收获甚少,并且还可能妨碍其他成员的治疗。

(二)一般设置

1.人员组成

带领者1人(可有助手1人),所有住院患者及出院后的患者。成员以8~12人为宜,人数过多不易把控团体时间,不能细致周全地观察成员,成员可能会产生被忽视感。

2.时间设置

每次1~2小时。

3.物品准备

根据各个团体性质分类准备用品,如瑜伽垫、白板、话筒、音响、舒适的椅子、纸张、笔、剧本、游戏道具等。

4.场景布置

选择宽敞、明亮的治疗室,治疗室应清洁、空气流通、气温适当、隔音、能使人放松和有安全感。布置讲究舒适美观,呈现出团体仪式感,给人以认真、正式的感觉。

(三)基本规则

根据团体性质,可与团体成员共同讨论、制定规则。

1.保密

团体中会涉及成员的姓名、病情、感受等,这些都属于个人隐私,离开团体以后不再讨论。另外,未得到成员的同意,勿随意拍照、录音或者摄像。

2.自在

在团体中,成员想说或者不想说都没有关系,不做评价。带领者需鼓励成员尽量多去觉察一些感悟,并将它们表达出来。

3.尊重

团体成员将手机调成静音,不在团体中接听、拨打电话,认真倾听,不随意打断。

4.安全

穿宽松舒适的衣物,鞋子要防滑合脚。带领者检查成员的坐姿是否平稳,安全。

团体心理治疗临床护理指导

第四章
健康教育团体心理治疗

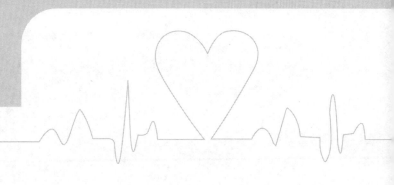

心身疾病症状复杂多变,涉及情绪、睡眠、躯体等多方面的问题。疾病本身症状以及患者与家属对心身疾病认识不足和病耻感,会导致患者缺乏对治疗的依从性和康复的信心。目前临床开展的健康教育模式对患者的了解程度有限,而患者对医护人员信任感不足导致健康教育成效甚微。健康教育团体心理治疗以出、入院团体形式开展,在交流互动模式下,营造健康的人际关系,这能使患者产生归属感和信任感,在同伴的支持下树立战胜疾病的信心,减轻孤独感和自责感。

‖ 第一节 心身入院团体心理治疗 ‖

心身入院团体心理治疗能帮助新入院患者及其家属认识症状、了解疾病的病因和发病机制、整合治疗模式(包括药物治疗、心理治疗、物理治疗等)、知晓住院期间的治疗流程和注意事项,能达到住院治疗的最佳疗效。

一、自我介绍

带领者:请各位成员作自我介绍,让我们相互之间有初步的印象和了解,介绍的内容包括你的床号、姓名、住院原因,你觉得自己是否该收治在这个科室。

成员依次介绍自己及自己的症状,带领者将这些信息排列记录在白板上。

带领者:谢谢各位的介绍。接下来,请大家找一找,大家的症状有没有什么相同之处呢?

留给成员思考和发言的时间。

带领者:我们可以看到,原来其他成员也和"我"一样,不止一种症状。有情绪方面的(情绪低落、无助、无望、无用、有自杀观念和行为、兴趣缺乏、思维迟缓、意志活动减退、易激惹、过度担心等),睡眠方面的(入睡困难、早醒、醒后难以入睡、睡眠过多等)或者躯体方面的(一般症状、胃肠道症状、心肺症状、肌肉骨骼和神经系统症状)不适。

找相同症状,并用符号标注。

二、介绍心身疾病

带领者:你可能会感到疑惑,我分明很难受,没有一天感觉舒坦过,但是我反复求医、反复检查,检查结果也没有明显异常,我究竟得了什么病呢? 我感到胃痛、心慌,不是应该去消化科或者心内科吗,为什么会让我住到精神医学中心? 在这里我会得到怎样的治疗? 大家是不是有这样的疑惑? 接下来,我来帮助大家解答这些疑问,如果你想到其他的问题,可以提出来,我们一起交流。

记录成员提出的问题。

带领者:我出现情绪不好、睡眠差等属于"心"的范畴;我有胃肠道不适、疼痛不适等属于"身"的表现形式。我们把它们称为心身疾病。什么是心身疾病呢? 它是由社会心理因素所引起的非器质性躯体障碍或功能性的改变所造成的疾病。心是心理,身是生理、躯体,它们是相互影响、互相依存的。例如我躺在床上翻来覆去无法入睡,随之可能出现烦躁、担忧的情绪,继而可能有心慌、头晕、乏力等不适。而我越烦躁、心慌,越难以入睡。

三、介绍病理机制

带领者:我既然生病了,为什么通过最先进的检查手段都没有发现异常呢? 我的身体到底是哪里出了问题? 是大脑中枢神经递质分泌异常。神经递质是在神经传递中担当"信使"的特定化学物质,通过核磁共振检查、CT扫描是无法看到的。神经递质种类繁多,它们分工协作,有条不紊地维持着机体各方面的平衡。与心身疾病相关的神经递质主要有三种,包括:5-羟色胺、去甲肾上腺素、多巴胺。我们给它们取名叫作"快乐物质"。当"快乐物质"分泌减少时,我们就会缺少动力,情绪低落,遇到什么事都会焦虑,没有信心,身体不舒服,对事物的看法也会变得狭隘。

四、病因介绍

带领者:"快乐物质"如此重要,是什么原因导致它减少了呢? 我们一起了解生病的原因。

1.遗传因素

遗传并不是指你的亲代直接将此病遗传给你,而是如果家族近亲里有患此病的人,当面临相同的心理应激时,你患此病的风险将增加,这叫易感性。易感性是由基因决定的,是指遗传基础决定的患病风险。

2.性格

性格是一个人在其成长过程中慢慢形成的一个稳定的特征,它可以分为很多种类,不同性格应对外界的冲击是不一样的。比如内向型的人,可能缺乏自信、喜欢安静、不善于表达,遇到事情自己承受,这种性格的人比较容易患抑郁症。而外向型的人,开朗、自信、善于交际,但是容易受外界影响。比如他希望别人怎么做,当别人达不到他的期望时,可能就容易患焦虑症。

3.社会、心理因素

童年经历、父母的养育方式、社会经济状况、人际关系、应激性生活事件等,都可导致疾病的发作。例如:一些负性生活事件,包括丧偶、离婚、婚姻不和谐、失业、严重躯体疾病、家庭成员患重病或突然病故。

以上内因与外因导致的"快乐物质"的减少,在心身疾病的发生中起着决定性的作用,情绪与身体相互影响,就会出现许多躯体症状。

五、治疗方法与健康指导

带领者:你可能有这样的疑问我的症状如此之多,生病时间又长,那能不能治愈呢?

在目前的医学水平上,治疗这类疾病的手段已经非常成熟,只要积极配合医生是完全可以治愈的。那为什么需要住院治疗呢? 这是因为在住院期间,可以用整合治疗的方式,比单纯药物治疗更安全有效,整合治疗包括以下几项。

(一)药物治疗

治疗原则:因人而异的个体化用药,剂量逐步递增,采用最小有效剂量,单一用药,足量、足疗程治疗。

1.为什么需要药物治疗

我们既然生了病,就要先改变疾病的生物学基础。由于该病是因大脑神经递质分泌异常引起的,专科药物针对这一异常进行相应调整,使脑内相关部位的神经递质达到正常而改善情绪和缓解症状。

2.服用药物后常见的不良反应

很多病友及家属可能对药物的副作用感到非常担忧。治疗这类疾病的药物从20世纪50年代开始,更新了一代又一代。目前,大家正在使用的这些药物在临床上已有30年左右的历史。它可以存在这么长的时间,是因为它的疗效好、副作用少、用药方便、药物之间的相互作用小。当然,所有药物都有不同程度的副作用,这些药物可能产生以下副作用。

(1)头晕、困乏:常用药物中含苯二氮卓类药物,就是俗称的安眠药。安眠药有镇静催眠的作用,但是它除了帮助睡眠,还有抗焦虑、调节情绪、缓解躯体不适的作用。因为它在体内有一定的代谢时间,我们在睡前服用安眠药,早上起床时药效可能还未被身体完全清除,所以可能出现头晕、困乏等不适。为了使你的症状得到更快缓解,医生有可能在白天也为你加了安眠药,所以你的头晕、困乏不适可能持续时间会稍久一些。随着身体对药物的耐受和适应,症状也会逐渐减轻或消失。如果在调整药物的过程中,你出现无法起床、走路不稳或者需要扶墙行走等情况,请及时告知医务人员,医生会为你调整药物剂量。在服药期间,请注意安全,防止跌倒、坠床等意外的发生。注意在卧床时拉起床栏,下床穿防滑鞋和合身衣裤,夜间开地灯等。

(2)口干、口苦:三环类药物或者五羟色胺再摄取抑制剂的使用,会导致某些受体的阻断,引起口干、口苦等不适,请养成多饮水的好习惯。如果没有糖尿病,可以随时准备一些糖果或含片以缓解口苦的症状。

（3）便秘：可多饮水、食用富含粗纤维的食物促进肠蠕动，比如玉米、燕麦、豆芽、芹菜、苹果、梨子等。如果效果不佳可以告知医生，遵医嘱服用一些软化大便的药物。

（4）胃肠道反应：可能出现食欲不振、胃痛、恶心、消化不良等。药物不宜在空腹时服用，在餐后服用或者与餐同服可以减轻不适。对于特殊药物，医护人员会特别指导患者如何服用。

（5）体位性低血压：这是由于体位的突然改变导致脑供血不足而引起的低血压，比如从坐位突然变换为直立位，从床上平躺着突然起身站立、行走等，这个时候可能会出现头晕目眩、心慌、大汗、视力模糊、软弱无力等，严重时会发生晕厥。所以在服药期间，在变换体位时，你都应缓慢地进行，起床时先慢慢坐起，坐平稳后再变成站立姿势，站稳后再行走，这就是"起床三部曲"。若出现上述不适，请立即坐下或者躺下，并告知医护人员，稍后可得到缓解。

（二）心理治疗

心理治疗是心理治疗师以建立一种独特的人际关系来协助患者处理心理问题、减轻主观痛苦经验、促进心理健康和个人成长的治疗方式。心理治疗师不是解决实际问题，是帮助你修饰性格，让你换个角度去看问题。你不是被动地接受治疗，在这个过程中，需要充分发挥你的主观能动性，对自身问题有所思考并作一些调整。它又分为个体心理治疗和团体心理治疗。个体心理治疗是一位心理咨询师和一位来访者面对面地单独进行交流，每位病友都有自己的责任心理咨询师，他们会主动为你安排首诊心理评估，对你的个人经历、家庭环境、心理状态、主要问题等有初步的了解，为接下来的心理治疗拟订方案。团体心理治疗是1~2位心理咨询师同时面对多位成员开展的心理治疗活动，每次时间约1.5小时。在团体中，你会有对自我的觉察，能学会更好地表达与倾听，学会自我调节的方法，这些都非常有助于疾病的康复，请积极参加。

（三）物理治疗

物理治疗是一种无痛、非创伤性的绿色治疗方法。

（1）生物反馈治疗，又称自主神经学习法，它利用现代生理科学仪器，将我们器官活动的信号放大，并转化为眼、耳能感知的视觉、听觉信号。它是主动的治疗方法，通过自己不断地学习和调节，消除病理过程，实现身心健康。简单地讲，生物反馈就像一面镜子，通过它我们能看到自己的肌肉紧张度、皮肤表面的温度、脑电波活动、皮肤导电量和心率等。

（2）重复经颅磁刺激治疗是通过线圈产生磁信号无衰减地透过颅骨而刺激到大脑神经，通过不同频率的刺激分别达到兴奋或抑制局部大脑皮质功能。它是被动的治疗方法，你只需舒适地躺着就能完成治疗。

六、介绍团体治疗制度与安排

讲解每日团体的主题及时间安排、医生的查房时间、检查的安排及相关事项、病房的探视制度、离院制度、医院用餐制度等。

七、成员反馈、提问及分享

‖ 第二节 心身出院团体心理治疗 ‖

心身出院团体心理治疗是让即将出院的患者觉察症状好转情况,帮助患者及家属掌握出院后的后续治疗及注意事项,讨论有效的资源及应对疾病的方式,从而减少疾病复发的可能性,达到最大程度的康复。在团体中进行答疑解惑,可以增强患者战胜疾病的信心,提高满意度。

一、自我介绍

带领者:请大家介绍自己的情况,介绍的内容包括你的床号、姓名,并以打分的形式来评价对比你入院时和现在的情况,包括情绪、躯体、睡眠或者其他方面。以0~10分来打分,0分是最严重的状态,10分是最轻松像没有生病时的状态。例如:我来住院时一晚只能睡两三个小时,甚至偶尔会通宵无法入眠,我的自我感受很糟糕,评1分;经过治疗以后,我的睡眠时长增加到了五六个小时,要是中途不醒就太好了,我评7分,那么我睡眠方面的评分就是1~7分。(询问成员是否明白,并让踊跃的成员先做示范。)

成员依次介绍自己及评分情况,带领者将这些信息记录在白板上。

带领者:谢谢大家的介绍。(如果团体中的成员都有不同程度的好转,可以强化好转的部分)我替大伙儿感到高兴,要恭喜大家。症状在短短的几天内得到了改善,证明我们的诊断和治疗方案是正确的。出院以后,你们一定会比现在康复得更好。

如果团体中有成员感觉完全没有好转,不应回避,应予以关注和关心。可以询问其入院时和现在的症状,进行引导,帮助其建立正确的认识。如疾病的治疗情况确实没有进展,可以询问此患者的主管医生是否知晓,医生是怎样回应和处理的,并告知其在团体结束后我会联系你的主管医生和心理治疗师,给予其满意的答复。

带领者:我们为什么要做这样的自我评价呢?是希望大家看到自己的进步,积极关注和表达已经好转的方面,以这样正性的心态面对疾病,也能带动暂时还没有好转的部分尽快康复起来。大家看到打分的对比后可能会担心,为什么自己康复得不如别人明显?首先,这是主观的自我感受的打分,每个人的认识和感受不同。其次,症状的多少、疾病的轻重程度、生病时间的长短都不尽相同,这些都是影响康复时间的因素。打个比方,生病时间长的就好像一口大锅,生病时间短的就像一口小锅。症状就像装在锅里的水,症状多且重的代表水多(装在大锅里),相反则水少(装在小锅里)。如果用同样的火去烧这两口锅,哪口锅里的水先开起来呢?我们的治疗就像这把火,如果一直让火燃烧,大锅里的水也一定会相继沸腾起来。

二、邀请患者分享

带领者:请问大家是做了什么努力,让自己好转起来的呢?

可以将成员的分享罗列在白板上,可能有:遵医嘱服药、运动、参加物理治疗、参加心理治疗、多与他人交流、分散注意力等。

带领者:谢谢大家的分享,我们团体治疗结束后可以继续相互借鉴经验,交流心得。接下来,我将进行详细的讲解。

三、出院后的注意事项

(一)讲解出院手续的办理流程、特殊门诊的办理流程、挂号的途径、便民APP的用途及使用方法等。

(二)复诊:第一次复诊的时间是出院后半个月。通过几天的治疗,你的症状可能有了改善,再过半个月的时间,你可能又是不一样的状态。医生希望你跟他保持紧密的联系,告诉他你目前的症状,他可能会为你调整药物方案。

(三)复发：心身疾病可防可控，治疗方案已经非常成熟，可以完全治愈。但是预防复发是非常重要的，那么怎样预防复发呢？据临床经验，大部分病友的复发是因为用药不当，包括随意停药、自己加减剂量、随意更换药物等。另外一部分病友是因为社会心理因素，比如性格、承受的压力、人际相处模式等方面和从前一样没有得到很好的改善，那么再次遇到挫折也是容易复发的。这部分病友需要坚持做心理治疗。通过心理治疗，可以调整对人对事的看法、待人处世的模式，促进人格成熟，能用较有效且适当的方式来处理心理问题及适应生活。关于药物的问题，接下来我们将作详细的讲解。(如果团体中有复发的成员，可以邀请其谈谈复发的原因，对治疗的感受等。)

(四)药物：很多病友询问药物需要吃多长时间，药物大约需要服用8个月~1年，如果第一次复发需服药2~3年，第二次复发则可能会终身服药。病友们为什么会停药呢？总结起来，大概有如下原因：担心药物副作用与依赖性；在短期内康复得特别好，认为自己已经完全康复；再继续服用一段时间药物，未感受到明显的改善，认为没有效果；只相信中药可以治疗疾病，停掉西药；因其他疾病自行暂停一段时间用药；经济原因。

1.药物副作用

调节情绪的药物副作用比药效"跑"得快。头晕、恶心、便秘等药物副作用可能从刚开始服药时就会出现，而疗效一般在持续服药14~20天才会出现。大家可能会好奇，为什么我才服药几天就感受到了好转呢？首先是环境的改变，在医院里没有压力，跟医护人员在一起有安全感。其次，是综合治疗的作用。另外，医生可能为你加用了安眠药，安眠药除了安眠的效果，还有快速调节情绪、治疗躯体不适的作用。严格来讲，无副作用的药是不存在的，但是为了解除病痛这个主要矛盾，在获益大于风险的情况下，承担一定的风险也是值得的。(药物的副作用及应对办法见入院团体。)

2.药物依赖性

自行乱用药物确实有导致产生药物依赖性的风险，例如不规律地使用安眠药。专科医生是根据个体特征，有科学依据地为大家定制用药方案，先从最小剂量开始使用,让身体对药物的不适有一段适应期。当身体耐受这些不适以后,医生开始逐渐为你加量,直到找到适合你的最大剂量。最大治疗量不宜长期使用,当你的症状有了明显的好转后,医生开始逐渐减量。当减到最小剂量会维持使用一段时间,以使身体逐步适应。否则,身体无法耐受突然出现的停药,可能导致戒断反应及疾病的复发。所以,信任专业的医生,遵医嘱服药可以避免产生药物依赖性。

3.可以服用中药吗

如果你很信奉中药,是可以服用的。但是,在服用中药的同时,一定不能停服西药。因为焦虑症、抑郁症等是西医上的诊断,目前暂无研究发现中药可以治疗这类疾病。而大量的研究和临床经验证实,西药是可以治愈这类疾病的。另外,当你感冒或者有其他不适时,请不要随意停药,如有疑问请咨询你的主管医生。服药期间禁止饮酒,尽量不要开车和进行高空作业。

(五)出院后,可在门诊继续进行物理治疗和心理治疗。(讲解预约的方法、地点、意义等。)

四、指导和建议

除了接受治疗以外,自我调节对于此类疾病的康复也是十分重要的。国际上公认的一些自我调节的方法包括以下几种。

(1)运动:无论什么运动都好,比如散步、骑车、游泳、跳舞、爬山、瑜伽、打球等,只要这个运动是安全的,运动后微微出汗,心率微微增快就是最好的。在康复初期,建议尽量不要使自己特别疲惫、大汗淋漓,这样可能会导致心慌或者疾病复发。运动主张循序渐进,贵在坚持。有研究显示,如果每天坚持运动30分钟,连续坚持两个月以上,可以增加"快乐物质"的分泌,提升情绪,改善躯体不适(询问团体成员,对发病机制是否了解,如不了解,可进行回顾和复习。)

(2)正念的训练:在心理团体治疗中,治疗师带领大家做的正念训练,我们不能指望着做几次就可以起作用,而是需要你将这种方法融入日常生活中,并且坚持训练。它在某一天,某一个时刻,一定会对你有很大的帮助。

（3）肌肉和呼吸的放松：在生物反馈治疗和物理治疗中，大家学到了调节肌肉和呼吸的方法，出院以后也可以在任何时候、任何地方练习起来。只要你坚持，就可能得到最好的康复，也可能缩短药物的使用时间。

（4）尝试着每日走出去，出门就是进步，出去看一看，听一听，说一说，都是收获。尝试着充实每天的生活，做一桌营养美味的食物，养一盆美丽的鲜花，去公园结交一位新朋友，都是收获。尝试着多与人沟通，和家人散步时，讲一讲家长里短的事情，让家人看到你的努力和进步，可以增进感情，也可以释放情绪。

五、反馈与总结

成员进行反馈、提问，每人用两句话总结感受与收获。

‖ 第三节 疼痛入院团体心理治疗 ‖

疼痛入院团体心理治疗是帮助有疼痛症状的新入院的患者及其家属认识症状，了解疾病的病因及发病机制，知晓住院期间关于疼痛的一种整合治疗模式，包括药物治疗、微创介入治疗、心理治疗、物理治疗、中医理疗等。疼痛入院团体心理治疗可以让患者了解住院期间的治疗流程和注意事项，从而让其更好地配合治疗及反馈治疗效果，以达到最佳的疗效。

一、自我介绍

带领者：大家好，欢迎各位来参加今天的入院团体心理治疗。请各位成员做自我介绍，让我们相互之间有初步的印象和了解，介绍的内容包括你的床号、姓名和来住院的原因。

成员依次介绍自己及自己的症状，带领者将这些信息排列记录在白板上。

带领者：谢谢各位的介绍。接下来，请大家找一找，我们之间有没有什么相同之处呢？

之后留给成员思考和发言的时间。

带领者：我们可以看到，原来其他成员也和我一样，不止一种症状。有躯体方面的，如疱疹处刺痛、肩颈部酸胀痛、腰部胀痛、游走性疼痛、发热发麻等异样的感觉；有情绪方面的，如情绪低落、总是想哭、无助、无望、无用、有自杀观念和行为、兴趣缺乏、意志活动减退、烦躁易激惹、过度担心等；也有睡眠方面的，如因疼痛不适等导致的入睡困难、早醒、醒后难以入睡等不适。

找相同症状，并用符号标注。

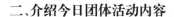

二、介绍今日团体活动内容

带领者:疼痛是继心率、呼吸、血压、体温后的第五大生命体征,是人类大脑对机体一定部位组织的损伤或者可能导致组织损伤的刺激作用产生的一种不愉快的主观感觉,可涉及全身各部位、各系统器官以及组织。引起疼痛的病因是多方面的,包括创伤、炎症、内脏的牵张以及神经病变等。临床上根据疼痛部位可以将疼痛分为头痛、颌面痛(或头、颜面和脑神经痛)、颈部痛、肩及上肢痛、胸痛、腹痛、腰及骶部痛、下肢痛、盆部痛、肛门及会阴痛等。此外,疼痛不仅给患者带来躯体以及精神上的影响,还可能会对中枢神经系统、循环系统、呼吸系统、内分泌系统、消化系统和自主神经系统等产生不良影响和病理改变,甚至严重影响患者的正常生活。疼痛的种类太多,可以引起疼痛的原因也有很多。比如带状疱疹后遗留神经痛。临床上认为带状疱疹的皮疹消退以后,其局部皮肤仍会有疼痛不适,且将持续1个月以上。这是由于带状疱疹病毒的亲神经性侵袭神经末梢造成的,继续发展上行侵犯脊髓背根神经节,造成疼痛信号放大数倍甚至数十倍。而腰椎或者颈椎间盘突出引起的疼痛,则是突出的椎间盘压迫神经所致。还有一种疼痛:做了很多检查都显示正常,但自己仍然觉得身体疼痛不适,则考虑为躯体症状障碍。你可能会对疼痛有各种各样的疑问,请大家提出来,我来帮助大家解答。

在白板记录成员提出的问题。

成员A:为什么一入院医生就给我开那么多的检查呢?

带领者:疼痛的病因非常广泛,首先我们要排除一下有没有器质性的问题,因此开具的检查也相对较多。医生除对疼痛部位进行检查外,还会根据情况对血液、尿液及其他体液取样检查,有时还会采取影像学检查(如CT、核磁共振等)来明确病因,必要时还可能采用肌电图、脑电图、心电图、诱发电位、红外热成像技术、神经肌肉系统检查等来辅助诊断,并通过量表形式来判断疼痛程度。

成员B:住院期间我会得到怎样的治疗?

带领者:你可以得到全面综合的治疗,它包括以下几方面。

（一）药物治疗

带领者:药物治疗是疼痛治疗中最基本、最常用的方法,是根据患者的病情和病因,选择相关药物,并对药物进行配伍和合理应用,以达到临床最佳疗效。在临床上用来治疗疼痛的药物主要有以下几类。

1.中枢性镇痛药

主要包括阿片受体激动药、阿片受体激动-拮抗药、阿片受体拮抗药以及其他中枢镇痛药等。

2.非甾体类抗炎镇痛药

主要包括阿司匹林、对乙酰氨基酚、吲哚美辛、双氯芬酸钠等。

3.局部麻醉药

主要包括普鲁卡因、利多卡因、甲哌卡因、丁哌卡因、罗哌卡因等。

4.激素类药物

主要是糖皮质激素和性激素。

5.神经破坏药物

主要包括多柔比星、丝裂霉素、长春新碱等。

6.抗精神病、抗焦虑与抗抑郁药物

临床上常用的抗精神病药有吩噻嗪类、硫杂蒽类、丁酰苯类、苯甲酰胺类和二苯氧氮平类。

抗焦虑药物是指人体使用后,在不明显或不严重影响中枢神经其他功能的前提下,选择性地消除焦虑症状的一类药物,主要包括巴比妥类、苯二氮卓类、非苯二氮卓类及β受体阻断药等。

抗抑郁药是主要用来治疗以情绪低落为突出症状的精神疾病的药物。根据化学结构及作用机制不同,主要分为五大类:三环类抗抑郁药、单胺氧化酶抑制剂、选择性5-羟色胺再摄取抑制剂、非典型抗抑郁药以及其他抗抑郁药等。

7.镇静、催眠与抗惊厥药

此类药物小剂量呈现镇静作用,中等剂量则可产生催眠作用,较大剂量可产生抗惊厥、抗癫痫作用。其中苯二氮卓类有较好的抗焦虑作用。某些镇静催眠药尚有一定的肌肉松弛作用,对治疗肌肉紧张性疼痛有一定的效果。

8.抗代谢药物

抗痛风药:主要包括别嘌醇、丙磺舒、秋水仙碱等。

抗骨质疏松药:是用于治疗和阻止骨质疏松症发展的药物,分为两大类:第一类为抑制骨吸收药,包括钙剂、维生素D、活性维生素D、降钙素、二磷酸盐、雌激素、异黄酮等;第二类为促进骨形成药,包括氟化物、合成类固醇、甲状旁腺激素等。

9.其他相关药物

包括抗酸药、抗消化性溃疡药、胃肠动力药及止吐药、抗肿瘤药、营养神经的药物、酶类药物等。

大多数的药物都是有副作用的,比如:恶心呕吐、胃肠道损伤、嗜睡、视力模糊、眩晕、体位性低血压、肝脏肾脏负担大等。

但是大家不要紧张,我们在医生的指导下服药是很安全的,住院期间我们也会随时关注大家的用药反应,如果有不适请及时告知我们。

(二)物理治疗

物理治疗是一种无痛、非创伤性的绿色治疗方法,主要包括红外线治疗、经颅磁刺激治疗、生物反馈治疗等。

(三)中医治疗

中医治疗主要包括牵引治疗、针灸治疗、推拿按摩治疗、拔火罐治疗、中药熏药治疗、硬膏敷贴治疗等。

(四)心理治疗

心理治疗是通过人体内生理或病理信息的自身反馈,消除病理过程,使患者达到身心健康,包括个体心理治疗、团体心理治疗(睡眠管理团体、情绪管理团体、快乐感知团体、躯体症状团体等)。

(五)微创介入治疗

1.超声引导下的各种神经阻滞和毁损治疗

应用神经阻滞技术及神经变频(热)电调制刺激等方法,阻滞或损毁神经干、丛、节,通过阻断痛觉传导通路、改善神经营养状态、调整神经传导功能,达到治疗疼痛、缓解焦虑、改善睡眠及躯体不适的效果。神经阻滞疗法与手术治疗相比,损伤小、见效快、可耐受性强,是介于药物保守治疗和手术治疗之间的一种较好的治疗措施。

2.射频治疗

通过射频仪发出高频率射电电流,使靶点组织内的离子运动摩擦生热,热凝毁损靶点区域组织、神经,破坏疼痛传导通路,阻断疼痛信号向上位神经传导,使之无法传入大脑,不能产生疼痛感觉和体验,从而达到缓解及控制疼痛的目的。

成员 A:微创介入治疗前要做哪些准备呢?

带领者:(1)治疗前签署麻醉知情同意书;(2)治疗前安置留置针,不仅是输液需要,更是预防在治疗中的意外而备用的生命通道;(3)硬膜外麻醉、射频治疗前6 h禁饮禁食,如果当日有降糖药或降压药请用少量温开水送服,其余治疗无须禁饮禁食;(4)穿好病员服(穿刺部位在背部的治疗需反穿病员服,即纽扣在背后,如硬膜外阻滞治疗等);(5)取下身上的金属物品,包括假牙;(6)在床旁等候,会有专人带你进入治疗室进行治疗。

成员 B:微创介入治疗后要注意什么呢?

带领者:(1)卧床休息,禁食禁饮2小时。2小时后,先喝水,不咳、不呛后再开始进流食、软食、普食。(2)配合医务人员,安置心电监护2小时。(3)治疗后48小时内不洗澡,以防伤口感染(穿刺点敷料脱落无须特殊处理,保持穿刺点干燥即可)。(4)治疗当天不剧烈运动。(5)有任何不适及时告知医护人员。(6)糖尿病患者在做完神经阻滞后的几天可能出现血糖上升的情况,这是治疗后的正常反应。请不要紧张,我们会定时给你检测血糖;(7)微创介入治疗后有以下常见不良反应及表现。①一过性头晕。其表现为出现头晕、出冷汗、血压轻度下降等。多见于高龄、体弱、空腹和恶病质的患者。此类症状一般不需要特殊处理,卧床休息一段时间,症状即可缓解或消失。若症状明显,请及时告知医务人员,通过吸氧或口服10%~50%的葡萄糖进行治疗也能很快缓解。②Horner综合征。星状神经节阻滞后可出现面部潮红及不出汗、眼睑下垂、眼结膜充血、鼻塞甚至声音嘶哑等情况。若出现以上症状,请不要担心,这是正常的治疗后反应,一般20~50分钟左右症状即可自行消失。③暂时性肢体麻痹。常见于臂丛神经阻滞时,表现为治疗一侧上肢肢体麻木和麻痹,可出现上肢无力。若出现此类症状,你也不用担心,请告诉医务人员,一般无须处理,待局麻药作用消失后肢体即可恢复正常活动。

三、团体治疗安排及制度

讲解病房每日团体治疗的主题及时间安排、医生的查房时间、检查的安排及相关事项、病房的探视制度、离院制度、医院用餐制度等。

四、成员反馈、提问及分享

五、总结

带领者:今天的团体心理治疗就进入尾声了,相信各位成员都有所收获,对于接下来的检查及治疗也有了一定的认识,住院期间有什么疑问都可以及时与你的主治医生及责任带领者进行沟通,他们将及时为你提供解答。住院1~2周后(出院前),请参加疼痛出院团体心理治疗,届时会对出院后相关注意事项进行讲解。

‖ 第四节 疼痛出院团体心理治疗 ‖

疼痛出院团体治疗是让即将出院的患者觉察症状好转情况,帮助患者及家属掌握出院后后续治疗及注意事项,讨论有效的资源及应对疾病的方式,从而减少疾病复发(或是疼痛再发)的可能性,达到最大程度的康复。在团体中进行答疑解惑,可以增强患者战胜疾病的信心,提高满意度。

一、自我介绍

带领者:大家好,非常欢迎大家来到出院团体,我是今天的团体带领者,我的名字叫XX。今天团体心理治疗的目的就是帮助大家做好出院的准备,如怎么办理出院手续,出院以后怎么治疗,药物应该服用多长时间,怎么进行自我调节,怎样才可以得到最好的康复等这些大家关心的问题,我们接下来都会讲到。

带领者:我们先来介绍一下自己的情况,介绍的内容包括你的床号、姓名,并以打分的形式来评价对比你入院时和现在的情况,包括情绪、躯体上不适、睡眠或者其他的方面。以0~10分来打分,0分是最严重的状态,10分是最轻松像没有生病时的状态。例如,我来住院时疼痛剧烈严重影响我的日常生活,甚至偶尔会通宵无法入眠,我的自我感受很糟糕,评1分。经过治疗以后,我不会特别关注到我的疼痛,疼痛基本不影响我的日常生活,我评7分。那么我躯体疼痛方面的评分就是1~7分。(询问成员是否明白,并让踊跃的成员先作示范,团员依次介绍自己及评分情况,带领者将这些信息排列记录在白板上)。

带领者:谢谢大家的介绍。我替大伙儿感到高兴,要恭喜大家。症状在短时间内得到了改善,证明我们的诊断和治疗方案是正确的。在出院以后,你们一定会比现在康复得更好。(如果团体中的成员都有不同程度的好转,可以强化好转的部分)。

如果团体中有成员感觉完全没有好转,不应回避,应予以关注和关心。可以询问其入院时和现在的症状,进行引导,帮助其正确认识。再询问患者参加了哪些治疗,确认是否有需要做而患者未做的治疗。如疾病的治疗确实没有进展,则可以询问此患者的主管医生是否知晓,医生是怎样回应和处理的,并告知其在团体结束后会联系主管医生、心理治疗师、中医理疗师,给予满意的答复。

二、介绍今日团体活动内容

带领者:我们为什么要做以上的自我评价呢? 一是希望你们看到自己的进步,积极关注和表达已经好转的方面,建立起战胜疾病的信心,以正性的心态面对疾病,不过分关注还未缓解的症状,也能带动暂时还没有好转的部分尽快康复起来。二是我们能在大家的反馈中,了解治疗效果,从而及时与医生或心理治疗师、中医理疗师沟通,解决大家的问题。大家看到打分的对比后可能会担心,为什么自己的康复程度不如别人明显? 首先,这是主观的自我感受的打分,每个人的认识和感受不同。其次,症状的多少、疾病的轻重程度、生病时间的长短都不尽相同,这些是影响康复恢复时间的因素。

邀请患者进行分享。

带领者:请问大家是做了哪些努力,让自己好转起来的呢?

(将成员的分享罗列在白板上,可能有:遵医嘱服药、运动康复、中医理疗、微创介入治疗、物理治疗、心理治疗等。)

带领者:谢谢大家的分享,我们团体心理治疗结束后可以继续相互借鉴经验,交流心得。接下来,我将对出院注意事项做详细讲解。

1.各项流程

出院手续的办理流程、特殊门诊的办理流程、挂号的途径、便民 APP 的用途及使用方法等。

2.复诊

第一次复诊的时间是出院后半个月。通过几天的治疗,你的症状可能有了改善,再过半个月的时间,你可能又是不一样的状态。医生希望你跟他保持紧密的联系,告诉他你目前的症状,他可能会为你调整治疗方案。

3.复发

引起疼痛的原因很多,大多数引起疼痛的原因可防可控,治疗方案已经非常成熟,可以完全治愈。但是预防复发是非常重要的,那么怎样预防复发呢?据临床经验,复发原因有以下几点。第一是休息和生活习惯,如出院后很快恢复高强度的工作或者重体力劳动,使骨关节及肌肉再次受到劳损等。如颈椎病患者,经常伏案工作或低头玩手机;有极少数的带状疱疹患者一生会发作两次或以上,原因可能与自身抵抗力下降有关。第二是自行停药,包括随意停药、自己加减剂量、随意更换药物等。比如有些骨质疏松的老年患者经常忘记服用钙剂,或者有部分患者觉得自己症状消失了,可以不用继续用药了,而自行停药,或是担心药物副作用而停药。第三是社会心理因素,比如承受的压力、人际相处模式等没有得到很好的改善,那么再次遇到挫折也是容易复发的。这部分人需要坚持做心理治疗。通过心理治疗,可以调整对人对事的看法、待人处世的模式,促进人格成熟,能用较有效且适当的方式来处理心理问题及适应生活(如果团体中有复发的成员,可以邀请其谈谈复发的原因,对治疗的感受等)。

4.如何预防复发

我们将从以下几点讲解。

(1)遵医嘱用药

药物治疗是疼痛治疗中最基本、最常用的方法。很多成员都在询问药物需要吃多长时间,我们建议不要自行调药。服药时间因疾病不同而有所区别,一定要严格按医嘱服药才能预防复发。为什么会停药呢?我们总结起来,大概有如下原因。

①在短期内康复得特别好,不痛了,认为自己已经完全康复;②再继续服用一段时间药物,未感受到明显的改善,认为没有效果;③经济原因;④因其他疾病自行暂停

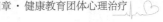

一段时间用药;⑤担心药物副作用与依赖性;只相信中药可以治疗疾病,停掉西药。

(2)饮食

可适当增加营养,重视蛋白质、维生素、钙、磷的补充,改善膳食结构,多摄入富含钙质的食物,如可多食牛乳、骨头汤、豆制品、水果及新鲜蔬菜等。戒烟戒酒:酒精中毒可致骨质疏松,吸烟过多能增加血液酸度,使骨质溶解。

(3)工作生活

工作中注意劳逸结合,不宜久坐久站,经常改变体位;3~4个月内勿从事重体力劳动,体力劳动前先做准备活动。如腰椎病,宜维持腰椎稳定性,腰椎不稳及滑脱者应使用护腰,尽量少穿高跟鞋,注意腰部保暖,防止受凉;如颈椎病应避免长时间半躺看书等;保持良好睡眠习惯;颈椎病睡眠时应保持头颈部处于一条直线,枕头的长要超过肩宽,高为握拳高度(平卧后),枕头的颈部稍高于头部,避免颈部悬空等。

(4)运动锻炼

运动不仅强身健体,更有研究显示,如果每天坚持30分钟,连续坚持两个月以上,可以改善情绪和身体不适。回家后可进行一些促进肌肉骨骼康复的锻炼,如腰背肌锻炼(小飞燕、五点支撑法、三点支撑法等)。无论什么运动,比如散步、骑车、游泳、跳舞、爬山、瑜伽、打球等,只要这个运动是安全的,做完运动后微微地出汗,心率微微地增快就是最好的。在康复初期,建议大家尽量不要使自己特别疲惫、大汗淋漓,否则可能导致心慌或者疾病复发。运动应循序渐进,贵在坚持。

①颈椎病康复训练:是指采用合适的运动方式,对颈部及相关部位进行锻炼,从而增强肩颈部的肌力,改善颈椎的稳定性,增加颈椎的活动范围,以减少神经压迫和肌肉的痉挛,从而改善颈椎的活动能力,缓解或消除疼痛。

良好的睡眠体位能维持整个脊柱的生理曲度,使全身肌肉松弛,缓解疲劳,调整关节生理状态。

首先头部保持自然仰伸位,胸、腰部保持自然曲度,双髋及双膝关节呈屈曲状,最好取侧卧位或仰卧位。枕头是维持头颈正常位置的主要工具。理想的枕头应符合颈椎生理曲度要求,质地柔软,透气性好,高度以8~15 cm为宜,中间低两端高(这种形状可利用中间的凹陷部来维持颈椎的生理曲度,也可以对头颈部起到相对制动与固定作用,可减少在睡眠中头颈部的异常活动)。此外,对枕芯填充物选择也很重要,常用的有荞麦皮(价廉、透气性好、可随时调节枕头的高低)、蒲绒(质地柔软、透气性好、可随时调节枕头高低)、绿豆壳(通气性好、清凉解暑)。

其次,保持良好的坐姿:自然的端坐位,头部略微前倾,保持头、颈、胸的正常生理曲线,也可升高或降低桌面与椅子的高度比例来避免头颈部过度后仰或过度前屈。如伏案工作1~2 h后,应进行在康复训练团体中所学到的颈部肌肉功能锻炼,也可加上自我按摩,如穴位按摩、头部按摩等,从而有利于颈段脊柱的稳定性,增强颈肩顺应颈部突然变化的能力。

此外,长时间近距离看物,尤其是持续处于低头状态,既影响颈椎,又易引起视力疲劳,甚至诱发屈光不正。合理安排好低头位工作和上肢负重的时间,有助于颈椎病的防治,降低其发生率。

②腰椎间盘突出康复锻炼:可进行踝关节主动背伸、环转等运动,活动过程依据疼痛情况逐渐进行主动抬腿运动,在可耐受的情况下腿抬高至30°,每次持续15分钟,每日3次。出院后1~2周,可进行以下运动。

a.贴墙运动:首先在佩戴腰围的前提下将臀部、肩部、头部及足部靠墙,坚持5分钟,休息数秒后可根据自身情况继续练习,每次15分钟,每日3次。

b.伸背运动:取俯卧位,以肘部支撑床面,同时小腹与床面贴紧,然后抬头,后仰上半身,坚持15秒,每次10分钟,每日3次。

c.膝关节屈伸运动:缓慢屈伸膝关节与髋关节,双手环抱单侧膝关节,缓慢靠拢胸部,坚持5秒,每次10分钟,每日3次。

出院后3~4周,在上述基础上增加如下运动。

a.腰背肌五点式运动:取仰卧位,腰部垫枕,下肢屈膝、屈髋,上肢屈肘,用双肘、双足、垫枕的力量支撑使腰背部居高,坚持20秒后放松,每次10分钟,每日3次。

b.腰背肌飞燕式运动:取平卧位,双手放置于背部,抬头挺胸,膝关节伸直,头部、大腿、胸部保持在同一水平线,缓慢离开床面,调高身体至最大承受幅度,坚持5秒,每

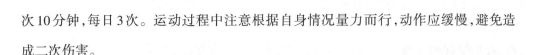

次10分钟,每日3次。运动过程中注意根据自身情况量力而行,动作应缓慢,避免造成二次伤害。

（5）正确对待疼痛

出院后还有轻微疼痛,若对日常生活影响不大则不用太去关注。可选择以下方法缓解。

①深呼吸缓解疼痛:保持身体放松的同时缓慢吐气,达到缓解疼痛的效果。

②音乐镇痛:可根据自己的喜好选择舒缓、放松的音乐,以保持情志平稳、内心舒畅,缓解焦虑、紧张等负性情绪,从而缓解机体疼痛。

③转移镇痛:可通过各种媒介帮助分散注意力,阻断痛觉传导。

④按摩镇痛:通过松弛肌肉,改善局部血液循环,促进代谢产物排出,根据实际痛感控制按摩强度。

（6）自我情绪调节

①自我正念的训练:在团体心理治疗中,大家做的正念训练,需要反复练习,并将这种方法融入日常生活中,坚持训练。它在某一天、某一个时刻,一定会对你有很大的帮助。在大家的既定观念里正念属于心理治疗的范畴,那么被疼痛困扰的成员,会不会觉得,我又不是心身疾病(抑郁、焦虑)的问题,有必要进行心理治疗吗？其实大家可能忽略了一个问题,心身是不可分割的！有研究显示,给颈椎病等疼痛患者进行心理干预可减轻焦虑及抑郁,缓解不良心理状态。适当的心理干预,便于大家对疾病有正确的认识,能更好地配合治疗,从而提高疗效、改善预后。

②尝试着多与人沟通:与家人、朋友等亲近的人倾诉烦恼,可以增进感情,也可以释放情绪。

（7）积极治疗原发病变

比如患者的恶性肿瘤本身会分泌一种致痛的毒性物质。其次,肿瘤的生长也会导致疼痛,如肿瘤浸润神经产生的烧灼痛、针刺痛或者触电样痛。肿瘤增大挤压器官,也会导致胀痛和挤压痛。除此之外,还有癌栓堵塞血管导致的钝痛和锐痛等。因此积极治疗原发病变对缓解疼痛尤为重要。

（8）出院后，可在门诊继续进行中医理疗、物理治疗。（讲解预约的时间、方法、地点、意义等。）

三、成员进行反馈、提问及分享

四、总结

带领者：我们今天的出院团体心理治疗就接近尾声了，若各位成员还有什么不清楚的可以提出来，也可以在团体心理治疗结束后告知我或者你的医生、心理治疗师、中医理疗师，我们针对大家的疑问都将及时进行反馈。各位成员出院回家后，若出现什么不适的症状，可以试着用今天及住院期间学到的方法来缓解，只要常练习，相信大家都会有所收获。

五、操作难点及注意事项

（1）团体心理治疗开始前注意讲解团体的主题及时间安排，便于成员能更全面地获取团体心理治疗内容，配合住院期间的检查及治疗的开展，有利于减少医患纠纷的发生。入院团体心理治疗结束时提醒成员参加出院团体心理治疗。

（2）团体带领者应该具有较全面的知识储备，有灵活应变的素质。

（3）以提问的方式吸引成员的注意，留出思考与发言的时间。

（4）不是每个成员都能参加入院或出院团体，并且因为成员可能有注意力不集中、记忆力下降、困乏、躯体不适等症状，一次团体的内容并不能完全被吸收，所以入院团体和出院团体中的知识点可以重叠。

（5）对于习惯于在团体中喋喋不休、垄断发言的成员，应适时打断并作提醒，但这可能会导致其脱离团体。可以在团体心理治疗结束以后，对其进行心理干预。

（6）对于沉默不语的成员，带领者可以主动询问其对团体心理治疗的感受、疑问或者收获，鼓励其表达。团体心理治疗结束以后，带领者可与心理治疗师沟通，评估其是否需要个体心理治疗。

（7）及时有效地识别、回馈、共享患者的情感体验，提高对其体验进行理性化、言语化处理的能力,将心比心地对患者进行"共情的理解"。

(8)疼痛的病因多、病情复杂,带领者应注意条理清晰、逻辑清楚,控制团体心理治疗时间。

(9)疼痛出院团体心理治疗对团体带领者的专业知识要求较高,因此最好是由经验丰富的带领者来进行。

(10)成员可能因为疼痛缓解不明显,攻击情绪增多。带领者需给予充分的尊重与理解,对其提出的问题进行正面的回答,不回避,若时间有限可在团体结束后再深入了解情况。

‖ 第五节 便秘健康教育团体心理治疗 ‖

经研究显示,我国成人慢性便秘的患病率为4%~10%。而且随着年龄的增长,慢性便秘的患病率逐渐升高,70岁以上人群慢性便秘的患病率达23%,80岁以上可达38%。慢性便秘给人们的生活质量及身心健康带来严重影响,且易诱发肠梗阻及心脑血管疾病等多种并发症,给社会医疗资源带来巨大的负担。便秘健康教育团体心理治疗,是由带领者与成员一起探讨便秘相关的健康知识,指导成员对便秘问题进行自我管理,学会应对方法,从而保持心情愉悦,促进身心健康的恢复。

一、自我介绍

带领者:大家好,非常欢迎来到便秘健康教育团体心理治疗。我是今天的团体带领者,我的名字是XX,接下来的一个小时,将由我陪伴大家一起去探讨关于便秘的一些健康小知识。愿大家保持大便通畅,心情愉悦。我们先进行自我介绍,相互认识一下好吗? 介绍的内容可以包括你希望在这个团队中大家怎么称呼你,你在团队中想说的话,你遇到的关于便秘的问题等。

二、介绍今日团体活动的内容

(一)健康宣教

1.便秘的概念

带领者:今天来到这儿的成员有可能长期便秘,那我想问一下大家,什么是便秘呢?

每位成员依次发表看法,带领者在白板上记录。

带领者:从白板上的信息可以看到,刚刚大家对便秘的理解有很多,我来总结一下吧!便秘,主要表现为排便困难和/或排便次数减少、粪便干硬。粪便干硬大家都能理解;排便困难主要是指排便费时、排便费力、排出困难、肛门直肠有堵塞感甚至需要外用药物来辅助排便等;而排便次数减少是指每周排便少于3次。关于便秘的概念,大家理解了吗?

2.便秘的困扰

带领者:了解了便秘的概念,接下来我们一起讨论一下它带来了哪些困扰好吗?

成员A:哎,我便秘5年多了,跑了很多家医院,看了许多消化科专家,肠镜都做了好几次,都说没有问题。医生给我开了帮助排便的药,让我注意饮食和运动。但是我就是一直不好啊,反反复复这么几年。这段时间更加严重了,吃也吃不下,睡也睡不着,都瘦了10来斤了。我现在每天跑厕所几次,一次就是1个小时以上,但还是解不出来,我已经没办法带我的外孙了(边说边抽泣)。而且我明明是便秘的问题,女儿却非给我挂号看心身科,所以到你们医院来住院了。

带领者:(给成员A递上纸巾)由于排便不畅,我们会投入大量精力在排便问题上,就容易导致焦虑、抑郁情绪的出现,相继引发睡眠问题,严重影响生活和工作。你心中可能存在疑问"我明明是便秘问题,怎么让我来心身科了?"其实这是我们人体的脑肠轴在发挥作用。脑肠轴是中枢神经系统与肠神经系统之间形成的双向通路,传递大脑和肠道功能整合的信息,胃肠信号经脑肠轴投射到躯体、情感和认知中枢,对各种胃肠刺激产生反应;相反,中枢神经系统也能通过脑肠轴调节机体的胃肠道活动功能。听起来很专业、不易懂对吗? 简而言之,胃肠道是我们情绪的晴雨表,情绪出问题了,胃肠道就会相应出现反应。胃肠道出现病状了,也会让我们的不良情绪更加显现。便秘与情绪有着千丝万缕的联系。

成员B:我每次解大便都很费劲,上完厕所感觉要虚脱了,现在都有点怕进厕所了。

带领者:是的,这也是很多人容易出现的困扰。当我们用力排便时,腹腔内压力升高,可能引起或加重痔疮、肛裂等其他肛周疾病;过分用力排便时可能会发生昏厥,尤其是有高血压疾病的成员用力排便可能引起脑血管意外,如心律失常等。所以,有便秘问题要及时看医生用药。

3.便秘的原因

带领者:便秘给我们带来了很多困扰,大家知道哪些是引起便秘的原因吗?

成员A:挑食,平时不喜欢吃蔬菜。

带领者:对,这是其中一个原因——饮食因素。现在我们的饮食过于精细,食物在消化后几乎没有什么残渣。如果不吃蔬菜等富含高膳食纤维的食物,就会导致结肠内不能形成足够体积的粪便,每天难以产生便意。比如一些减肥的人,因为进食量过少,不能形成足够体积的粪便来诱发便意,就很容易引起便秘。

成员B:还有就是经常坐办公室,不爱运动也不喜欢喝水。

带领者:说得很好。活动少则肠蠕动减少,粪便容易在肠道内停留太久。而粪便在结肠内停留的时间越久,水分被吸收得越多,粪便就会变得越干硬、体积越小,难以排出。喝水少也容易引起便秘,因为我们人体会自我调节,身体缺水了,就会从肠道吸收更多水分,以补充身体缺的水。这样一来就使得粪便变得干硬,不易排出。

带领者:很多人由于工作压力大,生活琐事繁杂等导致身心疲惫,进而影响了正常排便,最终导致神经紊乱,影响肠胃正常蠕动,也会引起便秘。另外的原因还包括药物的副作用,比如抗胆碱能药物、抗抑郁药、抗精神病药、抗癫痫药等药物,都可能导致便秘。

4.便秘的预防

带领者:既然我们知道了引起便秘的原因,那我们就能有针对性地来预防便秘。

(1)饮食方面

①多喝水,可以改善便秘。

一般来说每天喝2升水就足够了,注意不要一下子猛灌,而是把喝水的时间分散到全天,一天平均喝7~8杯(每杯250毫升)水。

②增加膳食纤维的摄入,可以帮助粪便吸收更多水分增加体积。

一般建议便秘的人每天要吃够20~35克膳食纤维,尤其是可溶性膳食纤维的通便效果更为明显。可溶性膳食纤维主要包括:含量丰富的豆类蔬菜(比如蚕豆、青菜、芹菜等)、谷薯类(鹰嘴豆、薏米、麦片等)、水果(西梅、火龙果、猕猴桃等)。如果你实在不会挑,每天多吃点杂粮,吃够一斤蔬菜、半斤水果,对便秘也会有帮助。

(2)养成良好的排便习惯

①一般建议晨起(早上起来的起立反射可以促进结肠运动,有助于产生便意)或餐后2小时内排便。

②改变排便姿势,尽量选择蹲姿,或者坐姿垫高脚部(这样可以让直肠与肛门之间的夹角变大,更利于粪便排出)。(图4-5-1——图4-5-3)

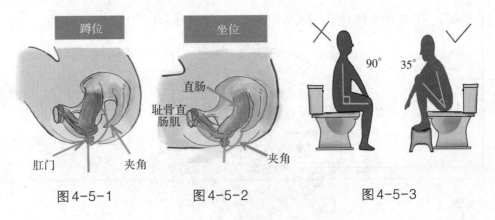

图4-5-1　　　　　图4-5-2　　　　　图4-5-3

③不要抑制正常便意,排便时集中注意力(不要在上厕所时玩手机,该行为会导致排便时间加长,不仅会导致便秘,还会导致痔疮、脱肛等更为严重的问题)。

(3)药物治疗

如果便秘已经困扰到你坐立难安,可以在医生指导下用药。常用的药物有外用药——开塞露,它的有效成分是甘油,属于刺激性栓剂。主要通过肛门插入给药,药物润滑肠道并且刺激肠道增加排便反射。很多人可能对开塞露改善便秘有点儿偏见,觉得最好不用,怕导致依赖加重便秘。但其实开塞露属于安全性较高的缓解便秘最快速的方法,是可以常备在家的便秘救星,特别适合容易因外出饮食习惯改变造成便秘的人群。不过要注意,开塞露并不能改变大便的性状,一般救急可以,不建议长期使用。其他改善便秘的口服药物有：聚乙二醇（马应龙）、乳果糖（杜密克）、普芦卡必利及一些益生菌等。

（4）心理治疗

便秘患者经常合并有焦虑、抑郁等多种精神心理问题，往往难以获得满意疗效。在进行社会心理评估后，可在心理治疗师帮助下对其进行联合治疗，如进行放松训练、催眠治疗、正念减压训练、团体心理治疗等。

（5）耳穴埋豆

用王不留行籽贴在耳郭表面穴位上，可起到刺激耳穴和防治疾病的作用，可以在一定程度上增加肠蠕动、疏通脏腑、顺气导滞调节胃肠功能。取穴：直肠、大肠、角窝中、皮质下、肝穴、内分泌穴等。附穴位图，如下。（图4-5-4）

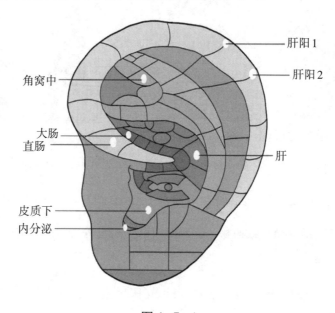

图4-5-4

（6）运动方面

规律的运动可缩短肠道传输时间、增加肠蠕动。

①指压按摩，比如足三里、支沟穴，顺时针揉，每天早上建议揉200下，持续5~10分钟。（图4-5-5——图4-5-6）

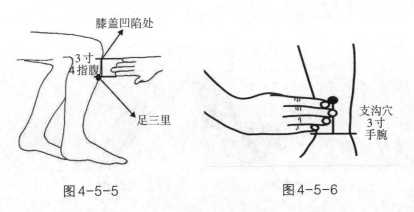

图4-5-5　　　　　　　　　　　　　图4-5-6

②腹部按摩:可以有效促进胃肠蠕动,从而起到加速排便的作用。一般取屈膝仰卧位,手指以肚脐为中心,顺时针按摩,沿着升结肠、横结肠和降结肠走向,每天晨起和临睡时各做1次,5分/次。

③瑜伽体式——扭转体式序列:可以按摩腹部内脏器官,促使身体主管消化的腺体正常分泌各种激素和酶,促进胃肠蠕动。在瑜伽垫上进行。

a.坐姿冥想:放松身体,缓解压力。(图4-5-7)

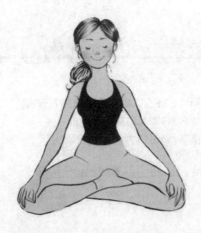

●双腿简单盘坐,双手放在膝盖上
●腹部内收,背部直立
●肩下沉,关闭双眼
●把所有注意力集中
●保持8~10个呼吸

图4-5-7

b.下犬式:全身伸展,放松脊柱,缓解紧张,有助于消化。(图4-5-8)

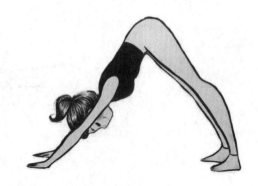

- 手掌推地,抬起臀部,把身体往后推,做一个"倒V"式
- 腹部内收,大腿肌肉上提,眼睛看肚脐
- 脚跟踩地,头部、颈部放松
- 保持8~10个呼吸

图4-5-8

c.祛风式:刺激胃、小肠和结肠,消除腹部气体。(图4-5-9)

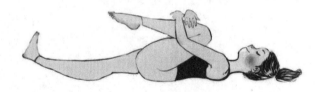

- 仰卧、弯曲右膝盖,双手抱膝靠近胸腔
- 背部、肩膀和头部放在地面
- 保持8~10个呼吸,换边

图4-5-9

d.三角式:刺激消化液通过。(图4-5-10)

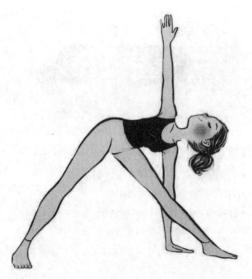

- 双脚分开,一只脚超前90度,一只脚内扣45度
- 右手向上朝向天花板,左手置于脚外侧
- 双手在一条直线上
- 保持8~10个呼吸

图4-5-10

e.坐立扭转:按摩消化道,刺激排毒。(图4-5-11)

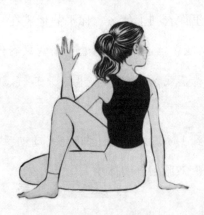

- 坐立,弯曲右侧膝盖,右脚放在左脚膝盖外侧
- 左手肘抵住右膝盖外侧,右手撑地
- 头部右转看后方
- 保持8~10个呼吸,换边

图4-5-11

f.脊柱扭转:先往左侧扭转,增加肠蠕动。(图4-5-12)

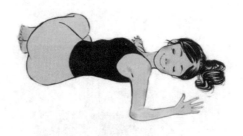

- 仰卧,弯曲膝盖,左手放在右侧膝盖外侧
- 右侧膝盖向下,左膝盖找地面
- 右手弯曲,手肘和肩膀压地
- 保持8~10个呼吸,换边

图4-5-12

(二)冥想放松

带领者:常做这6个瑜伽体式,调理肠胃,可以很好地预防便秘哦! 请大家回到刚才的坐姿冥想姿势,我们再来一次放松训练。深深地吸一口气,缓缓地呼出来,吸气——呼气,吸气——呼气,把身体里的废气统统呼出去。你的呼吸就像大海的波浪一样一起一伏,一起一伏。现在,在脑海中想象一下你曾经去过的一个地方,大海、草原或你儿时的老家。在那里你看到了什么? 你平静地躺在一望无垠的大草原上,阳光洒在你的身上,温暖而又惬意。这时,不远处飞来两只彩色的蝴蝶,在你面前欢快地上下飞舞。看着蝴蝶飞舞嬉戏,你的身体变得越来越轻、越来越轻,不知不觉你也随着蝴蝶慢慢飞了起来。

现在,我开始数数,数到3时请大家动动脚趾头,动动手指头,搓搓双手,搓搓面颊,以自己的节奏慢慢地睁开双眼回到团体中来。

三、成员进行反馈、提问及分享

四、结束语

带领者:谢谢大家的积极参与。接下来大家可以不断调整自己的生活方式及生活习惯,选择一些适合自己的方法,将团体中学到的知识运用到实际生活中并长期坚持,相信大家会"便意十足"。

五、操作难点及注意事项

(1)自我介绍时,带领者应谈及便秘问题对自己的困扰,引起成员的共鸣,增强团体的吸引力和凝聚力。

(2)在团体心理治疗过程中,带领者应引导成员之间充分积极地讨论。带领者应该关注到每一位成员,同时以鼓励、肯定的态度和语言作出回应,避免说教。

(3)团体心理治疗宜在饭后1小时进行,成员中有椎间盘突出等骨科疾病的,不进行瑜伽式体式。

(4)成员谈及对便秘的认识、看法时,带领者应尽量运用启发性的语言带动讨论,从而达到健康教育的目的,在讨论时应关注每位成员的情绪变化,避免伤及自尊。

(5)在宣教过程中,带领者应教会每位成员按摩穴位、瑜伽体式的正确部位及操作要领,对于个别操作不到位的成员可手把手指导;可配合一些轻缓音乐一起练习,强调每日坚持练习效果更佳;有外伤、特殊疾病不宜练习的不必强求。

(6)放松冥想时,带领者需要跟着一起练习,念指导语时语气轻缓柔和。成员分享后带领者要积极回应,语速应缓慢,并与分享者进行目光接触,予以尊重和肯定。

‖ 第六节　睡眠障碍自我管理团体心理治疗 ‖

充足的睡眠、均衡的饮食和适当的运动,是国际社会公认的三项健康标准。为唤起全民对睡眠重要性和睡眠质量的关注,国际精神卫生和神经科学基金会在2001年发起了一项全球性的活动,把每年的3月21日定为"世界睡眠日"。睡眠障碍是一种常见的心理生理疾病,调查显示,成年人出现睡眠障碍的比例高达30%。睡眠障碍自我管理团体心理治疗是帮助患者发现自己对睡眠存在哪些错误的观念、有哪些不良的睡眠习惯,体验并找到适合自己的睡眠管理方式,促进身心健康的恢复。它包括两个主题:失眠知多少、穴位按摩与放松训练助眠。每个主题可独立进行,也可分两次连续进行。

失眠知多少

失眠是指尽管有适当的睡眠机会和睡眠环境,依然对睡眠时间和(或)睡眠质量感到不满足,并且影响日间社会功能的一种主观体验。失眠是临床最常见的睡眠障碍,包括睡眠起始或维持困难,常常伴随夜间长时间觉醒、睡眠时间不充足或睡眠质量差。根据失眠时间长短,失眠分为三种:短暂性失眠(短于一星期)、短期性失眠(一到三星期)及长期性失眠(长于三星期)。

一、自我介绍

带领者:大家好,欢迎大家参加睡眠障碍自我管理团体,我是团体带领者XX。每年的3月21日是"世界睡眠日",睡眠问题也是我们全人类共同关注的话题。因为疾病困扰、复杂的情绪、亲人的关系、工作的压力等，人们容易出现睡眠问题，能够安然睡一晚似乎都变成奢望。睡眠障碍自我管理团体心理治疗可以维护健康睡眠，预防睡眠障碍。在开始今天的团体活动之前，大家先进行自我介绍，相互认识一下好吗？介绍的内容可以包括你希望在这个团队中大家怎么称呼你，以及你对失眠的认识，用过哪些方法来帮助睡眠或者你对这次团体活动的期待等。

二、展示家庭作业，分享收获

带领者：在开始新的练习之前，我们先来分享一下上一次团体布置的家庭作业好吗？上一次的放松团体有哪些成员参加了呢？（对坚持参加团体的成员进行肯定和鼓励。）

成员A：我昨天晚上睡前听了一段15分钟音频，感觉很放松，不到1个小时就睡着了。我很高兴，我想冥想放松对我真的有用。我想把这段音频分享给大家。

带领者：真为你高兴，也谢谢你的分享。请问你听的是哪段音频，在哪儿可以下载？

成员A：我是在XX平台上下载的，是郭怀慈老师的"大自然冥想放松法"。

带领者：谢谢你！郭怀慈老师的"大自然冥想放松法"，我以前也听过，音乐很舒缓，郭老师的声音很美，很让人放松。希望你坚持，更希望大家也听听，一起拥有一个美好的睡眠。

成员B：我参加完团体活动后，有时间就练习肌肉放松，慢慢体会肌肉"紧张—放松"的感觉。尤其是做肩部放松时特别舒服，肌肉放松后我的情绪也发生了改变。我想，坚持练习对改善我的紧张、焦虑情绪以及我的睡眠一定会有帮助的。

带领者：很好！你非常认真地去完成了家庭作业，并将团体中的内容与生活结合起来，我相信以这种积极的态度来管理睡眠，睡眠质量一定会改善的。谢谢大家的分享，因为大家的积极参与和坚持，我们有了一些收获。我们来到这里的目的是享受轻松、找回睡眠。让我们一起进入今天团体活动的主题——失眠知多少。

三、介绍今日团体活动的内容

带领者:现在我将为大家发放一份"错误观念和态度量表(DBAS)"(表4-6-1),邀请大家一起填一填。请大家根据自己的实际情况进行打分,答案没有对错,只是反映你对睡眠障碍的错误观念和态度。它包括五个方面的内容,共有16个条目,按1~5分等级评分,将每个条目的得分相加就是你的总分,大家填完表我们将进行讨论。

(1)按得分情况分三组进行讨论(16~40分、41~59分、60~80分各为一组),每个组推荐一名成员在团体中分享。

(2)邀请得分高组和得分低组的成员在团体中分享。

(3)我们将重点讨论以下四个方面的内容:①关于对用药物的态度涉及的条目:6、13、15;②关于对睡眠期望涉及的条目:1、2;③关于对睡眠担忧涉及的条目:3、4、8、10、11、14;④关于对睡眠后果涉及的条目:5、7、9、12、16。

表4-6-1 错误观念和态度量表(DBAS)

下列各项是有关人们对睡眠的信度和态度,请根据你自己对于这些问题的实际想法,从后面的5种态度中,选择一个最符合你个人意愿的答案,即使你没有睡眠问题或这些问题与你目前的情况无关,也要回答每一个问题(按1~5分等级评分,总分30~150分。非常同意5分、同意4分、一般3分、不同意2分、非常不同意1分)。

序号	内容	非常同意	同意	一般	不同意	非常不同意
1	我需要睡足8小时,白天才能够精力充沛和活动良好					
2	当我晚上没有睡到足够的时间时,我需要在第2天午睡或打盹,或晚上睡更长的时间					
3	我担心慢性失眠会对我的身体健康产生严重影响					
4	我担心我正失去控制睡觉的能力					
5	在经历一个晚上睡眠不好后,我知道这会影响我第二天白天的活动					
6	如果服安眠药能睡好觉或不服药则睡不好觉,为了使整个白天保持警觉和活动良好,我相信我应该服安眠药					

序号	内容	非常同意	同意	一般	不同意	非常不同意
7	我整天烦躁、抑郁和焦虑,是因为我在头一晚没有睡好觉					
8	当我一个晚上睡不好时,我知道这会干扰我整个星期的睡眠时间					
9	如果没有足够的睡眠时间,第二天我的精力会很差					
10	我不能够预测晚上我睡得好还是睡得不好					
11	我对睡眠被干扰后的负面影响无能为力					
12	我整天感到疲劳,无精打采,原因是我头天晚上没有睡好觉					
13	我相信失眠主要是体内化学物质不平衡导致的					
14	我感到失眠正在破坏我享受生活乐趣的能力,并使我不能做我想做的事					
15	服用安眠药物是解决睡眠问题的唯一办法					
16	在睡不好之后,我会取消要承担责任的事或工作(包括社会与家庭方面)					

成员A:我原来对服安眠药有很多担忧,半夜睡不着也拒绝服安眠药,结果白天头昏脑涨的,精神也不好。通过今天的学习,我知道偶尔服药也是可以的。

带领者:你有这样的认识,真为你高兴。我想,再遇到半夜睡不着时,你不会那么难熬了。

成员B:原来不只是我有这样的困扰,这么多病友和我一样,之前我对失眠的担忧太多了,其实偶尔的失眠还是能接受的。只要有办法改善,我就有信心了。

带领者:谢谢你的分享。我们有时身体躺下了,大脑还在工作;有时担心家人的事情;有时身体不舒服,所以我们偶尔出现失眠是很正常的。只要不把偶尔睡不着这件事想得太严重,给自己过多思想压力就可以了。

今天大家进行了量表测评和积极的讨论,发现之前对失眠的看法可能存在一定的误区,也更加了解了自己。量表评分越高,说明不合理信念越明显。希望大家回去后不断调整,你的睡眠障碍一定会得到改善的。

带领者:下面我们将进行睡眠习惯的讨论。我会念一些内容,对比自己看看有没有这样的习惯。如果没有这样的习惯,请举起手。我们一起来讨论,是不是不良习惯影响了你的睡眠,可以吗?因为我们参加睡眠团体是来寻求自我管理方法的,我也相信大家会改变不良习惯的。

(1)避免饮酒、喝含咖啡因的饮品和吸烟,尤其在傍晚以后。

(2)在睡前2小时内,不进食难以消化的食物。

(3)晚饭后,不可大量饮水,以减少夜尿。

(4)下午五点以后,不参与到过度兴奋和活跃的环境中。

(5)床只能用来睡觉,如果只是休息和放松,可以坐在椅子上。

(6)建立一套准备就寝的程序。

(7)卧室的环境要有利于睡眠,如适宜的温度、光线和声音。

(8)就寝后,放松思想,可以想一些愉快的事情以促进睡眠。

(9)每天在同一时间起床,周末也不例外,可以使用闹钟达到这一目的。

(10)保持规律的体育锻炼,但是睡前不可进行高强度的运动。

带领者:从刚才的讨论中发现,大家需要在有些方面做出调整。相信通过今天团体的学习讨论,大家按照睡眠卫生教育内容,不断调整自己的生活方式及生活习惯,建立一套适合自己的准备就寝的程序并坚持,相信我们每个人都会拥有一个好的睡眠。谢谢大家的参与和积极分享。

四、家庭作业

对比量表及睡眠卫生教育内容进行思考调整。

五、致谢全体成员

穴位按摩与放松训练助眠

睡眠障碍的临床表现不一,包括难以入眠、睡后易醒、醒后难以再入睡、早醒、睡眠不深,甚至有时彻夜不眠,这在中医学属"不寐"范畴。穴位按摩是以中医脏腑、经络学说为理论基础,用中医推拿手法作用于人体特定穴位,以调节机体生理、病理状况,达到"精神内守,情绪平和;阴平阳秘,精神乃治"的助眠目的,从而使患者的睡眠得以改善。常用的放松训练包括渐进式肌肉放松法和冥想放松法:渐进式肌肉放松法是一种逐渐的、有序的、使肌肉先紧张后放松的训练方法,它包括从脚到头,系统地拉伸和放松身体肌肉群;冥想放松法是通过想象达到放松的目的,可配合听一些优美音乐,想象一些美好的画面,达到内心的平静,减轻紧张焦虑情绪。

一、自我介绍

带领者:大家好!欢迎大家继续参加睡眠障碍自我管理团体,今天的主题是穴位按摩与放松训练助眠。我是团体带领者XX,接下来的一小时,将由我陪伴大家一起完成团体活动。我们依然先进行自我介绍,加深彼此印象。介绍的内容可以包括你希望在这个团体中大家怎么称呼你,你对穴位按摩助眠或者放松训练的了解等。

成员A:我失眠的这两年,尝试了各种各样的方法,也经常进行放松训练,比如甩手臂,揉脖子等,但效果不好。

带领者:这两年失眠这个问题对你造成了非常大的困扰,你也一直在努力。你提到的方法也是放松的一种,非常好。我今天教给大家的方法将更科学、更系统,如果坚持去做,我想一定会对你有所帮助。

成员B:我比较相信中医,我认为中医没有副作用,就是不认识穴位。

带领者:不认识穴位或者找不准穴位,都没有关系,我们不需要非常精确地找准一个点,只要按摩穴位相关的部位就可以了。看来大家对穴位按摩还是比较感兴趣的,今天我们一起学习吧。

二、展示家庭作业，分享收获

带领者：在开始新的练习之前，我们先来分享一下上一次团体活动留下的家庭作业吧。上一次"睡眠知多少"团体有哪些成员参加了呢?(对坚持参加团体的成员进行肯定和鼓励。)

成员A：我以前服利尿药的时间是下午，结果晚上频繁上厕所。上次团体结束后我就调整为上午服药了。这几天晚上睡眠要好些，谢谢你。

带领者：你能够积极思考并做出调整，非常棒! 今天你看起来精神似乎特别好。

成员A：我昨晚睡了6个小时，今早起床感觉精神特别好，心情也特别好。

带领者：为你高兴。

成员B：回去后我对比量表认真想了想，可能是我对睡眠不好的后果太担忧了，因为我在5、7、9、12、16这几个条目得分很高，基本上都是4~5分。上次在团体中听了大家的讨论以后，我觉得问题也没想象的那么严重，在心理上放松了许多。这几天睡眠有了一些改善，入睡时间从以前的2小时左右减少到现在1小时左右了。

带领者：心理和身体是一体的，心理上放松了，身体也会放松，睡眠自然也会得到改善。听起来大家的睡眠有不同程度的改善，祝福大家。

三、介绍今日团体活动的内容

(一)穴位按摩助眠

带领者：接下来，我会向大家示范穴位按摩的方法，请大家跟着我一起做，在做的时候认真感受并下意识去记忆。

穴位按摩助眠流程如下。

(1)双侧上臂内侧中线，由上而下，1~2次/日，按揉劳宫、郄门、内关各30次。按压心经的神门穴——掌侧远端横纹尺侧端。(图4-6-1)

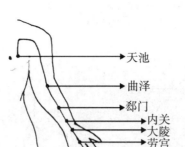

图4-6-1

（2）搓涌泉穴（图4-6-2），按揉三阴交、照海（图4-6-3）、申脉（图4-6-4），各30次。

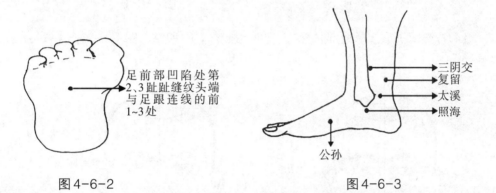

足前部凹陷处第2、3趾趾缝纹头端与足跟连线的前1~3处

图4-6-2

图4-6-3

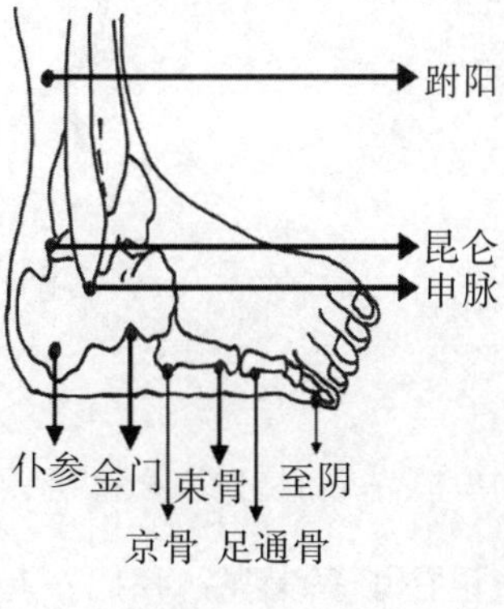

图4-6-4

（3）按揉百会（图4-6-5），风府、风池（图4-6-6）穴各30次。

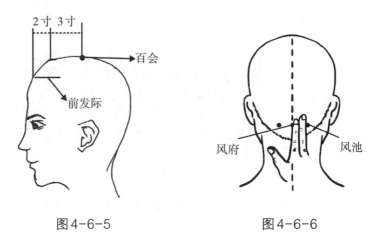

图4-6-5 　　　　　　　　　　　图4-6-6

（4）搓热双手后按摩面部，每次5分钟。按揉太阳、印堂。（图4-6-7、图4-6-8）

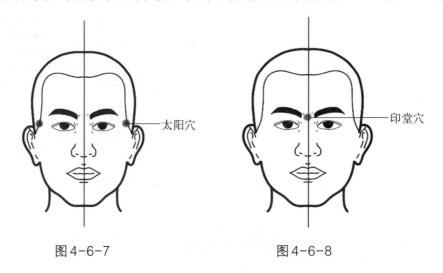

图4-6-7 　　　　　　　　　　　图4-6-8

（5）搓揉双耳，以发热为度。

（6）按摩腹部，以肚脐为中心，先顺时针按摩54次，再逆时针按摩54次。

带领者：刚才的练习大家记住了多少呢？我们一起来回顾一下吧。接下来，我将带领大家进行放松训练，它包括渐进式肌肉放松和冥想放松。

（二）放松训练助眠

1.渐进式肌肉放松训练：找一个安静的场所，站立、坐着或者躺着，先使肌肉紧张，保持5~7秒,注意肌肉紧张时所产生的感觉。紧接着很快地使紧张的肌肉彻底放松,并细心体察放松时肌肉有什么感觉。每部分肌肉一张一弛做两遍,然后对那些感到未彻底放松的肌肉依照上述方法再行训练。

带领者:现在请大家把背尽量靠着椅子,有眼镜的成员把眼镜摘下来,调整好姿势舒服地坐好,尽最大可能地让你自己放松……下面跟着我的指导语依次体会肌肉紧张与放松的感觉。

(1)手指及手腕:首先握紧右手拳头,把右拳逐渐握紧,在你这样做时,你要体会紧张的感觉,继续握紧拳头,并体会右拳、左手和右臂的紧张。现在,放松……让你右手指放松,看看你此时的感觉如何……现在,你自己试着再放松一遍。再来一遍,把右拳握起来……保持握紧,再次体会紧张感觉……现在放松,体会放松的感觉。轻松将手放在腿上舒服的位置,然后慢慢体会肌肉放松的感觉。

(2)手臂:现在请将双手慢慢抬起来,双手半握拳上下手臂慢慢用力夹紧保持5~7秒,在你这样做时,你要体会紧张的感觉,然后突然放松,两手自然下垂,体会肌肉放松时的感觉。现在,你自己试着再来一遍……

(3)眼睛:现在请大家慢慢闭上眼睛,慢慢地用力……保持5~7秒,眼睛缓缓睁开。体会眼睛肌肉紧张及放松时的感觉。现在,你自己试着再来一遍……

(4)颈部肌肉:现在请大家慢慢将头倒向右边,再右边,感觉右耳快贴到右肩了,体会左侧颈部肌肉紧张的感觉……保持5~7秒,慢慢地回正,体会左侧颈部放松的感觉。现在,你自己试着再来一遍……依次让右侧颈部、后颈部及脖子周围肌肉处于紧张、放松状态,体会紧张及放松的感觉……注意动作一定要缓慢。

(5)肩膀:现在请大家用力将肩膀抬起,做出耸肩的动作,想象肩膀靠近耳朵,感受整个肩膀充满紧绷的感觉,再慢慢放下,释放肩膀所有紧绷。肩膀用力往上挤,放松时,肩膀下沉。现在,你自己试着再来一遍……

(6)胸、背部:两手向前交叉抱胸,挤压胸肌,拉紧背,体会背部肌肉紧绷的感觉;放松时,两手自然下垂,肩膀下沉,体会背部肌肉放松的感觉。现在,你自己试着再来一遍……

(7)腹、腰部：现在请大家慢慢地用力将臀部夹紧，保持5~7秒，体会肌肉紧张的感觉；然后慢慢放松，全身重量下沉于臀部（坐姿），体会腿及脚下沉的感觉。现在，你自己试着再来一遍……

(8)大腿：现在请大家慢慢站起来，用力绷紧双腿，使双脚后跟离开地面，保持5~7秒，然后放松。在做的过程中体会肌肉紧张及放松的感觉。现在，你自己试着再来一遍……

(9)小腿：现在请大家舒服地坐着，将双脚向后上方用力弯曲，使小腿肌肉紧张。保持该姿势5~7秒后慢慢放松。10秒钟后做相反动作，将双脚向前下方用力弯曲，保持5~7秒，然后放松。在做的过程中，体会肌肉紧张及放松的感觉。现在，你自己试着再来一遍……

(10)脚趾：将双脚脚趾慢慢向上用力弯曲，与此同时，两踝与腿部不要移动。持续5~7秒（可匀速慢慢默数），然后渐渐放松。放松时注意体验与肌肉紧张时不同的感觉，即微微发热、麻木松软的感觉。10秒钟后做相反的动作，将双脚脚趾缓缓向下用力弯曲，保持10秒钟，然后放松。

以上是渐进式肌肉放松的方法，每次放松训练时间大约为20～30分钟，可安排在晚上睡觉之前进行。如果能持之以恒，它能缓解我们的紧张情绪，促进睡眠。

2.冥想放松练习方法

带领者：接下来是冥想放松。请大家以自己最舒适的姿势坐着或躺着，慢慢地闭上双眼，调整好你的呼吸。深深地吸一口气，缓缓地呼出来，吸气——呼气，吸气——呼气，把身体里的废气统统呼出去。你的呼吸就像大海的波浪一样一起一伏，一起一伏。现在，在脑海中想象一下你曾经去过的一个地方，大海、草原或你儿时的老家。在那里你看到了什么？你平静地躺在一望无垠的大草原上，阳光洒在你的身上，温暖而又惬意。这时，不远处飞来两只彩色的蝴蝶，在你面前欢快地上下飞舞。看着蝴蝶飞舞嬉戏，你的身体变得越来越轻、越来越轻，不知不觉你也随着蝴蝶慢慢飞了起来。现在，我开始数数，数到3时请大家动动你的脚趾头，动动你的手指头，搓搓双手，搓搓面颊，以自己的节奏慢慢地睁开双眼回到团体中来。

四、分享感受

成员A:原来按摩穴位也不难,我决定从今天开始每天按照这个步骤来按摩,希望可以对睡眠有帮助。请问有没有资料可以发给我们呢?

带领者:你的疑问可能也是大家想要知道的,团体活动结束时,我将今天学习的资料发给大家。刚才我看到了每位成员的努力和专注,这就是团体的力量。

成员B:放松肌肉、搓搓面颊后,感觉身体没那么沉重了,尤其是肩部轻松了好多。回去后可以单独练习肩部的放松吗?

带领者:单独练习肩部放松或者某一个部位都是可以的。希望你坚持练习,越来越放松,更希望通过练习改善你的睡眠。

五、家庭作业

带领者:请大家按照自己喜欢的方式,选择穴位按摩或者其他适合自己的放松方法并坚持去做,每天一次。

六、致谢全体成员

七、操作难点及注意事项

(1)自我介绍时,带领者谈及对睡眠障碍的认识非常必要,这样可以引起共鸣,增强团体的凝聚力。

(2)在团体中,成员之间充分的讨论很重要。带领者应关注到每位成员,同时以鼓励、肯定的态度和言语做回应,应较少地予以建议,避免说教。

(3)成员在中途脱团,可能会导致其他成员效仿。在团体开始及团体结束时,带领者应强调坚持的重要性。

(4)"失眠知多少"团体中,当成员谈及他们存在的错误睡眠观念、就寝习惯时,尽量用启发式的语言来带动团体成员一起讨论,从而达到改变成员错误观念及不良就寝习惯的目的,在讨论时关注每位成员的情绪变化,避免伤其自尊。

（5）穴位助眠团体中，带领者应教会每位成员自我按摩的手法、按摩的力度及体会每个穴位的按摩效果；团体治疗结束后发放穴位按摩的图片资料，便于成员练习时使用；应强调在自我按摩时，找穴位不必十分精准，但要求每日坚持。

（6）放松训练团体中，练习渐进式肌肉放松时，应提醒成员对个别动作要领掌握不好没关系，甚至可以不做；自我冥想对于个别成员有些难度，可以推荐一些舒缓的音乐给大家，同样可以达到放松的目的。

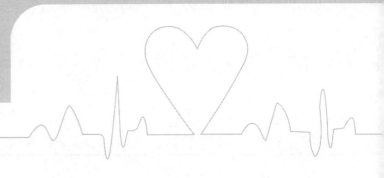

团体心理治疗临床护理指导

第五章
情绪自我识别及管理
团体心理治疗

健康,不仅是没有躯体疾病,还要有完整的生理、心理状态和良好的社会适应能力。而心理健康则是指心理的各个方面及活动过程都处于一种良好或正常的状态,即保持性格完好、智力正常、情感适当、认知正确、意志合理、行为恰当及适应良好的状态。其中情绪是一种内部的主观体验,是以个体愿望和需要为中介的一种心理活动。在情绪发生时,又总是伴随着某种外部表现,这些可观察到的行为特征对维护心理健康起到十分重要的作用。情绪自我识别及管理团体心理治疗运用精神分析理论、认知行为疗法、团体动力学及需要层次理论做指导,将团体成员组织起来,使其在团体活动中了解情绪的类别,识别自己的情绪,了解情绪对疾病、自身健康的影响,学会表达愤怒的方法,运用发现快乐的方法,在交往实践中不断提高情绪管理能力,维护和增强自身的身心健康。

‖ 第一节 情绪棋盘——沉浸式交互游戏团体心理治疗 ‖

情绪棋盘——沉浸式交互游戏团体心理治疗是以CBT(认知行为治疗)理论为基础,运用情绪棋盘图版为载体,将团体成员分组进行棋盘游戏,通过游戏让成员感知疾病背后的情绪变化,识别不合理的认知理念和自动思维。在棋盘图版游戏中能使成员以轻松有趣的人际交互方式感知和识别自身未注意的负面情绪及对疾病的不良认知,增加愉悦感,提升情绪,分散对躯体症状的过分关注,最终缓解躯体症状,改善焦虑抑郁等情绪,提高生活质量。

一、自我介绍

带领者:大家好,非常欢迎来到情绪棋盘——沉浸式交互游戏团体。我是今天的团体带领者,我的名字是XX,接下来将由我带领大家去识别和感知我们的情绪变化,同时以情绪棋盘作为载体,帮助大家学会运用一些应对不良情绪的技巧,转变负面情绪背后的认知信念。首先进行自我介绍吧,让我们对彼此有个初步的印象。介绍的内容包括:你的姓名、性格、兴趣、职业,你为什么来参加这个团体?你以前有没有接触过这方面的内容?你希望有什么样的收获?或者其他你想在这里说的话等。现在由我给大家示范一下。(带领者尽量记住每个成员的名字)

二、暖场游戏——心有千千结

该游戏可以让团队成员相互之间更加熟悉,增加团队凝聚力和趣味性,获得愉悦感,提升情绪,转移注意力。

带领者:经过刚才的自我介绍,大家都互相认识了。现在让我们来做一个暖场游戏——心有千千结,从游戏中开始我们今天的团体活动。请大家先手拉手围成一个圈,形成一个圆圈结。要记住自己左右手分别牵的是谁哦。接着大家松开手,左右移动,打乱站立的顺序。当我喊停的时候,大家重新去拉刚才左右两边成员的手。此时刚刚那个漂亮的圆圈结变成乱作一团的千千结,大家在不松开手的前提下,一起想办法,将这个结打开。

游戏结束,我们来分享游戏感受吧。

成员A:我在游戏中玩得很尽兴,我们差点没有解开。但是大家没有放弃,一起齐心协力想办法,手心都出汗了,用了各种奇怪的姿势。B太厉害了,他想到了最关键的一步,最终帮大家解开了。

成员B:感谢大家对我的信任,团结的力量是巨大的,就好比一根筷子容易折断,一把筷子就很难折断一样。遇到困难时大家互相信任、互相合作、共同努力,就一定会有解决的办法。

带领者:是的,正如两位成员所说,通过千千结的游戏,大家感受到了团队的力量。有时候我们必须迁就别人的需要,有时候也需要别人迁就我们的需要。我们需要翻身,从别人的"手结"下钻过去,或者集体跨过别人的"手结"。每个人都要动起来,每个人都至关重要,齐心协力便能突破难关,解开千千结。就像我们在生活中遇到的很多困难看似无法解决,乱成一团,但只要换种思维模式,就可以找到出路。不

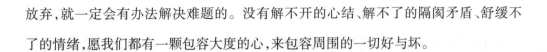

放弃,就一定会有办法解决难题的。没有解不开的心结、解不了的隔阂矛盾、舒缓不了的情绪,愿我们都有一颗包容大度的心,来包容周围的一切好与坏。

三、介绍今日团体活动内容

(一)操作步骤

带领者:通过刚才的暖场游戏,大家对彼此更加熟悉了。现在进入今天的主题:情绪的认知与处理。说到情绪,大家想到了哪些词汇呢?(将成员的回答写在黑板上)。关于情绪大家想到了很多,美国加州大学伯克利分校的研究员发现了27种人类不同的情绪:分别是崇拜、钦佩、欣赏、敬畏、渴望、娱乐、有趣、焦虑、尴尬、厌倦、冷静、困惑、痛苦、厌恶、悲伤、着迷、嫉妒、恐惧、痛恨、快乐、兴奋、怀旧、浪漫、满意、性欲、满足和同情。我们今天团体活动的主角是情绪棋盘,它是以大富翁棋盘图版游戏为模板、将我们的情绪作为核心内容、以认知行为疗法为理论指导设计开发的一款棋盘游戏。今天团体活动的目的是让大家以一种轻松有趣的互动游戏来察觉自身的各种情绪变化,转变不合理的认知理念,缓解焦虑抑郁等负性情绪,从而改善躯体症状。

带领者将情绪棋盘游戏图铺在地上。

带领者:我先来介绍一下游戏规则:这是一项非竞赛性的游戏,大家分为两组,4~6人一组(根据团体参加的人数,平分为两组),分别站在棋盘左右两侧。每组取一个组名和选一名组长(目的是协助领导者更好带领本小组成员完成本次棋盘游戏,包括协调组员轮流掷骰子,带领和督促本组成员完成相应棋盘格子里的内容)。分组完成后,两组成员通过掷骰子的方式轮流前进棋子。每到达一个棋盘格子时,该组中的每位成员均要完成格子的内容。特殊情况,如不会跳舞、唱歌、讲笑话的,可由组内其他成员帮助完成。然后再根据格子里的指示语,前进或后退或暂停,直到两组成员均到达出口,大家高呼"恭喜大家转压为力,成为情绪的主人"(先走到出口的成员要为落后的组员加油,予以鼓励和帮助,最后共同完成游戏)。

附游戏指导语示范。

示范一:棋子落在"沉迷于过往痛苦"处。

带领者:回想一下平时的自己,是否经常想起过往伤心的时刻和发生的不愉快的事情,感到自责、痛苦?这个时候如果能获得一个身边人的拥抱和鼓励,我想一定可以减轻我们一半的痛苦,重新获得温暖。

示范二:棋子落在"疲乏无力,身体掏空"处。

带领者:你是否已经很久没有好好休息和放松了,感觉疲乏无力,身体像被掏空了一样?这个时候尝试闭上眼睛,双手用蝴蝶拍的方式抱抱自己,对自己默默地说一句"辛苦了,最近忽略了自己的感受,从现在开始要好好爱自己"。

(二)结尾游戏:手势舞

舞蹈简单易学,歌词符合团体主题,可以让成员体会到团体的乐趣,在愉悦、放松的氛围中结束本次团体治疗,使成员体验感更佳。

带领者:好了,游戏结束了,我来带领大家跳一个简短愉悦的手势舞《好一点》,来放松一下身体吧。

(三)分享感受

带领者:好的,现在我们来分享一下参加完团体的感受吧!

成员A:我感觉今天的团体让我放松下来了,本来我是有点"社恐",并且生病后变得更加坐立不安,但今天的团体活动让我突破了自己,我在这么短的时间内认识了这么多朋友。特别开心的是在参加团体的过程中我能坐得住了,脑子里不会浮现各种复杂的、不好的画面,能让注意力集中到当下。而且这个情绪棋盘游戏的设计也非常有意义,在和大家一起做游戏的过程中,我能逐步感知情绪的变化。同时我也学会了在平时生活中遇到不良情绪,应该怎样去处理。不过我最喜欢的还是放松训练,它可以帮助我真正体会到放松的状态是怎样的。

成员B:我想用两个词来表达我对今天这场团体的感受:愉悦和轻松。因为我很久没和一群陌生人共同去完成一件事,所以从开始的游戏"心有千千结",到情绪棋盘,到最后的小舞蹈,能和大家一起完成,我觉得这是一次难得的社交机会。在整个团体活动中我笑了好几次。其实生病后,我已经很久没这样开心地笑过,这场团体使我发自内心地感到愉悦和满足。团体活动的每个环节都很用心,尤其是情绪棋盘,有趣的同时能让我们学到疗愈身心的技术。这对我们出院后回归到生活中,正确地去面对疾病、处理情绪都有帮助。带领者幽默的言谈和感动的鼓励语也让我体会到了团体轻松的氛围。

带领者:谢谢大家的分享,通过今天的棋盘游戏,相信大家一定对情绪有了更深入的了解,并感知到了被我们忽略的不合理认知信念。希望大家能有所收获,学会应对不好的情绪,将学到的应对技巧(如正念呼吸,肌肉放松及自信训练等)运用到平时的生活中。让自己做情绪的主人!

四、家庭作业

带领者:今天的团体活动中大家都表现得很积极,希望大家在团体活动结束后用刚刚发给大家的纸张,记录一周自己的情绪变化吧! 当你情绪糟糕的时候,是怎么去处理的? 在这个过程中你遇到了哪些困难? 我们将在下一次团体活动中分享感受。谢谢大家的参与和分享,我们下次团体活动再见。

五、操作难点及注意事项

(1)在自我介绍中,带领者强调不谈及病情是非常必要的,否则,大部分成员更愿意介绍自己的病情和求医历程。如此,不但不会产生积极的体验,还会导致团体活动时间延长,也易造成成员出现两种反应:共情或耐性的磨灭。

(2)团体的宗旨是寻找快乐,成员在一次次的情感触动中,自我觉察能力可以得到提升,情绪能够得以释放。在分享感受的过程中,让思维活跃、积极主动的成员先分享,这样可以对后面的成员起到引领示范作用。带领者应以鼓励、肯定的态度和言语进行回应,避免说教和予以建议。对于消极的、主动性差的成员予以引导,给予此类成员更多的关注度。要善于识别并能阻止威胁团体凝聚力和完整性的力量,包括:

随意打断别人发言的成员、滔滔不绝无法打断的成员、经常迟到或者在成员中寻找替罪羊的成员等。

（3）成员在中途脱团，会导致其他成员效仿，或者让其他成员意气消沉，影响其他参与成员的热情度与积极度，对整个团体可能造成威胁，这是不可避免的。所以，在每个团体结束时，带领教需强调坚持参加团体的意义，以维持成员的相对稳定，使团体更具凝聚力。

（4）团体目标不宜太高。由于团体治疗是需要付费的，而在治疗过程中有的成员会期待甚高，有的成员会在团体中感到难过或出现哭泣等，带领者可能会产生受挫感或质疑自己的能力。带领者要有承担角色的自信，言行要以身作则，但不应过分掩饰弱点而想要表现得很完美，过分畏缩、拘谨或者过分热情对于团体的发展都是不利的。所以，带领者一定要有坚定的信念，确信团体治疗是一种非常有效的治疗模式，并且将这种信念传递给成员及其家属。

（5）强调此游戏非竞赛，没有输赢。注重每位成员的参与感，积极关注及鼓励到每位成员。

（6）带领者需要有良好的组织能力、沟通表达能力及临场反应能力，为游戏营造轻松、愉悦、积极向上的氛围，注重引导成员从感知、体验、反思到转变、提升自我。尤其在棋盘游戏环节，每到相应的格子，带领者需要运用自然流畅的语言进行讲述，要做到对棋盘内容熟记于心，要掌握棋盘中所有涉及的心理治疗技术，如认知行为疗法、冥想法、正念减压法、肌肉放松法等。

‖ 第二节 成长地图——同伴支持团体心理治疗 ‖

人的成长经历会对个体的情绪、认知产生深远的影响,不愉快的人生经历容易产生焦虑、抑郁、烦躁、恐惧等负性情绪,渗透到个体的生长发育中。同伴支持是将一些具有相同或相似体验、经历的患者组合在一起分享信息、情感及经验的支持模式,可以改变人们不良的行为,起到正性引导作用。成长地图——同伴支持团体心理治疗是通过带领团体成员以成长地图游戏为媒介进行回顾及分享个人成长经历,在同伴的支持与团体治疗的氛围下,阐述自身在各年龄阶段印象深刻或难以释怀的经历,并邀请其他成员对分享者表述的内容进行自身审视、思考。在团体中,鼓励所有成员积极分享个人看法,在同伴支持的治疗氛围中,获得鼓舞,释怀过往,奔向未来。

一、自我介绍

带领者:大家好,非常欢迎大家来到成长地图团体,团体将会以成长地图游戏的问答模式邀请在座各位分享一些自己的成长生活经历。通过相互分享与鼓励,大家能够得到同伴支持,体验成长过程与经历。我是今天的团体带领者,我的名字是XX,接下来的一个小时,将由我陪伴大家一起去体验成长地图——同伴支持团体的魅力。首先,让我们进行自我介绍,让彼此有一个基本的了解。自我介绍的内容包含3个方面,一是你的姓名,也可以用你喜欢的昵称,二是你的爱好,三是上一次与家人聊天的大致内容,如果比较介意分享可以选择跳过。我们从顺时针开始依次介绍,好吗?

二、暖场游戏——进化论

带领者:大家通过自我介绍环节,对彼此有了一定的了解,现在我们进行一个暖场游戏来热身一下吧。这个游戏叫进化论,游戏设定4个角色,鸡蛋、小鸡、猴子、人,每个人最开始都扮演鸡蛋的角色。两两自由组合为一组,进行"石头、剪刀、布"游戏,赢了就升级为小鸡,连赢三轮就可以进化为人,输了就会后退一个阶段,直到后退为鸡蛋,每次组队只能和同级别的角色一起PK哦,比如鸡蛋与鸡蛋,小鸡与小鸡,猴子与猴子。直到大家都成功进化为人。

游戏结束,有没有哪位成员愿意来分享一下感受呢?

成员A:玩这个小游戏有点紧张,手心都出汗了。我一直都输,就没法进化成人,还好没有放弃,谢谢你帮助了我,最后终于进化成功了。

成员B:我很顺利,一下子就进化成人了,看到成员A还没有成功,好替他着急,这个游戏使我们彼此熟悉了很多。

带领者:谢谢大家的分享。通过刚刚的游戏,我们发现,每个人的成长路径是不一样的。有的连赢三轮毫不费力进化为人,有的反复输赢,在成长过程中徘徊前进,有的需要在别人的帮助下成长,但是无论如何大家最终都成功从鸡蛋变成了人。虽然多耗费了一点时间,却都达成了目标,实现了成长。从游戏看人生,我们在成长这条路上,都会经历风雨挫折。但是随着时间推移,我们始终不断成长。就算有所后退,有所差错,但是前进的大方向一直没变。

三、介绍今日团体活动内容

(一)操作步骤

带领者:我们现在就开始进行今天的团体,我先来介绍一下游戏规则:大家通过掷骰子的方式轮流前进。每到达一个格子,该名成员完成格子的内容,然后下一位成员继续掷骰子,直到完成全部人生旅程。现在大家上前来,先从年长者开始好吗?用这个大骰子投出一个点数,看一看骰子的点数对应的问题,大家依次分享自己的答案,好吗?

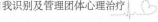

带领者将人生地图游戏图铺在地上。

成员A:我投到的问题是:青少年时期给你帮助最大的人是谁? 我认为是我的老师,当时我的爸爸妈妈对我并不是很关心,我总是想做一些叛逆的事情引起他们的注意。当时我的班主任知道我的情况,不管是多次上门家访,还是多次与我进行谈心鼓励,他对我都产生了很大影响。如果不是班主任老师对我的耐心纠正,我现在可能就是个混混,所以我很感激他。这就是我的分享,谢谢大家。

带领者:感谢A的分享,老师在大家的教育成长中起到的作用不仅是教授知识,还有帮助我们塑造人格。毋庸置疑,你遇见了一位良师,你一定也是你班主任心目中的优秀学生。还有没有愿意分享的伙伴呢?

成员B:我想分享一下。青年时期对我帮助最大的也是老师,但是这个帮助和成员A的老师不同。我的老师与其说是帮助我,不如说是他的欺负让我自己鼓着劲儿地努力。所以实际上,对我帮助最大的是我自己。我的班主任在读书那几年对我全是否定,也不知道怎么得罪他了。扎头发说我扯得脸皮都紧了,披头发说我不像样。做作业或者考试考得好从来不会夸赞,一旦成绩差了,就会被拿出来公开批评。到现在说起来都还是很生气。幸好当时自己有那么点硬气,拼命学。全班就我高考分最高,就这样他都没有来夸一句。也是谢谢他的打压,才让我有所成就。

带领者:谢谢B的分享,人有千面,就算同是老师也各不相同。可以看出来你很坚强,很不服输,困难不能将你打倒,只会让你更加茁壮成长。你让我想起了梅花香自苦寒来,希望你遇见的所有不幸最终都能成就你,如果有承受不住的,也不妨暂且放下你的坚强,与朋友、家人诉说吐槽一番。还有没有人想要分享此问题呢? 如果没有就由下一位成员扔骰子吧。

游戏结束:每个人都进行了一轮扔骰子。

(二)放松练习(播放轻音乐)

带领者:刚刚大家分享了很多人生经历,各自进行了表达,有欢乐的,有难忘的,有痛苦的。现在让我们舒展一下身体,进行呼吸放松训练,请大家集中注意力感知内心的认知和想法,与过去和解。我将播放一段音乐,请大家认真听。在这个过程中,我会念一段指导语帮助大家去想象。(播放音乐)现在,请调整好坐姿(有瑜伽垫的可以使用),脊柱挺拔但不僵硬,双肩下垂并放松,让身体呈现出自然的姿态,两手自然地放在腿上,轻轻地闭上眼睛。现在,请将我们的注意力集中在呼吸上,感觉气体的吸入和呼出。吸气时,我们把安静、充满正能量的新鲜空气吸进体内,通过鼻腔经过喉咙、胸腔到达我们的腹部。呼气时,我们把焦虑、疲惫的废气通过腹部、胸腔、喉咙、鼻腔排出体外。在这个过程中,感受腹部随着呼吸的起伏。不用刻意地控制呼吸,让呼吸自然地进行。吸气——呼气,吸气——呼气,随着每一次呼吸,我们感觉到腹部越来越柔软,身体越来越轻松。在成长过程中我们会经历酸甜苦辣,成长带给你的也许是欢乐,也许是烦恼,也许有痛苦,也许有起伏。无论是什么,它们都是我们人生路上最重要的经历。以前难以释怀的事情,现在看来,是否像滚滚长江中的一滴水,不值一提呢?我们甚至会感谢那些不好的事件或者经历,让自己成长起来。时间真的能够治愈一切,往前看,坚信一切都会好。我们的人生由自己做主。

四、家庭作业

带领者:刚刚大家在人生地图游戏中意犹未尽,对自己的人生有了一些思考,我现在布置一个家庭作业:成长全景图。现在给大家每人发一张纸,纸上有一个坐标,在横轴上标注发生事件时的年龄,纵轴上标注发生的事件。请大家回去后认真思考回顾,在这张纸上记录下你至今为止印象最深刻的3件事,无论好坏。下次团体活动时,会邀请大家进行分享哦!

五、操作难点及注意事项

(1)如果团体成员分享负面的人生经历,带领者应怎样拉回来呢?比如,人生地图里的一个问题:你通过什么事情开始理解父母的?此问题容易导致一些成员情绪激动,甚至哭泣不止,带领者首先应安抚成员,并且发挥同伴支持的作用,引导团体其余成员一起对该成员进行安抚。

（2)在进行家庭作业"成长全景图"的分享时,带领者应充分共情,对积极的正能量的分享多多鼓励,如果是悲伤的,我们要学会倾听,比如讲到失去的时候,可以这样说:"你能够去表达这件事,非常不容易,我想每个人在失去了生命中这么重要的人或者其他事物时,都会悲伤难过,换成是我也会悲伤的。你能走过来,并且分享这个事情真的很有勇气。"这个时候看团体里有没有人愿意鼓励一下,给他一个拥抱,或者为他鼓掌,必要时准备一些纸巾。如果分享的人说,没有什么值得记住的事情,没有什么可以分享的,带领者可以这样引导:可以看出记忆对你来说很淡,人与事对你来说很遥远,很模糊,你的人生风平浪静,云淡风轻。

‖ 第三节 剧本角色扮演团体心理治疗 ‖

剧本角色扮演团体心理治疗以现在青少年广为喜爱的剧本杀娱乐项目为背景，它以角色扮演心理治疗为核心，是一种互动性、扮演类的心理行为疗法。剧本杀游戏是真人扮演剧本角色的推理类活动，以剧本为线索，在主持人的引导下展开。玩家需要根据角色剧本设定进行角色扮演，每一位玩家都有特殊任务以及自己需要隐藏的任务。剧本会引导玩家展开多轮推理和搜证等互动，最终找出"真相"。剧本角色扮演团体心理治疗以沉浸式的体验和全过程沟通互动的模式构建了独特的交往互动情境，包括综合性心理社会干预的一系列治疗。角色扮演类团体以改善患者的自主表达、注意力、记忆力为目的，能改善轻中度抑郁症、焦虑症等患者的人际沟通能力，使个体收获高度情感能量，恢复其社会功能，结合药物治疗可以产生更好的效果。

一、一般设置

1.人员组成

带领者1人，固定成员6名（所有住院患者及出院后的患者）。

2.时间设置

每周不限次数，每次2小时。

3.物品准备

剧本、线索卡、线索。

4.场景布置

选择宽敞明亮、清洁且空气流通的治疗室，气温适当，房间能隔音、使人放松并有安全感。需要一张可以围坐7人的桌子，可以让团体成员自己带一些零食，围坐在桌子两侧，带领者单独坐一侧。可以摆设成下午茶一般，给人以轻松、舒适的感觉。（图5-3-1）

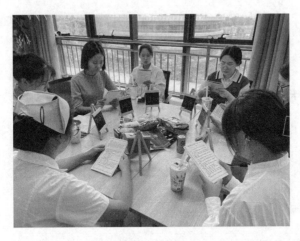

图5-3-1

二、故事介绍

带领者：我先来介绍一下剧情。某一天，17岁的少女江秋突然在手机上看到了关于一座"鬼楼"的推送，好奇心驱动之下，她打算号召几位好友共同去鬼楼探险，顺便解决好友闻樱疑神疑鬼的问题。一行人来到这座最著名的"鬼楼"中，他们刚一进门就受到不明袭击，齐齐昏迷……接下来等待他们的，会是什么呢？

三、游戏流程

（一）分角色，发放剧情剧本（剧本见附件一）

【李子然、安佩佩、陈君笑、江秋、江夏、闻樱】

闻樱：穿着淡粉色的开衫外套，牛仔半裙，模样温柔又静美，只是看起来精神有些恍惚。

江秋：一身嫩黄的运动套装，脖子上挂着手机绳，手机壳是定制的时下最火的动漫角色。

江夏：宽松的黑色休闲服，口袋里塞着一瓶没有喝的苏打水。

陈君笑:深蓝色的T恤配牛仔长裤,鼻梁上架着一副金框眼镜,清爽又利落。

安佩佩:身着甜美碎花连衣裙,裙摆刚好遮住膝盖,不像是来探险,反而像是来度假的。

李子然:墨绿色的冲锋衣裹住瘦高的个子,背后一只巨大的双肩背包显得很突兀。

(二)阅读完毕进行简单自我介绍(不涉及剧情)

带领者:你们刚刚好像都昏过去了,在昏过去之前好像经历了很多事情,你们是谁,刚刚经历了什么,不妨分享一下……

(三)破冰小游戏

带领者:现在大家感觉是不是有好多线索都未曾得知?(尽量活跃大家的气氛)

让其他六人轮流描述自己醒来后看到的第一件物品,只能用点头摇头回答,答对的人可以抽取一张额外线索道具,每轮每人仅有三次机会,三次均未答对则失去获得线索的机会。然后由角色演绎该物品,只能单手演绎,不能说话,每人再猜一轮,猜出来不奖励线索也不惩罚,未猜出有集体惩罚,可以选择青蛙跳十个,或说出自己身上真实发生的一件糗事,或者用孤勇者的曲调唱"爱情买卖"。

闻樱:墙壁　江秋:天花板　李子然:黑暗　陈君笑:书　江夏:纸条　安佩佩:手机

(四)额外线索(猜中物品者抽取获得)

(1)苏打水可以使纸条上的文字显形:希望我以后可以从事服装设计工作。

(2)江秋的手机几天前消失过几个小时,不过很快就找到了。

(3)李子然的保温杯里好像装着什么东西。

(4)角落里有一瓶高浓度乙醚喷雾,会使人昏迷十分钟左右。

(5)这个世界上不存在鬼。

(6)有人在搞鬼。

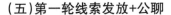

(五)第一轮线索发放+公聊

第一轮场景线索(除【共享线索】需强制公开外,其余线索可选择性公开)

1.卧室1

(1)房间里的墙皮几乎完全脱落,门也破损得十分严重,似乎遭遇过一场袭击。此刻门被人从外面锁住,你透过残破的门缝看到对面有一扇门,里面传来江秋的声音。

(2)墙角的那张床已经倒塌,但款式是你欣赏的复古公主床,你猜想这张床的主人一定很喜欢童话故事。

(3)倾塌的床底下不时传来叮叮咚咚的声音,你艰难地爬到床底下,发现是一粒粒弹珠在木地板上弹跳,你把弹珠拾了起来。

(4)被烧得焦黑的床垫缝里居然夹着一幅画,但只剩下纸张的一角,隐隐露出天蓝色的校服,画得惟妙惟肖,你觉得十分眼熟。【共享线索1】

(5)房间的另一个角落里有一张书桌,桌上摆着一只单腿站立的水晶舞者,这让你想到了安徒生童话故事里的《坚定的锡兵》,舞者的底座是一个图案,不知道有什么含义。(表5-3-1)

表5-3-1

0 2	3 7	8 e
1 5	6 c	d h
4 a	b f	g i

(6)书桌抽屉里有一本日记本,大概是火被及时扑灭的原因,没有受损,但是本子上设了四位字母的密码,你觉得应该将日记本解开。

(7)衣柜里的衣服已经被烧完了,但最下层柜子的角落里有一只玻璃瓶,塞着塞子,里面有一张白纸,好像写着什么,但又看不清字迹。而且瓶塞实在太紧,除非有什么东西能够将它撬开,可你找了半天也没有发现顺手的东西,于是把瓶子塞到了上衣口袋里。

(8)墙上布满了灵异爱好者留下的涂鸦,其中有一行字是新写上去的,因为红色的油漆还没有干透,内容是"爱使灵魂得到解脱"。

(9)房间的外面还有个小阳台,阳台下正好是那棵折断的树,站在阳台上可以看到楼下的院门。不过房间通往阳台的门被钉子封死了,你无法来到阳台上。

(10)不知为什么,房间右侧墙壁的焦黑色最重,像是被墨水染过了一般。【共享线索2】

2.卧室2

(1)门从外面锁得死死的,只有下方有一条缝,高度只能容下手指伸出去。

(2)除了墙壁和物品被熏得黑乎乎的,其他倒也还算完整,可以猜测出这间房子的火势并不算大,因此很多物品也得以保存下来。

(3)一张双人大床,床头放着一幅相框,内容似乎是两个人的合影,但受火势的影响,相片也烧坏了。

(4)衣柜里有很多婴儿用品的残片,包括纯棉尿布和一些柔软的襁褓,还有一条长命百岁平安锁。

(5)压箱底的是一封褪了色的红纸,墨迹氤氲,隐约可见上面写着:赤绳早系,白首永结,三生石上,欣燕尔之,将泳海枯石烂,指鸳侣而先盟……七月初七,与子偕老。【共享线索3】

(6)一只老式八音盒,保存完好,打开是一串美妙的音符,你似乎在哪里听过。【共享线索4】

(7)一只精致的小木箱上有一把老式铜锁,锁芯很细,看来只有用极细的钥匙才能打开。【共享线索5】

(8)一本相册集,但里面是空的,从夹层的痕迹看里面曾经有过很多照片,但不知被什么人全拿走了。

3.客厅

(1)越靠近卧室走廊的地方烧焦痕迹越严重,整个客厅几乎淹没在一片废墟里。

(2)沙发后的墙壁上悬挂着几幅相框,现在只剩下空的且残缺的框架,不过相框一角露出了一行文字:摄于2003年8月4日七夕。【共享线索6】

(3)电视柜上放着一只花盆,里面盛满了风信子的种子。【共享线索7】

(4)玄关上方悬挂着一只有着斑斑锈迹的铜风铃,因为时间太久,它已经不能发出声响,你觉得有些眼熟,可怎么也想不起来了。【共享线索8】

(5)陈列架上摆放着一些陈列品以及工艺品,其中一件是全国青少年服装设计比赛银奖的奖杯。【共享线索9】

(6)从客厅可以来到所有人的门前,只见那些门全部都被铁锁锁住了,只有用钥匙才能开门。【共享线索10】

(7)沙发正对面有一只壁炉,旁边立着一把火钳,炉子里还有一堆未清除的灰烬,里面可以看到一页烧完的纸,上面的字迹依稀可辨:重返青春的婚纱……

4.阁楼

(1)天花板被烟熏得黑漆漆的,地板也翘了起来,狭小的空间显得十分拥挤。

(2)一辆陈旧的粉色婴儿车,看起来已经很多年没有使用了。

(3)一台过时的照相机,里面只保存着一张照片,是一个小女孩手捧奖杯的照片,照片里的她笑得很开心。

(4)地面上散落着一只水晶发夹,你好像在哪里见到谁戴过似的。

(5)一套蓝色的校服,上面用记号笔写着很多签名,看起来像是毕业前的留言,在众多你不认识的人名中,你看到了熟悉的名字:江秋0523爱你哟。【共享线索11】

(6)一架电子琴,琴键被磨得掉了漆。【共享线索12】

(7)一只牛皮纸盒,里面盛着很多卡纸、胶带、水晶珠、细铁丝、剪刀、布料之类的物品。【共享线索13】

5.地下室

(1)物品保存完好,几乎没有被烧的痕迹。

（2）一台老旧的收音机，里面塞着一张纯音乐的磁带，打开播放按钮，断断续续地传来一段优美的旋律。

（3）一把纯黑的雨伞，明明完好无损，不知道为什么被主人放在了地下室。【共享线索14】

（4）一只塞满杂志的行李箱，里面全部是与时尚相关的内容。

（5）一摞木柴，但没有点燃的痕迹。【共享线索15】

（6）一只巨大的牛皮纸箱，里面盛满了一堆夸张但款式亮眼的衣服，你认不出那是什么牌子的，但有一件你在江秋身上看到过类似的。

（7）一盏台灯，灯泡已经被取了下来，灯罩内壁贴满了纸剪出的风信子的花。

6. 书房

（1）书房里的书桌尚且完好，但靠墙的书架损坏严重，似乎火是从书架背后燃起的。

（2）你随手捡起一本书，封面写着花语大全，你翻了翻，看到蓝色鸢尾的花语是"爱的讯息"。【共享线索16】

（3）书桌上平摊着一本书，它被大火烧得看不清内容，你发现书册的中间少了一页，不像是被火烧的，而像是人为撕掉的。【共享线索17】

（4）书架底下压着一张大合影，所有人都穿着你熟悉的蓝色校服，原来是一张毕业照，看来房子的主人曾经和你是校友。

（5）抽屉里有一本笑话大全，你记得你也有同款，这本书你曾经借给江夏看，不过对方好像没什么兴趣，反而是江秋和闻樱很喜欢，她们一看就笑得前俯后仰。【共享线索18】

（6）另一面墙上有一只时钟，时间永远停留在了下午3:30，没有人知道这个时间发生了什么。

7. 周边线索

（1）新闻报道：这是一场骇人听闻的大火，据说起火原因是使用电器不当。再次告诫全体市民，炎炎夏日谨慎用电……

(2)都市小道消息:据说死的是一对非常恩爱的夫妻,好巧不巧还有几天就到七夕节了,结果……

(3)灵异圈内传闻:这栋楼里死的是一家三口,每次一进这栋楼就觉得阴气森森,尤其是那个孩子的卧室,我曾经在里面听到了咯噔咯噔的声音,好像是有人踩着地板走来走去……

(4)附近邻居:多好的人啊,妻子是位音乐老师,丈夫是个工程师,逢人都笑脸相迎,从来没跟别人发生过争执,怎么家里就起火了呢? 不会是有人恶意纵火吧?

(六)解答公开线索以及分发心理线索卡

部分共享线索对应的人物心理线索(不必公开,表5-3-2):

表5-3-2 人物心理线索

共享线索	闻樱	江秋	江夏	陈君笑	安佩佩	李子然
1	你觉得这幅画很眼熟	你记得你曾经画过类似的画,不过画的内容是江夏的样子	你完全没有印象	你完全没有印象	你完全没有印象	你完全没有印象
3	这几句话你觉得像是一首很美的情诗,只是听着就忍不住要落泪	什么燕啊鸳啊的,听不懂。话说现代人为什么还要写古文啊	这似乎是一首古体婚书	曾经在古籍上看到过,双方订婚时用的	虽然听不懂,可是隐隐觉得好浪漫啊	肉麻
4	旋律很熟悉,你也会,不知不觉就哼了出来	你经常听这首曲子,所以你也能哼唱出来	八音盒应该是结婚时候的礼物吧	很老的八音盒了,现在几乎不怎么能见到	很精致的音乐盒	已经成为古董了,说不定能值很多钱

续表

共享线索	闻樱	江秋	江夏	陈君笑	安佩佩	李子然
6	七夕吗？又是一个重要的节日呢	七夕,农历七月初七日	看来七夕对这家人而言是一个非常重要的日子	8月4号是七夕	冥冥之中感觉男女主人好浪漫哦,一点都不恐惧了呢	七夕情人节虐狗啊
7	风信子？你记得这是江夏最喜欢的花……	你家也有很多风信子,都是江夏养的	风信子是你最喜欢的花	你曾经听江夏提起过风信子的花语	你对花语很有研究,你知道风信子的花语是纯洁、清淡、不敢表露的爱	那么多种子,难道是想亲手种下吗
8	这只风铃曾经的声音一定很动听	你记得你曾经也买过一模一样的风铃,后来被你送给别人了,不过时间久远,你已经忘记送给谁了	你觉得很眼熟	不知为什么,你脑海中能想象出风铃的声音,清脆而动听	你完全没有印象	你完全没有印象
11	什么意思？是校服的主人喜欢江秋,还是江秋喜欢校服的主人呢	你的生日是5月23日	她们的关系确实从小就好	江秋确实是这种性格的人,到哪里都能交到朋友	江秋就是见一个爱一个的人	原来江秋的生日是5月23号
14	用纯黑的雨伞肯定不是你的风格,从小到大你的雨伞都是粉色的	你家有好几把黑色的伞,不过这种伞很普通常见	那把伞是你送闻樱回家时,遗落在她家的	很普通的一把伞	看来是不被喜欢的一把伞,被放在了地下室	一把伞而已,值得大惊小怪吗
18	你绝对看过这本笑话大全	你和闻樱一起看过	你看过,但是不怎么感兴趣	你有一本一模一样的《笑话大全》	这是一本很火的书,你也看过	你家也有一本,在你们那个时候几乎人手一本

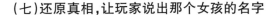

（七）还原真相，让玩家说出那个女孩的名字

（八）分发结局剧本（见附件二）

（九）结局

猜字谜："堂前无土光种田，十日十月紧相连，太字无人又无点，一家三口处处全"打四个字【当朝一品】。告诉玩家猜中有奖励，不告诉他们奖励的内容。猜中的人需要领唱一首：周杰伦的《听妈妈的话》、许飞的《父亲写的散文诗》，或自选一首关于亲情或友情的歌。

（十）分享感受

带领者：在剧本任务中，你想到什么，你的心情是怎样的，这个带给你的感受是什么都可以说，大家尽量把自己想说的话都说出来，尽量试着表达自己，说得多说得少都没有关系，或许这会让你有不一样的感悟。（挑选团体中较为积极的成员进行表达，带动气氛）请大家依次分享感受，包括你为什么会选择这个人物，这让你联想到了什么，带给你什么样的感受？

成员A：当我听见闻樱的简介"穿着淡粉色的开衫外套，牛仔半裙，模样温柔又静美，只是看起来精神有些恍惚"的时候，我觉得我可能生病以来也有一点恍惚，无精打采的，所以我选择了闻樱。

带领者：你是否能跟着剧本人物的性格、心理状况，进行联想呢？

成员A：很多时候是可以的，那样的探险场景让我产生非常浓厚的兴趣。

带领者：里面的情感哪一点最能打动你呢？

成员A：当谜底一点一点解开，我才发现，原来一切的出发点那么美好，身边的朋友一直都在帮助闻樱，只是她当时没发现。

带领者：是的，很好，很多感情，可能在我们日常生活中没有用言语表达出来，但是并不代表它不存在，身边有关心我们的父母、家人、朋友，我们要用一双善于发现爱的眼睛来体会生活中的点点滴滴。谢谢你的分享。

成员B:我觉得可以让我体验不同的人生、不同的身份和角色。但这只是一个附加体验,最主要的目标还是找出真相。

带领者:看来你是一位喜欢探寻事物真相的朋友,你体验剧本里这个不同的身份有什么感受呢?

成员B:最开始有点害怕,又有点刺激。我觉得记忆最深刻的就是,我和江秋一样乐于助人,以为自己没有得到大家理解,原来后面都是误会,还有就是我们几个一起找线索,最后还原了故事真相。

带领者:感觉你收获非常多,也产生了很多共鸣,带着这一份理解与欣喜,让我们听听另外的小伙伴怎么说。

成员C:暂时没想到什么。

带领者:没有关系,我们一起先听听其他成员的分享。如果待会儿你有了新的想法或者感受,我们再作分享好吗?(所有成员分享完毕后,可以再次询问此成员。)

带领者:谢谢大家的分享,作为一名专业的心身护理人员,我非常理解你们现阶段的心情,可能在日常生活中除了心情低落、快乐不起来,还有兴趣缺乏、注意力不集中、记忆力减退、不想与人交流等情况。刚刚凭借沉浸式体验和全过程沟通互动让大家重新回归面对面交往模式的新路径。数字化交往时代的来临使人们在一定程度上忽视了现实交往,今天大家在线下相聚,以剧本内容为关注焦点展开交往互动,从而获取情感能量,强化群体认同感和身份感。相信大家的收获一定非常多,以爱为主题,围绕着亲情、友情、爱情,大家对于这些感情都不陌生,但有时熟视无睹、误会重重……希望大家带着今天这一份感受爱的心,体会身边的爱。今天的团体活动就到这里结束了,谢谢大家的配合。

(十一)故事复盘

两年前,四个好友商量好要一起去同一所高中读书,可就在暑假的七夕前夜,中考后的闻樱正准备为母亲送上礼物,那是一件婚纱礼服,她在使用电熨斗时不慎引发大火,火将房间里的她包围,父母用力撞开了门,拼尽最后一口力气将她通过阳台抛了出去,闻樱借助院中樱花树的承受力得以顺利逃脱,树却因此折断。

闻樱的父母没有从那场大火中走出来,闻樱被阿姨接走,她因为受到强烈的刺激而选择性地遗忘了那段记忆,昔日温馨的小楼也因为那场事故以讹传讹变成了"鬼楼"。唯一知道真相的只有江夏,他目睹了闻家的那场大火,虽然不愿意看到闻樱遭受痛苦,但沉浸在不安中日益精神不振的闻樱让他心疼不已,最后他设一个局让闻樱站在第三方的角度重新经历那场事故,让她懂得身边还有爱她的人。

江夏先用同胞妹妹江秋的手机搜索"鬼楼"的消息,手机的大数据推送果然吸引了江秋的注意力,她将好友们约到"鬼楼"前,本想让同学李子然和安佩佩帮助她吓吓闻樱,所谓以毒攻毒,说不定就能治好闻樱的精神不振,可没想到一进门就被江夏用药迷昏了。

江夏将众人搬到不同的房间,让他们还原两年前的那场大火以及故事里女孩的身份,最终,闻樱想起了一切……

人世间最值得珍惜的莫过于亲情、友情,以及青春时那场朦胧的爱情,及时走出痛苦,珍惜当下,爱会使人得到解脱。

【附件一】

李子然剧本

嘶……头好晕……

你缓缓睁开眼,眼前是一片黑暗,伸手不见五指。

你情不自禁地喊了一声:"江秋,你们在哪儿? 这是什么地方?"

江秋的声音居然从地板下方传来:"我怎么会在这里? 刚刚发生了什么?"

与此同时,你听到了更遥远处安佩佩的声音:"难道……鬼楼里真的有鬼吗?"

听到她们的声音你总算安下心来,心里猜测刚刚你的昏迷一定是她们俩搞的。

冷静下来后,你还感受到手心里正握着一团纸,摸了摸手机,还好还在,只是没有信号。你用手机的手电筒照着四周,发现你像是身处在一间低矮的阁楼里,顶部被烟火熏黑看不清天花板,地上摞着一些杂物,奇怪的是一点灰尘都没有。最后你才展开纸条,打开一看,上面是用打印机打印出的一句话:"找到那个女孩,你就可以离开这里。"

你心里疑惑不已,找到那个女孩? 哪个女孩? 这时你来到阁楼的门前,试图推门出去,但外面落了锁,死活都推不开。

你在心里默默吐槽江秋,这场恶作剧未免也太过于隆重了,居然连密室都用上了,好吧,那你就舍命陪君子,和她一起演完这场戏吧!

****

你叫李子然,是红叶中学高二年级的学生,在学校里你有一个死对头,那就是江秋。你俩是前后排,平时说话就针锋相对,似乎一天不怼对方就浑身难受,学习上也是你追我赶不肯落于下风,否则就会被对方狠狠嘲笑。

你们虽然表面不和,但其实也是惺惺相惜的对手,江秋有一个你怎么也厌恶不起来的优点,那就是她的画画得非常好,你曾经看过她画的二次元图,惟妙惟肖,堪称官方原版! 你是个老二次元了,非常想让对方给你画一幅留作收藏,可碍于面子怎么也说不出口。

周五的那天,临近放学时,你悄悄竖起耳朵偷听前面的江秋和安佩佩在密谋什么。你以为她们是在商量整蛊你的阴谋,可静听下来,却发现是一场"善意的恶作剧"!

简而言之,就是江秋有一个好朋友叫闻樱,她在青枫中学念书,最近老是做噩梦,江秋就想带她去"鬼楼"以毒攻毒让她明白这世界上是没有鬼的。正好江秋最近收到了手机上关于A市最恐怖的"鬼楼"的推送,便计划一场"鬼楼探险"的活动。

你一听,立刻把脑袋凑了上去,说:"我也要去!我可以帮你制造点惊喜!"

"你?"江秋怀疑地看着你,"你会那么好心?"

你洋洋得意地说:"世上没有免费的午餐,只要你帮我画一幅鬼灭之刃的画,我一定配合你!"

"那我也要去!"安佩佩见缝插针,"我还帮你出主意呢,你要是不带我……"

"好好好……"江秋松口了,头疼似的捂住脑袋,"但是你们千万别搞砸了啊!越像越好,否则休怪我无情!"

你和安佩佩满口答应,然后你们简单商量好送给闻樱的"惊喜",江秋就在她们的小群里发了条消息:"大家好久没见了,周六一起去花园别墅探险吧!上午十点钟在老地方集合,不见不散!"

信息很快发了过去,可没想到一分钟以后还是没人回应……

你调笑道:"江秋,看来你的号召力不行啊,没一个愿意去的!"

江秋气鼓鼓地打字:"不许不去,否则绝交!"

这下群里有回应了。

陈君笑回:"OK。"

闻樱回:"好的……"

第二天早上十点,你们在一个公交车站碰头,你背着一只书包,里面装着一些专门唬人的"道具"。江秋给你们介绍,那个长得跟她很像的就是她的双胞胎哥哥江夏,高个子的是她的发小陈君笑,剩下的那个温柔的女生就是闻樱了。其他人看到你和安佩佩都有些疑惑,江秋耸了耸肩,表示自己并没有邀请你们,是你们自己非要跟着来,她也没办法。

陈君笑体贴地去为每人买饮料,江夏也跟了上去,接着你们便一起前往花园别墅。

没过多久,你们就来到了别墅区,只见一栋焦黑的小楼十分显眼,矗立在别墅区的中央,不知道被废弃多久了,楼的外围爬满了不知名的藤蔓。相较于藤蔓的茂密,院子中间的一棵碗口粗的树已经枯萎,不是被大火烧焦的,而是拦腰折断的,不知道曾经发生了什么。

"走走走!我看这里就是栋废弃的别墅,根本不像传闻说的那样恐怖!"江秋边说边给你和安佩佩使了个眼色,然后兴冲冲地拉着闻樱往大门方向走。

你跟在后面掏出了保温杯里的干冰偷偷放在了闻樱身后的帽兜里,安佩佩则开始制造气氛:"怎么一进来就觉得好冷啊……"

你们六人排成队穿过藤蔓丛生的院子,终于来到小楼的大门前,陈君笑推开尘封的门,灰尘簌簌地飘落,几乎要遮住你们的视线。然后你们才看到了小楼狭窄的玄关。

"好黑啊!话说谁会把玄关装修得这么挤!"你忍不住吐槽了一句。

"你懂什么!"江秋开始怼你,"人家又不是不装灯,你家把客厅当玄关啊!"

说话间,你们都进了门。

"等我看看该怎么走……"你瞪着双大眼睛在昏暗的房间里巡视。

就在这时,身后传来一声沉闷的声响,大门不知道为什么关闭了!顿时众人挤在黑暗的玄关处,进退不得。

"怎么回事!"安佩佩尖叫了一声。

"谁关的门?"江秋开始贼喊捉贼了,"宝友,这会儿可不兴恶作剧啊!"

你正准备拿出夜光玩具配合她制造恐怖感,谁知一阵不明味道扑面而来,接着你就昏了过去。

【人物关系】

江秋:你的前桌兼同学;

安佩佩:你的前桌兼同学;

江夏:江秋的同胞哥哥;

江秋、江夏、闻樱、陈君笑从小一起长大,是发小。

【你的任务】

(1)弄明白你昏迷的原因。

(2)隐瞒你和江秋、安佩佩想吓唬闻樱的计划。

(3)想办法离开阁楼。

安佩佩剧本

"江秋,你们在哪儿？这是什么地方？"

你被李子然的声音惊醒,睁开眼,只看到自己的手机散发着荧光,除此之外漆黑一片。

接着,从斜上方的头顶方向上传来了江秋的声音:"我怎么会在这里？刚刚发生了什么？"

听到他们的声音,你总算安下心来,心里猜测刚刚你的昏迷一定是他们俩搞的,为的就是制造恐怖感,于是你配合喊道:"难道……鬼楼里真的有鬼吗？"

你一边暗暗吐槽这场戏演得太真实,一边从口袋里掏出手机打开手电筒,你试着打电话,手机完全没有信号。你还在口袋里找到一张纸条,你确定你来的时候纸条不在口袋里。

借着手机的光你打开纸条,上面是用打印机打印出的一句话:"找到那个女孩,你就可以离开这里。"

什么女孩？难道是鬼？

你又抬头去看四周,发现自己好像身处在一间地下室里,到处都堆放着杂物,可灰尘却很少,像是有人来打扫过。

你顺着地下室的台阶往上走,可门口的那扇门死活都推不开,你顿时气不打一处来,不知道江秋和李子然背着你又谋划了什么,又是昏迷又是密室的,居然不告诉你!真是太不够义气了!

****

你叫安佩佩,性格古灵精怪,日常戏精附体,是红叶中学高二年级的学生。你的同桌叫江秋,也是个大大咧咧的姑娘,你们性格相投很快就打成一片。江秋和后排的李子然不对付,但明眼人都看得出来他们不是真的不和,而是一对欢喜冤家。虽然平时说话针锋相对,但如果一天没搭理对方江秋就浑身难受,你经常被他们夹在中间,简直要被逼疯。

周五的那天,临近放学时,江秋和你咬起了耳朵。

她告诉你她有个好朋友叫闻樱,在青枫中学读书,但是最近噩梦连连,甚至影响到了她的学习和生活,她决定给闻樱来个"刺激疗法"!

具体就是带闻樱去 A 市最恐怖的鬼屋,先吓唬一下她,再跳出来告诉她一切都是假的,让她知道世界上并没有鬼,这样就能治好她的心病了!

A 市最恐怖的"鬼楼"? 莫非是⋯⋯

你想起两年前在电视上看到的那条新闻:花园别墅区的一栋小楼突发大火,一家三口身陷火海⋯⋯

听说大火里的三人全部被烧死在了那栋楼里,从此别墅区不再安宁。传闻经常有灵异爱好者前去探险,在里面发生了很多灵异事件。

你们正商量得起劲,谁知被后排的李子然听到了:"我也要去! 我可以帮你制造点惊喜!"

"你?"江秋怀疑地看着他,"你会那么好心?"

李子然洋洋得意地说:"世上没有免费的午餐,只要你帮我画一幅鬼灭之刃的画,我一定配合你!"

"那我也要去!"你见缝插针,"我还帮你出主意呢,你要是不带我⋯⋯我就⋯⋯"

"好好好⋯⋯"江秋松口了,头疼似的捂住脑袋,"但是你们千万别搞砸了啊! 越像越好,否则休怪我无情!"

你和李子然满口答应,然后你们简单商量好送给闻樱的"惊喜",江秋就在她们的小群里发了条消息:"大家好久没见了,周六一起去花园别墅探险吧! 上午十点钟在老地方集合,不见不散!"

信息很快发了过去,可没想到一分钟以后还是没人回应⋯⋯

李子然调笑道:"江秋,看来你的号召力不行啊,没一个愿意去的!"

江秋气鼓鼓打字:"不许不去,否则绝交!"

这下群里有回应了。

陈君笑回:"OK。"

闻樱回:"好的……"

第二天早上十点,你们在一个公交车站碰头,李子然背着一只书包,里面盛着一些专用的唬人"道具"。江秋向你们介绍,那个长得跟她很像的就是她的双胞胎哥哥江夏,高个子的是她的发小陈君笑,剩下的那个温柔的女生就是闻樱了。其他人看到你和李子然都有些疑惑,江秋耸了耸肩,表示自己并没有邀请你们,是你们自己非要跟着来,她也没办法。

陈君笑体贴地去为每人买饮料,江夏也跟了上去,接着你们便一起前往花园别墅。

没过多久,你们就来到了别墅区,只见一栋焦黑的小楼十分显眼,矗立在别墅区的中央,不知道被废弃多久了,外围爬满了不知名的藤蔓。相较于藤蔓的茂密,院子中间的一棵碗口粗的树已经枯萎,不是被大火烧焦的,而是拦腰折断的,不知道曾经发生了什么。

"走走走! 我看这里就是栋废弃的别墅,根本不像传闻说的那样恐怖!"江秋边说边给你和李子然使了个眼色,然后兴冲冲地拉着闻樱往大门方向走。

只见李子然跟在后面掏出了保温杯里的干冰偷偷放在了闻樱身后的帽兜里,你也开始制造气氛:"怎么一进来就觉得好冷啊……"

你们六人排成队穿过藤蔓丛生的院子,终于来到小楼的大门前,陈君笑推开尘封的门,灰尘簌簌地飘落,几乎要遮住你们的视线。然后你们才看到了小楼狭窄的玄关。

"好黑啊! 话说谁会把玄关装修得这么挤!"李子然忍不住吐槽了一句。

"你懂什么!"江秋开始怼他,"人家又不是不装灯,你家把客厅当玄关啊!"

说话间,你们都进了门。

"等我看看该怎么走……"李子然瞪着双大眼睛在昏暗的房间里巡视。

就在这时,身后传来一声沉闷的声响,大门不知道为什么关闭了! 顿时众人挤在黑暗的玄关处,进退不得。

"怎么回事!"你尖叫了一声。

"谁关的门?"江秋开始贼喊捉贼了,"宝友,这会儿可不兴恶作剧啊!"

你正准备配合她假装被鬼上身制造恐怖感,谁知一阵不明味道扑面而来,接着你就昏了过去。

【人物关系】

江秋:你的同桌兼同学;

李子然:你的后桌兼同学;

江夏:江秋的同胞哥哥;

江秋、江夏、闻樱、陈君笑从小一起长大,是发小。

【你的任务】

(1)弄明白你昏迷的原因。

(2)隐瞒你和江秋、李子然想吓唬闻樱的计划。

(3)想办法离开地下室。

江夏剧本

"江秋,你们在哪儿?这是什么地方?"

"我怎么会在这里!刚刚发生了什么?"

"难道……鬼楼里……真的有鬼吗?"

你听到从不同的房间里传来的声音,你握着写着"找到那个女孩,你就可以离开这里"的纸条,装作刚醒来的样子,环顾四周。这是一间烧焦的客厅,几缕阳光从天花板上方的裂缝里洒下来,勉强能照亮你身处的地方。你看着昔日温馨的小楼,如今却成为A市传闻最多的"鬼楼",忍不住叹了口气,然后默默祈求今天的计划能够成功。

****

你叫江夏,目前在青枫中学高二年级就读,你有一个双胞胎妹妹,她叫江秋,你们长相虽然相似,性格却天差地别。你还有两个发小,分别是陈君笑和闻樱,陈君笑性情稳重可靠,平时像哥哥一样照顾你们,而闻樱,她温柔得像她的名字一样,笑起来脸颊上有两个甜甜的梨涡,像是暮春时飘落的樱花,一路摇曳飘到了你的心里,还带着幽幽的芳香。

是的,不知从什么时候开始,你喜欢上了闻樱,但你的性格天生淡然,一直没有将这层朦胧的情感捅破。

你们四个从小一起长大,从幼儿园开始就是玩伴,后来陈君笑因为比你们大了一岁先升入了红叶中学,中考后的那个暑假,你们三个约好也要去红叶中学,但闻樱家中突然发生了一场可怕的变故……

你们四个人只有你去过闻樱的家,那是初春时节的第一场雨,你撑着伞将她送回家,二层小楼静静伫立在和风细雨中,显得格外美好。楼下的小院里还种了一棵樱花树,彼时樱花开得灿烂,你目送她走进门中,她恋恋不舍地冲你挥手,这一刻显得弥足珍贵。

8月30日,是你们升学的前夕,一条新闻突然从电视中跳了出来:"今日午时,花园别墅区的一栋二层小楼突然遭遇大火,经过调查,起火原因疑似电源短路。截至目前,小楼里一家三口还未获救,生死不明……"

你看着屏幕里出现的熟悉的小楼,疯了一样冲了出去,当你赶到闻樱家门前时,只见消防员从大火中将昏迷的闻樱抱了出来,围观的一位和闻樱有几分相似的阿姨哭着上前查看,喊道:"我苦命的妹妹、妹夫……"

闻樱被送上了救护车,你抬头看着漫天的火光将小楼吞没,不知不觉指甲深陷手心。

闻樱醒来后记忆遭受重创,居然失去了那段可怕的回忆,所幸除此之外她并没有留下什么后遗症。而她的阿姨则将她收为养女,接到了市区居住,她便去了青枫中学读书。

后来你们联系,她只说自己搬家了,所以只能爽约,不能和你们去红叶中学了,其他两人不知道内情,只能遗憾作罢。

花园别墅里,闻樱的父母永远留在了那栋二层小楼中,火灾发生后,不知道是谁恶作剧谣传里面有一家三口的恶鬼,渐渐这里就被冠上了"鬼楼"的称号,许多灵异爱好者相继来这里打卡探险,事件愈演愈烈,仅仅两年的时间小楼就变成了A市最恐怖的"鬼楼"!

而闻樱,你听闻她这学期的精神状态不是很好,学习成绩也有所波动,你为了照顾她,主动申请转学去了青枫中学。看着她迷茫而无助的双眼,你决定策划一场"鬼楼探险",帮助闻樱苏醒记忆。

你回到家里,趁江秋不留神拿走了她的手机,然后轻松利用面孔识别解开了手机锁,接着在浏览器里大量搜索"A市鬼楼的新闻"。你知道大数据时代的厉害,一旦你开始关注某个事件,许多App一定会争先给你推送相关的消息。你了解妹妹是个好奇心很重的人,她一定会对鬼楼的事上心,加上你最近总是不经意地提起闻樱的事,她也觉得你们四个应该聚聚了。

果然,到了周五放学的时候,你和闻樱在公交九号站台分手道别,这时你们同时收到了群里江秋发来的消息:"大家好久没见了,周六一起去花园别墅探险吧!上午十点钟在老地方集合,不见不散!"

你偷偷观察闻樱的反应,只见她皱起纤细的秀眉,像是不愿意参加的样子。于是你情不自禁地屏住气息,等待她的回应。

还好江秋给力,她接连在群里发来了"不许不去,否则绝交"的威胁语录。你和闻樱对视了一眼,两人双双点头。

"那么……明天见。"闻樱冲你挥了挥手,你目送她上了回家的公交车,目光中满是温柔。

闻樱走后,你给江秋打了个电话,问她明天活动的具体信息,得知还有两个人要参加,你若有所思地"嗯"了一声。挂断电话后,你并没有立即回家,而是为了明天的计划去了花园别墅区,精心地布置了一番……

第二天早上十点,你们如约在老地方碰头,除了你们四个,另外还有两个人,一个是胆大好动的男生,叫李子然,一个是活泼开朗的女生,叫安佩佩。他们都是江秋的同学。江秋耸了耸肩,表示自己并没有邀请他们,是他们自己非要跟着来的,她也没办法。陈君笑体贴地去为大家买饮料,而你则特意选了一瓶紫甘蓝蔬菜汁,因为你的计划中要用到这个东西,接着你们便一起前往花园别墅。

没过多久,你们就来到了别墅区,只见一栋焦黑的小楼十分显眼,它矗立在别墅区的中央,不知道被废弃多久了,外围爬满了不知名的藤蔓。

"走走走!我看这里就是栋废弃的别墅,根本不像传闻说的那样恐怖!"江秋兴冲冲地拉着闻樱往大门走,你刻意放慢脚步走到了队伍最后。

你们六人排成队穿过藤蔓丛生的院子,终于来到小楼的大门前,陈君笑推开尘封的门,灰尘簌簌地飘落,几乎要遮住你们的视线。然后你们才看到了小楼狭窄的玄关。

"好黑啊!话说谁会把玄关装修得这么挤!"李子然吐槽了一句。

"你懂什么!"江秋忍不住怼他,"人家又不是不装灯,你家把客厅当玄关啊!"

说话间,你们都进了门。

"等我看看该怎么走……"李子然瞪着双大眼睛在昏暗的房间里巡视。

眼见众人都进了门,你将身后的大门突然关上,顿时玄关处陷入昏暗之中。

"怎么回事!"安佩佩尖叫了一声。

"谁关的门?"江秋保持着冷静,"宝友,这会儿可不兴恶作剧啊!"

你屏住呼吸,拿出口袋里的乙醚喷雾在每人面前喷了一下,众人就这样昏了过去。

然后你就把他们送入你布置好的各个房间中,等待二十分钟后,他们便会苏醒。

【人物关系】

江秋:你的同胞妹妹;

你和江秋、闻樱、陈君笑从小一起长大,是发小;

安佩佩:江秋的同桌兼同学;

李子然:江秋的后桌兼同学。

【你的任务】

(1)顺利执行你的计划并且不要暴露。

(2)帮助闻樱找回记忆,恢复正常。

闻樱剧本

唔……怎么回事？头好晕……

你从朦胧中醒来，发现自己正躺在一片烧焦的"废墟"中，被烟火熏过的墙壁上写满了诸如"恶灵退散""女孩之诅咒""有鬼"等粉笔字。除此之外，周围还散落着残破的床、衣柜，还有一些玩偶，看起来像是一间卧室。

烧焦……废墟……墙壁上的字……

这是……传闻中A市最恐怖的"鬼楼"！

你的手心里还握着一张字条，上面是用打印机打印出的一句话："找到那个女孩，你就可以离开这里。"

看着这张字条，你的瞳孔猛然一震，逐渐想起了昏迷之前的经历。

****

你叫闻樱，目前在青枫中学读高二年级，你有三个发小，分别是江夏、江秋和陈君笑。你们从幼儿园开始就是玩伴，可以算是一起长大。陈君笑比你们三个大了一岁，性情稳重可靠，平时像哥哥一样很照顾你们。而江夏和江秋是双胞胎兄妹，他们两个虽然模样相似，性格却是天差地别，一个温柔沉默，一个非常活泼。

你有一个秘密，你暗恋着江夏。

不知从什么时候起，你开始关注江夏的一举一动，他的一次温柔注视、一个浅浅的微笑，都能让你的心脏扑通扑通如同小鹿乱撞，但是他对你的态度始终都是淡淡的，似乎对你和对妹妹江秋并无不同，你不确定他是否也喜欢你，所以你一直没有表白。

由于陈君笑先升入了红叶中学，中考后的那个暑假你们约定以后要一起进入红叶中学，但没过几天，你的家里突然发生了变故，你们全家搬到了A市的另一个区，你也不得不去青枫中学读书。

升入高中后的两年间，你们四人聚在一起的次数屈指可数，但友情却未因此淡去，你们时常在四人群里联系，江秋总是用搞笑的表情包刷屏，你也时常回应，陈君笑无奈地发来六个点点,江夏虽然很少发言,但你知道,他一定在默默地关注着大家。

生活平静而有条不紊,但你最近半年来总是心神不宁,午夜梦回,脑海里总是浮现出阵阵诡异的哭声。因为这件事,你的睡眠质量很差,上课时注意力也不再集中,精神恍惚,连老师都发现了你的状态不佳,让你尽快调整一下。你把这件怪事分享给其他三人,江秋怀疑你是撞邪了,建议让你爸妈带着你去找大师看看。陈君笑则觉得是高中学习压力太大导致的,让你不要多想,放松心情。而你最关注的江夏并没有在群里发表意见,反而私聊你,他什么也没说,只发了个摸摸头的表情。

这学期,江夏突然也转来了青枫中学,你怀着忐忑不安的心情问他为什么来这里,他淡然地说青枫比较注重理科,他想来这里冲刺一下。听到这个解释,你不禁有些失望,但终究没有说什么。

周五放学的时候,你和江夏一起出门,由于各自家的方向不同,你们准备在公交九号站台分手道别,这时你们同时收到了群里江秋发来的消息:"大家好久没见了,周六一起去花园别墅探险吧!上午十点钟在老地方集合,不见不散!"

花园别墅……

这个地方……嘶,一阵头疼的感觉袭来,你似乎看到了漫天的大火,肆意横行的火焰中有哭泣的声音……

那里不是有一栋A市最有名的"鬼楼"吗?!据说里面曾经居住着一家三口,后来不知怎么突然发生了一场大火,三人全部被烧死在了那栋楼里,从此别墅区不再安宁。传闻经常有灵异爱好者前去探险,在里面发生了很多灵异事件。

不过你对"鬼楼"并没有兴趣,但如果江夏去的话……

你偷偷瞄了一眼江夏,只见他面色凝重,眉头紧锁,看起来似乎并不乐意参加这次活动。

好吧,既然他不想去,你也没有去的动力了。可还没等你拒绝,江秋就接连发来了"不许不去,否则绝交"的威胁话语。你和江夏对视了一眼,只得无奈地点头。

你在群里回复道:"好的……"

"那么……明天见。"你冲江夏挥了挥手,在他的注视中上了回家的公交车。

第二天早上十点,你们如约在老地方碰头,没想到除了你们四个,还有两个人,一个是清瘦的男生,叫李子然,背着个书包,一侧装着一个保温杯;另一个是活泼甜美的女生,叫安佩佩,他们都是江秋的同学,看起来很好相处的样子。江秋耸了耸肩,表示自己并没有邀请他们,是他们自己非要跟着来的,她也没办法。陈君笑体贴地去为大家买饮料,江夏特意选了一瓶蔬菜汁,接着你们便一起前往花园别墅。

没过多久,你们就来到了别墅区,只见一栋焦黑的小楼十分显眼,它矗立在别墅区的中央,不知道被废弃多久了,外围爬满了不知名的藤蔓。相较于藤蔓的茂密,院子中间的一棵碗口粗的树已经枯萎,不是被大火烧焦的,而是拦腰折断的,不知道曾经发生了什么。

"走走走! 我看这里就是栋废弃的别墅,根本不像传闻说的那样恐怖!"江秋兴冲冲地拉着你往大门方向走,你却觉得里面有股刺骨的寒意。

连安佩佩也说:"怎么一进来就觉得好冷啊……"

你们六人排成队穿过藤蔓丛生的院子,陈君笑走在最前面,然后是江秋、安佩佩、你、李子然,江夏走在最后面。终于来到小楼的大门前,陈君笑推开尘封的门,灰尘簌簌地飘落,几乎要遮住你们的视线。然后你们才看到了小楼狭窄的玄关。

"好黑啊! 话说谁会把玄关装修得这么挤!"李子然吐槽了一句。

"你懂什么!"江秋忍不住怼他,"人家又不是不装灯,你家把客厅当玄关啊!"

说话间,你们都进了门。

"等我看看该怎么走……"李子然瞪着双大眼睛在昏暗的房间里巡视。

就在这时,身后传来一声沉闷的声响,大门不知道为什么关闭了! 顿时众人挤在黑暗的玄关处,进退不得。

"怎么回事!"安佩佩尖叫了一声。

"谁关的门?"江秋保持着冷静,"宝友,这会儿可不兴恶作剧啊!"

接着,你的头一沉,随即晕了过去。

【人物关系】

你和江秋、江夏、陈君笑从小一起长大,是发小;

江秋和江夏是双胞胎兄妹；

安佩佩：江秋的同桌兼同学；

李子然：江秋的后桌兼同学。

【你的任务】

(1)弄明白你昏迷的原因。

(2)想办法离开房间。

(3)查清楚"鬼楼"的秘密。

陈君笑剧本

"难道……鬼楼里真的有鬼吗?"

你被一阵尖叫声吵醒,睁开眼只见自己躺在一堆书中,每本书都被烧得残缺不全,连里面的内容也只剩下一小部分。你又抬头看了眼四周,这是一个小房间,看起来像是书房,角落里还有一个散了架的书架,当然也被烧得不成样子。不过在众多烧坏了的书籍中,你发现了一本残缺的初中课本,淡绿色的书皮上只剩下语文的"语"字。

就在你准备翻开看看时,才察觉到手心里竟然还攥着一张纸条,上面是用打印机打印出的一句话:"找到那个女孩,你就可以离开这里。"

你为什么会昏迷? 是谁把纸条放在你手中的? 又是谁把你移到这里的?

你紧皱眉头,转身尝试去推开书房的门,却发现被人上了锁,你意识到这场"鬼楼探险"并没有那么简单。

****

你叫陈君笑,目前在红叶中学读高三年级,你有三个发小,分别是江夏、江秋和闻樱。你们从小一起长大,从幼儿园开始就是同学兼玩伴。你比他们三个大了一岁,性情稳重可靠,平时像哥哥一样照顾他们。江夏和江秋兄妹虽然相貌相似,性格却大不相同,江夏看起来淡淡的好像什么都不放在心上,实则心细如发,是个外冷内热的人;而江秋则是大大咧咧的性格,和闻樱的温柔细腻正好互补,所以她们成了很好的朋友。

你年长他们一岁,先升入了红叶中学。一年后,他们约定也要一起进入红叶中学,但临近入学的日子,闻樱的家里突然发生了些变故,听说她们全家搬到了A市的另一个区,所以不得已去了青枫中学读书。

后来的两年里,你们四人聚在一起的次数屈指可数,但友情却未因此淡去,你们时常在四人群里联系,江秋喜欢用搞笑的表情包刷屏,闻樱也时常回应,你无奈地发来六个点点,只有江夏很少发言,但你知道他虽然不擅长表达,但肯定也在默默关注着大家。

转眼间到了高三,江夏他们也进入高二年级的学习阶段,江夏跟你透露他想转去青枫中学,因为他想选理科。你知道,青枫中学虽然在理科教学方面十分出名,但恐怕江夏想转学的真正原因不只是这个,更重要的是闻樱在那里。

那段时间闻樱的状态不是很好,她在群里说自己经常做噩梦,总是听到有人在梦里哭泣,导致她学习成绩下滑,精神也恍惚起来。江夏转学去青枫中学后闻樱才好了些。

你看得出来江夏喜欢闻樱,而闻樱也很在意江夏,对于这个小秘密你并没有点破,毕竟两位当事人都是你的好朋友,青春年少的悸动还是让他们顺其自然吧!

那天周五,你正准备做作业,手机嘀嘀了一声,你拿出来一看,是江秋发来的消息:"大家好久没见了,周六一起去花园别墅探险吧!上午十点钟在老地方集合,不见不散!"

花园别墅?那里不是有一栋A市最有名的"鬼楼"吗?据说里面曾经居住着一家三口,后来不知怎么突然发生了一场大火,三人全部被烧死在了那栋楼里,从此别墅区不再安宁。传闻经常有灵异爱好者前去探险,在里面发生了很多灵异事件。

你边笑边摇头,这个江秋还是那么多鬼点子,还没等你回复,她又发来了威胁:"不许不去,否则绝交!"

你只好回复道:"OK。"

没一会儿,闻樱也回复:"好的……"

至于江夏,你根本不用担心他会拒绝,毕竟闻樱去,他肯定也是要去的。

第二天早上十点,你们如约在老地方碰头,没想到除了你们四个,还有两个人,一个是清瘦的男生,叫李子然,背着个巨大的书包,也不知道里面装着什么,里面鼓鼓囊囊的;另一个是个活泼甜美的女生,叫安佩佩,他们都是江秋的同学。江秋耸了耸肩,表示自己并没有邀请他们,是他们自己非要跟着来的,她也没办法。你们互相打完了招呼,你就去为众人买饮料,江夏特意选了一瓶蔬菜汁,接着你们便一起前往花园别墅。

没过多久,你们就来到了别墅区,只见一栋焦黑的小楼十分显眼,它矗立在别墅区的中央,不知道被废弃多久了,外围爬满了不知名的藤蔓。相较于藤蔓的茂密,院子中间的一棵碗口粗的树已经枯萎,不是被大火烧焦的,而是拦腰折断的,不知道曾经发生了什么。

"走走走！我看这里就是栋废弃的别墅,根本不像传闻说的那样恐怖!"江秋兴冲冲地拉着闻樱往大门方向走,安佩佩和李子然紧随其后。

你不放心江秋打头阵,于是跟在他们身后,想超过他们,跟李子然擦肩而过的时候,你看见李子然往闻樱的身后丢了个什么东西,闻樱一无所知,你猜测他们也许只是在闹着玩。

你们六人排成队穿过藤蔓丛生的院子,终于来到小楼的大门前,你率先推开尘封的门,灰尘簌簌地飘落,几乎要遮住你们的视线。然后你们才看到了小楼狭窄的玄关。

"好黑啊！话说谁会把玄关装修得这么挤!"李子然吐槽了一句。

"你懂什么!"江秋忍不住怼他,"人家又不是不装灯,你家把客厅当玄关啊!"

说话间,你们都进了门。

"等我看看该怎么走……"李子然瞪着双大眼睛在昏暗的房间里巡视。

就在这时,身后传来一声沉闷的声响,大门不知道为什么关闭了！顿时众人挤在黑暗的玄关处,进退不得。

"怎么回事!"安佩佩尖叫了一声。

"谁关的门?"江秋保持着冷静,"宝友,这会儿可不兴恶作剧啊!"

接着,你的头一沉,随即晕了过去。

【人物关系】

你和江秋、江夏、闻樱从小一起长大,是发小;

江秋和江夏是双胞胎兄妹;

安佩佩:江秋的同桌兼同学;

李子然:江秋的后桌兼同学。

【你的任务】

(1)弄明白你昏迷的原因。

(2)想办法离开房间。

(3)查清楚"鬼楼"的秘密。

江秋剧本

怎么回事？头好晕……

你缓缓睁开眼，眼前的天花板看起来陌生不已。

被烟火熏得焦黑的墙壁上有用血红色的涂料写着的不知名的符咒，以及"被诅咒的夫妻""恶魔降临"等不知所谓的语句。除此之外，周围还散落着残破的床、衣柜，还有一些只剩下边角的相框等，看起来像是一间卧室。

烧焦……废墟……墙壁上的字……

这是……传闻中A市最恐怖的鬼楼！

你还发现，你的手心里握着一张字条，展开一看，上面是用打印机打印出的一句话："找到那个女孩，你就可以离开这里。"

这时，从天花板的上方传来李子然的声音："江秋，你们在哪儿？这里是什么地方？"

听到他的声音，你安下心来，心想一定是李子然或者安佩佩干的，没想到还演得这么逼真，不回应一声实在说不过去。于是你扯着嗓子喊道："我怎么会在这里？刚刚发生了什么？"

隔着好几道墙的安佩佩也听到了你们的声音，也适时加入："难道……鬼楼里真的有鬼吗？"

你微微一笑，心想总算没有白叫上他俩。

****

你叫江秋，目前在红叶中学读高二年级，你有个双胞胎哥哥叫江夏，你们有两个共同的发小，分别是闻樱和陈君笑。你们从小一起长大，从幼儿园开始就是同学兼玩伴。陈君笑比你们三个大了一岁，性情稳重可靠，平时像哥哥一样很照顾你们。而闻樱为人温柔细腻，和你的性格正好互补，所以你们成了很好的朋友。

由于陈君笑先升入了红叶中学，中考后的那个暑假你们约定以后要一起进入红叶中学，但没过几天，闻樱的家里突然发生了些变故，听说她们全家搬到了A市的另一个区，所以不得已去了青枫中学读书。

升入高中后的两年间,你们四人聚在一起的次数屈指可数,但友情却未因此淡去,你们时常在四人群里联系,你喜欢用搞笑的表情包刷屏,闻樱也时常回应,陈君笑无奈地发来六个点点,只有你的哥哥江夏很少发言,但你知道他是个外冷内热的人,虽然不擅长表达,但肯定也在默默关注着大家。

转眼间到了高二,江夏不出意外地要选理科,于是跟爸妈商量转学去青枫中学,青枫中学的理科教学在A市十分出名,正好闻樱也在那里,你一万个支持,还拜托江夏给闻樱带了一些小礼物。

这段时间你偶尔听到江夏提及闻樱的状态不是很好,你想到她在群里说自己经常做噩梦,于是想和她聚聚。这时手机的弹窗突然跳出来一条新闻:"A市最恐怖的鬼楼,你敢去探险吗!"你点开看了看,发现位置在离你家不远的花园别墅区。据说里面有一栋小楼曾经居住着一家三口,后来不知怎么突然发生了一场大火,三人全部被烧死在了那栋楼里,从此别墅区不再安宁。传闻经常有灵异爱好者前去探险,在里面发生了很多灵异事件。

你突然产生了一个主意,跟同桌安佩佩商量了一下,决定给闻樱来个"刺激治疗"!

简而言之就是组团带她去鬼楼探险,先吓吓她,再让她知道这个世界其实是没有鬼的,这样就能治好她的心病了!

你和安佩佩正商量得起劲,谁知后排的李子然听到了也要加入,他说他可以帮你制造点"惊喜",代价就是你帮他画一幅鬼灭之刃的画。李子然知道你喜欢二次元又爱画画,居然"趁火打劫"。为了闻樱,你只好答应。你和李子然是对欢喜冤家,平时吧,老是针锋相对,言语对话像放炮打仗似的你来我往,可一到放假见不着对方又有些想念,唉,有欢喜冤家那意思了!

"那我也要去!"安佩佩用威胁的目光看着你,"我还帮你出主意呢,你要是不带我,我就……"

"好好好……"你头疼似的捂住脑袋,"但是明天你们千万别搞砸了啊! 否则休怪我无情!"

你们三个简单商量好送给闻樱的"惊喜",然后就在群里发了条消息:"大家好久没见了,周六一起去花园别墅探险吧!上午十点钟在老地方集合,不见不散!"

你高高兴兴地期待着,可没想到一分钟以后还是没人回应……

李子然调笑道:"江秋,看来你的号召力不行啊,没一个愿意去的!"

你气鼓鼓地打字:"不许不去,否则绝交!"

陈君笑回:"OK。"

闻樱回:"好的……"

至于江夏……算了不用管他,他不去也得去!

第二天早上十点,你们如约在老地方碰头。其他人看到安佩佩和李子然都有些疑惑,你耸了耸肩,表示自己并没有邀请他们,是他们自己非要跟着来的,你也没办法。

陈君笑体贴地去为大家买饮料,江夏也跟了上去,接着你们便一起前往花园别墅。

没过多久,你们就来到了别墅区,只见一栋焦黑的小楼十分显眼,它矗立在别墅区的中央,不知道被废弃多久了,外围爬满了不知名的藤蔓。相较于藤蔓的茂密,院子中间的一棵碗口粗的树已经枯萎,不是被大火烧焦的,而是拦腰折断的,不知道曾经发生了什么。

"走走走!我看这里就是栋废弃的别墅,根本不像传闻说的那样恐怖!"你给安佩佩和李子然使了个眼色,然后兴冲冲地拉着闻樱往大门里走。

李子然掏出保温杯里的干冰偷偷放在了闻樱身后的帽兜里,安佩佩则开始制造气氛:"怎么一进来就觉得好冷啊……"

你们六人排成队穿过藤蔓丛生的院子,陈君笑走在最前面,然后就是你。终于来到小楼的大门前,陈君笑推开尘封的门,灰尘簌簌地飘落,几乎要遮住你们的视线。然后你们才看到了小楼狭窄的玄关。

"好黑啊!话说谁会把玄关装修得这么挤!"李子然吐槽了一句。

"你懂什么!"你忍不住怼他,"人家又不是不装灯,你家把客厅当玄关啊!"

说话间,你们都进了门。

"等我看看该怎么走……"李子然瞪着双大眼睛在昏暗的房间里巡视。

就在这时,身后传来一声沉闷的声响,大门不知道为什么关闭了! 顿时众人挤在黑暗的玄关处,进退不得。

"怎么回事!"安佩佩尖叫了一声。

"谁关的门?"你在心里默默为李子然和安佩佩点赞,太配合了! 但是口头上你还是要制造一种担忧的氛围:"宝友,这会儿可不兴恶作剧啊!"

你正准备回头去看闻樱,只见一个黑影站在你面前,接着,你就晕了过去。

【人物关系】

安佩佩:你的同桌兼同学;

李子然:你的后桌兼同学;

江夏:你的同胞哥哥;

你、江夏、闻樱、陈君笑从小一起长大,是发小。

【你的任务】

(1)弄明白你昏迷的原因。

(2)隐瞒你和安佩佩、李子然想吓唬闻樱的计划。

(3)想办法离开房间。

【附件二】

闻樱结局剧本

沉睡的记忆一点点被唤醒,混沌的脑海中如同涌入一道星海,往事一幕幕在眼前浮现。那场让你绝望的火焰,竟然是你一手造成的!

那天你翻开杂志,只见一行字吸引了你的注意:重返青春的婚纱……眼见七夕将至,那也是爸爸妈妈的结婚纪念日,你决定要送给妈妈一件自己设计的婚纱来证明自己并不热爱音乐,也不想继承她的音乐之梦,你喜欢设计,最终要成为一位优秀的设计师。于是你一整天都躲在房间中,设计裁剪,最终还差一步就大功告成,你偷偷取来了家里的熨斗,在桌上反复地熨烫,但不知怎么你没掌握好,最终不仅熨坏了你精心设计的那件鸢尾婚纱,还引发了那场大火。

你记得烟雾越来越大,你咳个不停,最终喘不过气来。昏昏沉沉之中,你听到有人在用力撞击房间的门,同时你听到爸爸急切地呼唤着你的小名:"樱樱!快开门!"你想挣扎着站起来打开那扇门,但你已经吸入了太多的烟尘,手足无力,只能瘫倒在地上。

门终于被撞开了,爸爸妈妈一脸惊恐地冲过来将你抱起,尽管他们也被烟火熏得脸色发黑。

大火肆虐,你们寸步难行,只好紧紧地抱在一起,妈妈哭着对爸爸说:"如果有来生,我们还要做一家人……"

后来的后来你记不太清了,只感觉到腰间一阵疼痛,你似乎从高处坠落,然后就听到树枝折断的声音,另一个宽阔的怀抱将你紧紧接住,沉稳可靠的声音对你说:"没事了,没事了,消防员叔叔来接你了。"你想让他们去救爸爸妈妈,可张了张嘴,一句话也说不出。

他们终究没能挺过来,你被小姨接到了她们家,仿佛自欺欺人一般叫她妈妈,仿佛一切都没有发生,你仍是个家庭美满、幸福的孩子。

你沉睡了那么久,压抑了那么久,所有的一切在此刻爆发,泪水模糊了你的双眼,一抬头,你看到江夏冲你微微点头:"有我在,我们都在。"

你突然想起了墙上的那句话:爱使灵魂得到解脱。

那样行云流水而潇洒的字迹,你到现在才认出来是谁写的,你抹掉眼泪,冲江夏淡淡一笑,说:"谢谢你。"

谢谢你为我做的一切,谢谢你们对我的爱,若有来生,我愿化作一丛鸢尾,一生都向你们诉说我的爱意。

江夏结局剧本

你听到所有人都高声喊着一个名字："闻樱！""那个女孩是闻樱！"

尘埃落定，你拿出所有房间的钥匙，打开房门，在所有人不可思议的目光中缓缓走到闻樱身边。你问她："你都想起来了？"

闻樱点点头，她转过身去，望着卧室墙面上的那一行字怔怔不语。

"爱使灵魂得到解脱……这句话是我写的。"你向她解释。

江秋皱着眉问道："这一切究竟是怎么回事？"

陈君笑叹了口气："你还看不出来吗？这是一个局，江夏布置的局，我们都是陪闻樱入局的人。"

李子然说："所以说闻樱就是这幢房子的主人！她只是暂时选择性失忆了，然后江夏就故意把她引到这里来，让她补全记忆！"

安佩佩捶了李子然一下，奇怪地说："不对啊，这个建议不是江秋提起的吗？江夏怎么知道她会组织这次活动？"

江秋想了半天，冲到你面前，说："江夏！你用了我的手机？"

你淡淡地看了她一眼，说："没错。"

陈君笑恍然大悟："你们是双胞胎兄妹，长相相似，面部识别应该很容易通过……"

安佩佩接着说："你了解自己的妹妹，江秋好奇心重，喜欢探险，所以你就经常搜索这座'鬼楼'，然后让大数据推送，这样就能精准地吸引到她！"

"江秋，快看看你的历史浏览记录！"李子然说。

"不用看了，是我。"你向他们道歉，"对不起，我不知道会牵扯到其他人，但……"

"没关系没关系……"李子然和安佩佩连连摆手，"就……还挺好玩的！一个鬼楼探险变成密室逃脱，这次来得不亏。"

说完，安佩佩小声在江秋耳边说："你哥也太聪明了吧！"

江秋沉默了一会儿，然后走到你身边，你本来以为她会责怪你，但没想到她只是踮起脚尖拍了拍你的肩膀,说:"下次别一个人扛着,闻樱不仅是你的朋友,也是我的好朋友,帮她是应该的。"

陈君笑点点头,说:"江秋说得不错,你还记得吗,以前我们四个在学校里经常一起玩,虽然现在长大了,分开了,以后还会去不同的城市,走完不同的人生,但你要记得,我们之间的友谊是不会变的。"

你的心里一阵暖流涌过,如同三月冰雪消融,从此以后你再也不用一个人保守着秘密,你还有朋友,有至亲妹妹,有闻樱。你点点头,对他们说:"谢谢。"

谢谢你,好朋友。

江秋结局剧本

"闻樱,那个女孩是闻樱!"当你们高喊着那个名字后,你的大脑一片空白。

为什么"鬼楼"的主角就是你的好朋友闻樱?她的身上什么时候发生了这种事情?你身为她最好的朋友,却什么都不知道。

当房门缓缓打开,一个人拿着钥匙出现在你面前时,你万万没想到那个人竟然会是你的哥哥江夏。

你皱着眉问道:"这一切究竟是怎么回事?"

陈君笑叹了口气:"你还看不出来吗?这是一个局,江夏布置的局,我们都是陪闻樱入局的人。"

李子然说:"所以说闻樱就是这幢房子的主人!她只是暂时选择性失忆了,然后江夏就故意把她引到这里来,让她补全记忆!"

安佩佩捶了李子然一下,奇怪地说:"不对啊,这个建议不是江秋提起的吗?江夏怎么知道她会组织这次活动?"

你想了半天,弄明白前后因果后,你冲到他面前:"江夏!你用了我的手机?"

他淡淡地看了你一眼,说:"没错。"

陈君笑恍然大悟:"你们是双胞胎兄妹,长相相似,面部识别应该很容易通过……"

安佩佩接着说:"你了解自己的妹妹,江秋好奇心重,喜欢探险,所以你就经常搜索这座'鬼楼',然后让大数据推送,这样就能精准地吸引到她!"

"江秋,快看看你的历史浏览记录!"李子然说。

"不用看了,是我。"江夏道歉,"对不起,我不知道会牵扯到其他人,但……"

"没关系没关系……"李子然和安佩佩连连摆手,"就……还挺好玩的!一个鬼楼探险变成密室逃脱,这次来得不亏。"

说完,安佩佩小声在你耳边说:"你哥也太聪明了吧!"

你沉默了一会儿,然后走到江夏身边,踮起脚尖拍了拍他的肩膀:"下次别一个人扛着,闻樱不仅是你的朋友,也是我的好朋友,帮她是应该的。"

陈君笑点点头,说:"江秋说得不错,你还记得吗,以前我们四个在学校里经常一起玩,虽然现在长大了,分开了,以后还会去不同的城市,走完不同的人生,但你要记得,我们之间的友谊是不会变的。"

你来到闻樱身边,见她昂起头看着墙壁,眼睛里蓄满泪水,你将她的脑袋按到自己肩膀上。

"别难过了,往前看,你还有我们。"

"谢谢你,江秋,谢谢你们。"闻樱抽噎了一声,回抱住你。

人世间有很多种感情必不可少,而你会一直珍惜这段难能可贵的友情。

陈君笑结局剧本

"闻樱,那个女孩是闻樱!"当你们高喊着那个名字后,你的双眉紧锁。

难道说……两年前闻樱突然转学就是因为这场大火,那她的父母岂不是……

这时房门缓缓打开,一个人拿着钥匙出现在你面前,那个人果然是江夏。

你听到江秋问:"这一切究竟是怎么回事?"

你叹了口气:"你还看不出来吗? 这是一个局,江夏布置的局,我们都是陪闻樱入局的人。"

李子然说:"所以说闻樱就是这幢房子的主人! 她只是暂时选择性失忆了,然后江夏就故意把她引到这里来,让她补全记忆!"

安佩佩捶了李子然一下,奇怪地说:"不对啊,这个建议不是江秋提起的吗? 江夏怎么知道她会组织这次活动?"

江秋想了半天,弄明白前后因果后,冲到他面前,说:"江夏! 你用了我的手机?"

江夏淡淡地说:"没错。"

你恍然大悟:"你们是双胞胎兄妹,长相相似,面部识别应该很容易过……"

安佩佩接着说:"你了解自己的妹妹,江秋好奇心重,喜欢探险,所以你就经常搜索这座'鬼楼',然后让大数据推送,这样就能精准地吸引到她!"

"江秋,快看看你的历史浏览记录!"李子然说。

"不用看了,是我。"江夏道歉,"对不起,我不知道会牵扯到其他人,但……"

"没关系没关系……"李子然和安佩佩连连摆手,"就……还挺好玩的! 一个鬼楼探险变成密室逃脱,这次来得不亏。"

说完,安佩佩小声在江秋耳边嘀咕了一句话。

江秋沉默了一会儿,走到江夏身边,然后踮起脚尖拍了拍他的肩膀:"下次别一个人扛着,闻樱不仅是你的朋友,也是我的好朋友,帮她是应该的。"

你也点点头,说:"江秋说得不错,你还记得吗,以前我们四个在学校里经常一起玩,虽然现在长大了,分开了,以后还会去不同的城市,走完不同的人生,但你要记得,我们之间的友谊是不会变的。"

你突然想起小时候的某个夏天,你们四个一起去参加暑假书画班,江秋把墨汁涂得到处都是,你一边帮她擦手,一边看着闻樱捂嘴笑,江夏在一旁无奈地摇头。时光仿佛定格在那个夏天,那么美好而温馨,以至于很多年后你都会清晰地记得那一幕。

安佩佩结局剧本

"闻樱,那个女孩是闻樱!"你们高喊着那个名字,电光石火之间,你好像明白了什么。

这时房门缓缓打开,一个人拿着钥匙出现在你面前,那个人竟然是江夏。

你听到江秋问:"这一切究竟是怎么回事?"

陈君笑叹了口气:"你还看不出来吗? 这是一个局,江夏布置的局,我们都是陪闻樱入局的人。"

你眼神转了转,刚想说什么却被李子然一声大吼吓得一惊。

只听李子然说:"所以说闻樱就是这幢房子的主人! 她只是暂时选择性失忆了,然后江夏就故意把她引到这里来,让她补全记忆!"

你捶了李子然一下,奇怪地说:"不对啊,这个建议不是江秋提起的吗? 江夏怎么知道她会组织这次活动?"

江秋想了半天,弄明白前后因果后,冲到他面前,说:"江夏! 你用了我的手机?"

江夏淡淡地说:"没错。"

陈君笑恍然大悟:"你们是双胞胎兄妹,长相相似,面部识别应该很容易通过……"

你接着说:"你了解自己的妹妹,江秋好奇心重,喜欢探险,所以你就经常搜索这座'鬼楼',然后让大数据推送,这样就能精准地吸引到她!"

"江秋,快看看你的历史浏览记录!"李子然说。

"不用看了,是我。"江夏道歉,"对不起,我不知道会牵扯到其他人,但……"

"没关系没关系……"你和李子然连连摆手,"就……还挺好玩的! 一个鬼楼探险变成密室逃脱,这次来得不亏。"

说完,你小声在江秋耳边嘀咕了一句:"你哥也太聪明了……"

江秋沉默了一会儿,走到江夏身边,踮起脚尖拍了拍他的肩膀,说:"下次别一个人扛着,闻樱不仅是你的朋友,也是我的好朋友,帮她是应该的。"

　　陈君笑点点头,说:"江秋说得不错,你还记得吗,以前我们四个在学校里经常一起玩,虽然现在长大了,分开了,以后还会去不同的城市,走完不同的人生,但你要记得,我们之间的友谊是不会变的。"

　　你在一旁围观,突然觉得十分羡慕他们。人的一生有很多种感情,或许是亲情,或许是爱情,但像他们之间的友情也许很多人一辈子都得不到,这是缘分,你什么时候才会拥有一段真正的友谊呢?

李子然结局剧本

"闻樱,那个女孩是闻樱!"你们高喊着那个名字,那一瞬间,你感到十分困惑。

这时房门缓缓打开,一个人拿着钥匙出现在你面前,那个人竟然是江夏。

你听到江秋问:"这一切究竟是怎么回事?"

陈君笑叹了口气:"你还看不出来吗?这是一个局,江夏布置的局,我们都是陪闻樱入局的人。"

你什么都明白了:"所以说闻樱就是这幢房子的主人!她只是暂时选择性失忆了,然后江夏就故意把她引到这里来,让她补全记忆!"

安佩佩捶了你一下,奇怪地说:"不对啊,这个建议不是江秋提起的吗?江夏怎么知道她会组织这次活动?"

江秋想了半天,弄明白前后因果后,冲到他面前,说:"江夏!你用了我的手机?"

江夏淡淡地说:"没错。"

陈君笑恍然大悟:"你们是双胞胎兄妹,长相相似,面部识别应该很容易通过……"

你接着说:"你了解自己的妹妹,江秋好奇心重,习惯探险,所以你就经常搜索这座'鬼楼',然后让大数据推送,这样就能精准地吸引到她!"

"江秋,快看看你的历史浏览记录!"你说。

"不用看了,是我。"江夏道歉,"对不起,我不知道会牵扯到其他人,但……"

"没关系没关系……"你和安佩佩连连摆手,"就……还挺好玩的!一个鬼楼探险变成密室逃脱,这次来得不亏。"

说完,安佩佩小声在江秋耳边嘀咕了一句:"你哥也太聪明了……"

江秋沉默了一会儿,走到江夏身边,然后踮起脚尖拍了拍他的肩膀,说:"下次别一个人扛着,闻樱不仅是你的朋友,也是我的好朋友,帮她是应该的。"

陈君笑点点头,说:"江秋说得不错,你还记得吗,以前我们四个在学校里经常一起玩,虽然现在长大了,分开了,以后还会去不同的城市,走完不同的人生,但你要记得,我们之间的友谊是不会变的。"

你在一旁围观,突然十分羡慕他们。人的一生有很多种感情,或许是亲情,或许是爱情,但像他们之间的友情也许很多人一辈子都得不到,这是缘分。你什么时候才会拥有一段真正的友谊呢?

操作难点及注意事项如下。

（1）部分成员在自我介绍环节往往不能很好地概括，会长篇大论，或是发言时害羞、退缩，不能完成自我介绍。因此，带领者需要在言语上引导概括能力差的成员，适当加快进程；对发言害羞、退缩的成员给予言语上的支持和肯定，适当提醒，帮助其回忆剧本的内容。

（2）带领者要经常关注离自己位置远的成员，或是让被动的成员坐在离自己近的位置，鼓励其加入讨论。

（3）对于无法很好地进入角色的成员，带领者需多给此类成员指派任务，在推理环节适当让其他成员怀疑此成员，即可使该成员更投入，辅助其融入情感，进入角色。

（4）团体中可能出现成员之间缺乏互动、不愿交流和分享的情况。可在团体中设置破冰小游戏环节，穿插搞笑游戏、趣味歌曲、小惩罚等项目，调节气氛。

‖ 第四节 音乐疗愈团体心理治疗 ‖

音乐是一种特殊的语言。音乐通过听觉传入神经进入人体产生共鸣,从而引发联想、回忆,使人产生愉悦安宁的心境。同时,音乐能影响个体对客观事物的态度和评价,锻炼人的记忆力和注意力,启发创造力,从而使人的身心自信地朝向有益健康的方向发展。音乐疗愈团体就是通过聆听、演唱、分享、创作、演奏音乐等方式来打开心灵,想象美好,放松身心,在过程中释放压力,启发灵感,实现自我鼓励和恢复。

音乐疗愈团体1

一、自我介绍

带领者:大家好,欢迎来到音乐疗愈团体。音乐能影响大脑的神经递质(如去甲肾上腺素和乙酰胆碱)的释放,从而改善我们大脑皮层的功能。音乐能直接作用于主管情绪的中枢(下丘脑和边缘系统等),对我们的情绪进行双向调节。今天的音乐疗愈团体便是用此原理来放松身心、释放情绪、启发灵感和鼓励自我。我是今天的团体带领者,我的名字是XX,接下来的一个小时,将由我陪伴大家一起去感受音乐带来的神奇魅力。我们先做一下自我介绍吧,让彼此有一个基本的了解。跟平常自我介绍不同的是,在介绍过程中我们需要配上音乐和动作,你可以介绍自己的真实姓名,也可以用你喜欢的称呼。我们顺时针依次介绍,我先来示范一下(配上节奏强的音乐):你好,你好,我叫XX,第二人回应:XX,XX,很高兴认识你。(介绍时跟随音乐的节奏所有人一起拍手,介绍人一边拍手一边介绍,音乐节奏快时介绍人拍手加快,节奏慢时介绍人拍手相应减慢。)

二、音乐小游戏——动感音乐

带领者:欣赏音乐时,除了用耳聆听、用心感受之外,如果我们将整个身体调动起来,随音乐律动而动,会有更丰富的体验。接下来我们做一个音乐小游戏——动感音乐。什么叫动感音乐呢?顾名思义就是我们要律动着去感受音乐。游戏规则:两人一组(可以自由选择)面对面,接下来我会放一首音乐《你笑起来真好看》(儿歌版),在前奏响起时大家跟着一起自由摇摆。要像我一样,面带微笑,认真聆听音乐,跟随音乐律动。跟着我通过击掌、拍肩、拍腿、跺脚等发出的声响来配合音乐完成这首歌哦。当歌词到"想去远方的山川,想去海边看海鸥,不管风雨有多少,有你就足够,喜欢看你的嘴角,喜欢看你的眉梢,白云挂在那蓝天"时,我们一起重复拍肩两次,拍腿两次,互相击掌两次;歌词到"像你的微笑"时,用手指向自己的微笑,跟随音乐左右律动自己的身体;歌词到"你笑起来真好看,像春天的花一样"时,用手做花状。这样循环下去,直到大家都学会舞动身体,感受音乐。

带领者:在游戏中我发现每一位成员笑起来都像美丽的花朵。音乐绝不是单纯的音乐,它是和动作、语言紧密结合在一起的。我们用整个身体即兴律动去感受音乐的旋律、节奏、情感等内容,能够提高我们的节奏感、记忆力以及创造力。所以让我们都用身体去聆听、感受音乐,卸下一天的疲惫,轻松愉快地感受音乐节奏带给我们的快乐!

三、介绍今日团体活动内容

(一)操作步骤

1.分享我喜爱的歌

带领者:相信大家在刚才的动感音乐小游戏中已经学会了如何去感受音乐,现在请两位成员分享一首自己最喜爱(或最有意义、最难忘)的歌曲,并讲出分享的原因及当时的心境和感受,尽量分享让我们开心快乐的歌曲。我会用音响将分享的歌曲播放出来,请大家用心去聆听,并尝试着在聆听过程中体会分享人当时的心境和感受。整个聆听的过程不交谈,要保持安静哦。

带领者:谢谢大家分享的好歌曲,其实我们每个人在分享音乐的过程中也分享了它的故事。这些故事有些是快乐的,有些可能是伤感的,很开心大家都迈出了第一步。我们每一位都很棒,掌声送给我们每一位朋友。那我们刚才也都用心去聆听了每一首音乐,大家觉得哪首对你最有触动呢?

成员A:我很久没有如此认真地听XX歌曲了,虽然我没有体会到分享者当时的心境,但是我觉得在听的过程中,我的内心感到前所未有的平静。

带领者:我们先给A鼓鼓掌吧。感谢A的分享,虽然在听歌时我们没有感受到分享者当时的心境,但是在这首歌曲中她大方地分享了自己的感悟,也收获到了前所未有的平静。你们觉得呢?

成员B:我在听XX歌曲时,体会到了快乐,仿佛身临其境,我想到了自己的一些事,曾经我听一首歌曲时也有这种快乐的感觉。

带领者:我们可能曾经听过一些歌曲,受当时的情绪影响,在那段时间很喜爱,但是随着心境的变化,后面可能忘却了。但是就像B分享的一样,在认真感受后又能再次回忆起曾拥有过的美好感受。希望大家以后在听歌时,都用心去聆听,可能在聆听过程中会有不一样的感悟。

2.音乐想象

带领者:在刚才的歌曲中我们听懂了或感到了别人歌曲中的故事。现在请大家沉浸在接下来的音乐中,认真聆听、想象一下,在这首曲子中我们又能感受到什么样的景象呢?接下来,我会播放一首音乐(最好选择有故事感、有指向性、抒情、温柔的音乐),大家需闭眼认真去体会、想象,然后将感悟写在纸上或者画在纸上。待会儿要邀请大家来分享。(以《故乡的原风景》为例》。)

成员A:听到这个音乐,我想象到月光下一个十一二岁的少年正在吹竹笛,静谧的夜晚传出一阵悠扬的笛声。朦胧中,我好似又看见了家乡的一草一木……

成员B:听着《故乡的原风景》,有个场景出现在我的脑海中。我把场景记下来了。一轮明月下有一个美丽的池塘,这里的荷花开得正盛。一阵微风吹过,荷花随着风摇动的舞姿让人沉醉。月光下,池塘里的鱼儿不安分地跃出水面,它们似乎也要欣赏欣赏这美丽的荷塘月色。月亮的倒影被调皮的鱼儿搅得模糊起来,水波一圈一圈地荡漾开来。

带领者:A和B的分享,让我们感受到了音乐的魅力。我们需要发挥自己的想象力去理解、去感受音乐。当我们的大脑在接收音乐信息时,不仅能产生音乐的知觉形象,还能结合积累的知识和事物,形成新的音乐表象,就像B展现出来的美丽图画一样。一段旋律响起的时候,我们会用自己的人生阅历去理解它,用独特的世界观去诠释它,用当下的心境去感受它,从而丰富我们的想象力。希望大家回去可以自己做一些练习。

(二)放松练习(配一首与自然相关的轻音乐)

1.指导语训练

带领者:最后我们一起来做一下放松练习。现在,请你坐在瑜伽垫上,轻轻地闭上眼睛,调整我们的呼吸,吸—呼,吸—呼,吸—呼。请大家以自己最舒适的姿势,盘腿坐于垫子上,将左手放在腹部上,调整呼吸,随着气体的吸入,腹部慢慢隆起;呼气时,腹部内收,尽量让肚脐去贴近脊柱。重复几次。背部挺直,双手放在你的膝盖上,轻轻地闭上眼睛,感受从头到脚的舒展。嘴角微微上扬,给自己一个自信的微笑。下腭内收,舌尖抵住上腭,放松面部表情、面部肌肉;去感觉你的双腿在紧挨地面,臀部在挨着地面,脚趾舒展,手掌肩部都放得很松很松……放松的身体,听觉会变得比较敏感。我们先花一点时间聆听周围的声音,也许你可以听到室内的声音、窗外的车声,或者是我们的呼吸声。仔细聆听周围一切的声响,请不要把注意力放在那些声音上面,摒弃杂念,将眼、耳、鼻等感官关闭,让心很自然地平静下来,不再受外界打扰。抛开生活中的所有烦恼,将所有的注意力都放在身体上。由内而外地去察觉并放松自己身体的每一部分。把一天的劳累和烦闷、一切烦心和不如意的事统统忘掉,试着成为旁观者、见证人。告诉自己，我是一个实实在在的个体，不会被悲伤困难击倒，不会被恐惧吓倒，任何外部环境都影响不到我的心灵。想象我们正坐在湖边，碧绿的湖水宛如一面绿镜，镜上泛着薄雾，湖面上映出了蓝天白云，太阳光穿过树叶的缝隙温柔地照在我们身上。一阵微风吹过，层层鳞浪随风而起，伴着跳跃的阳光，孩子们在追逐、在嬉戏。微风轻拂过我们的脸颊。现在将意识拉回，回到我们自己的身体上，关注自己的一呼一吸，缓缓地吸气，慢慢地呼气。先将意识收回，感受意识由眉心下沉至心脏。将口中唾液分三次咽下，在胸前搓热双手掌心，用手心去温暖眼球、面颊。再次搓热掌心，用手掌由下而上地抚摸双侧颈部，用指腹按摩我们的双耳。最后轻轻地睁开双眼，适应一下室内的光线。可缓缓地站起身来，活动一下。

2.分享感受

成员A：一开始来的时候我的身体其实特别不舒服，觉得自己没有办法坚持下来。可后来我都忘记了自己的不舒服，全身心地投入进来了。到最后指导语训练的时候我甚至感受到了湖边沙滩被晒过的温暖，差点睡着了。真的很神奇，很放松。

成员B：今天跟着音乐一起律动，整个人都不紧绷了，也不害怕了。以前我不喜欢听音乐，静不下来，今天却感受到了音乐冥想的神奇魅力，很放松。

带领者：感谢两位的分享，是的，音乐就是这么神奇。聆听舒缓平静的音乐可以消除紧张、减少恐惧、转移注意力，从而减轻疼痛的感觉。我们在平时听一些舒缓的轻音乐，能够缓解疲劳，放松身体，舒缓压力，改善失眠，使人心旷神怡、轻松愉快。以后还需要大家继续加强练习。

四、家庭作业

带领者：希望大家回去后每天听一首音乐，想一想：你听到了什么？感受到了什么？这段音乐是什么颜色？它让你感受到什么样的情绪？它让你的脑海中出现了怎样的画面？请认真完成，我们会在下一次的团体治疗中邀请大家分享。

音乐疗愈团体2

一、自我介绍

同音乐疗愈团体1。

二、音乐小游戏——节奏大师

带领者:刚刚大家通过自我介绍,认识了彼此。接下来我们做一个音乐小游戏——节奏大师,让气氛活跃起来。游戏规则:我会播放一首有节奏感的音乐,我右手边的第一个成员跟着音乐的节奏奏响自己的乐器,边敲边说,"小火车嘟嘟嘟,开到XX(成员名字)家,XX,XX,请开门",被叫到的人立即回应,并敲响自己的乐器,回答"好的呢",并接着将小火车开下去。当然,我们的游戏没有惩罚,这个游戏能让彼此更加熟悉,锻炼大家的专注力及反应力,也能让大家更好地熟悉乐器。

三、介绍今日团体活动内容

(一)操作步骤

1.即兴演奏

带领者:我们的音乐小游戏做完了,大家彼此也更熟悉了吧!接下来的环节,每一个成员都可能是你的搭档哦!大家是不是以为我们身边的乐器只是用来做暖场游戏的呢?当然不是!这些乐器将会陪伴我们一起在今天的团体中创作出不一样的音乐。(询问一下有没有成员会使用乐器,如果有的话就让这个成员来带领)。我会挨着教给大家一个简单的节奏,大家先用自己的乐器来练习敲打这个节奏哦。好的,我看到大家都会自己的乐器了,接下来就让我们用学会的节奏来完成《森林狂想曲》的演奏。

2.分组表演

带领者:虽然大家都是第一次用乐器来演奏歌曲,但是整首曲子结束,我看到了大家的认真,大家都跟随着音乐进入了充满神奇和幻想的创造天地。经过刚才的演奏,我相信大家现在肯定有很多灵感,也跃跃欲试了。接下来我们分组,任意人数为一组(自由组合,一组最好不超过3人),为组合起一个名字。每组自由选取音乐,组员跟随音乐用乐器自由创作,完成一首曲子,也可以加入演唱。给大家5分钟时间讨论与彩排,也可以邀请我来参加你们的节奏创作。大家都准备好了吗,那我们就开始轮流表演哦。这个组已经跃跃欲试了,先从A开始吧,演奏完毕请大家来分享下组名的含义、选曲的原因以及演奏过程的感受。

3.分享感受

成员A:我没有搭档,我就想自己一个人,我自己就是一个组合,跟歌曲一样就叫"一人游",我在听这首歌的时候感觉是在讲述我一样。

带领者:感谢A的演奏与分享,一个人的演奏同样精彩。一个人可以沉浸在当下的音乐里,无拘无束。你觉得这首歌词就像在讲述你一样,虽然这首歌名听起来有点孤单,但是其中的内容和旋律还是能听出你内心的一些情绪的,有回忆、有思念,是吗?

成员B:我们的组合叫作"三人行",因为我们有三个人。"三人行,必有我师焉。"我们三个人虽然擅长的内容不一样,但是可以互相帮助,选取这首《落在生命里的一束光》是我们共同讨论出的。因为它是抖音热门背景音乐,大家肯定都听过,歌词也很好,我们就选了这首歌。在这个演奏过程中,尽管我们不会这个乐器,一开始还觉得这个鼓声很不好听,但是最后演奏完,我们很有成就感,对这个乐器也刮目相看了。

带领者:感谢你们的分享。我觉得你们这个创作很不错,名字很有意义,歌曲也选得很好。希望每个人的生命中都有那么一束光。虽然我们都不是专业的,但是我相信在刚才的创作中你们每个人都在很认真地演奏。每个人对不同的乐器发出的声音有不同的感受,在你一首曲子演奏完毕后,你会有满满的成就感,对你手中的乐器包括声音也会有不同的感受。对待某些事情也一样,在不同情绪下的感受也不同,是吗?

带领者：即兴演奏需要的是仔细聆听，相互配合、磨合和接纳以及真正地融入音乐创作中来。在刚刚这个演奏过程中，我感受到了1人组的洒脱自信,2人组的默契配合，还有3人组的团结合作。节奏鲜明的音乐能使人振奋和鼓舞,雄壮的进行曲能使人热血沸腾,勇往直前。再次感谢大家的精彩演奏与分享,太棒了,请再次给自己送上热烈的掌声。接下来我们来做一些音乐的冥想,回归平静。

（二）放松练习

同音乐疗愈团体1。

四、家庭作业

带领者：今天团体活动结束后,请大家每天听一首音乐,听音乐时,跟着音乐一同演唱或试着敲击不同的节奏,尝试创作出一首新的音乐。可能你身边没有乐器,通过今天的团体活动,如果你对某种乐器感兴趣,可以将这个兴趣培养起来,不断练习。也可以利用身边任何可以发出声响的东西代替乐器来创作,比如拍手、拍凳子、拍桌子等都可以创作出不同的节奏,从而体验音乐的魅力。我们下次团体活动再见!

五、操作难点及注意事项

(1)放松冥想的时候,带领者需观察成员的投入程度,念指导语时语气要轻、缓、柔。成员分享后带领者做回应时,语速应缓慢,并与分享者进行目光接触,予以尊重和肯定。

(2)在加深彼此熟悉感的环节中,带领者应观察其是否向不同的人打了招呼。要避免出现每次都是跟同一个人或者固定几人打招呼,务必保证每个人都参与。

(3)在团体活动过程中如不需要使用乐器时,请成员保持乐器安静。让每位成员选择好自己的小乐器(如有不喜欢可做调换),使用乐器发出声音后仔细感受,形容自己乐器的声音。

(4)带领者应该有相应的音乐知识储备:会选择与使用乐器(教会乐器如何使用,

乐器使用时由于频率和分贝原因,不能应用在急性炎症、妊娠、血栓症、活动性出血、低血压、放置起搏器或支架、重度精神疾病等患者中)。选择音乐时应有倾向性:生机勃勃,悠扬沉静的曲目,如《二泉映月》《梁祝》《春之声圆舞曲》《蓝色多瑙河》等,能缓和急躁情绪;纯净自然的音乐,如班得瑞的轻音乐专辑,能助眠减压;活泼、愉快的曲目,如《轻骑兵进行曲》《溜冰圆舞曲》《喜洋洋》《春节进行曲》等打击乐,能降低负面情绪的影响,进而点燃对生活新的希望。

‖ 第五节 情绪绘画团体心理治疗 ‖

绘画创作是一种艺术疗愈方法,更是一座与自我情绪沟通的桥梁。在创作过程中完成艺术形式的转换表达,直面并修复自我的内心创伤,进行情绪能量的宣泄、转化及再创造,实现情绪转负为正。研究表明,色彩能够对有精神疾病的患者起到不同程度的情绪调节作用。情绪绘画团体心理治疗是在一个舒适且安静的环境下,让团体成员把所思所想都倾注在所画的图形中,凭自己的感觉自由挥动画笔,通过绘画、上色来帮助其理解情感冲突、减轻压力、增强自尊心、培养社交技巧、管理行为、疗愈心灵。

一、自我介绍

带领者:大家好,非常欢迎来到今天的情绪绘画团体。我是今天的团体带领者XX,接下来的一个小时,将由我陪伴大家一起去寻找内心的宁静。著名的"割裂脑"实验揭示了人脑的两个半球存在着明显的功能不对称,左半球主管言语、推理,右半球除了主管直觉、感知、空间知觉外,还负责图像、音乐、绘画、情绪等。语言有时是苍白无力的,我们内心的感觉很难用语言来描述。而运用绘画能够很好地进入心灵世界,构建意识与无意识之间的桥梁,呈现出内心真实的状态,从而解决一些语言无法解决的情绪问题。这也是我们参加今天绘画团体的意义。首先,我们先进行自我介绍,让大家相互认识好吗?介绍的内容包括你希望在这个团队中大家怎么称呼你,最喜欢的颜色、图案以及你现在的情绪等。我先给大家做个示范。

二、操作步骤

(一)情绪觉察(配一首安静的轻音乐)

带领者:请大家通过调整坐姿和呼吸的频率,引导身体放松下来,跟随音乐进入冥想的放松空间,放空思绪。现在大家的内心慢慢地平静下来,可能你在静心中会感到些许困难,甚至感觉怎么都静不下来。请顺从自己的频率慢慢调整,不用急躁,抓住当下那种内心的感受。现在桌面上有一些图卡(图卡内容为各种动作的人形简笔图,无表情),大家根据自己的感觉选择一张,把这个图卡补充完整,可添加表情、色彩、配饰等。大家慢慢做,不着急,每个人有10分钟时间,完成后我会邀请两位成员分享绘画的内容与感受。

成员A:我画的这个是环抱腿的小人,看见它的第一眼我觉得这就是我现在的情绪,我给它添加了哭泣的表情。

带领者:画得很形象,充分地展示了你现在的情绪状态:有点儿伤心难过。绘画的过程,本身就是我们思维再加工的过程,把立体的东西平面化、无形的东西有形化、复杂的东西简单化,借助绘画,把自己思考的东西又一次深化。

成员B:我选的这个是一个平躺的小人,我感觉她在休息,我给她画了粉红色的被子,让她不要着凉了。她睁着眼睛是因为睡不着,我在边上画了一团黑线,表现了她的烦躁。

带领者:非常详细的描述。绘画是直接表现潜意识的工具,我们在绘画时,会很自然地浮现出一些记忆、联想。从作品中你所用的色彩和线条来看,我相信你也发现了自己存在关于睡眠问题的焦虑,是不是?

带领者:现在请大家互相交换自己的作品,用心去观察别人的作品,看看能否从中看到情绪状态呢?看完后将邀请大家来分享。

成员C:我看到的这个小人,她的笑中有一些无奈的感觉,像是在强颜欢笑。

成员D:我是一个怕给别人添麻烦的人,不会拒绝他人,即使是自己不愿意做的事情也常常会答应,你看得挺准。

带领者：感谢 D 的勇敢表达，C 观察得很仔细。绘画也是一种投射技术，它能够反映我们潜意识层面的信息。绘画所传递出的信息远比我们用语言所能表达的丰富，表现力更强。而且在绘画的过程中，我们可以进一步厘清自己的思路。

(二)绘曼陀罗

带领者：现在大家通过情绪察觉已经体会到了自己的情绪，下面让我们进入绘曼陀罗环节。什么是曼陀罗呢？(给成员展示曼陀罗图片)曼陀罗是心理学上一种很好的自我疗愈工具。绘曼陀罗可以帮助我们静心，疏导不良情绪，无论在什么情况下绘画，它都可以帮助我们激活内在能量，教会我们释放内心的小孩，单纯快乐地进行创作，与自己的内在联接，这是一种有效的意识清理与自我疗愈。现在请大家选择一张图卡(曼陀罗图卡)，挑选一张你喜欢并且有感觉的图案。将你的左手放在图形上方，慢慢感觉是否有能量产生，是否有温暖的感觉。可以在空白处用不多于三个词语来描述你现在的情绪状态，写好后，拿起笔，开始绘制。在圆圈中，你可以把你心中所有的情绪、意识、想法、故事等画下来。如果你发现没有喜欢的图案，也可以自己创作图案，也可以选用手工材料充当色彩去彩绘或者利用手工材料去制作。不管你在绘画的当下有什么样的情绪，只要真实地记录下来就好。这是一个与自我内心对话的过程，不需要评判好坏。制作时间为 30 分钟，不一定要全部完成，只专注当下就好。由于团体活动有时间设置，所以有些成员可能没法完成整个曼陀罗的绘制，这些成员可以在团体活动结束后将工具带回去继续完成。(彩绘过程中要求大家静音，可播放静心禅乐)……

带领者：绘画结束了，请大家为自己的作品取个名字，在作品的背面记录自己现在的情绪，用三个以内的词语即可。有愿意分享的成员吗？

成员 A：我的作品名字叫作《相聚分离》。最近与伴侣分开了。回想在一起时的甜蜜，心里真是难受。我也知道我们没法再在一起了，但是我还是会想他。他现在也有新的另一半了，可是我还走不出来。我最开始记录的词语是难过，结束后记录的词语是不舍、祝福，我想我应该祝福他。

带领者:感谢A的分享。就像你记录的词语一样,一段恋爱关系结束时我们都会伤心、难过。但是最后你记录的词语是不舍和祝福,这说明你在绘制过程中情绪发生了改变。你这个作品最外圈选取的颜色是蓝色,是明净的天空和深海的颜色,它象征放松、平静及冷静。你最先选择绘制外圈的颜色,说明你当时最想以平静的状态来面对外界。接下来你选择绘制中心的图案,选取的颜色是黄色,黄色是太阳的颜色,它代表着温暖、智慧、愉快。中心代表着你内在的核心,说明你内心在回想起你们之间点滴的时候感到很愉悦、温暖。虽然整张图没有绘制完成,但是已经可以表现出很大一部分你现在的情绪了,回去后可以继续完成你的作品,并填写一些短语做描述。

成员B:我选择的这个图卡像花一样好看,我给它取的名字叫《主角》。我一开始写的词语是自我,后面是自信。我认为无论别人对我的评价是怎样的,我都应该像这朵花一样,开得明艳,成为自己人生的主角。

带领者:嗯嗯!非常不错!这个作品已经全部绘制好了,很漂亮,名字也选择得非常好。我从这幅作品中看到你在花心处选用了粉色,粉色很容易让人联想到少女,它代表着孩子气、任性、甜美、可爱,这体现出你内在的纯真。第二圈你选择了金色,这像黄金一样的颜色,象征着收获、权利,这也说明了你目前可能有一些目标想要去实现,并且希望得到收获。再看更外面的这一圈,你选用的是蓝色和绿色,蓝色象征着意识清朗,绿色像树叶一样代表着新生,这说明你对美好生活寄予了希望。最外圈是自我的界限,也是对外界的体现。你选用了紫色,紫色象征着高贵和女性独特的魅力。这充分印证了你刚才说的自信,你想将最好的姿态自信地展示给外界。这是非常完整的一幅作品,也希望你回去再体会一下自己创作时的心境,写一些描述。

带领者:在绘画的过程中,大家有没有感受到内心的平静呢?彩绘曼陀罗的魅力就是将内心世界投射在作品上,不断寻找情感释放与表达的出口。

(三)回归平静

带领者:在刚才的绘曼陀罗过程中,大家可能感受到自己的情绪有些波动。那现在我们一起平静一下,请将你的后背靠在椅子上,选择一个舒适的方式坐着。微微地闭上双眼,调整你的呼吸,深深地吸气,慢慢地呼气。随着呼吸的放慢,你的心情也慢慢地平静下来,享受放松带来的愉悦。现在我邀请你,随着美妙的背景音乐,进入心灵最深处的地方。想象自己来到了一片绿草地上,这里鸟语花香,你一边听着鸟鸣,一边往前走。你来到一片碧绿的湖水边,雨后初晴,湖水变得如此的纯净。你坐在湖边的一块石头上,你的倒影清晰地出现在湖水中。望着湖水中的自己,你的心里不禁涌出好多的感慨。你多久没有像现在这样仔细地看过自己了?你慢慢靠近,仔细端详他的眼睛、鼻子、嘴巴,再感受一下他现在的情绪。你可以和他说说话,聊一聊最近自己的变化,对自己有了哪些新的认识。用心去回想刚才的活动,去感受那些关于你的善意评价:你很开朗、很善良、很聪明、很有思想……还有好多好多。你认真地分析了一下这些评语,慢慢地发现自己真的有这么多不曾了解的优点,你仿佛遇到了未曾见过的自己。你开始欣赏这个不一样的自己,当你开始欣赏他时,你发现他变得快乐、开朗、自信,充满了活力。今后每一天,你都愿意像他一样,去选择正面而且积极的想法,让自己变得更加健康和快乐。一阵微风吹来,柳枝划过水面,模糊了你的倒影,你站了起来,沿着湖边向前走去。心情感觉愉快了许多,脚步也加快了。让我们再来做一次很夸张的深呼吸,记下这种美好的感觉。把这种美好、喜悦的感觉放在你的心中。你在画面中行走,那么坦然,那么舒适,那么自由自在。保持这种感觉听我倒数三个数,你就会回到现实。3——你感觉特别轻松,2——心理能量增加了,1——你可以睁开眼睛,轻轻地舒展一下四肢,伸伸手和腿,转转头,伸个懒腰。

(四)分享感受

成员A:我感觉自己从来没有这么深层次地去探视过自己的内心世界。刚才涂色时很多颜色都是我无意识的选择,在绘面过程中我逐渐感受到平静。最后听到老师的分析,我也明白了很多自己内在的需求。特别是刚才,我仿佛真的看到了那个美好的画面。

带领者:感谢A的分享,我感受到了你的全身心投入。希望在团体活动结束后你能一直练习自我察觉,也希望在完成曼陀罗绘画后,你能尝试从不同的角度观看作品,体会它给你的感受,包括画面整体或者局部对你的意义。

成员B:看到别人的图那么多颜色,我很羡慕。我觉得只有黑色才能表达我,我怎么这么消极,我是不是好不起来了?

带领者:全黑的曼陀罗盘也是一种特色,他也是你情绪的一种表达。曼陀罗就像一个大容器,它装载着那些或黑暗或明亮的记忆。只要我们积极联想,表达出最真实的自己,最后我们去面对、化解内心的冲突就可以了。自我疗愈也是需要过程的,给自己,也给我们一点时间,一定会慢慢好起来的。

(五)致谢全体成员的参与

带领者:非常感谢大家今天的投入,请大家再为自己鼓掌。绘曼陀罗最大的功能是自我疗愈,包括三个层面。

1.预防:通过曼陀罗绘画,可以增强自我力量,用更接地气的话来说就是,它可以提高我们的抗压能力。

2.自我疗愈:如果我们有一些心理创伤,可以用曼陀罗来慢慢实现自我疗愈。

3.超越:所谓超越就是发现自己,找到自己真正的人生目标和意义,帮助我们实现自己的人生追求。

希望以后大家也可以通过曼陀罗绘画进行自我探索和疗愈,正确认识自己,建立自信,学会独立,修炼自己的安全感。

四、家庭作业

带领者:因为团体治疗时间有限,今天发放给大家的曼陀罗图卡,大家回去后可以继续完成哦。如果有时间还可以动手绘制自己的情绪小人和曼陀罗。画完之后,把曼陀罗放到自己的面前,去观察想象,或者试着走进其中的世界,用内心和它对话,自问下面这几个问题。

(1)你的曼陀罗叫什么名字?

(2)请你描述一下画面的内容。

(3)你在绘画前、中、后分别有什么不同的心理变化？

(4)这幅曼陀罗会让你联想到什么？

(5)通过曼陀罗你会领悟到什么？

(6)画完之后，你希望曼陀罗以什么方式存在？为什么？（如果你的内在没有明确的曼陀罗的存在方式，建议将曼陀罗绘画保留下来。）

请大家认真完成，我们在下一次团体活动中会邀请大家分享。

五、操作难点及注意事项

(1)放空冥想的时候，带领者需与病人一起做，一起去感悟，起到示范作用。念指导语时语气要轻、缓、柔，成员分享后带领者做回应时，语速应放缓，并与分享者进行目光接触，予以尊重和肯定。

(2)想象能调节人体的交感神经系统，促进有益健康的酶、激素和乙酰胆碱等物质的分泌，起到调节血液流量、增强免疫的作用。观画是欣赏艺术，也是审美活动，赏画悦心。带领者要引导成员尽量去想象，在时间上、内容上要进行合理的、系统的安排，让大家充分去绘画和欣赏。

(3)带领者在绘画及色彩运用上要有一定的知识储备。

‖ 第六节 欢乐合唱团体心理治疗 ‖

合唱是美的声音,是人生交响的艺术,它集不同的声音于一体,能使人感受到急、驰、平缓、低谷、高潮、紧张、松弛等。研究表明,在大脑长期运作感到疲乏时进行歌唱,可将记忆力提升至平常的2.17至2.5倍。合唱不仅可以放松身心,还能有效提高大脑的工作效率。音乐的频率、节奏,可以引起人体多种节律的共鸣,从而达到调节人体生理机能,增强人体的呼吸、心跳、血液循环、肌肉的收缩和扩张,锻炼心肺功能的目的。欢乐合唱团体心理治疗通过指导团体成员进行气息练习、发声练习及呼吸训练,以及成员和成员、成员与团体带领者之间进行互动、交流,起到团体心理辅导的作用,让成员在潜移默化中变得自信、团结、心情愉悦。

一、自我介绍

带领者:大家好,非常欢迎大家来到今天的合唱团体。我是今天的团体带领者,我叫XX。今天的合唱团体是通过唱歌的方式来锻炼大家的心肺功能,从而促进身体健康。合唱与交响乐一样,同属于音乐艺术的表现形式,唱歌就相当于身体内部在做运动,可以帮助我们保持良好的精神状态。首先我们来进行一下自我介绍,这样可以让我们熟悉彼此。自我介绍内容包括以下几点:姓名、床号、喜欢的音乐、歌手、你希望在团体中大家怎样称呼你、兴趣爱好以及在团体中想说的话等。我先来示范一下。

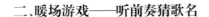

二、暖场游戏——听前奏猜歌名

带领者：经过自我介绍，大家都互相认识了。现在让我们来做一个暖场游戏——听前奏猜歌名。我们先分为两队（自由组合或根据年龄段分组），并选出队长，两队各想一个有趣的队名及口号。游戏开始前，两队互相放狠话，要说口号哦。我准备了很多歌曲（各个时代的都有涉及），我开始放音乐时，大家根据音乐前奏，猜出歌名，第一个到我身边，拿上话筒说出正确歌名的成员，其所在队可计一分。歌名猜对多的队获胜。失败的一队，有个小小的惩罚，那就是本队所有成员一起表演一个节目。

三、介绍今天团体活动的内容

(一)操作步骤

1.声音训练

带领者：请问大家在生活中是否接触过合唱或者接受过专业的指导？（鼓励成员分享一下唱歌给自己的生活、情绪带来的影响。）

成员A：大家好，我是XX的家属，今天是陪老伴来参加这个团体活动的，我前段时间在社区也参加了一个老年合唱团。我喜欢唱歌，也喜欢合唱，在合唱的过程中能感受来自歌唱、音乐、团队合作的快乐，合唱让人身心愉悦。希望今天能够和在座的各位团结协作，一起完美地演绎今天的合唱曲目。

成员B：我平时不怎么唱歌，也没有参加过合唱团，只在电视上看到过，感觉挺专业的，这个会不会很难啊？

带领者：谢谢你们的分享。看得出来，唱歌确实给A带来了很好的体验。是的，合唱使人身心愉悦。不过相信很多成员都和B一样没有参加过合唱，也许会感到有点紧张。没关系，接下来我会一步步地带领大家进行气息与发声的训练（询问一下成员，如果有专业音乐经验的成员可邀请他带领大家进行声乐练习）。我们不会进行评价，每个人的声音都很独特，每个人都是这个合唱团里必不可少的一员。不论是专业合唱团体还是像我们今天这种非专业合唱团体，只有掌握了科学的呼吸与发声，才能让合唱具有艺术感染力。接下来，请大家跟着我一起进行简单的声乐训练，让我们在气息、发声以及正确的咬字上有所突破,顺利完成今天的合唱曲目。

(1)第一步:呼吸训练

带领者:我先教大家来做呼吸训练:可分解为以下几步(帮助成员快速找到气至丹田的感觉。感受隔膜下降、腰腹部的膨胀感,从而能感受到气息在体内的过程)。

①气息训练——“嘶”:目的是锻炼气息的均匀性、持久性。大家跟着我练习:身体站直,双肩打开,进行胸腹式呼吸,均匀发出“嘶”音。

②气息训练——“哈”:目的是锻炼横膈膜的力量,有助于声音形成强有力的爆发感,体会声音与气息的对抗训练。大家跟着我练习:身体站直,肩膀打开,肺部打开,横膈膜下沉,感觉我们的声音完全落在地上,好似砸出个坑,大声发出“哈”音。

③气息训练——“狗喘气”:目的是增加肺活力,增加气息的稳定性。大家跟着我练习:身体站直,肩膀打开,肺部打开,横膈膜下沉,张开嘴巴,快速吸气、呼气。这有点儿像狗喘气,短而急促。

④气息训练——“数枣”:目的也是增加肺活力和气息的稳定性。大家跟着我轻声快速地读:“出东门过大桥,大桥底下一树枣,拿竹竿去打枣,青的多红的少,(吸足气)一个枣两个枣三个枣四个枣五个……十个枣。”等到这口气气尽为止,看能反复数多少个枣。(只练习数枣部分)。

以上练习可反复进行3~5遍。

(2)第二步:发声训练

带领者:大家的呼吸训练做得非常好,尤其是数枣练习,大家玩得特别开心。接下来进入发声训练,分解为以下两步。

①无声练习:目的是获得良好的声音腔体。大家跟着我一起做“打哈欠”的动作,同时将后咽壁的小舌头抬起来。

②发声练习:目的是帮我们发现声音和振动的感受。大家跟着我来练习,发“yi”“mi”“ma”“wu”。先从“yi”开始,我们找到声带的位置,用气流振动声带,让声带关闭,同时张开内口,形成一个共振腔。这样多练习几次就可以帮助大家找到合适的发音部位啦。大家做得非常棒!

（3）咬字练习

带领者：合唱属于集体艺术表演形式，只有咬字清晰、吐字明确才能使听众更好地理解歌词、感受音乐。最简单的咬字练习就是大声地诵读歌词。今天我们来个有趣的咬字练习。"扁担长，板凳宽，板凳没有扁担长，扁担没有板凳宽。扁担要扁担绑在板凳上，板凳不让扁担绑在板凳上。扁担偏要扁担绑在板凳上！"看得出来大家都很熟悉这段绕口令。今天我们用唇音练习绕口令来进行咬字练习，每个人至少练习3遍哦。

2.共情练习

带领者：今天合唱的曲目是《如愿》，大家有没有听过这首歌，有没有人看过《我和我的父辈》这部电影？你愿意和大家分享一下观后感吗？

成员A：我是在去年国庆节的时候和家人一起去看的这个电影，它是由四个单元组成的，讲述的是四个不同历史时期中，几代父辈和各时期的代表性群体们不忘初心、砥砺前行、传承民族精神的奋斗历程。看完之后，我和我家人的心情久久不能平静，我们的祖国真的很伟大，从战士到科学家再到"鸭先知"，没有上一辈人的初心和创新，就没有现在焕然一新的中国。这是一部极好的电影，向大家强烈推荐。

成员B：我喜欢听王菲的每一首歌，太喜欢她了。听她唱歌很舒服。

带领者：谢谢你们的分享。今天我们练习的这首歌是《我和我的父辈》的主题曲，歌词以极具诗意的比喻，对四个不同年代的家庭故事娓娓道来，呈现了在世代中国人的奋斗与传承下，祖国日益强大之景。父母一辈为之奋斗的一幕幕，在子女一辈的时代得以实现，这便是"如愿"的含义。愿山河无恙，人间皆安，愿盛世如你所愿。接下来，我们一起观看一个视频："2021，你的愿望实现了吗？"

3.合唱正式开始

（1）练唱歌词：给每个成员分发歌单，带领者带领成员朗读一下歌词。

（2）总体排练：大家对歌词已经很熟悉了，也看到歌单上已经分好男声、女声及合唱部分，接下来开始我们今天的正式合唱环节。让我们一起放声歌唱，好吗？注意不要嘶吼，要保护好嗓子，把我们刚才的训练技巧用上。我先播放伴奏，大家跟着节奏打拍子,先轻轻地哼唱两遍。好的,歌曲的旋律大家也熟悉了,我们来进行分段练习。先从第一段男声开始。然后再进行分段排练,最后完成整首歌曲。

(二)分享感受

带领者:通过今天的合唱训练,大家有些什么样的感受呢? 有哪位成员可以来主动分享一下吗?

成员A:在今天的练习之前,我不喜欢唱歌,可能是羞于在他人面前展示,并且也不会什么歌唱技巧。平时都是通过嗓子干吼,经常破音还走调。经过今天的合唱训练,我能够突破自己,不再害羞,还掌握了一些唱歌的技巧。我同时也了解到歌曲背后,作者所表达的深厚情感。我还感受到集体的力量、团结协作的重要性。很高兴能够参加今天的合唱团体。

成员B:我很喜欢今天我们合唱的这首歌,我喜欢王菲温柔、空灵的声音,像清泉一般流进我的心里,当我浮躁、悲观时,她的声音可以让我平静下来。在今天的团体活动中,我也非常开心,当大家一起合唱的时候,我感受到了一股强大的力量,既温柔又坚定,身体的不适感也没有了。作为这个合唱团的一员,我感受到了自己被需要,而不再是孤独的个体,还认识到了非常可爱、有趣的团友们。

带领者:今天的合唱演绎得非常成功,请大家再次给自己掌声鼓励。正如大家所表达的一样,合唱让人的心情非常愉悦。是的,和谐动听的合唱不仅可以引导我们步入丰富多彩的音乐世界,还能让我们得到情感的满足,培养我们良好的心理素质和高尚的艺术情操。从此刻开始,让我们爱上唱歌,从快乐出发,进入到歌唱这个神奇的艺术世界。

四、家庭作业

带领者:感谢大家来参加今天的合唱团体,希望大家多练习今天在合唱团体中学习的声乐技巧:气息、发声、咬字训练等。练习不需要特定的时间、特定的地点,但一定要试着坚持。勤学多练,每天开开嗓,勇敢唱出来,期待我们在下一次团体活动时有更好的演绎。

五、操作难点及注意事项

(1)合唱团体因其形式多样、内容丰富、参与人数众多,带领者需要有一定的合唱经验和声乐基础,掌握相关技巧,能够解答成员的相关疑问,组织完成合唱的全部环节。在操作过程中气息、发声以及咬字的练习可能会存在一定的困难,需要带领者指导每一位成员学会运用发声技巧,将技巧和情感结合为一体,精神饱满地投入到演唱中,从而充分表达作品的思想情感,增强演唱的感染力,领略合唱的独特魅力。在声乐练习中可以鼓励表现优秀的成员分享自己的感受,并进行示范教学。

(2)小游戏听曲猜歌名中,因团体成员年龄阶段跨度较大,带领者可分别准备一些不同年代的金曲,也可以有针对性地选择团体成员进行指导。

(3)共情训练可通过肢体语言(口型、面部表情、眼神、手部动作等)结合真实事例来激发合唱成员的想象力,达到其情感的爆发。同时,歌曲的选择很重要,优先选择抒发爱国情怀,歌颂亲情、友情、爱情的歌曲,如《我和我的祖国》《歌唱祖国》《这世界这么多人》等,这些歌曲更能让团体成员产生震撼与情感共鸣。

‖ 第七节 茶艺养心体验团体心理治疗 ‖

从古至今,人们对茶文化热捧和追逐,不仅仅是味道,还有它带来的人生启示。茶艺兼具真、善、美的品性,能有效地将茶、文化、道德融为一体。茶艺养心体验团体心理治疗正是以茶为媒,通过品茶鉴赏、分享茶艺技巧和指导茶艺礼仪,促进团体成员的人际交往能力,增进友谊,养心修德,放松身心,分散对躯体症状的关注,调节焦虑、抑郁情绪。

一、自我介绍

带领者:(点上檀香)大家好,非常欢迎大家来到茶艺养心体验团体,茶艺养心团体主要是以茶为媒,通过沏茶、赏茶、饮茶,讲解一些茶艺知识,让我们美心修德,放松身心,愉悦情绪,发现和提高内在力量。我是今天的团体带领者XX,接下来的一个小时,将由我陪伴大家一起在茶艺中享受愉悦,体验宁静,感受美好。在团体活动开始之前,我们先进行自我介绍,相互认识好吗?介绍的内容包括你希望在这个团队中大家怎么称呼你以及你喜欢什么样的茶、茶的文化、礼仪,与茶相关的故事,或者你的家乡、兴趣爱好、职业,又或者你在团体中想说的话等。但是请尽量避免谈及我们躯体或者情绪上的不适好吗?因为今天我们来到这里,需要抛开不愉快的东西。

二、介绍今日团体活动内容

(一)操作步骤

带领者:大家猜一猜今天团体的主角是谁?是的,就是大家看到的桌上的茶叶和

茶具,请允许我为大家依次介绍一下今天的主角吧。(可询问患者中有没有懂茶的成员愿意出来介绍或者分享的)

1.介绍茶叶

茗分六类,白茶最特别,今天我们品尝的是福鼎白茶。白茶属于未发酵的茶,有新、老白茶之分,是我国独有的茶品种。因为其成茶多为芽头,白毫居多,故称白茶。这种茶的独特之处是芽毫完整,白毫显露,汤色澄清,呈黄绿色,有较强的回甘。待会儿大家可以好好观察和品尝一下。

2.介绍茶具

大家认识这些茶具吗,可否知晓它们的作用?(鼓励团体成员作答后再介绍)。接下来依次介绍茶具的名字及作用。

(1)茶盘:盛放茶壶、茶杯等浅底器皿。

(2)茶筒:盛放茶针、茶漏等器具。

(3)茶针:疏通壶嘴,避免茶渣阻塞。

(4)茶匙:将茶投入到茶壶中或从壶中掏出茶渣。

(5)茶则:量取茶叶,盛茶入壶。

(6)茶夹(茶筷):作用与茶匙类似,可用于从壶中取茶叶和洗杯。

(7)茶巾(布):擦茶具水渍。

3.操作

先放上轻音乐。

(1)净手:可以在水龙头下洗,如果团体室无水龙头,可以用水盆替代。

(2)烫器:烫器时用器具夹取,不可用手,防止烫伤。

(3)请茶:用茶匙将茶叶轻轻拨入茶壶中。

(4)洗茶:大概15秒,然后将洗茶水倒入水桶内。

(5)泡茶—拂盖—封壶—分杯—回壶—分茶—奉茶(先给团体中最年长的人奉茶)。

(6)闻香:从端茶到放于口前,有很多停顿,要体察自己的内心。

(7)观汤:观察茶水的颜色。

(8)品茗:茶如人生。第一道,茶苦如生命(停顿);第二道,茶香如爱情(停顿);第三道,茶丹如清风(停顿)。

一杯清茶,三味一生,就像泡茶的步骤:温具—置茶—温润泡(醒茶)—正泡—出汤—奉茶—品茶(闻茶香、观茶汤、再品茶)。

4.分享感受

带领者:刚刚大家品了三道茶,请分享一下自己的感受吧。可以分享每一次的感受,也可以是最深刻的一次感受。可以是分享味道,当然,也可以是与之相关的回忆和故事。不过希望大家能多分享一些美好的事情,让我们在此次团体中更加愉悦和放松。

成员A:在喝茶的时候,我想起了小时候老家爷爷泡的苦茶,好像又回到了那个夏天。爷爷在盛夏酷暑的时候,有时候会手握蒲扇抚摸狗狗,有时候会安逸地躺在摇椅里小憩,有时候会手握毛笔练字,但无论是做什么,总少不了旁边的那一杯苦茶。那杯茶啊,刚开始喝下去有点儿苦,但是过一会儿就有点儿甜了,让我感觉很惬意,仿佛酷热都被赶走了。

带领者:熟悉的味道总是会勾起我们内心深处的回忆,回忆里不仅有味道,还有那时珍贵的人和温度。而当我们觉得茶味苦涩时,请你相信一切皆会回甘,就像山有峰顶,湖有彼岸。在漫漫长途中,万物皆有回转。谢谢你的分享。

成员B:在闻茶的味道的时候,我想起了之前带孩子去江西一个茶山的场景。那时候孩子才五岁多,看见茶山的时候她表现得特别兴奋和开心。其实我当时也一样,那种还没采摘的茶就是大自然的味道,我喜欢大自然的味道,每每想起仍觉得很感动。我想等出院了再带孩子去一次。

带领者:茶香很让人喜爱,可以和爱的人一起感受,想来也是非常快乐的事。谢谢你的分享。

茶品起来的滋味其实就像我们的人生。希望大家都可以在茶里寻找出属于自己的人生哲学,在不完美的生命中感知完美,耐心地等待希望的出现。哪怕只有一泡茶的时间,和在意你的人,你在意的人多见面、多分享、多一起去见识世界的山川和河流。和他一起,品一样的茶,在茶桌上谈论诗词、谈论风景、谈论人生。

(二)呼吸放松,静坐冥想（辅以檀香和舒缓的古琴音乐）

带领者:现在请大家轻轻地闭上双眼,来到我们今天的呼吸放松、静坐冥想部分。找到一个你觉得舒适、放松的坐姿,调整呼吸,舒缓身体的每一部分,从头到胸腔到腰部,放松,然后吸气、呼气,用鼻子吸气,嘴巴呼气,吸—呼,吸—呼,把呼吸延长,感受气流流到身体的每个部位,所有的不安、恐惧、紧张、压力都随着嘴巴呼出的气一起吐出去,让自己慢慢平静下来,调整呼吸。非常好！现在,我们仿佛置身茶海,清风拂面。这是最凉爽季节里的风,这股风带来茶树的清香。阳光此时也正洒在肩头,一切都是最平静、最放松的样子。前面是几个戴着帽子的茶农,边唱着歌曲边采茶。我们慢慢地移步到制茶间,看见茶农们正在炒茶、烘茶,大汗淋漓却又乐在其中,他们将成茶浸泡,变成了我们面前的这一杯清茶。我们轻轻地闻,慢慢地品。好,大家现在轻轻地睁开双眼,一起分享一下刚才的感受吧。

成员A:我的思绪好像在跟着你走,好像真的看到了茶山和茶农一样。同时也回顾了一些生活里的难处,不过好像释怀了不少。而且感觉时间过得太快了,太放松了,都快睡着了,我非常喜欢这样的放松。

成员B:茶的制作很不容易,人生也是的,但就像你说的,得寻找希望。

带领者:能让大家在茶里找到一些人生的启发,这也是我们此次团体治疗的目的之一。人生如茶,要像茶叶一样经得住各种煎熬,最终才能散发出自己的香气。在平常的生活中,如果身体情况允许,可以适当饮用一些绿茶。绿茶对于我们的情绪焦虑、认知功能障碍都有一定的改善作用。茶文化博大精深,也可以很好地满足我们各个年龄断的心理需求。

三、家庭作业

带领者:谢谢大家的分享,非常感谢大家的积极参与。也希望大家回去后抽时间和家人、朋友、同事聚在一起,泡茶、品茶、享人生。我们下次活动再见!

四、操作难点及注意事项

(1)放松冥想的时候,带领者需观察成员的投入程度,念指导语时语气要轻、缓、柔。成员分享后做回应时,语速应放缓,并与成员进行目光接触,予以其尊重和肯定。

(2)带领者在进行烫具、洗茶、泡茶的过程中,一定要多加小心,以防烫伤。给成员品茶时应该注意安全,防止烫伤或者摔碎器皿。

(3)如果个别成员分享负面的人生经历,怎么办呢?首先,在团体成员的选择上就要把好关,茶艺团体对于成员是有一定要求的,应尽量选择受教育程度较高或者接触过茶文化的团体成员。对于自我情绪控制能力特别差的患者,尽量不作为选择的对象。其次,如果仍有成员分享负面的人生经历,若其负面情绪只有很轻微的表现,团体带领者需要及时地安抚成员情绪,正面引导,予以正性心理支持及鼓励;如果其负面情绪较严重,则不予评价,但是需要及时制止以免影响团体愉悦、平静的治疗效果。

(4)带领者应热爱茶文化,掌握相关的知识,熟悉茶艺操作的过程。

第六章
快乐感知训练团体
心理治疗

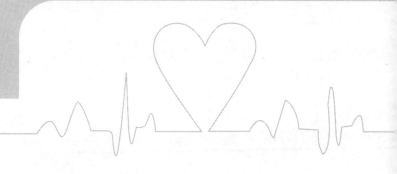

　　具备感观经验是人类赖以生存、学习、认识自我和环境的必需条件,如果缺乏感观经验,不仅会阻碍自身的发展,同时在对外界环境的认识和感知方面也会发生困难。我们团队研究了德国心理团体治疗技术,以"快乐七原则"为核心,基于"感觉是获得愉快体验重要影响因素"这一原理,开展了嗅觉、视觉、触觉、听觉、味觉及身体舞动的六种感知觉体验式团体心理治疗。针对成人和儿童青少年群体的不同心理特点,我们创新开展了成人版和儿童青少年版(简称儿少版)的快乐感知训练团体心理治疗。成人版的快乐感知训练以冥想、回忆、思考、分享为主,而儿少版的快乐感知训练则以游戏、讨论、共同探索为主。带领者在团体活动中引导成员开启愉悦的感知觉体验,帮助其从身边的资源中感知快乐,从而实现康复。同时,成员可以从愉悦的故事、有趣的想法、同伴的交流、竞争与合作、躯体的舞动中重新体验或扩展快乐,从而缓解负性情绪,减少对躯体症状的关注,增进社交能力,提高适应压力的能力,促进健康的全面恢复。

‖ 第一节　快乐嗅觉训练团体心理治疗 ‖

　　嗅觉是人类不可或缺的感觉之一,关乎人类的安全和生活质量。嗅觉作为感受生活、储存记忆、唤起回忆的重要媒介,不仅可以让人类判断物质的好坏、周围环境的安全与否,还能让人类体验美好事物。嗅觉训练是通过为团体成员提供气味相关的材料,在成员嗅觉体验过程中穿插演练、互动、游戏、引导、分享感受等环节,激发成员的探索欲,帮助其提高嗅觉敏感性,触发美好的回忆,提升情绪,这也有利于帮助成员建立良性的人际交往模式,恢复社会功能。

成人版快乐嗅觉训练团体心理治疗

一、自我介绍

带领者:欢迎大家来到今天的团体,很开心见到大家。我们先进行自我介绍让大家相互认识吧! 介绍的内容包括你希望在这个团队中大家怎么称呼你,你喜欢什么样的气味、颜色、味道,你的家乡、兴趣爱好、职业,或者你在团体中想说的话等。(通过自我介绍让患者能更快适应团体。)但是请尽量避免谈及我们躯体或者情绪上的不适好吗? 因为今天我们来到这里,需要抛开不愉快的东西,寻找令我们快乐的源泉。(带领者可先进行自我介绍,供成员参考内容。)

二、展示家庭作业,分享收获

带领者:在开始新的练习之前,我们先来分享一下味觉团体布置的家庭作业好吗? 上一次的味觉团体有哪些成员参加了呢?(对坚持参加团体的成员进行肯定和鼓励。)

成员A:我今天早上特意早起,给大家煮了一些白水土豆,这是我女儿专程从家乡给我带来的高原土豆,我想把这份好味道分享给大家。(成员A将土豆分给其他团员品尝。)

带领者:请问你的家乡是哪儿呢? 可以向我们介绍一下你的家乡吗?

成员A:我的家乡在XX,它是一个小镇,并不富裕,但是很美。山上开满野花,空气清新,几乎每天都能见到蓝天白云。邻里关系十分融洽,我们做好吃的经常会互相分享。

带领者:谢谢你的分享,感谢你给我们带来了美味的高原土豆,还让我们的脑海中呈现出美丽、欢愉的画面。我仿佛置身于你的家乡,云彩似乎触手可及,满山遍野野花盛开,孩子在草地上嬉笑奔跑,邻里融洽,你来我往,家庭和睦,儿女都乖巧孝顺,大家都非常热爱自己的家乡。

成员B:我参加完团体活动以后,回家吃饭时认真感受了米饭的香味。这顿米饭好像特别香,一粒一粒的很软糯,回味香甜,以前只会注重菜的味道。

带领者:很好! 你是非常认真地去完成家庭作业的,并能将团体训练中的内容与生活结合起来,善于寻找我们身边曾经被忽略的细节。我相信以这种积极的态度对待生活,大家一定会很快康复的。

三、介绍"快乐七原则"

带领者:我们来到这里,旨在享受轻松和快乐。生活的琐事、工作的压力、复杂的人际关系、阴霾的天气、嘈杂的交通……仿佛让我们失去了寻找快乐的能力。或者你对过往仍执念不忘,对未来又忧心忡忡。在你目前的生活阶段,似乎没有什么事情让你有积极的感觉。心理学者总结出了7条非常实用的快乐指南,用以帮助我们重新寻找快乐,我们称它们为"快乐七原则"。我已将它们写在了白板上,我们一起来读一读吧。(图6-1-1)

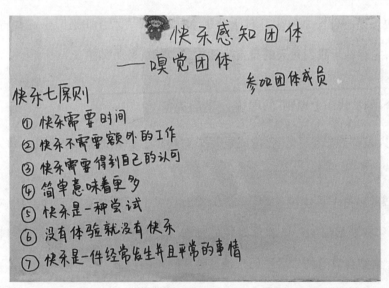

图6-1-1

(1)快乐需要时间(情绪状态的发展需要时间,需要花时间积极地行动起来,才能更好地应对压力,获得快乐)。

(2)快乐不需要额外的工作(我们的感知能力是有限的,如果工作让你感受到压力,应该避免自己长期处于不利的环境。应该留出休闲的时间,并且认真对待这部分时间,让自己尽可能地舒适)。

(3)快乐需要得到自己的认可(享受快乐的能力是与生俱来的,我们受到多方面的影响,不快乐的情绪只是暂时的,不要让自己掉进情绪的漩涡,要正视自己的快乐)。

(4)简单意味着更多(想要的越多,欲望就越多,饱和的状态成为限制情绪发展的枷锁。少即多,有时候,简单的追求会收获更多额外的欣喜)。

(5)快乐是一种尝试(每个人都需要清楚什么会令自己快乐,尝试去发掘自己的个人乐趣,将这种乐趣培养成个人兴趣爱好)。

(6)没有体验就没有快乐(我们若能准确地知道一个事实,我们便能更精确地感知它。过往的经验或者主观感觉可能会影响情绪的状态,但是它们不一定准确。积极地去体验,区分其和感觉的差别)。

(7)快乐是一件经常发生并且十分平常的事情(快乐并非来源于一些特别的、重大的事情,它存在于我们每天的日常生活中,去观察、聆听和感受)。

四、分享对"快乐七原则"的理解

为每人发一张纸、一支笔,请成员写下对快乐七原则的感受和想法(每人只选择一条作分享)。

带领者:经过上一次的练习,相信大家对快乐七原则又有了一些新的感受,现在请写下让你感受最深的一条和你对它的理解,与我们一起分享。如果你对快乐有不同的见解,请结合自己的生活经历来谈谈你对快乐的理解。

成员A:我觉得身体健康就是快乐,病能好起来就是快乐。

带领者:成员A说出了我们大伙儿共同的心声,对吗?生病就像是生命长河中的一小段旅程,医院相当于一个休息的驿站,我们要允许自己休息一段时间,休息好以后再继续踏上旅程。所以,快乐需要时间,给自己一些时间去康复、去调整,生活一定还会像从前一样多姿多彩。

成员B:没什么事可以让我快乐,我已经不知道什么是快乐了。

带领者:我非常理解你现在的心情,可能除了心情低落、快乐不起来外,你还会觉得兴趣缺乏、注意力不集中、记忆力减退、不想与人交流等。我相信在座的大部分成员和你有着相同的感受。能来到这个团体,就意味着你们有战胜疾病的动力。医护团队有着丰富成熟的治疗经验,加上你的配合,快乐感觉的回归一定指日可待。

五、介绍今日团体活动内容

带领者:今天我们进行的是嗅觉练习,嗅觉对人类具有重要意义,它在人出生后不久便开始活跃。通常,我们对气味的感受很平淡(强烈气味除外)。气味可以吸引我们联想到好的方面。通过这个练习,我们对气味的感知将更加清醒和敏感,我们一起来认真体验和分享这些气味带来的感受吧。现在,我给大家一件有特别气味的物品,需要你用鼻腔去感受气味。请忽视它的形态和颜色,安静地感受,花点时间去关注气味本身。当你能在脑海中记住这个气味的时候,请把这件物体依次传递下去。慢慢地传递,想一想你曾经在哪里闻到过这种气味,这种气味带给你一种什么感受。这些感受可能是愉快的,也可能是不愉快的,请大家慢慢地去感受。

六、分享感受

成员A:我不喜欢闻这个气味,觉得不好闻,没有什么感受。

带领者:谢谢你的坦诚。"觉得不好闻"也是一种感受。你以前是在哪儿闻到过吗? 当时在干什么呢?

成员A:有一次家里来了客人,他送了一大罐蜂蜜给我们,那时就不喜欢这个气味。

带领者:家里来了客人,那天心情是什么样的呢?

成员A:生病之前我是一个好客大方的人,有朋自远方来,当然很高兴。

带领者:你热情好客,虽然不喜欢这种气味,但还是有一些和这个气味相关的回忆,而且是一个愉快的场景。谢谢你的分享。

成员B:闻着它,有种甜蜜的感觉。它让我想起了小时候和朋友在田里玩儿,我们看见有几只蜜蜂,我很好奇地想去抓住它,结果无名指被它狠狠地蜇了一下,痛得我"哇哇哇"地跑回家,我妈把盐敷在伤口上给我消炎,那是钻心的痛啊。

带领者:成员B闻到了甜蜜的气味,联想到了蜜蜂采蜜,为我们分享了一则童年趣事,我们也从中感受到了母亲的关怀。谢谢你的分享。

七、指导语练习

带领者:刚才的练习是对嗅觉感知的初步尝试,接下来,我们将进入嗅觉训练的正式练习。大家看到放在桌上的物品,它们都有各自独特的气味。请你挑选一样自己最喜欢的物品,然后选择一个舒适的姿势坐在椅子上。(图6-1-2)

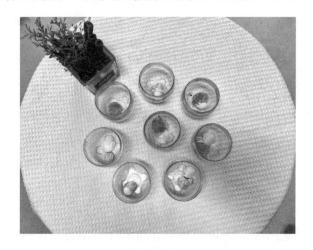

图6-1-2

我们从调整身体开始,背部挺直但不僵硬,两肩放松,胸部打开,如果可以的话,请闭上眼睛。感受一下这个姿势是否舒适,如果不够舒适请继续调整,给自己一点时间去放松,因为快乐需要时间。现在,请注意你的呼吸,你的呼吸是均匀的、平静的、深深地吸气,缓缓地呼气,吸气—呼气,吸气—呼气,你的呼吸就像大海的波浪一样,一起一伏,一起一伏,一个瞬间又一个瞬间。现在,请将注意力放在你的鼻子上,你的鼻尖好像能捕捉到吸气的过程,气体经过鼻尖凉凉的,呼气的时候,气体经过鼻腔暖暖的。现在,将你选择的物品放于鼻腔前,将这个气味吸满鼻腔,跟随香味,让自己沉浸在香味中。将注意力尽可能保持在你的嗅觉上,感觉香味随着气体经鼻腔吸入到身体里,又从鼻腔呼出来溢满在空气中。在脑海中想象这个气味,去想象一些积极的东西,如果有不快乐的联想或者印象,请将它们远远地抛开。想象一下你在哪里闻到过这种香味,是否有一种颜色和它相联系,是红色的、白色的、蓝色的、粉色的或者是其他的颜色?你是否通过这种香味想起了一首歌曲,它是轻快的呢,还是舒缓的呢?这种香味来自大自然吗?是洁白栀子花的芳香,修剪草坪后淡淡的青草香,雨后空气中的泥土香,或者被子被太阳晒过后的气味?这种香味让你想到一个特定的地方吗?是一望无垠的大草原、五彩斑斓的花园、外婆家的厨房还是种满桂花树的花坛?这种香味是否让你联想到特定的风景?是碧海蓝天、白雪皑皑、秋风红叶,还是漫山遍野的山茶花?将不愉快的印象抛开吧。现在,以自己的节奏回到现场,慢慢地睁开眼睛,对你的眼睛说声谢谢,因为你的眼睛让你看到了画面,感谢并告别这个香味,因为它让你有了感受。

八、分享感受

带领者:请大家依次分享感受,包括你为什么会选择这种气味的物品,这种气味让你联想到了什么,带给你什么样的感受,你是否能跟着指导语进行联想,是否学会了拒绝不好的画面,享受好的画面。

成员A:当我从老师的指导语中听到大草原、山茶花、蓝天白云时,我的脑海中想的就是这些画面,很漂亮,让我很放松。

带领者:你能跟着指导语进行想象,同时也很享受这样的画面,这非常好。能为我们描述一下你选择的气味吗?

成员A:是洗发水的香味,像是常用的XX品牌的香味。

带领者:这种香味有没有令你想到指导语以外的什么画面呢?

成员A:当提到颜色时,我想我的回忆应该算是粉色的。年轻时谈恋爱,我每次约会前都要把自己打扮得漂漂亮亮的,出门前必须洗头发。风吹过来,头发飘起来闻着香香的,就是这种气味。

带领者:这个气味为你带来了一段粉红色的回忆,十分美好和珍贵,我仿佛也感受到了你当时万分期盼又妙不可言的心情。谢谢你的分享。

成员B:在你念指导语的时候,我走神了。

带领者:这很正常,可以分享一下你的思绪游走到哪儿去了吗?

成员B:思绪很乱,想了很多的事情,但是这些事情又不完整。

带领者:那你平日里有没有特别喜欢的气味呢? 比如有没有闻了以后会让你感觉平静或者舒心的气味?

成员B:好像没有什么气味是我特别喜欢的。

带领者:没有关系,我们一起先听听其他成员的分享。如果待会儿你有了新的想法或者感受,我们再来分享好吗?(所有成员分享完毕后,可以再次询问此成员。)

九、结束语

带领者:感谢大家的配合,感谢大自然赋予的气味,不同的气味让我们有了不同的感受。有的令我们感到放松;有的令我们有了美好的回忆;有的可能比较刺鼻,难以接受。这些都是我们宝贵的经历与体验。回去以后,请注意你周围环境中的气味,哪些是对你特别有益的、最有吸引力的气味。将你喜欢的带有这些气味的物品带到下次的团体活动中来。如果无法带来,也可以进行描述。谢谢大家的分享,期待大家参与我们明天的团体活动。

儿少版快乐嗅觉训练团体心理治疗

一、暖场游戏——大风吹

带领者:各位小伙伴大家好,欢迎大家来到嗅觉团体。我是今天的团体带领者,大家可以叫我XX。这个嗅觉团体是干什么呢? 这暂时还是个秘密。我看大家还有一些拘束,那我们先玩一个小游戏来活跃气氛吧! 这个游戏的名字叫"大风吹",每位成员都坐在自己的座位上,现场椅子数量刚好一人一个,不多不少。我作为主持人站在台上说"大风吹"。各位成员要一起回复我"吹什么?"我说"吹长头发的人"。这时候现场所有长头发的成员都要站起来离开自己的座位去抢占另一个座位,我也会参与进来抢夺座位。会有一位成员没有座位,这位成员就会成为新的主持人,然后大家一起重复刚刚的流程。我们要记住,吹的内容需要是两位及以上成员的共同特征,比如:穿白鞋子的人、戴眼镜的人等。那我们现在就开始游戏吧!

二、自我介绍

带领者:现在大家放松一些了,那让我们进一步了解一下彼此吧。现在请我们每位成员进行简单的自我介绍,介绍的内容为你的名字或者你给自己取的一个代号,你希望别人叫你什么名字,然后加上你最喜欢的气味以及为什么喜欢它。我先来示范一下:我叫貌貌,我最喜欢的是柚子花的气味,风夹杂着柚子花香飘过来,我就感觉安心、舒畅。接下来,从我左边的小伙伴开始依次自我介绍吧!

三、激活嗅觉游戏——制作嗅探杯

带领者:今天是嗅觉团体活动,那我们今天的活动肯定跟嗅觉有关。大自然赋予了我们丰富的嗅觉刺激,它们帮助我们建立了与快乐、幸福的联系,接下来就让我们一起来开展一个活动,用鼻子认真体会大自然的气味。这个活动叫"制作嗅探杯",请小伙伴们先用"一二一二"报数的形式分为两组,报了"一"的小伙伴们为A组成员,报了"二"的小伙伴们为B组成员。大家面前是各种各样的有着常见气味的物品,我会为A组的每位成员分发一个纸杯,A组的成员可以在这些物品中任意挑选三样不同的物品组合在一起放入自己的纸杯中,再用一只手盖住杯口,另一只手使劲摇一摇、晃一晃,使气味混合均匀。大家都完成后,我将纸杯收集起来,分给B组的小伙伴闻一闻,看看大家会调制出什么样的气味吧!

带领者:刚刚大家都认真闻了A组小伙伴制作的嗅探杯,有什么样的感受呢?

成员A:我拿到了的这一杯里放的是八角、菊花茶、泥土,没想到混合出来是这样的气味,这气味简直让人终生难忘!

带领者:这个气味非常特别,令你终生难忘。你喜欢这气味吗?

成员A:不喜欢,以后我看到这几样东西可能就会想起这个气味。

带领者:可能以后的日子里难以再闻到这气味,但是我想这也会是你非常难忘的一次体验。

成员B:刚刚我按照我的喜好混合了三种味道,拿到我这杯的小伙伴说特别好闻,像某种香水。

带领者:看来你们有相同的喜好,自己制作的东西能得到别人的认可和喜欢,我想这也是一种快乐!

四、训练嗅觉的灵敏度——嗅觉盲盒体验

带领者:不知道大家有没有感觉平时的生活或学习太忙,忙到没有认真去感受过一种气味? 或者有没有感觉生病以后嗅觉也不灵敏了,除非闻到特别强烈刺鼻的气味,否则我们都会忽视它呢? 今天的嗅觉团体就是要帮助大家训练嗅觉的灵敏性,让大家能够关注到身边对我们有意义的气味。大家请看我手中精美的盒子,这是我特意准备的"嗅觉盲盒"。里面放着用纱布包裹起来的物品,这些物品非常神秘,也可能非常刺激,我们是看不到里面的东西的,只能靠嗅觉来辨别物品。我想考考大家,看看你们的嗅觉是否还灵敏,猜对的小伙伴有小奖品哦。现在我为大家随机挑选两种气味的物品,一种从左边的小伙伴往右边依次传递,另一种从右边的小伙伴向左边依次传递,当你仔细闻过了就传下去,切记不可以打开纱布偷看哦!

带领者:大家都闻了盲盒的气味,请问左边的小伙伴,刚刚从你们这边传过去的物品是什么呢? 你们闻出来了吗?

成员A:像是甘草的气味。

成员B:感觉像一种花的气味,是不是菊花?

成员C:是荷叶吧!

成员D:闻起来像发霉了一样,你不会是要毒我们吧!

带领者:我这些都是很安全的物品,请你们放心! 刚刚你们说像甘草、荷叶、菊

花,或者发霉的气味,它到底是什么呢?先请右边的小伙伴谈谈自己的看法,我再揭晓答案吧。

成员 E:我知道啦,是泡茶用的干菊花。

成员 F:不对!我觉得是金银花的气味。

成员 G:我不知道,没闻出来。

成员 H:中药吧,我喝了很多次中药,就是这个味道!

带领者:好啦,真是一百个观众眼中,就有一百个哈姆雷特。激动人心的时刻到了,我要公布答案了,大家闻到的都是干菊花的气味!恭喜刚刚答对的两位小伙伴,奖励你们一人一根棒棒糖!

大家喜欢这个气味吗?你们闻到的第一感受是什么?请喜欢的小伙伴举一下手。接下来请不喜欢的小伙伴举一下手。

下面,我想邀请喜欢这种气味的小伙伴依次来分享一下,你们为什么喜欢这种气味?

成员 A:因为我妈妈平时喜欢喝菊花加枸杞,她说这是养生之道。

带领者:妈妈喜欢喝菊花茶,所以你喜欢它的气味,那是因为你爱妈妈,所以爱屋及乌。

成员 B:这个气味让我想起有一次我和爸爸妈妈一起去爬山,山上长满了野菊花,我俯下身去闻了闻,就是这个气味。

带领者:这次爬山的经历一定非常愉快吧,听起来真是一次美好的回忆。

成员 B:是啊,我生病前很喜欢爬山,生病后就提不起兴趣了。

带领者:对喜欢的事情不感兴趣只是你生病时暂时的状态,相信你只要坚持治疗,好转出院后又可以重拾爱好,谢谢你的分享。下面请不喜欢这种气味的成员依次分享一下吧。

成员 C:这种气味好难闻啊,就像中药的气味。

带领者:你很讨厌中药味对吗?

成员 C:我有段时间身体虚弱,就喝了很多中药,现在一闻到中药味,我就想吐。

带领者:现在你的身体调养好了吗?

成员 C:总算是好了,我再也不想闻这种气味了。

带领者:那真是太好了。

(再次挑选两种气味,请大家依次传递并分享。)

五、介绍"快乐七原则"

同本章第一节内容。

六、分享对"快乐七原则"的理解

带领者:接下来,我们每个人都选择自己最喜欢的一条进行分享吧。

成员 A:我喜欢"简单意味着更多",就像今天我们在一起一样,其实也没有做什么特别的事情,就是简简单单聊聊天,我就觉得很开心。

带领者:没错,我也觉得很开心。

成员 B:我觉得"快乐是一种尝试"说得挺好的。我本来不想来参加这个团体,是我妈把我从床上拖下来参加的,没想到参与之后比我想象的好玩儿,看来确实需要勇于尝试才会获得快乐。

带领者:明天你还可以继续来参加我们的团体活动,相信你会越来越勇敢,越来越快乐的。

七、结束语

带领者:通过今天的团体体验,大家都发现了嗅觉的重要性,嗅觉使我们的生活充满了美好与乐趣,它不应该被我们忽视。请小伙伴们留意你们周围的气味,感受什么气味令你感到舒适、愉悦,在脑中记下这种气味带给你的感受,可以在明天的团体活动中与大家分享。今天的团体活动就到这里,感谢大家的参与,明天的视觉训练,大家不见不散!

‖ 第二节 快乐视觉训练团体心理治疗 ‖

视觉是人类获得外部信息的主要感觉通道,是辨别物品形状、大小、颜色等属性和物品所属空间状态的重要知觉。人类从出生就开始使用视觉观察周围世界,对视觉的依赖性极强。视觉训练是通过为团体成员提供不同色彩的图片或物品进行演练,在视觉体验中穿插互动、游戏、引导、分享感受等环节,激发成员的探索欲,帮助其提高视觉敏感性,触发美好的回忆。这也有利于帮助成员建立良性的人际交往模式,恢复社会功能。

成人版快乐视觉训练团体心理治疗

一、自我介绍

同本章第一节内容。

二、展示家庭作业,分享收获

成员 A:前段时间,一位新疆的朋友给我寄来一大包晒干的薰衣草,还教我怎么用它做成香包和枕芯,我一直没有在意。昨天参加完团体活动以后,我让家人为我带了些到病房里,整个房间变得香香的。同病室的病友告诉我,她很喜欢闻,我们将它放在枕头底下,夜里好像睡得安稳了些。我今天带来一些跟大家一起分享。

带领者:听起来朋友对你很关心,友谊是相互的,你一定也是一个很用心的人,比如你很乐意和我们一起分享这种香味。大家闻起来感觉怎么样呢? 感谢你给我们带来如此温暖的香味。

成员B:我昨天在花园里闻到了栀子花的香味,沁人心脾。

带领者:你虽然没有摘来栀子花,但是认真对待了昨天布置的家庭作业,非常好。除了觉得香,它还带给你什么感受呢?

成员B:它让我想起了无忧无虑的读书时光。那时教室窗边的花坛里种着很多栀子花,每当花开时,教室里四处弥漫着花香。

带领者:明亮的教室,琅琅的读书声,师生缘,同学情,这些都是我们最美好的回忆。如果我们以积极的态度对待生活,一定还会有许许多多的美好发生。

三、介绍"快乐七原则"

同本章第一节内容。

四、分享对"快乐七原则"的理解

为每人发一张纸、一支笔,请成员写下对"快乐七原则"的感受和想法(每人只选择一条作分享)。

带领者:经过上一次的练习,相信大家对快乐七原则又有了一些新的感受,现在请写下你感受最深的一条和你对它的理解。如果你对快乐有不同的见解,请结合自己的生活经历来谈谈你对快乐的理解。

成员A:有钱才有快乐,没钱怎么也快乐不起来。

带领者:的确,良好的经济基础很重要。那么我想问问其他病友,你们觉得是不是只有钱才能带给我们快乐呢?

带领者:我们听见了大伙儿不同的声音。钱确实可以让我们生活得衣食无忧,但是也令我们的生活受到很多限制。如果我们能把快乐的范围扩大一些,也许会获得更多不同的快乐呢!

成员B:我选择"快乐需要得到自己的认可"。以前我一直为了他人而活,现在我想明白了,要改变自己,让自己快乐。但是,我现在好像不知道什么是快乐了,想要快乐却快乐不起来。

带领者:相信在座的大部分人都有着和你同样的感受,什么事儿都令我们快乐不起来,但这只是暂时的。从现在开始,我们可以尝试更多地关爱自己,更好地照顾自己的情绪,也要允许自己有各种各样的情绪。待康复以后,我们再回过头来看,可能会发现原来病痛只是人生的一种体验。

五、介绍今日团体活动内容

带领者:今天我们进行的是视觉的练习,通常我们对色彩环境的感受很平淡,尤其有了手机以后,大家都成了低头一族,无暇顾及周边的颜色。由视觉、色彩产生的能量已经越来越微弱,有的人甚至对四季的色彩变化都变得漠然。今天的这个练习,能使我们对颜色的感知更加敏感,现在,让我们一起来享受颜色带给我们的感觉。现在,我给大家一件有物品,请忽视物体的形状和其他特征,安静地感受,花点时间去关注颜色本身。认真地观察,当你能在脑海中记下这种颜色的时候,请把物体依次传下去,慢慢地传递。回忆一下你曾经在哪里见到过这种颜色,它带给你一种什么感受,这些感受可能是愉快的,也可能是不愉快的,请大家慢慢地去感受。

六、分享感受

成员A:这个红色很普通,我没有什么感受。

带领者:对,红色是我们生活中很常见的颜色,所以它就像你说的"很普通"。你愿意分享一下常常在什么地方见到它吗?

成员A:比如过年的时候,家家户户张灯结彩,挂灯笼、贴对联、剪窗花、穿红衣服、吃红苹果……

带领者:是的,红色在过年的时候见得尤其多。过年是一年中最开心、最喜庆的节日,一家人围着火炉,看春节联欢晚会,其乐融融。

成员A:我们家的对联从来不用买,都是我父亲亲手写的,他的毛笔字写得特别好。

带领者:哇,叔叔真棒!现在自己写对联的人已经不多见了。你看,关于红色我们还是有很多美好的回忆可以分享的,接下来的环节我们期待你更多地分享哦。

成员B:我小时候很喜欢红色的衣服,但是妈妈总是给我买灰色的和黑色的衣服,她说深色耐脏。

带领者:那现在你还喜欢红色的衣服吗?

成员B:还是喜欢吧,看着别人穿着好看。但是这么多年穿黑色、灰色的习惯了,也没买过红衣服了。

带领者:你可以根据自己的喜好来选择,可以试试换种颜色。先从小细节上尝试改变,也许你会收获不一样的心情。

七、指导语练习

带领者:大家看到桌上放有不同颜色的物品,现在,请你选择一种自己最喜欢的颜色。(图6-2-1)

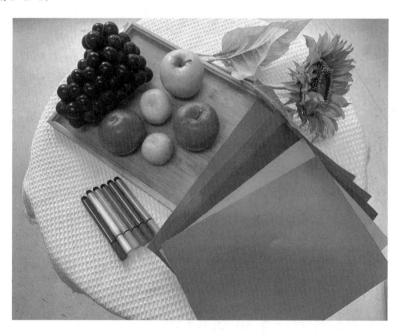

图6-2-1

请选一个舒适的姿势坐在椅子上,把你选择的物品放在腿上。调整身体,让躯体体现出尊严和觉醒的感觉,背部挺直但不僵硬,两肩放松,胸部打开。如果可以的话,请闭上眼睛。感觉一下这个姿势是否舒适,如果不够舒适请调整一下,给自己一点时间去放松,因为快乐需要时间。现在,请注意到你的呼吸,你的呼吸是均匀的、平静的,深深地吸一口气,缓缓地呼出来。慢慢地吸气——呼气,吸气——呼气,你的呼吸就像大海的波浪一样,一起一伏,一起一伏,一个瞬间又一个瞬间。现在,请慢慢地睁开眼睛,把注意力放在你选择物品的颜色上。将这件物品放在你的眼前,只看它的颜色,认真地去感受它的颜色。慢慢地将这种颜色从眼前水平移开,再慢慢地移回来,感受一下随着视线水平移动,由远至近、由近至远地来回移动,它是否有不同之处。观察完毕,把物品再次放在腿上,闭上眼睛,在脑海中想象这种颜色,去想象一些积极的东西。如果有不好的联想,尽量将它从脑海中推开。想象一下你在哪个地方见过这种颜色?在家里、田野里、校园里或者其他的地方?是否有一种味道和这种颜色相联系,甜甜的,酸酸的或者其他的味道?你是否由这种颜色想到了大自然的声音?瀑布的水流声、风吹树叶的簌簌声或者是大雪落下的声音。继续你的想象,想象与这种颜色所搭配的场景,清晨孩子在读书,秋日里农民欢快地丰收或者午后与友人在湖泊悠闲地荡舟。或者这种颜色将你带到了某个地方:五彩缤纷的海底世界,辽阔的大草原,白雪覆盖的枫树林。这种颜色让你有一个特定的回忆吗?阳光灿烂的午后,屋前摇曳的蔷薇花,还有爱人温暖的拥抱。现在,我们慢慢地与自己想象的画面告别,慢慢地睁开眼睛,对你的眼睛说声谢谢,感谢你的眼睛让你看到了这些画面。感谢并告别这种颜色,因为它让你有了感受。

八、分享感受

成员 A:我选的是蓝色,这是大海的颜色,它让我想起了去年海边度假的时光。

带领者:我可以请你更多地描述一下度假时的场景吗?

成员 A:在一望无际的海洋上,我躺在轮船的甲板上,接受着阳光的洗礼,什么也不用想,静静地看着远处海天一线的蓝色,还有几只海鸥在飞翔,我感觉很轻松。

带领者:确实是一段美妙、惬意的休闲时光。通过你的描述,我仿佛置身其中,也期待着一段这样的旅行。谢谢你的分享。

成员 B:我选的是黄色,这是丰收的颜色。我每年都会种很多玉米,玉米成熟以后,我们把它们一串串地捆起来,挂在院子里风干以后再储存起来。我家门外还有一片一片的油菜花田,从高处看去,整整齐齐,黄灿灿的,非常美。但是我并没有感受到快乐。

带领者:首先,感谢你真诚的分享。黄色,让你头脑里有了丰富的画面。在家乡丰收的季节,成熟的玉米,粒粒饱满,成片开放的油菜花,整齐灿烂。虽然你没有感受到快乐,但是你能参与进来,积极分享,这就是一个很好的开端。我们目前可能对快乐的感受不是那么灵敏,只要不断地学习、练习,我们就可以朝着美好快乐的心情靠近。我们共同努力,好吗?

九、结束语

带领者:今天的练习大家都非常积极,我也感受到了大家对色彩不一样的享受。接下来的时间里,我们还要不断地观察周围环境中的颜色,将你喜欢的带有这种颜色的物品带到下一次的团体活动中来,让我们一起分享色彩带给我们的快乐。谢谢大家今天的分享,期待大家参与我们明天的团体活动。

儿少版快乐视觉训练团体心理治疗

一、自我介绍

带领者:大家好,欢迎各位小伙伴来到视觉团体。我是今天的团体带领者,我的名字是XX,接下来的一个小时,将由我陪伴大家一起去寻找快乐。我们先进行自我介绍,相互认识下吧。介绍的内容包括:一个带颜色的昵称(例如蓝莓、白菜、青苹果等),你还可以说说自己喜欢什么样的气味、颜色、味道,你的家乡、兴趣爱好和职业,你在团体中想说的话等。不过,请大家尽量避免谈及自己身体或者情绪上的不适,因为今天我们来到这里,就是为了抛开不愉快,寻找快乐。

二、展示家庭作业，分享收获

成员A：昨天，我去门诊做治疗的时候经过地下停车场，闻到了地下停车场的气味。虽然我无法描述它是什么样的气味，但是它让我感到很舒服，很放松。

带领者：这充分说明嗅觉可以传递正性感受，感谢你的分享，也希望今天的团体活动能让你从另一个角度感受到快乐。

成员B：我最近新买了一罐咖啡，我也带来了，想与大家分享。我很喜欢咖啡的气味，闻起来很香，让人清醒。我喜欢在做作业的时候冲一杯咖啡，香味弥漫在整个房间，特别适合思考。

带领者：谢谢你的分享，现在团体室也弥漫着咖啡香味，确实让人头脑清醒。

成员B：我带来了一瓶风油精，我的奶奶很喜欢用它涂太阳穴，说夏天可以防中暑。虽然这个味儿很刺鼻，但是我闻到这个气味就会想到我的奶奶，我好久都没有回去看她了。

带领者：看来某些特定的气味还能让我们想起很久未见的亲人，希望你能快快好起来，然后去看看奶奶，同时也谢谢你的分享。

三、趣味分组——乌龟与乌鸦

带领者：接下来的团体将以竞技PK的形式进行，所以现在我要通过一个游戏将大家分为两组，这个游戏的名字叫作"乌龟与乌鸦"，游戏规则：我左手边站四位成员代表乌鸦，右手边站四位成员代表乌龟，两两对应做出握手姿势；当喊到乌鸦时，乌鸦去握乌龟的手，乌龟要躲避，握错或者躲错不得分，反之得一分。得分最高的四位将组成一组，剩下的小伙伴则组成另一组。每个小组要选出一名组长，负责统计两组的得分情况。

四、看图谈感受，引导成员站在不同角度看待问题

带领者：接下来我会分别拿着一些图片（视觉错觉图片，如图6-2-2），请大家站在

不同的位置观看。观看后请大家发表自己的看法或想法,听口令,当我说出"请举手"后,第一位举手的小伙伴就可以优先发言并为相应小组加一分。(可根据人数设置1~3轮回答,分数依次为3、2、1分。)

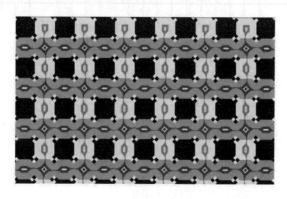

斯凯蓝色咖啡馆墙上的错觉

创造该视错觉的是艺术家Victoria Skye,该视错觉是2017年度错觉大赛的最佳作品之一。图里的水平线都是互相平行的。只要斜视或者从该图的侧面看,你就可以证明这一点。

图6-2-2

五、训练视觉的灵敏度——我们来找茬

带领者:刚才小试牛刀,让大家的眼睛得到了小小的锻炼。紧接着,我们要完成一个非常考眼力的PK项目,那就是"我们来找茬"。我会为两队发放相同的图画,谁先准确找出图中的不同之处做好标记,并举手说道"我们完成了",经过检查无误后可为相应小组加1分。

六、增加团体氛围感与趣味性——扭扭乐

带领者:刚才大家一直坐在座位上勾着腰很认真地在"找茬",一定有腰酸背痛的感觉,所以现在我们要做一个能活动身体的游戏,名字就叫"扭扭乐"!游戏规则如下:每组派一名选手出战,剩余的组员转转盘;转盘分为四个板块,分别对应着四肢,每个板块有不同的颜色,指针转到哪个位置,出战的选手就要将对应的四肢放在地布

相应的颜色上,例如:左手蓝色,右脚黄色;除了四肢,出战组员的其余身体部位不能沾地,否则视为犯规;坚持不住、认输、犯规,则对方加一分。(图6-2-3)

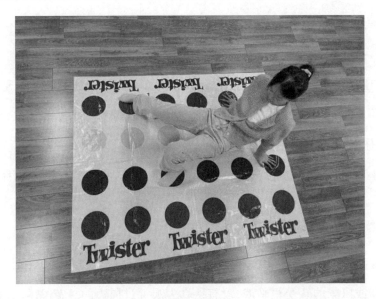

图6-2-3

七、介绍今日团体训练内容

带领者:经过刚才的游戏,大家都很开心,也有一点儿累了,请大家回到座位上休息一下,我会从团体的两边开始分发一些图片,请大家相互传阅,并在心里记下自己最喜欢的那幅图,你为什么喜欢它? 它带给你什么样的感受? 稍后大家可以将自己的感受一一分享出来。

成员A:我最喜欢这一幅麦子的图片。

带领者:你为什么喜欢这幅图呢? 可以和大家分享一下你的感受吗?

成员A:这张图片上一片一片的金黄色的麦子让我想起我小的时候,爷爷在麦田里顶着太阳收割麦子。虽然他被晒得很黑,流了很多汗水,但是他很开心,因为他说这代表着丰收,我们一年都不会饿肚子。

带领者:是的,金黄的麦田象征着丰收。尽管现在我们住在城市里,不用干农活,但在我们看不见的地方仍然有很多农民伯伯在辛勤劳作,就像你的爷爷一样,谢谢他们。

成员B:我喜欢这幅图,在家的后花园里,我坐在躺椅上,旁边都是我喜欢的五颜六色的花朵,我可以和同学一起在这儿玩过家家,还有一只小狗在那儿陪着我。看着这幅图,我就觉得很放松,很惬意,这是我梦寐以求的生活,我已经很久没有放松过了。

带领者:是的,我也很喜欢这幅图,在某一个天气晴朗的日子,我在摇椅上躺着,有花有草,还有爱犬相伴,仿佛一切都置身事外,多么令人向往啊。虽然现在生病了,你可能会不自觉地紧张,但在你刚才的描述中,我感觉到你的状态比之前要好一点了,接下来你也一定会不断进步的!

成员B:嗯,好的,我也觉得想象一些我喜欢的场景好像就没有那么紧张了。

八、介绍"快乐七原则"

带领者:大家都分享得很好,我们刚才进行的都是视觉的练习。平时我们可能对身边的色彩或风景的感受很平淡,没有认真去观赏过周边的一花一木。因为各种原因,大家也没有办法去到想要去的地方。但是通过刚才的分享可以看出,大家是可以从身边的这些植物、动物、风景中感受到幸福,这何尝不是一种快乐呢?我们不需要把快乐定义得很复杂,从前我们可能将身边的美好忽视了,希望经过今天的团体活动后,大家能重新观赏我们的世界,好好地从这个色彩的世界中获取更立体、更丰富的快乐。现在我会发放一张神奇的小卡片给大家,上面写了我们的"快乐七原则"(具体内容同本章第一节),只要你认可其中一点,那么你就能很容易获得快乐哦。

九、分享对"快乐七原则"的理解

带领者:现在让我们一起读一遍"快乐七原则",认真体会其中的含义与奥秘,并选择一条你最有感触的进行分享。

成员A:我选择"快乐需要时间",因为就像参加这次团体活动一样,我从刚开始进来时的紧张,到现在变得很开心,这就是时间带给我的快乐。

带领者:是的,快乐需要从时间中去获得,谢谢你的分享。

成员B:我选择"快乐需要得到自己的认可"。以前我很喜欢Cosplay,但每次外出总有一些奇怪的眼神盯着我,现在我觉得那都不重要,只要自己认可,何必在意别人的眼光。

带领者:很高兴你能有这样的想法,希望你出院后能大胆地穿上你喜欢的衣服,不惧他人眼光,自由地走在大街上!

十、结束语

带领者:激动人心的统分环节到啦,请优胜队伍起立,颁发小奖品(糖果、饼干、书签、写上自己最认可的"快乐七原则"的明信片等)。落后的小分队请下来后完成一个小任务:写一篇日记,记录今天发生过的让你开心的小事,或者花十分钟和家人谈心,聊聊你的心里话。今天的视觉团体活动就到此结束啦,通过视觉的练习大家感受到了开心,日常生活中大家也要不断练习我们的视觉:仔细看看你周围的物品,将你见到的令你感到开心的物品带到明天的团体活动中来,与大家分享。如果不能带来,也可作描述。感谢大家的坚持和配合,我们下次团体活动再见。

‖ 第三节 快乐触觉训练团体心理治疗 ‖

触摸被称为最初的语言,是最直接的非语言沟通方式,儿童情绪发展与亲子关系的建立,都与触觉有重要关联。通过触摸可以缓解压力、安抚情绪、表达安慰和爱意。触觉团体是通过为团体成员提供触觉相关的材料,在触觉体验中穿插演练、互动、游戏、引导、分享感受等环节,帮助其提高触觉的敏感性,促使成员在周围环境中自觉寻找类似的感觉和体验,从而不断完善自己,提高辨别触觉、控制自我的能力。通过团体中的人际互动和相互支持,可以提高患者人际交流的能力,促进其社会功能的恢复。

成人版快乐触觉训练团体心理治疗

一、自我介绍

同本章第一节。

二、展示家庭作业,分享收获

成员 A:今天上午输液时,我看见盘子里铺着蓝色的布,我喜欢蓝色,它让我想起了我的家乡。我的家乡在拉萨,天空湛蓝,我希望这里的天空也能像我家乡的天空一样蓝。

带领者:你看见的蓝色的布是治疗巾,蓝色给人宁静、干净、清新的感觉。我们也盼望着和你一样生活在蓝天下,呼吸着清新的空气。谢谢你给予大伙儿的祝福。

成员 B:我带来的是一棵小草的绿芽,我喜欢嫩绿色,它总是会给予我能量与希望。

带领者:绿色是自然界中最常见的颜色,它有很多美好的寓意,代表着新生、活力、健康、和平,谢谢你将这份能量和希望传递给我们。

三、介绍"快乐七原则"

同本章第一节。

四、分享对"快乐七原则"的理解

为每人发一张纸、一支笔,请成员写下对"快乐七原则"的感受和想法(每人只选择一条作分享)。

成员 A:我情绪不好,本来不想来参加这个团体活动,刚才带领者老师让我尝试一下,所以我来了。

带领者:现在感觉怎么样呢?

成员 A:比我想象的好,和大家在一起,心情好了一些。

带领者:你分享的感受很好地诠释了"快乐需要尝试"这一原则,谢谢你的分享,保持这样的初心去看看团体活动是否会带给你不一样的体验,好吗?

成员 B:我选择的是"快乐是一件经常发生并且十分平常的事情"。自从生病以来,我的食欲就不好。昨天和朋友一起出去散步,她为我买了一个玉米,又甜又糯,一会儿我就把整个都吃完了。这虽是件很小的事情,但我却很满足,很开心。

带领者:可能是因为朋友的到来,也可能是因为治疗起效的原因,你有了和以往不一样的感受。所以,令我们愉快的事情不分大小,只要用心去发现、去感受,你会发现快乐随时围绕在我们身边。祝愿大家的生活往后都甜甜蜜蜜。

五、介绍今日团体活动内容

带领者:今天我们将进行的练习是关于手的触觉,我们的手很重要,做很多事都要依靠手,比如写字、工作、劳动和拥抱。但是,平日里除非是触摸到特殊质地的东西,否则不会带给我们特别的感受。通过今天的练习,大家的触觉将变得更加敏感。接下来,请大家一起闭上眼睛,掌心向上放在腿上。我会把一件物品放在你们的手心,请大家不要担心,它是很安全的东西。请大家认真去触摸这件物品,不用睁开眼睛去看,只是去感受,感受它带来的感觉。想象一下你从前在什么地方、什么场景触摸过它,当时是愉快的还是不愉快的,体会触摸时掌心有什么感受,手指有什么感受,指腹和指尖有什么感受。当你的脑海中能记住这个东西带给你触觉的感受时,请慢慢地睁开眼睛。

六、分享感受

成员 A:摸着这个毛茸茸的小球,我想到了我小外孙的帽子上的小球球。它随着我小外孙走路一摇一摆的,很可爱。我抱起他的时候那个小球挨着我的脸很舒服。

带领者:你的小外孙几岁了呢?

成员 A:他 3 岁啦。

带领者:你摸到小毛球想起了和小外孙在一起时的愉快场景。看到你分享时脸上洋溢着笑容和幸福,就知道小家伙一定十分聪明可爱。祝你早日康复,享受天伦之乐。

成员 B:这个小球我摸起来软软的,有一些弹性,令我想起了和家人一起包汤圆、吃汤圆的情景。

带领者:大家吃得开心吗?

成员 B:开心! 我女儿不喜欢吃外面的汤圆,就喜欢吃我做的汤圆。

带领者:听起来家人很需要你。一家人欢乐地围在一起包汤圆、吃汤圆、话家常,真是件温馨而幸福的事情。愿这份温暖能传递给在座的每一位成员。

七、指导语练习

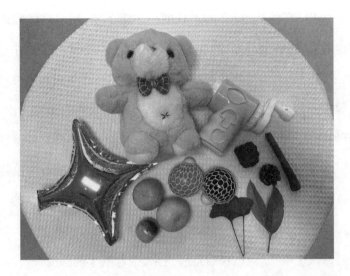

图6-3-1

带领者:首先请你以舒适的姿势坐在椅子上,背部轻轻地贴着椅背,脊柱微微地弯曲,两肩放松,两只胳膊自然地搭在膝盖或者大腿上。感受一下臀部、大腿和椅子接触的感觉,感受一下脚底和地面接触的感觉,请轻轻地闭上眼睛。现在,请将你的注意力集中在呼吸上,缓缓地吸一口气,慢慢地呼出来,吸气—呼气,吸气—呼气,你的呼吸就像大海的波浪一样,一起一伏,一起一伏。现在,请大家伸出右手,掌心向上放在大腿上。我会将一件小物品放在你们的掌心,请放心,这是很安全的东西(图6-3-1)。当这件物品放在掌心的时候,我们不着急去紧握它,也不着急睁开眼睛。先体验一下这件物品放在掌心的重量,再仔细体验一下这件物品与我们手掌接触的部位有什么样的感觉。也许你对这件物品有一定的感受,也许你在好奇地猜测它到底是什么,那么让这些想法自然地发生,自然地释放,不要过多地去猜测。接下来请大家轻轻地握住这件物品。当握起来的这一刻,你的指尖、指腹一定会体验到另外的感觉,那么这又是一种什么样的感觉呢?是冰冷的还是温暖的?是什么样的质感?是光滑的还是粗糙的?它给你的内心带来什么样的体验?用心静静地去感受。你可以用手指轻轻地触摸一下这件物品,用心去体验一下它此时此刻给你带来的感觉,就像你生命中第一次跟它接触一样。接下来你有5~10秒的时间静静去体验这种感觉(停顿5~10秒)。现在,你可以打双手一起将这件物品夹在中间,感受一下接触它有什么样的感觉:它的温度,它的质地,它的柔软度……接下来,用双掌轻轻地揉搓这件物品,让它轻柔地滑动,缓缓地移动,静静地去感受它的形状,去感受这个形状带给你的感觉。你可以去体验一下这件物品带给你指尖的感觉。还可以把这件物品轻轻地贴在脸颊上,在脸颊上轻轻地滑动,感受这件物品带给你脸颊的感觉。现在,也许你的心里已经在开始形成一个关于它的清晰图像,也许你已经非常想知道它是一件什么物品,非常好。无论它是什么样的物品,重要的是,它在这个过程中给你带来了什么样的体验,它是否跟你以前的体验不一样,当时是愉快的还是不愉快的。当我们的心安静下来之后,会发现所有的体验都如此的不同,如此令人回味无穷。请大家放下手中的物品,然后深深地吸一口气,缓缓地呼出来,带着刚才的感受慢慢地睁开眼睛,看看我们手中的物品,回到当下。下面请大家分享自己的感受。

八、分享感受

成员 A:这块石头虽然小,但有一定的重量,光滑且凉凉的,摸起来很舒服。

带领者:这跟你以前摸石头有什么不一样的感受吗?

成员 A:我从前没有这么仔细地去体验过。我想起了小时候和小伙伴在河边打水漂、抓螃蟹、光着脚踩在石头上玩耍奔跑的场景,无忧无虑。

带领者:你的描述也勾起了我的回忆呢,还有捉小虾,抱着汽车轮胎当游泳圈,童年生活真是简单有趣。我们以后回忆起现在会认为也是人生中很难忘的经历,认真对待每一天,一定能品出另一番风味。

成员 B:刚才周围很安静,我的内心却无法平静,突然感到心慌、胸闷,想离开,又怕打扰到大家。

带领者:现在感觉好一些了吗?

成员 B:好一些了。

带领者:能继续参加完团体活动吗?

成员 B:可以的。

带领者:我想这对于你来说,也许是一次新的体验和突破。你通过自我调节克服了身体不舒服的障碍,非常棒!你在这里可以做到的,回到生活、工作中,相信你同样可以做到。当然,如果再发生类似的情况,你感到难受可以告诉我,我有很多途径可以帮助到你。我们为成员B的新突破鼓鼓掌吧!

九、结束语

带领者:通过今天的训练,大家对触觉的感受越发清晰与敏感,回去以后希望大家在日常生活中选择你希望去感受的物体,仔细地触摸,认真地感受,并把它们带到明天的团体活动中与大家一起分享。谢谢大家的分享,期待大家明天的参与。

儿少版快乐触觉训练团体心理治疗

一、自我介绍

带领者:欢迎大家来到今天的快乐触觉训练团体,我是XX。我看见今天有几位新的成员加入,我们仍然从自我介绍开始吧,我们将通过一个"击鼓传花"的小游戏来做自我介绍。我会背对大家敲击黑板发出声音,当你们听到声音时要按顺序依次传递我手中的这个手偶,当声音随机停止的时候,手偶在谁的手里,谁就介绍自己。介绍的内容包括:希望在这个团体中大家怎么称呼你,你喜欢或讨厌什么样的触感,你在团体中想与我们分享的内容(通过游戏进行自我介绍能让成员放松下来,彼此熟悉后可增强凝聚力)。

二、展示家庭作业,分享收获

成员A:我妈妈今天围了一条红色的围巾,这让我想起了我的小学时光,我每天都因为戴着红领巾上学感到骄傲,在学校和同学一起做游戏真的很开心。

带领者:你看到的红色给人温暖、热情的感觉,看来你的童年时光一定很开心,希望你也要把这份开心带到生活中的每时每刻。

成员 B:我带来的是我在科室领养的一盆绿植,我每天悉心照顾它,它已经发芽了。这是我最喜欢的嫩绿色,它带给了我希望。

带领者:绿色有很多美好的寓意,它代表着新生、活力和希望,谢谢你将这份美好分享给我们。

三、介绍"快乐七原则"

同本章第一节。

四、触觉初体验——掌心写字

带领者:我们一起来玩一个小游戏,这个游戏叫"掌心写字"。请大家两两一组,其中一人需闭上眼睛将手掌摊开,我会给另一人看一个词语,他用手指在闭上眼睛的成员的掌心上写下这个词语。闭上眼睛的成员需要专注地感受,猜出他写的是什么。然后两人交换进行,最先完成的小组我会有小小奖励哦!

这轮游戏获胜的是 XX 小组,其他小伙伴不要气馁,后面还会有更多机会等着大家。刚刚大家有什么感觉吗?

成员 A:刚刚她在我掌心写字的时候我感觉有点痒痒的,但我又要专注地去感受她写的是什么字。这种感觉让我想起了我的猫咪总喜欢黏着我,来蹭我的手,想要我抚摸它。

成员 B:你一定很想你的小猫咪吧!我也有一只布偶猫,我也很想它。

成员 A:对啊!住院后我好久没见过我的猫咪了,现在我就想快点好起来,然后回家撸猫,因为它在我生病难受的时候真的带给了我很多温暖!

带领者:看来这些小生命会给予我们很多力量,就像是冬日的暖阳。

五、舒展表情,释放压力——挤眉弄眼

带领者:接下来我会给每个人发一块饼干,但大家不能拿到马上就送嘴里吃。每个人都拿到饼干了吧,请大家坐在板凳上将上半身向后倾斜并将头仰起来朝向天花

板,把饼干放在眉心后通过面部肌肉的力量将它送到嘴里,不能用手哦。前三名吃到饼干的成员有奖励,大家加油。

大家都吃到饼干了吧,我们先热烈祝贺一下前三名吧(颁发奖品)！大家刚刚都非常努力地想要吃到饼干,在这个过程中大家有什么样的感觉呢?

成员A:当我把饼干放到眉心的时候,我感觉到压迫感。当我把饼干慢慢移动到我嘴里时,这种压迫感在慢慢减轻,直到我吃到它,我感觉很开心。

成员B:我也有同样的感觉,刚开始我以为自己不能完成,后来吃到以后很有成就感。

带领者:平时我们常常会忽略掉一些触感,其实一片小小的饼干也会给面部带来压迫感。大家经过努力慢慢释放压力,达成目标后一定会很开心。

六、提高触觉灵敏度——蒙眼摸物

带领者:现在请大家调整到一个舒服的坐姿上,闭上眼睛。你的小桌板上将出现一件未知物品,紧不紧张? 大家不可以睁开眼睛哦,不要害怕,都是很安全的东西。试试用手去触摸它。不要在意它是什么,专注于触摸的感觉,回忆一下以前在什么地方、什么场景有过类似的触摸感受。体会手部的每一个角落对它的触感,你的掌心、指腹、指尖的感受有没有什么不同,当你已经记住这件物品带给你的触觉感受的时候就可以缓缓睁开眼睛了。

带领者:大家摸到刚刚的物品时,你是一种怎样的体验呢?

成员A:摸着这个石头,我想起了5年前和小伙伴围成一圈一起抓石子的情景。

带领者:听起来你很怀念那段无忧无虑的时光,开怀地笑,尽情地玩耍,希望这个团体也能将快乐带给你。

成员B:刚刚摸到它的时候,我感觉冰凉,有点紧张。当我继续摸时感觉很舒服,本来很紧张的情绪似乎也缓解了很多,以后我情绪不好时可不可以去摸冰的东西调节呢?

带领者:当然可以！冰的触感可以带给你刺激,缓解焦虑。我们有冰袋,如果你以后有焦虑症状,可以尝试一下握冰的方法。

七、分享对"快乐七原则"的理解

带领者:刚刚大家在训练中都积极参加并且踊跃地分享了自己的感受,非常棒!我们先给自己和其他成员鼓个掌吧。我们在平时生活中会忽视很多物品摸起来的感觉,但是今天大家通过认真触摸、感受,不仅唤起了快乐的回忆,而且还找到了能让自己快乐的方式,所以快乐其实就在我们身边的点点滴滴中。大家还记得训练前我们一起阅读的"快乐七原则"吗？通过刚才的训练也许大家有了一些新的感悟,我们一起来分享一下吧。

成员A:我本来今天情绪不好,不想来参加团体活动,但妈妈让我来尝试一下,于是我就来了。

带领者:你尝试着来体验了,现在感觉怎么样呢?

成员A:我和旁边的小伙伴在掌心写字的时候感觉很开心,和大家待在一起比我自己待在房间里发呆好多了。

带领者:"快乐是一种尝试",对不对？谢谢你,也谢谢团队中的所有小伙伴。

成员B:我最大的感受是"快乐需要时间",因为我的学习压力很大,每天除了在学校学习,回到家里也要学习。在这里我放下了那些束缚,感觉久违的轻松。

带领者:在学习之余一定要留出时间去做适时的放松,好吗?

成员B:好!

八、结束语

带领者:(播放青少年喜欢、熟悉的音乐)今天的团体活动到这里就结束了。在日常生活中希望大家可以仔细地触摸、认真地感受,可以和家人分享,也可以发微博、朋友圈,记录下自己的心情。非常感谢大家今天的参与,期待和你们下次相聚。

‖ 第四节 快乐听觉训练团体心理治疗 ‖

听觉是人体重要的感官之一,人类通过声音进行交流和学习。良好的听力是智力增长的重要条件,对语言的发育起着重要的作用。若听力出现问题,必会造成语言发育障碍,从而导致学习和人际交往障碍。听觉训练团体是通过为团体成员提供听觉相关的材料,在听觉体验中穿插互动、游戏、引导、分享感受等项目,帮助其提高听觉的敏感性,在周围环境中感受曾经被忽略的声音,以增加获得愉快情绪的途径。通过团体中的人际互动和相互支持,可以提高团体成员人际交往的能力,促进其社会功能的恢复。

成人版快乐听觉训练团体心理治疗

一、自我介绍

本章同第一节。

二、展示家庭作业,分享收获

成员A:就在刚才,妈妈陪着我来到这里,我牵起她的手,她显得有些不自在。但是我感觉很温暖,又可以和妈妈如此亲近。

带领者:你上一次牵着妈妈的手是什么时候呢?

成员A:不太能记起了。妈妈的手在我印象里纤细白嫩,但是现在变得粗糙,有许多褶皱。妈妈一把年龄,还为我操心,我感觉愧对妈妈。

带领者:妈妈肯定也能体会到你对她的爱。你选择来到团体,而不是躺在床上或者玩手机,妈妈一定非常开心。我们也要向你学习,牵起妈妈的手,或者拥抱妈妈,让妈妈们感受到我们对她们的爱。

成员B:我回去把周围的东西都摸了一遍,我发现我对橘子的触感最好,所以我今天带来的是橘子。

带领者:邀请大家触摸看看有什么感受,好吗? 可以具体分享一下为什么你觉得它的触感好。

成员B:首先,我的手心发热,拿着它凉凉的,很舒服。它的表皮粗糙,这样才让我的指腹更敏感。还有,它会让我想起家乡黄灿灿的橘子挂在枝头的情景。

带领者:我仿佛看到它们咧着嘴在笑呢。

成员B:就是有这种感觉,很喜悦。

带领者:它能带给我们愉悦的感受,这点很重要,谢谢你的分享。

三、快乐七原则

本章同第一节。

四、分享对"快乐七原则"的理解

为每人发一张纸、一支笔,请成员写下对快乐七原则的感受和想法(每人只选择一条作分享)。

带领者:经过上一次的练习,相信大家对快乐七原则又有了一些新的感受,现在请写下你感受最深的一条,我们一起作分享。如果你对快乐有不同的见解,请结合自己的生活经历来谈谈你对快乐的理解。

成员A:我对快乐的理解是乐极生悲,以前我就是太快乐了,所以才导致今天的疾病。

带领者:谢谢你能在团体中表达真实想法,听起来你现在的情绪有些低落。以前什么事会令你快乐呢?

成员A：买到喜欢的衣服，和朋友看一场电影，周末的早上睡到自然醒，这些小事儿都会令我很快乐。

带领者：你是一个很容易满足的人，能从简单的、平常的小事中获得快乐，这点难能可贵。而在目前这个阶段，因为生病的原因，你好像不再开心，有一点悲观，但这些只是暂时的。快乐需要时间，通过一段时间的治疗，我相信你会像从前一样快乐。也希望接下来的团体能帮助你找回一点快乐。

成员B：我认为每个时期的快乐不同，比如青年时期，你喜欢的人也喜欢你就是快乐。中年时期，能挣钱就是快乐。老年时期，身体健康、儿女孝顺就是快乐。

带领者：你在目前这个时期感觉快乐吗？

成员B：自从生病以来，女儿经常请假来陪伴我，她还有小孩要照顾，她的压力很大。我不中用，成了她的负担。

带领者：所以你感到有一些自责，对吗？但是谁能保证不生病呢？每个人都有爱与被爱的权利，家人就是应该相互关爱、相互支撑。只有这样，我们在遇到困境时才不会感觉疲惫和艰难。女儿很关心你，就像你很在乎她一样，你肯定也不会在她生病时当她是负担。生病只是暂时的，只要积极配合治疗，你一定能很快康复起来。

五、介绍今日团体活动内容

当走在街上时，我们会听到汽车行驶的声音，还有商店里吆喝叫卖的声音；当听歌时，我们听到歌手唱歌的声音和乐器伴奏的声音；当在海滩散步时，我们听到海浪的声音、海鸥的声音和脚踩细沙的声音……每天总是有各种各样的声音围绕着我们。在大部分时间里，我们对这些声音的感知变得迟钝。只有当某种声音特别强烈或者成为负担时，才会引起我们的注意。通过接下来的练习，大家的听觉会变得更灵敏。我们一起来体验和分享声音带给我们的感觉吧。现在，大家看到在我们面前摆放着多种乐器，它们能发出不同的声音。接下来，请你选择一种或者两种乐器进行体验，注意它们发出的声音。它们是什么音质，是柔和的还是刺耳的？是清脆的还是沉闷的？这些声音让你有什么感受？有趣、放松或者厌烦？体验完毕后我们来分享感受。

（将成员分散在房间里，以减轻干扰。见图6-4-1）

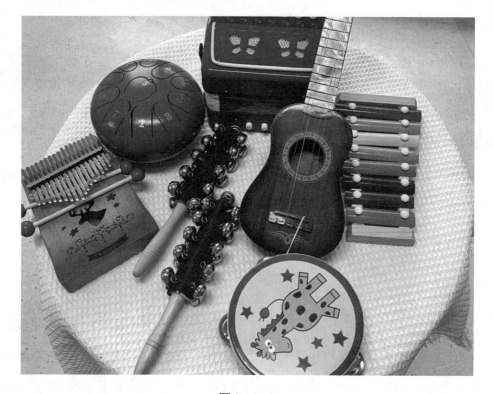

图6-4-1

六、分享感受

成员A：周围有很多干扰，我必须集中注意力才能听清我弹奏的声音。

带领者：听起来你很认真地在体验，非常好。这个声音让你有什么感受吗？

成员A：我不懂音乐，胡乱拨弄它，它发出的声音倒也清脆、洪亮，好像在鼓励我。

带领者：我可以邀请你更具体地描述它是怎么鼓励你的吗？

成员A：这就像虽然外界有很多的压力和纷扰，但如果我的能力足够强大，那我也能像这声音一样脱颖而出。

带领者：它让你找到了康复的力量，对吗？谢谢你的分享。

成员B：曾经有一段时间我学习过尤克里里，没想到再次弹起它会是在这里。生病以来，我对一切都不再感兴趣，但是当我抱起它时，我的心中竟有一丝欢愉，这种感觉就像见到老友。

带领者:你将它比喻成老友,可见你对它和对音乐仍旧喜爱,可以邀请你为我们弹奏一曲吗?(弹奏完毕可邀请两位开朗、友善的成员发表感受,以增强成员B的信心。)

七、指导语练习

带领者:刚才的练习是对听觉的初步体验,接下来,我们将正式进入到听觉的练习。我将播放一段音乐,请大家认真去听。在这过程中,我会念一段指导语帮助大家去想象。(播放音乐)现在,请调整坐姿,脊柱挺拔但不僵硬,双肩下垂并放松,让身体呈现出庄严的姿态,两手自然地放在腿上,轻轻地闭上眼睛。现在,请将我们的注意力集中在呼吸上,感觉气体的吸入和呼出。吸气时,我们把安静、充满正能量的新鲜空气吸进体内,通过鼻腔经过喉咙和胸腔到达我们的腹部。呼气时,我们把焦虑、疲惫的废气通过腹部、胸腔、喉咙、鼻腔排出体外。在这个过程中,感受腹部随着呼吸的起落。不用刻意地控制呼吸,让呼吸自然地进行。吸气—呼气,吸气—呼气,随着每一次呼吸,我们感觉到腹部越来越柔软,身体越来越轻松。现在,将注意力集中在听觉上,也许你能听到来自四周的声音:播放器播放的音乐声、汽车的鸣笛声、空调的运转声、呼吸声等。请将听觉的注意力集中在播放的音乐声上,渐渐地其他的声音越来越遥远,越来越遥远。在脑海中想象这个音乐声,去想象一些积极的东西,如果有不快乐的联想或者印象,请将它们远远地抛开。想一想你在哪里听到过这种音乐,是否有一种状态与它相联系? 休闲的,忙碌的,喜悦的或者是平静的。你是否由这种音乐想起了某个场景? 鱼儿跃过水面,向日葵迎着太阳盛开,萤火虫在夏夜飞舞,你与亲朋在夕阳里散步。你是否由这种音乐想到了一种味道? 棉花糖的甜蜜味,蛋糕的奶香味,青葡萄的酸涩味。这种音乐让你想到一个特定的风景吗? 乡间的白云,带着泥土的田埂,绿油油的禾苗,泛着粼粼波光的小溪。它让你想到了某种大自然的声音吗? 清风吹动小草的声音,竹叶上露珠滚下,青蛙跳进池塘或者是鸟儿鸣叫的声音。将不愉快的印象通通抛开。现在,以自己的节奏回到现场,慢慢地睁开眼睛,对你的眼睛说声谢谢,因为它让你看到了画面,感谢并告别这段音乐。

八、分享感受

成员A:我闭着眼睛就会想到一些难受的事情,这些事情也是我生病的原因。

带领者:在这几分钟里,脑海里浮现的除了这些难受的事情还有别的情景吗?

成员A:没有,想到的都是这些事儿。

带领者:现在你的感受是怎样的呢?

成员A:我感到愤怒与悲伤。

带领者:听起来这些事情确实困扰着你,并且令你十分难受,我感到非常抱歉。事实上,反复思考一件事情常让我们掉进情绪的"漩涡",而无法找到应对的好办法。我们参加团体活动的目的是将注意力投向外部世界,而不是局限于自身,这样可以避免掉进"漩涡",有助于调节情绪,解决问题。谢谢你坦诚的分享,我们一起努力吧。

成员B:我想起了有一次我们去山顶露营的情景,满天繁星,四周有夏虫的鸣叫,凉风习习,我们生火唱歌,很欢乐。

带领者:和谁一起去露营的呢?

成员B:妻子和孩子。

带领者:你想起了和家人一起去露营的欢乐时光,以后这样的时光可以常有,好转后你可以更多地陪伴家人。

九、结束语

带领者:如果在日常生活中遇到喜欢的声音,你可以停下来听,也可以边走边听,仔细地听,如小鸟的叫声、从游泳池传来的嬉笑声、雷雨声、煎蛋的声音、物体倒下的声音等。如果可以的话,将你认为特别的或者你喜欢的声音带到我们下一次的活动中来。谢谢大家的参与和分享,我们下次团体活动再见。

儿少版快乐听觉训练团体心理治疗

一、自我介绍

带领者:欢迎大家来到今天的快乐团体,我是团体带领者XX。很开心今天能够和大家相聚在这里。今天的团体活动主题是听觉,上天赋予我们两只耳朵,是为了让我们可以更敏锐地听声音。生活中有很多声音能在某一瞬间带给我们不同的情绪体验,让我们感受到快乐、悲伤、愤怒或轻松,接下来的一个小时我们一起去感受声音的魔力吧! 为了彼此熟悉,我们先从一个小小的热身游戏开始,这个小游戏就叫"抓鸭子"。游戏规则是:我们所有人围坐在一圈,由第一位成员说"抓鸭子",相邻右边的成员问"抓几只?",下一位成员回答"抓五只"(数量限定在团体成员数量以内),再下一位成员回答"抓到了"或者"没抓到"。假如这位成员说的是"没抓到",那相邻下一位成员又接着说"抓鸭子",依次重复以上语言。若是这位成员回答"抓到了",则下一位成员说"嘎",也可以说"嘎嘎",因为我们刚刚说的抓鸭子的数量是五只,所以这里"嘎"的数量要在五只以内。如果你"嘎"了两声,下一个人"嘎"了三声,那五声就够了。再下一位成员又说"抓鸭子",依次循环。这是考验大家的注意力、记忆力和听力,大家要去计算这个"嘎"的数量加起来刚好是抓到的鸭子的数量。说错语句的成员,或是没有及时接上语句的成员要进行自我介绍,介绍的内容包括你的名字或者昵称,自己喜欢的声音和理由。准备好了吗? 游戏开始!

二、听觉初体验:"声"入人心

带领者:通过刚刚的自我介绍和热身游戏,相信大家稍微放松了一些。我也关注到刚刚部分小伙伴提到了喜欢的歌手和音乐声,音乐确实具有感染力,可以调理情绪。接下来我们要进入的环节是——"声"入人心。我为大家准备了一些悦耳、熟悉的歌曲(5~10首),我播放前奏时,请大家通过按铃来抢答它的正确歌名,并唱出一句完整的歌词,猜对歌名并唱出完整歌词者即可获得一颗星,比赛结束,星数量最多者可以获得一份小礼物。(图6-4-2)

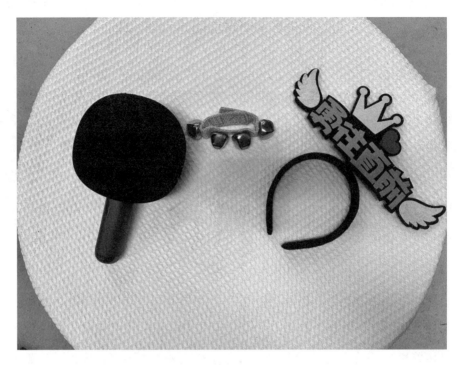

图6-4-2

三、听觉的正式训练

带领者:刚刚我们进行了听觉的初步体验,看着大家从略微紧张拘束到开心投入,相信我们已经激发了大家对听觉团体的兴趣。俗话说:"百病生于气,止于音。"大家知道什么意思吗? 简单地讲就是很多疾病是由于脏腑之气及不良情绪而引起的,通过聆听音乐或声音进行调养,能治愈疾病,可见声音对于心脉舒畅有着积极的意义。接下来我为大家准备了一些不同的声音,请大家调整到舒服的坐姿,轻轻闭上双眼,轻盈吐气,专注于音响发出的声音,同时辨别这个声音是什么? 曾经在哪里听到过? 我们要做的就是倾听并感受这段音频,并在最后做分享。(播放音乐:雷雨声)

带领者:大家刚刚听到的是什么声音呢?

成员A:雷雨声。

带领者:是的,你喜欢这个声音吗? 能跟大家简单分享一下你的感受吗?

成员A:听着这个雨声我很想睡觉。我最近经常失眠,莫名其妙睡不着。我特别想好好睡一觉!

带领者:睡不着觉确实让人很难受,我也体会过。这个声音既然让你感到踏实、安稳,你不妨在网上下载一些类似的声音,在睡觉之前听,也许能帮助你稳定情绪,愉快入眠。

成员A:今晚就试试。

带领者:我看到也有部分小伙伴有不同的看法,也可以和大家分享一下你的感受。

成员B:听到这个声音我就害怕,我害怕打雷的夜晚。

带领者:曾经打雷的夜晚,有发生过什么事情吗?

成员B:我是单亲家庭。在我小的时候,有一天晚上我妈妈不在家,我一个人在家里,深夜开始打雷下雨,我把自己蒙在被子里,不敢睡觉。

带领者:谢谢你的分享,之所以会想起这段经历,是因为你对声调频率和声音强度有很强的辨别能力,这是听觉赋予我们的礼物。接下来再听听其他的音乐会带给你什么样的感受,也许你可以找到令你感到安全且舒适的声音。(播放音乐:婴儿笑声)

带领者:大家刚刚听到的是什么声音呢?

成员A:小孩子笑声。

带领者:对。大家喜欢这个声音吗?喜欢这个声音的小伙伴请举手。接下来,请不喜欢这个声音的小伙伴举手。谁愿意来分享一下呢?

成员A:我喜欢这个笑声,小孩子的声音总是充满生命力。这让我想起了我小时候在游乐园玩耍时无拘无束的时光。

带领者:听起来是非常温暖的经历,多听听让自己感到快乐的声音也是调节情绪的好方法哦。

成员B:听到这个声音我想起了我的妹妹,我非常想她。

带领者:妹妹现在在哪里呢?

成员:妹妹上小学了,我是住读,所以我们现在聚少离多。

带领者:听起来你们的感情非常好,住院期间可以跟妹妹视频,出院以后你们就可以相聚啦。

四、介绍"快乐七原则"

带领者:在刚刚的环节中,我感受到大家的团队意识和竞争意识,看到大家认真听音乐的姿态,也看到大家认真分享和感受,让我特别感动,这些都是促进康复的有利因素。大家请看白板上写着的"快乐七原则"(同本章第一节),这是心理学家总结出来的用以指导我们快乐的指南,我们一起来读一读吧。

五、分享对"快乐七原则"的理解

成员A:我赞同"快乐不需要额外的工作"。以前我的学习压力很大,我对自己的要求很高,每天争分夺秒,从早学到晚。现在我卸下了这些压力以后,看着天上的蓝天、白云,听到树上小鸟的叫声,我觉得比以前开心!

带领者:没错,当我们被压力压得喘不过气的时候,可以暂时放下手里的事情,去感受生活的美好。这也是一种调节方式,暂时地放下是为了更从容地应对,感谢你的分享。

成员B:我选"快乐需要时间"。就像这次团体活动,我之前没什么期待,到现在我觉得是放松、愉快的,这就是时间带给我的变化。

带领者:很高兴本次团体活动带给了你不错的体验、也感谢你的分享。期待在下次团体活动中再次看到你的身影。

六、结束语

带领者:在团体活动的最后几分钟,有哪位成员愿意与我们分享你最喜欢的音乐呢?

听觉影响我们每一个人的交流、生活、情绪。每当听到不同的声音时,我们就会产生不同的感受和想法。回去以后小伙伴们可以尝试做一个奇妙的实验:选择安静的时候,在夜里或者是清晨,一个一个叠加你听到的声音。比如你听到了排风扇的声音,抓住这个排风扇的声音,叠加进去冰箱运作的声音,抓住冰箱运作发出的声音,再次叠加听到的下一个声音,逐渐扩大,也许你会感受到声音带来的冲击和魅力。今天的团体活动就到这里,感谢各位小伙伴的参与,我们下次再见。

‖ 第五节 快乐味觉训练团体心理治疗 ‖

味觉是一种基本的感觉,它能刺激唾液的分泌、促进食欲,帮助人类识别有毒物质、营养物质,甚至能反映身体的营养状况,对于生物生存和繁衍具有非常重要的作用。此外,食物通过味觉在大脑中产生某些化学物质,从而影响人们的情绪反应。味觉团体是通过向团体成员提供各种味道不同的食物,其间穿插游戏、互动、分享、竞争等环节,让团体成员有酸、甜、苦、咸等不同的味觉体验,帮助其提高味觉敏感性,改善由于疾病或药物不良反应引起的食欲下降、胃口不佳等症状,并且可增加其获得愉快情绪的途径,改善情绪,分散对躯体症状的关注。

成人版快乐味觉训练团体心理治疗

一、自我介绍

同本章第一节。

二、展示家庭作业,分享收获

成员 A:我带来的是一个音乐盒,它的旋律很好听。这是我的好友送给我的,后来因为一些误会我们没有再联络。我很在乎和她的友谊,所以每当看到它,我就感到十分惋惜。

带领者:人的一生会认识许多人,经历许多事,有的人可以与我们相伴终生,而有的人却像一道路过的风景,或许这就叫缘分。如果你未曾放下,也许可以做一些努力,这样日后也无愧于心,可以坦然面对。

成员B:妈妈每天唠叨:多穿点,多吃点,小心点……我回家仔细听了妈妈的声音,才发现这是世间最有爱、最温暖的声音。

带领者:对! 妈妈的爱是只管付出、不求回报的,妈妈的声音是世间最动听的声音。谢谢你的分享。

三、介绍"快乐七原则"

同本章第一节。

四、分享对"快乐七原则"的理解

为每人发一张纸、一支笔,请成员写下对"快乐七原则"的感受和想法(每人只选择一条作分享)。

带领者:经过上一次的练习,相信大家对"快乐七原则"又有了一些新的感受,现在请写下你感受最深的一条,我们一起做分享。如果你对快乐有不同的见解,请结合自己的生活经历来谈谈你对快乐的理解。

成员A:我选"快乐需要时间"。生病以后我对所有事物都失去了兴趣,做什么都高兴不起来,到医院来总盼望着能快点儿好起来,但是我知道着急也于事无补,快乐需要时间,治疗疾病也需要时间。

带领者:谢谢你的分享,听起来你有了一些和以前不一样的领悟。我们心态不一样了,情绪也会不一样。我们要给自己时间去接纳自己目前生病的事实,重要的是花时间去积极地体验和行动。

成员B:我选的是"快乐是一种经常发生、平常的事"。我对很多事无能为力,害怕别人的眼光,爱和别人计较。但是到医院来了以后,我发现和病友聊聊天,跟着带领者老师跳跳操也挺开心的。

带领者:真正快乐的人,是有在生活中发现小确幸能力的人。谢谢你的分享。

五、介绍今日团体活动内容

带领者:我们的口腔是一个高度敏感的器官,我们接触的所有食物都能带给我们一个非常特别的味觉刺激,最基本的四种味觉有:酸、甜、咸、苦。我们平时尝到的各种味道,都是这四种味觉相互混合的结果。口腔里不同的部位对于味觉的感受是不同的。然而,我们通常对于这些味觉刺激的感受不是很明显。今天我们进行的是味觉练习,让我们一起来感受一下吧。我将给每人一根香蕉,请大家仔细地品尝这根香蕉,花时间去关注它的味道(若有糖尿病的患者,在选择材料上可选用小番茄、柚子等替代)。想一想你什么时候尝到过这种味道? 这种味道带给你什么感受,是愉快的还是不愉快的? 请大家慢慢地去品尝,然后我们再依次分享。

六、分享感受

成员 A:它吃起来又甜又软。我想起我给女儿添加辅食时,一根香蕉我吃一半,另一半给她捣碎做成泥。

带领者:女儿现在几岁了呢?

成员 A:一眨眼工夫她就已经6岁半了。

带领者:无论岁月如何变迁,我相信你对女儿的爱都不会减少、流逝。孩子在不同的时期都会带给你不同的惊喜,这些陪伴和经历很难得。谢谢你的分享。

成员 B:这个香蕉味道不怎么样。以前我在广西上班,那里盛产香蕉,那才是"真正"的香蕉的味道。

带领者:我很好奇真正的香蕉是什么味道,可以给我们描述一下吗?

成员 B:好啊。它带着刚摘下不久的新鲜的清香味,口感糯,但又不是很软,甜中带一点果酸,回口甜而不涩,吃完一根你肯定想吃第二根。

带领者:大家听了成员 B 的描述,有什么感受呢? 我有了想飞去广西吃香蕉的冲动。

七、指导语练习

带领者:现在我们将进行指导语的练习。大家可以看到小桌上有很多食物,即便有些是你不喜欢的,但我们可以运用"快乐七原则"大胆地尝试。请大家选择两种不同的食物分别拿在两只手上,然后以舒适的姿势坐在椅子上。(图6-5-1)

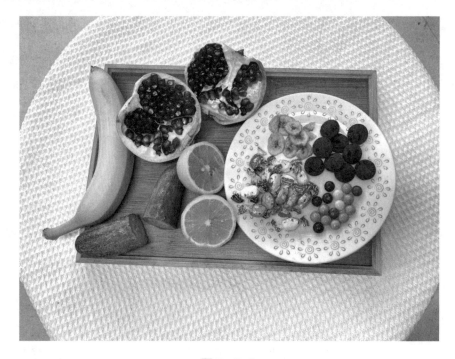

图6-5-1

调整身体,让躯体体现出觉醒和尊严的感觉,脊柱微微地打直,两肩放松,双手自然地放于大腿上。请慢慢地闭上眼睛,将注意力专注于你的呼吸上,你的呼吸是均匀的、平静的。依照自己的节奏呼吸,它快就让它快,它慢就让它慢,享受把废气从你的身体里排出来的感觉。现在,将注意力转移到你的嘴上,接下来,注意力来到你的嘴唇,来到你的牙齿,来到你的舌头,然后转移到你的左、右口腔壁以及你的咽喉部。现在,把右手的食物放在嘴唇上,嘴唇和食物轻轻地挨着,把食物沿着嘴唇从右边向左边慢慢地移动,再从左边缓缓地向右边移动,把食物从嘴唇移开,再把食物放在嘴唇上。现在你可以亲吻这个食物,可以用舌头舔一舔它,用舌头去感知它的结构,嘴巴成"O"形去认真感受一下,就像小孩吸吮棒棒糖一样地去感受。此刻或许你会有"我们这么做有什么意义,很奇怪"之类的想法,只需留意到这只是一种想法而已,然后将注意力温和地回到观察食物上就可以了。接下来,慢慢地将食物放在舌面上,在舌面上下左右移动;放在牙齿后面、牙齿左边、牙齿右边,放在牙齿之间,用牙齿去感受。嘴巴里有什么味道?身体是什么感觉?脑海里想到了什么?心情怎么样?现在我们把它移到牙齿上,轻轻地咬一口。感受一下在第一口咬下去之后,你的口腔有怎样的变化。可能你感受到舌头有浓烈的味道,可能是酸的,可能是甜的,可能有一点涩,也可能你感觉到口腔开始有一些唾液在分泌,你又有了继续咬它的冲动。我们感受到冲动后,尝试咬第二口、第三口。慢慢地在每一次咬的时候去感受口腔的感觉。或许每一次咬下之后,你感受到的味道都不太一样。如果你已经有了想吞下它的想法,充分咀嚼之后,你可以慢慢地将它引向咽喉,进到你的消化道,最后进入胃中。你的胃有没有感受到增加的重量?我们继续将注意力放在口腔内部,感受食物离开口腔以后,口腔里还有什么样的感觉呢?在舌头不同的位置、牙齿不同的位置,好像感觉有所不同,可能你会抑制不住地想要用舌头去舔你的牙齿。可以细致地去感受你的口腔的感觉的变化,感受你想做的事情以及脑海中的念头和画面。现在请慢慢地睁开眼睛,回到现场。第二种食物按自己喜欢的方式去吃。

八、分享感受

成员A:我觉得区别不是很大,感觉第一个吃起来很奇怪。

带领者:为什么奇怪呢?

成员A:太慢了,而且我好像吃出了更多的味道。

带领者:对,有这种想法代表我们开始觉察到这种体验与日常生活中普遍发生的情况有所不同。这非常好,不管是积极的还是消极的,它只是我们其中的一种想法,去接纳它就可以了。谢谢你的分享。

成员B:我选择了巧克力,平时我很少吃,想到快乐是一种尝试,决定试试。

带领者:吃了后感觉怎么样呢?

成员B:吃了后虽然还是不怎么喜欢,但是选择尝试好像也并不是那么难。

带领者:你的体会对其他的成员或许会有所启发,尝试着去迈出第一步,或许接下来便是海阔天空。尝试不一定成功,不尝试一定不会成功。

九、结束语

带领者:今天的练习大家都表现得很积极,大家回家后是怎样吃一日三餐的呢?是自己一个人吃,还是和家人一起吃?是细嚼慢咽,还是狼吞虎咽?我们尝试着去发现自己喜欢的食物的味道,将你喜欢的味道带到我们下一次的活动中来。谢谢大家的参与与分享,我们下次团体活动再见。

儿少版快乐味觉训练团体心理治疗

一、自我介绍

带领者:欢迎大家来到今天的味觉团体。吃是我们人类的本能,特别是对于"吃货"而言,品尝各色美味,绝对是人生一大乐事。我们是如何从不同食物中品尝出不同的味道的呢?为什么高兴时我们可以大快朵颐,难过时却食不知味呢?又是什么改变我们的味觉呢?下面的团体活动将会给你前所未有的味觉体验。

我们先进行自我介绍,相互认识。介绍的内容包括:你希望在这个团体中大家怎么称呼你,用你的昵称、笔名、代号都可以,你喜欢什么食物,这个食物给你带来了怎样愉快的体验。也可以把自己喜欢的食物分享给大家,让大家有更多机会去体验新的食物。

二、暖场游戏——萝卜蹲

带领者:为了加深印象,我们来玩一个游戏,这个游戏叫作"萝卜蹲"。我们每个人以刚刚自己介绍的最喜欢的食物名称为名字,比如你叫西瓜,她叫汉堡。我们站成一圈,第一位成员先说:西瓜蹲,西瓜蹲,西瓜蹲完XX蹲,然后手要同时指向XX。被指的成员接着边蹲边说:XX 蹲,XX 蹲,XX 蹲完 YY 蹲,手同时指向 YY,如果指定的名字不存在或者指错人,则该成员就要被淘汰。剩余的成员接着玩儿,我们的口令会越喊越快,动作也会越来越快的哟,大家准备好了吗? 我们现在就开始吧!

三、味觉初体验——我信任你

带领者:从我左边这位小伙伴起,大家依次按照"一二一二"报数。报"一"的小伙伴为一组,报"二"的小伙伴为一组,各组组内再自行两两分组,各队依次出战。A 站于接力赛道的对面,B 用眼罩蒙住眼睛,我会将准备好的水果给 B,A 指导 B 正确找到自己,并且 B 功将水果喂到 A 嘴里即成功,成功后两两交换,下一队成员再以同样方式进行比赛,先完成的组则为胜利组。

四、味觉正式练习——谁是卧底

带领者:请大家闭眼,接下来我会为大家分发食物,其中有两位成员的食物和大家不一样,这两位成员即是卧底。请大家一定注意,吃了食物后千万不要暴露自己吃的是什么。我会邀请每个人依次以一个词、一句话等方式描述自己的食物,一轮成员描述完后,根据大家描述的内容通过"指人"投票的方式淘汰一位你们觉得是卧底的成员,票数多的成员即被淘汰,然后开始下一轮新的描述和淘汰(开展描述的局数根据参与团体的人数来定,卧底食物可选择红枣—枸杞、橘子—金橘、棉花糖—软糖、雪碧—柠檬水等)。

成员 A:刚才我闭着眼在同伴的指导下完成了食物的传递,闭眼后我听见同伴的指导声,还听见小伙伴的笑声,我被这个氛围感染了,我感受到了开心。

带领者:你能在团体中感受到开心,这令我也感到开心,有没有小伙伴有同样的感受呢? 如果你们也一样感受到开心,哪怕是一点点,不要去否定它,这是一个积攒快乐的过程,哪怕是一分的开心也是值得肯定的。

成员 B:平时我很怕人多,今天在朋友们的盛情邀约下我还是来参与了,这是我第一次参加团体活动,和大家玩游戏的过程让我感到开心。

带领者:哇,首先我们为B鼓鼓掌吧！大家有没有发现他的变化？因为你们的包容、热情、团结、友爱,让B成功地迈出了参加团体、不惧人群的第一步。希望在结束团体活动后,大家在生活中都能不断地尝试,迈出很多的第一步。

五、介绍"快乐七原则"

我们的口腔是一个高度敏感的器官,进入我们口腔的食物都能给我们带来特别的味觉刺激。最基本的四种味觉感受包括酸、甜、咸、苦。我们平时尝到的各种味道,都是这四种味觉相互混合的结果,口腔里不同的部位对于味觉的感受是不同的。然而,我们通常没有注意到这些味觉感受。接下来我会分发一些食物给大家,请大家仔细品尝、认真感受,并结合"快乐七原则"来谈一谈(同本章第一节)。

六、分享对"快乐七原则"的理解

成员A:刚刚我吃了一块西瓜,我回想起小时候家里种过西瓜,最开心的就是和姐姐一起在瓜田里摘西瓜,所以我想和大家分享的是"快乐七原则"里的"简单意味着更多"。摘西瓜是很小的事情,但是现在会因为一些事情感到无能为力,会担心自己人际关系处理不好而烦躁,我觉得很多事情不要想太多,顺其自然就是最好。

带领者:很高兴你跟大家分享感悟,确实如你所说,我们需要慢慢做到化繁为简,不要把事件复杂化。

成员B:我想分享的是"快乐是一件经常发生并且十分平常的事",就像刚刚我和我的组员一起参加"我信任你"的活动,在与他们互动的过程中我就觉得还挺开心的,虽然都是一些很平常的东西,今天我却有着不一样的感受。

带领者:是的,也许是你刚好走到电梯口电梯就到了,或者是当你不经意间抬头看见窗外美丽的夕阳,出门收获到了来自陌生人的善意等,这都是一件件小小的但值得快乐的事。

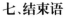

七、结束语

带领者:感谢今天各位成员的分享,有一些成员虽然没有分享,但能完整地坚持到团体活动结束就已经非常棒了! 接下来我们再朗读一次"快乐七原则",希望大家在团体活动结束以后可以带着它,认真去感受生活、感受身边点点滴滴的小事,把你今天收获的快乐分享给你的朋友与家人,我们下一次团体再见。

‖ 第六节 快乐舞动团体心理治疗 ‖

人类的躯体可以完成许多的动作与行为,而情绪的表现方式之一就是躯体动作,例如情绪低落时会垂着肩膀、身体下垂,害怕、担心时会蜷成一团,激动、开心时则会手舞足蹈,每一个动作的背后都有它的意义。舞动治疗,又称舞蹈治疗或动作治疗,顾名思义就是身体的律动,是以动作的过程作为媒介的心理治疗,运用舞蹈活动或即兴动作以促进个体情绪、情感、身体、心灵、认知以及人际沟通等层面的整合,可以帮助患者在团体中感受感觉、寻找支撑、接纳不同,能提升成员的认知移情、行为移情、自我表达能力。

成人版快乐舞动团体心理治疗

成人版舞动治疗1

一、自我介绍

带领者:我们先作自我介绍吧,让彼此有一个基本的了解。跟平常自我介绍不同的是,在介绍过程中我们需要配上手和脚的动作,你可以介绍自己的真实姓名,也可以用你喜欢的称呼作自我介绍。我先来示范一下(配上舒缓的音乐):大家好,我叫XX,你们接着说:XX,欢迎你(在此过程中有节奏地先拍两下手,再拍两下大腿或者依次踏左脚,踏右脚,左手拍左肩,右手拍右肩)。

自我介绍完后,可以问问大家能记住几个伙伴的名字。

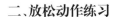

二、放松动作练习

带领者:现在,请大家想象一下,平时自己感觉疲惫的时候习惯做什么动作来让自己放松呢? 这个动作有个小要求,就是手和脚都要一起运动起来,例如伸懒腰,原地跑步。接下来,我们每个人依次分享自己用来放松的动作,现在从我先开始吧。当我在做的时候,请大家都跟着我一起动起来。(配上舒缓的音乐,也可以根据成员的动作要求配上相应风格的音乐。)

带领者:谢谢大家的参与和分享,我们给自己以及队友们鼓鼓掌吧。其实我们每个人都分享了一个放松的动作,大家有没有发现这些动作真的都不难,是我们随时都可以做到的。我们在有空闲的时候或者感到疲惫的时候都可以轮着做做这些动作,这不仅可以让我们身体放松,还对我们的情绪优化有很好的帮助。大家感觉怎么样呢?

成员 A:我现在全身在微微地出汗,做一圈下来也感觉稍微有点累,但我还是想坚持参加下去。

带领者:我们先给成员 A 鼓鼓掌吧。我们发现在轻微地活动后,虽然感觉有些疲累,但是心情好像没有那么糟糕,还想要坚持下去,我们可以保持一颗好奇心去看看接下来会发生什么。

成员 B:我平时喜欢坐着,要不就躺着,不喜欢动。刚开始,我是不愿意来参加的,现在感觉还可以。

带领者:我们平时在工作、学习有压力时,可以抽出几分钟时间来做几个简单的放松动作,这会让我们的身体有轻松的感觉,而且这种感觉是立即就有的,在之后的时间大家都可以尝试动起来。

三、手指游戏:增加彼此信任和安全感

带领者:接下来,我们进入好玩儿的手指游戏环节。相邻两人为一组,面对面站着。两人食指触碰,一人睁着眼睛,另一人闭着眼睛。睁着眼睛的人带领闭着眼睛的

人在当下的空间中慢慢地随意走动,且走遍每个角落。在走动过程中,可以用手指忽高忽低、忽左忽右地变换动作来作为"左边有人""慢点""后面是墙"的提示。尽量避免用语言提示,然后两人互换角色。

大家相互之间并不熟悉,此游戏主要是帮助大家体会信任感和建立安全感。当闭着眼睛的人被指引着走的时候,你是会完全地信任对方,还是会想象各种安全问题?而当你睁着眼睛指引别人走的时候,是否会有一种为对方的安全着想的责任感?信任感和安全感一旦建立,我们会感觉到人与人之间的相处是那么的轻松、愉快。我们来分享一下感受吧。

成员 A:当我闭着眼睛走的时候,我挺害怕的,我总怕会碰着,有好几次我都偷偷睁开眼睛看我走在什么地方。

带领者:你有这样的想法是很正常的,我们都有自我防御机制。这就像在生活中我们与陌生人相处一样,刚开始我们或多或少会有一些戒备心理,随着进一步的沟通、交流,我们逐渐放下了防备心,开始信任对方,这是人与人相处的一个正常过程。

成员 B:我睁着眼睛带着她走,整个过程我都是高度紧张的,害怕带着她摔着、碰着了,手心都出汗了。

带领者:这说明你是一个非常有责任感的人,你身边的人一定很幸福。你用自己的身躯为他们筑起了安全的防线,让他们尽可能地不受到伤害。但你却忽视了自己有可能会受伤,一台机器都需要关机休息,何况是我们自己呢?所以可以尝试着在某些时段内也享受一下他人的保护,让自己好好地休息一会儿,避免受到伤害。只有这样爱惜好自己,我们才能更好地保护身边的人。

四、再次自我介绍

带领者:刚才我们对大家有了初步的了解,为了更好地熟悉彼此,我们现在再来做一次不一样的自我介绍吧。你可以像小女孩一样欢快地跳着去跟其他人依次打招呼,直到和所有人都打过招呼。我先来做示范吧(配上节奏欢快的音乐,欢快地跳着到某一人面前,站稳后鞠下躬,然后说:你好,我叫XX。对方也要鞠躬回应,并说:你

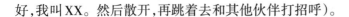

好,我叫XX。然后散开,再跳着去和其他伙伴打招呼)。

五、大树与松鼠的游戏:锻炼注意力和反应力

(1)所有人围成圆圈依次以"一""二""三"报数,"二"为松鼠,"一"和"三"为大树,临近三人为一组。扮大树的两人,面对面站着,伸出双手拉成一个圈,扮松鼠者站在圈中,当所有成员组队成功时,带领者站在所有人围好的圈中担任自由人,并告知注意事项;当成员组队不成功时则由余下的一人或两人站在所有人围好的圈中担任自由人,带领者站在圈外告知注意事项即可。

(2)当自由人喊"松鼠"时,"松鼠"须离开原来的大树,重新选择其他的大树,同时自由人也参与进去争抢大树栖息,落单的人则成为新的自由人。

(3)当新的自由人喊"大树"时,"大树"必须离开原来的同伴重新组合成一棵新的大树,去圈住一只新的"松鼠",自由人也加入进去争做大树,落单的人则成为新的自由人。

(4)当新的自由人喊"地震"时,扮演松鼠和大树的人全部打散重新组合,此时所有成员可以随意扮演大树或扮演松鼠,形成全新的组合,落单的人则再次成为自由人,此时游戏结束。

带领者:当然,我们的游戏没有惩罚(也可以尝试让自由人唱歌或者展示其他特长以活跃气氛),这个游戏通过不同的角色扮演而赋予成员不同的行为反应。外在环境的不断变化,使"大树"和"松鼠"都会面临着脱离"群体"的危机感,所以大家都会想尽一切办法归属团体。在游戏过程中,"归属"的需要得以放大,从而促进了人与人之间的交流和合作,"团队精神"的重要性也得到了体现。

成员A:不管是松鼠还是大树,我觉得有同伴在一起就觉得特别舒服,我也感觉紧张,怕自己落单。

带领者:绝大部分人都是喜欢有同伴陪伴的,只要你敞开双臂,努力去融入,你就可以做到,这就是我们常说的归属感。

成员B:当我成为自由人站在中间的时候,我有点害怕,感觉被孤立了,所以在我

喊指令的时候,我一直在想我要抢哪个位置去站着。当别人喊指令的时候,我注意力高度集中,提醒自己认真听指令,以免再被落下。

带领者:有时候我们尝试做一件事情时,结果可能不尽如人意,但是当我们认真对待它,正视它,或许结果会变得不同。

六、兔子舞:活跃气氛,重温快乐时光(配上兔子舞的音乐)

所有人围成圆圈,后面人的双手搭在前面人的双肩上,双脚并拢往前跳三步,后退跳一步,然后侧抬左脚,侧抬右脚,所有人一起喊:一二三、退、左脚、右脚,随音乐重复以上动作。时间以参与者的状态而定,一般不超过5分钟为宜。

有节奏感、简单的集体舞,可以让成员有回到童年快乐时光的感受,抛开自己所有的社会角色、抛开所有不舒服的症状、抛开所有不开心的事情,单纯地感受此时此刻所拥有的快乐。

七、随意运动自由放松:加深快乐感觉

现在我们可以在房间里面随意走动,踢踢腿、甩甩手臂,或者轻轻地跳一跳,轻松自在地放松,增加活动带来的快乐感觉。

八、关注身体放松练习(配上放松的轻音乐)

带领者:现在,请大家保持在原地,轻轻地闭上眼睛,调整我们的呼吸,吸—呼,吸—呼,吸—呼。接下来,认真地关注我们的身体,安静地与我们的身体进行一次对话:

你会刻意控制身体姿态吗?

你对身体的某些部位不接纳甚至讨厌吗?

你试图控制饮食以维持身材吗?

你对身体感到羞耻、有罪恶感或者感觉不好意思吗?

你会为了满足欲望而压抑或忽略甚至伤害身体吗?

你会觉得自己经常拖着沉重的身体跟随头脑到处奔跑吗?

你会停下来倾听身体的需要吗?

我们似乎为了追求很多的知识、财富和名誉,渐渐地失去了自己,对自己的身体越来越陌生。此时此刻,请给自己一个深深的拥抱,并在心里轻轻地对自己的身体说声:谢谢! 谢谢它一直以来承受了这么多的不舒服;谢谢它的坚韧、不放弃;谢谢它对我们的包容、理解和支持;谢谢它给予我们无限的力量。最后轻轻地拍拍我们的肩膀,感觉像妈妈的怀抱一样安全、温暖。然后慢慢地与我们的身体告别,拉回我们的思绪,回到当下所处的环境中来。把我们的掌心相对,搓热双手,温暖一下我们的额头,再次搓热双手,温暖一下双侧脸颊,最后搓热双手,温暖我们的双眼,并让我们的眼睛在掌心下转动,然后慢慢地睁开眼睛。

带领者:关注身体的放松练习是要让大家意识到,平时我们把所有的关心和爱护都给了除自己以外的身边的所有人。由于工作、生活、学习占据了我们绝大多数时间,因此我们会感觉没有时间和精力静下心来关心、关注自己,总觉得自己是无所不能的,而忽略了我们也会有情绪不好、劳累疲乏的时候。所以从今天开始,我们应该适当安排出固定的时间来关注自己,只有自己身心愉悦了,才会更好地工作、生活和学习,我们良好的状态才能感染身边的人。

九、分享感受

成员 A:活动的前半部分我有点不好意思,缩手缩脚的,但是随着活动的深入,看到其他成员都很投入地参与,我也慢慢地融入其中,身体也觉得很放松。

带领者:对,我们在陌生的环境中,与不熟悉的人参加活动,感觉不好意思、放不开,这是很正常的,但随着大家相互熟悉、了解,能慢慢地投入到团体中来,就是一个非常好的表现。谢谢你的分享。

成员 B:说实话,在"闭着眼睛放松身体"之前的活动,我都觉得很幼稚,像幼儿园的小孩儿一样,中途有几次我都想离场,又怕影响到大家,所以我还是坚持着参加完了,最后感觉确实放松下来了,觉得特别舒服。

带领者:我们的自我介绍方式和中间的游戏环节确实有点类似于幼儿园小朋友玩的,但是不可否认幼儿园的时光是最快乐、最纯真的,我们设置类似的内容,就是要带领大家去寻找简单的快乐的感觉。当我们投入并参与进去的时候,应该是有或多或少快乐的收获的,对吗?

十、致谢全体成员的参与

成人版舞动治疗2

一、自我介绍

同本节舞动治疗1。

二、分享放松动作

同本节舞动治疗1。

三、"雨点变奏曲"游戏:训练注意力和反应力

在白板上依次写下:雷声、小雨、中雨、大雨、暴雨,带领者解释每一种自然现象对应的动作:雷声——交替跺脚,小雨——5个手指头相互敲击,中雨——手掌拍大腿,大雨——用力鼓掌,暴雨——鼓掌加跺脚。带领者先依顺序喊出5种指令,成员依次做相应的动作。按正常顺序完成一次以后,带领者打乱顺序下达指令两次,成员根据听到的指令做相应的动作。带领者的动作应该比其他人慢一个节拍,所有人轮着当一次带领者(此时应配以稍有动感的快节奏音乐)。

按顺序来做动作,是让所有人有一个适应的过程,当顺序变换的时候,如果注意力没有集中的,必然会跟不上节奏,而且当指令语速度稍快一点时,动作可能会错乱。所以想要很顺利地完成这个游戏,参与者必须要集中注意力参与其中,这对暂时忽略身体上的不适感有很好的效果。带领者会想到接下来他将发出的指令,如果先做出示范,这对锻炼其他人的注意力和反应力不能起到很好的效果,所以务必要求带领者的动作慢其他人一个节拍。

成员A：我手脚笨得很，刚开始我跟着大家做动作能跟上，但是后面快了以后，我就跟不上大家的节奏了。

带领者：我们的这个游戏规则很简单，你不是因为手脚笨跟不上，而是掌管手脚活动的大脑思维不集中。所以，任何简单细小的事情，我们都需要专注地去做。如果我们全神贯注，看一看接下来的游戏会不会有不一样的体验？

成员B：生病以来我的胃一直不舒服，跟着大家做游戏的这段时间，我竟然没感觉到不舒服了。

带领者：好的，谢谢你的分享。这个游戏需要我们全身心地投入，当你把注意力转移到这个游戏中来的时候，就暂时忘记了身体上的不舒服。所以，你平时可以做一些自己感兴趣的事情来转移自己的注意力，这会对你胃部或者身体其他部位的不舒服症状有一定缓解。

四、加深彼此的熟悉感（可以配上欢快音乐）

带领者：我们换一种方式来再相互认识一下，加深彼此的印象吧。每个人竖起大拇指去跟其他人打招呼，我先给大家做一下示范。（竖起大拇指欢快地走到某一人面前，站稳后弯一下大拇指，说：你好，我叫XX。同样，对方也用大拇指鞠躬回应，并说：你好，我叫XX。然后分别竖起大拇指去和其他成员打招呼。）

五、推大树的游戏：学会如何与别人相处

相邻两人为一组，分A角色和B角色，A角色是一棵大树，B角色去推A角色这棵大树的肩膀，从前后左右不同角度去感受推大树的感觉，然后用同样的感受按顺时针方向依次去推下一棵大树，一直到推完所有的大树，再回到原来的搭档旁边，然后A角色和B角色进行互换并按照前面的要求去推大树。（此环节应配以舒缓慢节奏的音乐。）

带领者：在这个游戏中，我们在推"大树"的时候，就相当于是我们想怎样与身边的人相处，有的人会想超越别人，成为强者；而有的人会想去保护身边的人，宁愿自己

受伤害;当然还有的人会想跟别人平衡相处,其实在我们的生活中,最好、最持久的关系就是平衡相处,所以我们在生活中、工作中或学习中,都要努力去做到和身边的人、物达到一种平衡的状态,因为这样的状态会让我们感觉很舒服、轻松。

成员A:在推大树前,我本来铆足劲儿想要把她推倒,但是在推的瞬间,我又不忍心将她推倒,所以就轻轻地推了一下。

带领者:开始时,你可能是想战胜对方,所以想着要把对方推倒,但是在推的那刻,突然产生了不能伤害对方的念头,对吧? 其实我们的心底是很善良、柔软的,所以不管我们情绪怎样不好,身体怎样不舒服,都想要和我们周围的人好好相处,只是这种柔软往往被我们忽略了,一旦有特殊情况的时候,就会被激发出来。

成员B:我感觉到有的人力气大,在推我的时候,我使劲抵抗,所以才能站得稳稳的。

带领者:是的,在生活中,当你遇到困难时,也要像此刻一样对自己有信心,相信自己可以抵抗外界对我们的伤害。

六、兔子舞

同本节舞动治疗1。

七、自由放松随意运动

同本节舞动治疗1。

八、关注身体放松训练

同本节舞动治疗1。

九、分享感受

成员A:"雨点变奏曲"那个游戏,开始的时候我自己是能跟上节奏的,但不一会儿就开小差了,就跟不上速度了,想再跟上感觉很难。

带领者:这个游戏是训练我们的注意力和反应力的,当某一个时间段我们没跟上节奏,要想再跟上大家的节奏,确实是较困难的,注意力的训练也不是一两天就能练成的,大家可以多参加我们的团体心理治疗和物理治疗,我们会教大家很多放松和集中注意力的方法,平时自己可以多加练习,慢慢地注意力就会集中了。

成员B:刚开始我很好奇,没有听过,也没参加过这样的活动,现在感觉很放松。我平时是不太愿意和不熟悉的人接触的,但是今天我竟然感觉到和你们相处很愉快。

带领者:我们的团体是体验式的团体,就是帮助大家和不熟悉的人之间搭建一座桥梁,让大家能很好地沟通。本来你是紧张、畏惧的,但当你切身去尝试了以后,你会发现其实这并没有你自己想象的那么困难,很多时候是我们提前给自己设定了一些限制,所以在今后的生活中,我们可以积极主动去尝试各种想做而又犹豫的事情。

十、致谢全体成员的参与

成人版舞动治疗3

一、自我介绍

同本节舞动治疗1。

二、分享放松动作

同本节舞动治疗1。

三、牵牵手的游戏

该游戏可以让大家消除陌生感,感受集体的快乐(配以轻松愉快的音乐)。

(1)围成圆圈的所有人手拉手,以"一二一二"报数,并记住自己所报的数字。

(2)大家一起先向自己的左边走三步,再向自己的右边走三步。

(3)大家把手松开,一号数成员向左走两步,站在二号数成员左边的空位上,二号数成员站在原地不动。

（4）大家再次牵手，继续"左边走三步，右边走三步"。

（5）大家再次把手松开，二号数成员向右走两步，站在一号数成员右边的空位上，一号数成员站在原地不动。

（6）这样一直按上面的游戏规律进行活动，当自己的左手边和右手边牵着的是活动最初时的成员时，游戏结束。

带领者：此活动可以让大家感受到集体活动的快乐，增进彼此之间的感情，特别是有社交障碍、不敢与人接触的成员，在和不同的人牵手接触时可以消除陌生感，迈出与人交流的第一步。

成员A：我很怕与不熟悉的人接触，刚开始站在我左右两边的两位姐姐主动来牵我的手，并紧紧地握着，还对我微笑，给了我勇气和信心。但是当我左右两边的人不停地变换时，我开始感到紧张，而且很不舒服，有好几次都想直接走掉，但是我感到所有的人都很热情，主动来拉我的手，给了我温暖的感觉，就这样我在矛盾中坚持了下来。非常感谢大家给了我温暖和勇气。

带领者：首先很感谢你如此用心的分享，也谢谢你对团体的信任。对于你的坚持，我们要给你送上掌声。我能感受到你内心的纠结，最后坚持下来对于你来说有多么的不容易。但是现在听起来，你也认可了自己的选择，因为你迈出了很重要的一步，这是一个很好的开始，我们相信你会越来越好，我们一起加油。

成员B：我觉得很好玩，我喜欢热闹，喜欢和人交流，当身边的人不停变换，我就可以与更多的人交流，我很开心。

带领者：谢谢你的分享，我们能看出来，阿姨是位开朗健谈的人，在活动中把团体气氛也带动起来了，谢谢你把热情传递给我们，让我们的活动氛围如此快乐、融洽。当你把你的积极、热情展现出来传递给身边的人并影响其他成员时，其实对你来说也有一种收获和成就感。

四、加深彼此的熟悉感(配上节奏稍快的音乐)

请大家再次介绍自己,加深彼此的熟悉感。先邀请两位成员拿着我准备的鲜花分别欢快地跳着去跟其他人打招呼,站稳后把手中的花送给对方,然后说:你好,我叫XX。对方也要鞠躬回应,并说:你好,我叫XX。然后拿到花的人再跳着去和其他人打招呼,没有拿到花的人就在原地欢快地跳着。

五、为他人/自己点赞,感受互相认可的快乐(配上舒缓音乐即可)

这个活动主要是让大家能感受到被认可的快乐,整个活动进行时不需要用语言来表达,只需要用双手和面部表情来进行表达。

(1)随机选出一位成员,让他随意走到一位其他成员面前,向对方竖起大拇指表示对对方的赞赏,然后双方击掌后交换位置站立。

(2)被赞赏的成员又随意走到一位其他成员面前,用前面的赞赏方式进行活动。

(3)一直持续到所有成员都得到别人的赞赏以及赞赏了别人。

成员A:平时我就不习惯在朋友圈给别人点赞,今天却给每个人点赞,感觉有点尴尬。

带领者:除了觉得尴尬,还有其他什么感受吗?

成员A:看到大家很开心地接受我的点赞,我还是比较开心的。

带领者:你很棒哦。当我们学会赞赏别人时,也会收获快乐,这种快乐是会传染给他人的。

成员B:从小到大,我的学习好,工作能力强,但这些似乎都是我必须要达到的一种状态,我的父母没有因此而表扬我,反倒是当我哪里没做好时,就会严厉地批评我。我目前的状态这么差,你们还为我点赞,我真的很感动。

带领者:我们都想要得到家人、朋友、同事以及身边其他人的肯定,其实很多时候只是我们对自己要求太严苛,想要把每件事都做到完美、极致。我们也不妨尝试着去接受事情的不完美,允许自己偶尔犯错。

六、兔子舞

同本节舞动治疗1。

七、自由放松随意运动

同本节舞动治疗1。

八、关注身体放松训练

同本节舞动治疗1。

九、分享感受

成员A:对于关注自己身体的放松训练我有很大感触,过去我好像都在忽略自己,总感觉自己很强大,无所不能,有什么烦心事都憋在心里,怕给家人和朋友增加不必要的担心。从今天开始,我要学会表达、放松自己。

带领者:我们常常把温暖的关爱和细心的呵护给了他人,而忘了自己。每个人都有心情不好、身体不舒服的时候,这个时候我们可以放缓脚步,暂时休息。只有自己的身心健康愉悦,才能更好地承担社会角色。

成员B:我很感谢我旁边这位姐姐,整个活动过程中,她都很照顾我,随时都在带动我融入活动之中。也谢谢大家的积极参与,让我感受到了一个不一样的团体活动。

带领者:我们一起鼓掌感谢美丽的姐姐和自己吧。别人给予我们帮助,我们确实应当感恩,但我们还应记得感谢自己,感谢别人在帮助自己的时候,自己也对他人的热情给予了回应;感谢自己积极参与其中,并做出改变;感谢自己为这个融洽、温暖的团体奉献了自己的力量。

十、致谢团体成员

儿少版快乐舞动团体心理治疗

一、自我介绍

带领者:大家好,非常欢迎大家来到今天的舞动团体。我是今天的团体带领者,大家可以叫我XX。大家一定对"舞动"这两个字很好奇吧!有小伙伴很担忧自己不会跳舞怎么办?我们是要跳舞吗?是,也不是。我们不需要任何舞蹈功底,只要会动,就可以舞动。大家只需要跟着我的指引,就可以完成今天的团体活动,探索到关于"舞动"的奥秘哦。在接下来的一个小时,让我们一起解放身体,释放情绪吧!为了让我们能看到每一位小伙伴,请大家围成一个圆圈。由于接下来的团体活动需要大家协力合作,所以我们需要先认识一下彼此,我们先来作自我介绍吧。与平常的自我介绍不同,你可以介绍自己的真实姓名,也可以用你喜欢的昵称。请先做一个可以让你伸展放松的动作,然后说:"我是XX。"其他成员一起做这个动作,并且说:"欢迎你,XX。"

二、放松动作练习

带领者:请大家跟我一起做做热身运动:转动脚踝(30秒后换另一边),转动臀部,动作可以尽量做大一点哦。耸耸肩膀,抖抖手臂,转动脖子,最后向上蹦三下。请大家手牵手围成圆圈,并把圆圈扩展到最大,让手臂伸展,保持10秒,大家听到"收"的口令后再一起向中心靠拢。听到我说"展开"的口令后再次打开保持(重复以上动作3次)。

经过刚刚的热身运动和自我介绍,大家感觉怎么样?

成员A:我觉得非常好,活动了一下,身体舒展了一些。

带领者:谢谢你的分享,希望在接下来的活动中你能有更多的收获。

成员B:我生病以后就不喜欢运动了,只喜欢躺着。刚才我感到非常紧张,但是小伙伴牵着我的手,我感受到她的友好,并且看她玩得很嗨,我感到有些放松了。

带领者:非常开心你能来到今天的团体,并能感受到来自其他成员传递的温暖,这些都非常好。

三、动作镜像

带领者:接下来是一个很有意思的游戏,叫"照镜子",镜子中的我们会是什么样子呢?请大家两两面对面相互站立,一个人随意做动作和表情,另一个人模仿他的动作和表情,就像是他在照镜子。当我喊"停"的时候,大家交换角色后继续进行。

成员A:刚开始他很认真地看着我,我感觉很害羞。当我们俩开始比画动作后,看起来很滑稽,总是忍不住想笑,到后面我渐渐地就不拘束了。

带领者:是的,并不熟悉的两个人面对面相互看着确实是有点尴尬。但是当我们能够接受自己、接受他人的时候,自己的感受也会越来越好。

成员B:我也觉得这个环节太搞笑了,一开始看着对方,不管做什么动作我都想笑。跟着她做的那些动作虽然很简单,但是也需要集中注意力才能反应过来该怎么做,还是挺好玩的。

带领者:谢谢你的分享,看来团体活动才刚刚开始就已经有小伙伴感受到快乐了。希望你的快乐能带动我们一起,好吗?

四、照相机、摄像机

带领者:接下来,我是一台摄像机兼照相机,当我在"咔嚓"时就是照相机,在"滴滴"时就是摄像机。当我喊"咔嚓"的时候,大家就要迅速地找到一个搭档,背靠背相互支撑,稳妥地靠着对方并做出你觉得最炫酷的姿势,此时画面定格,大家要保持这个姿势,不能动了,注意背要紧贴在一起哦。当我发出"滴滴"的口令后,大家就可以随意走动,并随着音乐自由地扭动身体。当我再次"咔嚓"时,大家又快速更换搭档,还是背靠背,再做一个不同的动作。请抛开你的一切评价、想法,只用跟着音乐的节拍任凭身体随意地舞动。

五、舞动青春

带领者:舞动治疗是通过音乐旋律的激发,让我们的身体随着旋律进行创造性的舞蹈,从而达到改善情绪、增强社交能力的作用。接下来就是大家发挥集体创造力的时候啦。

我为大家准备了色彩艳丽的绸带,每条绸带的一端都被牢牢地系在一起,待会儿请每位成员手持一条绸带的另一端。我将播放一段音乐,大家合力创作一段舞蹈,五分钟后进行汇报演出(根据成员人数,可进行分组PK)。(图6-6-1)

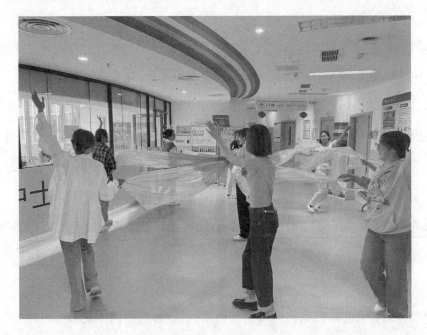

图6-6-1

在这场演出中我看到了大家的创造力和凝聚力,让我们给自己和团队热烈地鼓掌吧! 请大家回到座位休息一会儿,转动脑筋思考一下,在今天的舞动之旅中我注意到了什么? 我是什么样的人? 我今天最大的改变是什么?

成员A:我来谈一谈我对第三个问题的看法吧,其实我没有对今天的团体活动抱太大的期望,我一直觉得自己是"社恐"。但是通过刚才的活动,我发现自己原来可以融入集体,也能被集体接受,我想我最大的改变就是我好像没有那么害怕与人接触了。

带领者:谢谢你的分享,在刚才的创作中,我感觉到了你积极的态度,你也切身体会到了团队协作带来的力量,真棒!

成员B:我注意到虽然我们之前相互不认识,虽然我们都生病了,但是在集体活动中,大家都非常认真,都团结一致想把汇报演出做到最好,我很感动。

带领者:谢谢你的认真感受,我想积极、勇敢、团结和快乐是会感染人的,你也是这个集体中不可或缺的一分子,相信你也带给了其他成员同样的感受。

六、分享感受

最后我想邀请大家一起读一次"快乐七原则"(同本章第一节),并谈一谈对于今天团体活动的感受,不管你的感受与七原则有没有关系,都可以分享。

成员A:我觉得偶尔下床像今天这样活动一下也挺不错的,至少在这一个小时里,我没有想起那些不开心的事,而且还认识了新的朋友,这就是尝试带来的快乐吧。

带领者:我为你感到高兴,有了新的朋友无疑是住院生活中的一大收获,希望你们能在今后的住院生活中互相鼓励,传递正能量,也祝你们早日康复!

成员B:我们一起玩了儿时才会玩的游戏,这让我仿佛又回到了无忧无虑的童年,我可以微微一笑,也可以放声地开怀大笑,不用在意爸爸妈妈的说教,这让我无比快乐。

带领者:是的,儿时的我们会玩这些简单的游戏,这个团体就是要带领大家去寻找纯真的儿时快乐。当认真投入参与进团体活动的时候,我们都会有收获的。

七、结束语

带领者:谢谢大家参加今天的舞动团体,我是XX,你还记得你身边小伙伴的名字吗?请大家互相拥抱一下,向对方说一句鼓励的话,再抱抱我们的身体,感谢身体每一个部位这么多年的坚持,它们辛苦了,是它们让我们完成了洗漱、吃饭、到达想要去的地方等无数事情。在未来的日子里请大家好好爱惜它们,因为它们才是时刻陪伴着你的亲密战友。再次感谢大家的参与,我们下次团体活动再见啦。

八、操作难点及注意事项

(1)在自我介绍中,强调不谈及病情是非常必要的,否则,大部分成员更愿意介绍自己的疾病特征和求医历程。如此,不但不会产生积极的体验,还会导致团体时间延长,也易造成成员出现两种反应:共情和耐性的磨灭。

(2)在分享感受的过程中,让思维活跃、积极主动的成员先作分享,这样可能对后面成员的分享起到引领示范作用。带领者应以鼓励、肯定的态度和言语进行回应,避免予以建议和说教。

(3)成员在中途脱团,会导致其他成员的效仿,或者让其他成员意志消沉,对整个团体可能造成威胁,这是不可避免的。所以,在每个团体结束时需强调坚持参加团体的意义,以维持成员的相对稳定,使团体更具凝聚力。若在治疗中有成员出现身体不适想停下来休息时,成员需回病房休息,并解释在一旁休息会影响其他参与成员的热情度与积极度。

(4)放松冥想的时候,带领者需跟着一起做放松练习,只有参与其中才会感同身受,念指导语时语气要轻、缓、柔。成员分享后带领者做回应时,语速应缓慢,并与分享者进行目光接触,予以尊重和肯定。

(5)在舞动团体心理治疗的加深彼此熟悉感的环节中,带领者应观察送花的人是否每一次是送给不同的人并与其打招呼,要避免出现其每次都是跟同一个人或者固定几人打招呼,务必保证每个人都有拿到花跟人打招呼的机会。

(6)在舞动团体心理治疗的游戏推大树环节中,带领者应观察所有人参与活动的态度。如果有敷衍了事推一下就站着不动的成员,带领者须反复强调要用心去感受推不同大树的心理,因为每棵大树的"高矮胖瘦"不一样,所以你面对不同大树时,你的感受肯定是不一样的。

(7)在团体活动中,带领者应关注到每一位成员。对积极的、有带动性的成员适时地予以鼓励,对消极的、主动性差的成员予以引导,给予此类成员更多的关注度。要善于识别并能阻止威胁团体凝聚力和完整性的力量,包括:随意打断成员发言、滔滔不绝无法打断的患者、持续迟到或者在成员中寻找替罪羊的患者等。

（8）团体的宗旨是寻找快乐，成员在一次次的情感触动中，自我觉察能力可以得到提升，情绪能够得以释放。由于团体心理治疗是需要付费的，而在治疗过程中有的成员会期待甚高，有的成员会在团体中感到难过或出现哭泣等，带领者可能会产生受挫感和质疑自己的能力。带领者要有承担角色的自信，言行要以身作则，但不应过分掩饰弱点而想要表现得很完美，过分畏缩、拘谨或者过分热情高涨，对于团体的发展都是不利的。所以，带领者一定要有坚定的信念，确信团体治疗是一种非常有效的治疗模式，并且将这种信念传递给成员。

（9）在儿少版团体活动中可能出现某一成员对团体中其他成员表现出极大的兴趣，发生肢体接触，引起对方反感的状况。带领者应提醒该成员尊重他人，树立规则感，或是当面询问被打扰的成员的感受，让该成员明白自己的行为对他人的伤害。

（10）在儿少版团体活动中可能出现手机被摔坏、饮料洒地、跌倒等意外，因此带领者在开场即应强调安全第一的原则，指导成员将手机妥善放置，不带水杯等易碎物品。若发生饮料洒地的情况，应暂停团体活动，迅速将地面处理干净后再继续团体；如发生成员跌倒情况，应立即询问成员情况，无大碍时可继续团体，若不舒服应劝导其回病房休息，测量其生命体征，告知医生查看，必要时做相关检查。

（11）在儿少版团体活动中，成员可能表达团体太无聊，没有成员愿意分享，场面尴尬，影响团体流程及开展进度。因此，开场环节选择趣味性高、可玩性强的游戏，可以充分调动成员的兴趣，活跃气氛。也可根据团员的需求适当调整团体的内容。没有成员愿意分享时，可点名让积极主动的成员先说，调动其他成员表达的欲望，也可以提出封闭式的问题，限定一个主题，请成员轮流分享。

Chapter **7**

团体心理治疗临床护理指导

第七章
正念减压团体心理治疗

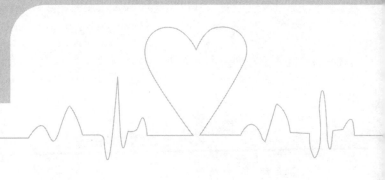

正念是对注意力的自我管理,强调的是有意识的觉察,对当下的一切都不进行评价和判断,使注意力保持在当下的事物上。正念疗法是以正念医学、教学实践、瑜伽训练为主的心理干预方法,它可以帮助成员建立正确的社会心理取向和培养平和、开放、积极、无偏见的意识态度,以缓解情感障碍、慢性疾病和亚健康的精神心理压力,改善患者症状。正念疗法包括正念减压疗法、正念认知疗法和正念行为疗法等。正念减压疗法于1979年由美国麻省大学医学中心的卡巴金博士创立,是建立在正念基础上的一种系统疗法,它通过训练让患者运用自己的内在心理力量来减轻压力,并能有效管理情绪。正念减压疗法采用的团体训练法,是通过学习和练习正念方法(正念冥想、身体扫描、正念呼吸等),以达到调节注意力和情绪、影响躯体功能、改善症状和状态的目的。患者必须以正确的态度来练习正念:(1)不对自己的想法、情绪、行为进行评价和判断,只觉察它们;(2)有耐心地与自己当下的每一种身心状况相处;(3)以赤子之心面对每一种身心状况;(4)相信自己的能力;(5)只是无为地觉察当下,不强求结果;(6)放下自己的主观好恶,接受现状。正念减压团体治疗的适用人群范围非常广泛,既可用于健康人群,也可用于亚健康人群,近年来也开始用于哮喘、心血管疾病、癌症、疼痛等人群,但是临床上最常见的还是用于心理障碍的人群。

‖ 第一节 正念呼吸 ‖

正念呼吸是将注意力全部集中在呼吸上,培养觉知和接纳的能力,让重复不停的念头停歇下来的方法。它可以帮助成员意识到哪些是真正需要注意的,哪些并不是那么重要的,从而让身体变得更为协调。

一、自我介绍

带领者:我们首先进行自我介绍吧,让彼此有初步的印象。介绍的内容包括你的姓名、性格、兴趣、职业,为什么来参加这个训练,以前有没有接触过这方面的内容,希望有什么样的收获,或者其他你想在这里说的话等。那就从我开始吧。

二、介绍今日团体活动内容

带领者:我们怎么来理解"正念"呢?"正"是当下、此时此刻,念是思绪,是心念。正念是在此时此刻,我们感官的觉察、身体的感受以及情绪的体验。它包括我们现在看到了什么,听到了什么,闻到了什么,嘴巴里有什么味道,身体有什么感觉,脑海里想到了什么,心情怎么样等。而在大部分的时间里,我们没有"活"在当下,那我们活在哪里呢? 更多的时候是活在过去和未来。对已经发生了的事充满执念,感到委屈、自责、怨恨、后悔等,对未来还没有发生的事无法掌控,感到担心、忧虑。所以,对过去和未来往往带有负性的情绪。如果我们能更多地活在当下,我们便可以更好地关爱自己。正念减压训练计划一共有八周的课程,每周一次,这个结构就像是运动员的训练计划表,按照计划进行是非常重要的。正念需要不断地觉知,这八周的课程会涉及一些不同的练习,它们都是帮助大家去觉察当下,找到对你最有利的东西。

三、游戏互动

带领者:邻近的成员,两人为一组,分别为1号和2号,先由2号来体验。给自己三分钟的时间,在这段时间里,很安静,没有指导语,你要做的事就是去觉察。觉察你的脑海中出现了什么画面或者想法。如果以时间为划分标准,区分你想的事情属于哪个时间段的,是属于未来、现在还是过去呢? 比如,你在计划着今天的晚餐,明天的工作,这属于未来。你感到腿酸、饥饿,听到周围的声音,这属于现在。你回忆起某件事情,这属于过去。用手势告诉搭档你现在正在想什么,如果想未来就用大拇指向上,想现在就把手放平,想过去就用小拇指向下。如果脑袋里什么也没有想,就轻轻地虚握拳头。如果大脑里的想法在不断变化,你就跟随它不断变换手势。如果你持续想这件事情就一直保持这个手势。搭档帮助记录在这个过程中你比了多少次未来、多少次现在和多少次过去。现在,请2号慢慢地闭上眼睛,调整坐姿,以一个舒适的姿势照顾好自己。缓缓

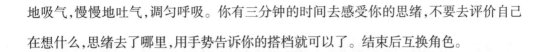

地吸气,慢慢地吐气,调匀呼吸。你有三分钟的时间去感受你的思绪,不要去评价自己在想什么,思绪去了哪里,用手势告诉你的搭档就可以了。结束后互换角色。

四、分享游戏感受

成员A:我的想法不停地变化,很想让自己平静,什么都不要想,让大脑休息一会儿,但是根本停不下来。

带领者:"想让自己平静,什么都不想",这是属于过去、现在还是未来呢?

成员A:现在?

带领者:期待"什么都不想"这是一个愿望,它属于未来。你还有什么样的想法吗?

成员A:我大部分时间都在想过去一些令我不开心的经历。

带领者:非常好,在三分钟里,你想到了过去和未来的部分,有没有想到关于现在的部分呢?

成员A:我想到不开心的事时心情开始难过,心率逐渐加快,可能这就是现在吧。

带领者:感谢你的分享,你的分享很好地诠释了思绪在一个没有任何约束和限制的三分钟里,会不由自主地游走到任意的地方,在过去、现在、未来三个部分自由地转换。我们来看看搭档记录的次数,如果投入到现在的时间较少,那么我们的幸福指数可能相对较低。因为当我们有一些回忆的画面出现时,往往带有强烈的感情色彩,它可能是令自己不太愉快的事情,使我们的情绪被唤醒。当思绪游走到未来的时候,有可能是期望、计划和幻想,因为这部分是未知的、不可控的,有可能会带有一些担忧、焦虑和不安,仍然有可能引出较多的情绪。而当我们专注在现在呢?可能会感到心率有点快,情绪有点低落,还有点好奇。我们现在坐在瑜伽垫上,跟自己的搭档在一起做游戏,一人比画手势,另一人帮忙记录个数。这里的环境舒适,温度适宜,蒲团软软,很舒服⋯⋯这个时候我们可能会稍微平静一些,因为我们没有什么担忧,这些就是单纯的身体感觉,是可控的。所以,我们应该尽可能地扩展"现在"这个部分的时间,拓宽我们对现在的觉知,这就是正念要做的事情。

五、指导语练习

带领者:接下来的练习会带领大家将专注力集中在一个地方。下面盘腿坐在蒲团上,按照你自己舒适的方式。双手自然地放在膝盖上,手心可以向下,也可以向上,慢慢地闭上眼睛。背部挺直但不僵硬,下巴微微内收,两肩放松,胸部打开,手臂放松。当闭上眼睛的时候,你可能感觉有些困倦,但请尽可能地将你的注意力放在指导语上。让自己以一个挺拔的姿势坐着,但不要给自己的身体特别是腿部太大的负担。如果待会儿你确实感到很难受,也可以把腿松一松,甚至敲打一下腿,然后再继续跟着指导语去练习。接下来,我想邀请大家跟我一起做3次呼吸,慢慢地吸气—呼气,吸气—呼气,吸气—呼气。继续这样呼吸,并且请将所有的注意力都放在呼吸上,去觉察你在吸气,在呼气,去觉察你呼吸的频率,或快或慢。你是否很少像这样专注地去觉察自己在吸气、呼气? 你对呼吸或许有一些其他的想法,但我想请你先平衡一下自己的好奇心。先尽可能地帮助自己把注意力集中在呼吸上,感觉自己在吸气、呼气。你可以很自然地呼吸,如果你感觉呼吸有点快,没关系,就让它快。如果你感觉呼吸有点慢,也没有关系,就让它慢。不要刻意地改变呼吸的快慢,也不用刻意地跟上指导语,自然地用你当下身体最需要的方式呼吸就可以了。你可能发现它有时候快一些,有时候慢一些,或许在那个当下它就是身体最需要的状态。你还可以将注意力放在你的鼻尖上,感受空气经过鼻尖、鼻腔、咽喉的过程,感受空气从鼻腔呼出的过程,也可以去感受空气进入身体,又离开身体的过程。呼吸就像海浪一样,一起一伏,一起一伏,一个瞬间又一个瞬间,一个瞬间又一个瞬间。可能你会发现,注意力会漂向别的地方。当你发现注意力从呼吸飘走的时候,请先不要责怪自己,这很正常。你只需要帮助自己去看一看,此时此刻,你的注意力去哪里了,是过去、现在还是未来呢? 你可以让它先停留在那里,然后有意识地将自己的注意力拉回来,温柔地拉回到对呼吸的觉察上,再次将注意力融入新一次的吸气或呼气中,仍然感觉自己在吸气、呼气,无论思绪多少次去到别的地方。都像这样先好奇地看一看,然后再温柔地将注意力拉回来,拉回到对呼吸的觉察上。无论多少次思绪飘忽,你都可以用这种方式帮助自己停驻在当下,停驻在感受自己的一吸一呼之间。感受在呼吸中你的身体除鼻尖部位有强烈感受外,你的胸部也有强烈感受。你可能感觉到它在吸气的时候慢慢地向上扩张,而呼气的时候又向内收缩。你也可以通过胸口来捕捉呼吸。接下来,用一分钟的时间选择一个在呼吸过程中身体感受最明显的部位,练习一下将注意力放在那个位置上。感受自己吸气—呼气,并且练习当思绪移开的时候,再温柔地把它拉回来。现在,心里默默倒数,从20到1,每倒数一个数字就慢慢地吸、呼一次。当你倒数到1的时候,就可以慢慢地睁开眼睛了。睁开眼睛之后,先放松一下腿部,然后跟着我做一做伸展。将双手合十抱于胸前,慢慢地向上,举过头顶,散开,再缓缓地落下。

六、分享感受

成员A:在练习时,我感到自己逐渐开始放松,好像马上就要进入到睡眠状态了,我提醒自己千万不要睡着。

带领者:非常好,我们训练的目的就是使自己对发生的事情更有觉知。你马上要进入睡眠状态就是你当下觉知到的事情。

成员B:我脑中出现这样的场景:一个气球随着我的呼吸不断地变大又缩小,随后有更多的气球飘了过来,这让我想到了妹妹结婚时我们用气球为她布置新房的情景。

带领者:这很有意思。我们训练的目的是将意识集中在呼吸上,将注意力集中在此时此地,但实际上这很难做到,它可能会到很多的地方去。

成员C:在平日里,呼吸就是一件很自然的事,但是今天我感觉它变得不一样了。我感受到了鼻子、鼻腔、胸部、腹部的变化,这种感觉很微妙。

带领者:这是非常重要的区别。我想你的意思是,今天你对呼吸有了更多的觉知。

七、总结团体活动内容

带领者:通过这个训练,我们可以看到,在大部分时候,我们并没有意识到自己的所作所为。正念的训练计划中,我们首先要训练的就是觉知。正念呼吸的训练可以在不被打扰的情况下,随时随地进行。我们尽可能地将注意力保持在呼吸上,感知吸气、呼气的过程,感受呼吸时身体感觉最明显的部位。这样,我们便可以知道当下正在发生什么,也可以切实地改变体验的性质。你只需按照自己的节奏和频率呼吸,不用刻意地调整呼吸的频率和深度。正念有一个关键词——不评价。没有谁做得好与不好,有节奏或者没有节奏,不带任何评价地将注意力投入到练习中。当你有一些想法或者情绪产生时,认识它们,并将注意力温柔地拉回到呼吸上。

八、家庭作业

带领者:正念不仅是在团体中的练习,它也是一种与生活连接的方式,可以在生活的方方面面帮助到我们。每天我们需要花30~45分钟的时间进行规律的练习。今天的家庭作业是练习正念呼吸,同时可以准备一个记录本,写下自己的体会、感受或者疑问、困惑,我们将在下一次团体活动中分享感受。

‖ 第二节 躯体扫描 ‖

躯体扫描为我们提供了新的视野来培养新的经验性的认知方式,它让我们直接地、系统地依次关注身体的每一个部位,体验身体内部与外部的感受,有助于更好地觉知和关爱自己的身体。

一、分享家庭作业

带领者:上次团体活动后,大家在平日里进行正念呼吸训练了吗? 是在什么时候进行的呢? 有什么样的感受呢? 我们一起来分享一下。

成员A:我是在睡前做的。我觉得很有用,对自己的睡眠有帮助,没一会儿我就睡着了。

带领者:谢谢你的分享。我想你提到的正是大部分训练者在正念初期都会陷入的误区。我们训练的目的是对实际生活保持清醒的觉知。在疲惫的状态下,或许不是做正念的好时机。选择注意力集中、身体状态较好、有良好的觉察能力的时候去做正念训练可能更好。

成员B:我练习了几次,有时候感觉自己状态不错,有时候做不了多长时间就不想做了。

带领者:你提到练习了几次,这非常好,正念就是需要这样反复不断地练习。正念有一个关键词——不评价,不评价好与不好。"我感觉我的状态好或者不好"都没有关系,接受自己此时此刻的状态,我现在的感受就是这个样子的。通过练习,你一定能找到最适合自己的训练。

二、介绍今日团体活动内容

带领者：今天将要练习的躯体扫描可以帮助大家挖掘对身体每一个部位的觉知。躯体和情绪有着紧密的联系，比如当我们悲伤时，躯体可能呈现出屈背的姿势；紧张时，肌肉收缩。所以，当我们能更多地觉察身体时，我们可以更好地处理情绪或者应对压力。接下来，我们跟着指导语对身体有意识地觉察，去看看它们在此时此刻有一些什么样的感受，并且我们要不做任何评价地去接纳这样的感受。

三、指导语练习

带领者：现在，请缓慢地躺下来，用蒲团当枕头，如果需要的话请盖上毛毯。你可以慢慢地闭上眼睛，感受一下身体接触到瑜伽垫的感觉，蒲团跟后脑勺、脖子、肩膀接触的感觉，毛毯放在身上的感觉。感受一下这样躺着是否舒适，如果不够舒适的话，请调整一下。在这段时间里，请尽可能让自己保持清醒。如果你感到有睡意，可以在任何时刻睁开眼睛来练习。请将注意力关注在此时此刻你体会到了什么，是什么样的感受。无论这种感受是令人愉快的还是令人不舒服的，都请保持觉察，并尝试着去接纳它们。现在，请将注意力保持在你的呼吸上。我们深深地吸口气，再缓缓地呼出来，把所有的疲惫通通排出去。再来一次，深深地吸气，缓缓地呼气，把所有的烦躁统统排出去。感受你的身体作为一个整体呼吸着，随着每一次呼吸，身上的肌肉越来越放松。以你自己的节奏呼吸，不必刻意地放慢速度。在每一个区域里，带着一点好奇心去看看现在是什么样的体验。注意力偶尔可能会游走到其他的地方，没有关系，接受当下的自己，并且温柔地将它拉回来。接下来，请发挥你的想象力，想象自己的注意力就像一台扫描仪，逐渐从脚底缓缓地向上移动。当它扫描到哪里，那里的感觉就会自然地呈现。现在，扫描仪扫描到你的左脚，感受左脚的脚尖、脚趾头、趾关节、脚底、脚背、脚跟、脚踝的感觉。接着，顺其自然地将扫描仪上移到左小腿、膝盖、大腿、臀部，你感觉到整个左腿都放松了。现在，扫描仪来到你的右脚，扫描过右脚的脚尖、脚趾头、趾关节、脚底、脚背、脚跟、脚踝。接着又依次扫描小腿、膝盖、大腿、臀部，现在,你感觉整个右腿完全地放松了。如果有紧绷的部位,尝试着去放松它,如果无法放松,没有关系,那就顺其自然地只是关怀这些部位,和这些部位在一起。现在,将你的扫描仪放在腹部,腹部就像海浪一样,一起一伏,一起一伏,很柔软、灵动。接着,扫描仪扫描过你的左手,左手指尖、手指、指关节、手背、掌心、腕关节的感觉通通呈现出来了。继续将扫描仪往上移动,它来到你的前臂、肘关节、上臂、肩膀,此时你感觉左手臂完完全全地放松了。再将扫描仪转移到你的右手,依次扫描过右手的指尖、手指、指关节、手背、掌心、腕关节。接着,将扫描范围扩展到前臂、肘关节、上臂、肩膀,感觉你的右手臂完完全全地放松了。现在,带领你的扫描仪来到脊椎,脊椎挺直而不僵,脊椎两侧的肌肉很柔软、很放松。接着,扫描仪来到你的腰部,腰部挺拔。来到你的胸廓,胸廓开阔。你感觉整个躯体都完全放松下来了。现在,扫描仪扫描过你的脖子,扫描脖子的前面、侧面、后面,脖子也放松了。接着将扫描仪聚焦在你的头部,头部的下颚、嘴唇、左脸颊、鼻尖、鼻梁、右脸颊、眼睛、额头、头皮及左耳、右耳,整个头部也完全放松了。最后,花几分钟的时间将身体作为一个整体去觉知,去感受一下全身放松的感觉,深吸一口气,感觉气体进入到身体的各个地方,整个人开始鲜活起来。先慢慢地动动脚趾,轻轻地蹬蹬腿,再动动上臂,缓缓地伸个懒腰。试着按摩自己,拍拍身体,更多地关爱自己一会儿。

四、分享感受

成员A:我无法全神贯注,注意力总是跑偏,我在想我待会儿还有要做的事情,当我回过神来时,指导语已经在关注其他的地方了。当你说腹部很柔软,我想让它变得很柔软,我调整呼吸,但是好像变得不太会呼吸了。

带领者:首先谢谢你的分享,非常高兴你能将真实的感受带给大家。进行练习的目的是让你对此时此刻的感受保持清醒的觉知,你知道自己当下在想什么,发生了什么,并且坚持在做,所以,你做得很好。另外,我们要允许自己有各种各样感受的存在,这些感受无所谓对或是不对,这不是考试。正因为我们有诸如"我应该全神贯注、不应该跑偏、应该将腹部调整得很柔软"的思想,所以我们没有做到或者没有做好就会有压力。我们需要温柔地告诉自己,我现在的感受就是这个样子的,这就是我当下的体验,承认它并且去接受它,然后再将注意力拉回到正在觉察的身体部位上。

成员B:之前我没有腰部不舒服的感觉,但是当指导语引导将注意力放到腰部的时候,我感到腰部酸痛,很想揉一揉它。

带领者:我们身体的疼痛并不是正念这项训练带来的。可能我们平时无暇顾及自己的身体与感受,没有很多时间能够照顾好自己,当我们将注意力带到身体觉知的时候,我们的感觉会变得敏锐。正念扩大了我们对身体的觉知,让我们更容易察觉到原来身体有哪些不适。它不仅帮助我们有了觉察,也提醒我们需要适当地休息。以温柔而真诚的心来传递对这个部位的感谢与关爱,如果可以的话,按摩或安抚这个部位。我们应该把时间和空间还给自己,每天给自己留点儿时间去感受。

五、总结团体活动内容

带领者:我们今天躯体扫描的练习,不要期望它会给你的身体带来什么巨大的改变,只需要有意识地不带任何评价地去觉知当下就可以了。承认和允许事情本来的样子,没有所谓的好与坏。无论是什么样的感觉,都应该以开放的态度去接受,不需要去评判。去接受我此时此刻的状态,感觉疲惫困倦,注意力不集中及不能完全放松等。每个人在面对压力时都会有被关爱的需求,我们的身体亦是如此。当它感觉被关爱时,就会减少很多的不适与痛苦。我们身体的细胞是有灵性的,是能感知到的,我们应该常常聆听身体,当好身体的主人。

六、家庭作业

带领者:躯体扫描可以以躺式、坐式、立式的方式进行,练习中重要的不是时间的长短,而是真诚聆听和感谢自己的身体。正念训练耗费时间、精力,或许你并不享受这个过程,或许它目前并不能帮助到你什么,但是请你一定要坚持去做。当你掌握了这种方法,它一定会在某时某刻起作用。我们将在下一次的团体活动中作分享。

‖ 第三节 正念饮食 ‖

正念饮食是指全身心地投入到进食的整个过程中,用心体会你对食物的渴望、进食时身体的感觉等。它是冥想的一种,能够达到厘清思路和觉察身体变化的目的。

一、分享家庭作业

带领者:上次团体活动以后,大家进行躯体扫描的训练了吗? 是在什么时候进行的呢? 有什么样的感受呢? 我们一起来分享一下吧。

成员A:我做过3次,但是我放松不了,正要放松的时候,脑袋又会想其他的事情。

带领者:这3次分别做的什么练习呢?

成员A:都是上次团体中练习的躯体扫描。我理解的是我们不要去关注自己哪里不舒服,把这些都忘掉,但我还是控制不了去想其他的事情,过一会儿感到头痛,最后还影响了睡眠。

带领者:你是在什么时候感觉头痛的呢?

成员A:在练习时,脑袋里想了很多事情,觉得这样是错误的,就开始感觉头痛。注意力无法集中,一会儿就跑偏了,感觉完全放松不下来。

带领者:注意力跑偏了以后有什么想法吗?

成员A:想回来,但是一会儿又跑偏了。

带领者:能回来吗?

成员A:能回来,但是时间很短。

带领者:有什么感受呢?

成员 A:感觉紧张,觉得自己做不好这个训练。

带领者:非常好,肯定有许多小伙伴和你一样。在练习的时候我们发现注意力常常移开,反复移开后可能就会感觉紧张,接着会给自己一个评价:我注意力无法集中,我的状态很差,或者这个办法根本就帮不到我,对我是无效的。这种紧张其实很正常。在做这个训练之前,我们的内心就有了一种期待,希望自己可以集中注意力,能在一个比较好的状态里面,而且觉得自己做了几次就应该可以做到了。我们总是期望事情按照预期发展,当达不到这个期望时,我们就会感到焦虑,紧张甚至痛苦,或者因注意力无法集中产生其他的想法,比如我是不是一无是处等。所以,我要强调正念的关键词——觉察、接受和不评价。不评价我做得好与不好,如果察觉到注意力移开了,那么我们就慢慢地把它拉回来。我要做的练习就是这样循环往复,不在乎我移开了多少次,也不在乎我回来了多少次。如果我感到紧张了,那么就专注于紧张;如果我在批判自己,那么就观察内心评价的活动。我知道我就是在做这件事情,这就是训练本身。在练习中,我们可能会发现时而非常顺利,感觉良好,时而专注起来不是那么容易,这都是正常的。无论什么样的状态,去接受它们,不断地去做这样的练习就可以了。

成员 B:接触正念这个概念以后,不管是做躯体扫描还是正念呼吸都可以让我平静下来,我对其他事情的态度也有了一些变化,这些变化并不只是我在做练习的时候才有的。从前,我不能接受一些事情变成这个样子,现在我觉得它就是这个样子,就是这样的状态。

带领者:对,正念的很多理念都可以融入我们生活的多个方面,虽然现在看起来不是那么有用,但是坚持去做练习,它就一定会在我们生活的某些方面起到作用。

二、介绍今日团体活动内容

带领者:今天,我们要做的是将正念融入日常生活中的练习,我们把它称为非正式练习。正式练习就像前两次一样,需要有空间和单独的时间去做这个训练。而非

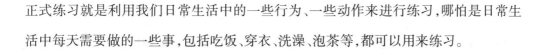

正式练习就是利用我们日常生活中的一些行为、一些动作来进行练习,哪怕是日常生活中每天需要做的一些事,包括吃饭、穿衣、洗澡、泡茶等,都可以用来练习。

三、指导语练习

带领者:你可以将蒲团垫于臀部,选择一个舒适的坐姿。背直而不僵,腿部放松,臀部放松,两肩放松,下巴微微内收,脖子直而不僵,请慢慢地闭上眼睛。进行有韵律地呼吸,深吸一口气,缓缓地呼出来,吸气—呼气,吸气—呼气,随着每一次呼气,你感觉身体越来越轻松。接下来,请将掌心朝上,我会在你的两只手心里放一样小东西。如果你的掌心里已经有了这个小东西,请不要睁开眼睛,先抑制一下你的好奇心,将注意力投注到你对呼吸的觉察上。去接受思绪可能的离开,如果离开了,再将它温柔地拉回来,接受这个反反复复的过程。现在,你的脑海中可能会出现一些念头,也许是好奇,也许是无聊,也许感觉到腿有点酸、腰有点酸。无论那是什么,请你先去接受,这正是此时此刻你觉察到的自己的状态,没有好,也没有不好。现在大家都已经拿到了这个东西,你可以用右手轻轻地转动这个东西,感受它触碰到你的指腹、手指、手掌。它带给你的触觉是什么样的呢?你可以去感受它的硬度、柔韧度和光滑度。可以用一点点力去捏一捏,感受它是柔软的还是坚硬的?是否有弹性?摸一摸它是怎样的形状。它是不是有一些地方是凸起的,有一些地方是凹陷的?你可以轻轻地去碰一碰,数一数它的纹路。或许在你的心中,已经勾勒出一个关于它的画面,无论它是什么样子,请保持对它的好奇,去觉察它是什么样子。如果你觉得对它有了一些认识,那么接下来请你保持闭眼,慢慢地用你的右手拿起它放在鼻子下面,缓缓地吸气,轻轻地闻一闻它是什么样的气味,或许你能闻到它的香味,或许有时候有,有时候又没有,甚至有时候闻着是这种气味,有时候闻着又是另一种气味。好像这个气味是复杂的、不完全单一的。如果你觉得已经很好地闻到它所有的气味后,你可以慢慢地睁开眼睛来看一看,原来放在你手上的东西是葡萄干。接下来,我们把它当成从未见过的物品,请将你右手的葡萄干放在你视线的正前方,全心全意地去观察它。看看它有怎样的颜色,是不是有些地方颜色要深一些,有些地方颜色要浅一些。在灯光的照射下,不同的地方是不是有不同的光泽度? 有些地方要亮一些,有些地方要暗一些。也许你现在有一种不知道在干什么的想法,但我想请你保持一颗好奇心,就像你从来没有见过它一样,仔细地去观察。观察它的形状,观察它是否有一些地方是凸出的,有一些地方是凹陷的,跟你刚刚感觉到的一样吗? 看看它有没有什么特征,是比较大还是比较小呢? 甚至你还可以看到它上面的褶皱。如果你觉得你已经认真地看过它了,我们就将左手的葡萄干轻轻地放在嘴唇上,然后慢慢地闭上眼睛。用嘴唇去感受一下这粒葡萄干,它是比较坚硬呢,还是比较柔软? 它什么地方是坚硬的呢,什么地方是柔软的呢? 现在我们完全闭上眼睛,去感受这粒葡萄干和嘴唇接触的感觉。如果你觉得你已经用嘴唇将这粒葡萄干的每一面都接触过了,那么请你将它放在舌头上。仍然闭着眼睛,慢慢地放下你的左手,让你的舌头撑起这粒葡萄干。但请你抑制住咬它的冲动,你可以刻意地用舌头去感受它,甚至可以用舌尖去轻轻地感受它上面的纹路和褶皱,一条,两条,三条……舌头可能也已经敏锐地感受到了它的不同部分,感受到它某些部分是突出的,某些部分是凹陷的,某些部分是坚硬的,某些部分是柔软的。我们可以去察觉到这个部分。现在我们终于可以把这粒葡萄干移到牙齿上,轻轻地咬一口。感受它在第一口咬下之后,你口腔有怎样的变化。你的舌头可能感受到它有浓烈的味道,也许是酸的,也许是甜的,也许有一点涩。可能你感觉到口腔里开始有一些唾液分泌,你又有了继续咬它的冲动,尝试咬第二口,第三口……慢慢去体会每一次咬的时候口腔的感觉。或许每一次咬下之后,你的味觉感受到的味道都不太一样。如果你感觉你已经有了想吞下它的愿望,咀嚼充分之后,可以慢慢地让它通过咽喉部,进入到你的消化道,最后进入到胃。你有没有感受到增加一颗葡萄干的重量呢? 我们继续将注意力放在口腔里,细致地去感受葡萄干离开口腔以后口腔感觉的变化,口腔里还有一些什么样的感觉呢? 在舌头不同的位置,牙齿不同的位置,好像感觉有所不同,可能你会抑制不住地想要用舌头去舔你的牙齿。感受你想做的事情以及脑海中的念头,如果你感觉已经细细品味了这粒葡萄干,请慢慢地睁开眼睛。

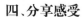

四、分享感受

带领者：谁愿意来分享你在触摸、品尝和吞咽葡萄干时的感受呢？

成员A：当我捏它的时候，我感觉是橡皮泥，软软的，可以把它捏变形。我拿起来去闻它的时候，觉得也像橡皮泥的气味。当它在嘴唇上和在舌头上时，我对它的纹路和柔软度的感受是不一样的。把它放到口腔里，口腔就有大量的唾液分泌，特别想去咬一口。慢慢咬下去的时候，我感觉它很饱满，果肉一点一点地被挤出来。逐渐地，口腔里开始出现酸甜味。在印象里，葡萄干是很甜腻的，这次感觉比以前吃到的葡萄干更好吃。吞下去之后还能感觉到一点点酸甜味。

成员B：葡萄干没放在手心之前，我想自己可能是要去抓住很重的东西，觉得力大无穷。当它放上去之后，首先感觉很轻。对着灯光观察葡萄干的时候，我把它看成了亭子与湖泊，看成一幅美丽的画。我将它放进嘴里翻转咀嚼的时候，又忍不住越来越想咀嚼。

带领者：非常好。通过这个训练，我们有了细腻丰富的体会，增加了对葡萄干和对吃葡萄干过程的觉察。我们平时也吃过葡萄干，也许从来没这么细致地去感受。一把葡萄干在口腔里是什么样的感受呢？可能你的印象仅仅停留在它的味道是甜的，质地是软软的。其实，我们很需要用一颗初心去对待人或事物，就像是我们刚刚认识它一样，保持一颗好奇心去面对它们。当我们认真做的时候，你会发现它跟你从前的感受好像不一样了。

五、总结团体活动内容

带领者：我们平时会容易因为过往的一些经验、经历、思想或者记忆形成思维定式，觉得那个东西就是这个样的，不去做过多的思考。如果以一颗初心去看待一个人或者一件事，可能就会像今天一样有不同的感觉。因为我们生活的节奏太快，可能生活中一些美好的部分被我们忽略了，还有一些美好的东西也没有被发现，我们可能一直停留在过去或者思考未来，忘记或者忽略了当下的一些状态。所以，我们应该放慢脚步，用心体验，去感受和发现美好的东西，以初心去面对当下。

六、家庭作业

带领者:回家后可以选择日常生活中的一些行为进行正念的练习。可以选择吃饭或者吃其他食物时,也可以在打扫卫生、洗澡时去练习和体会。我们在下一次的团体活动中继续分享。

‖ 第四节 正念沟通 ‖

正念沟通是通过专注于此时此刻与沟通对象在一起，非评价地聆听沟通对象，让沟通对象的语言和情感信息客观真实地呈现在互动之间，营造良好的沟通氛围，实现良好的沟通效果。

一、分享家庭作业

成员 A：我是在家里打扫卫生时进行的正念练习。

带领者：这种打扫卫生的方式和你平时有什么不同吗？

成员 A：从前打扫卫生对于我来说是一件枯燥磨人的事儿，但是那天在打扫卫生的时候却觉得时间过得很快。

带领者：能具体讲一下过程吗？

成员 A：我先打扫房间。在擦床头柜的时候，我一直在提醒自己去觉知当下，感受我的手是怎么来回移动的。虽然我平时都是这样做的，但是从没有像那天那样认真地去感受手是怎么工作的，这种感觉很奇特。还有抹布的湿度、柔软度，柜子的质地、颜色等。自从买了这些家具以后，我从来也没有仔细地看过它，如果没有这种练习，我已经忘记以前为什么会选择它了。当时，我们去家具城，先生喜欢深色的，但他顺了我的意买了我喜欢的白色。

带领者：这很有趣，你做得很好，提醒自己有意识地去保持觉知。我们的目的是把意识集中在打扫卫生这件事上，但实际上我们并没有完全做到，意识却去了和先生一起去买家具的场景。你有什么想法吗?

成员A:想到这个场景,我的心中泛起一丝温暖,先生现在也一如既往地包容我。虽然打扫卫生的那天还有很多事情需要我去做,但是我的心里不像从前一样想要很着急地去完成那些事了。

带领者:这些都非常重要,和之前相比,你有了更多的觉知,当你保持初心去对待这件事情时,你有了不一样的体验。另外,你在不加评价地接受你当下的状态,虽然很忙,但是你知道你现在做的只是打扫卫生这一件事。

二、游戏互动

带领者:我们首先来做个小游戏吧。邻近的两人为一组,分别为甲和乙。每人只有三分钟的时间向对方讲一个小故事。这个故事可能是自己发生过的或者是别人发生的,可以是一件事情,也可以是多件事情,最好是近几个月发生的事。先由甲讲给乙听,请乙认真地听,听完以后乙需要复述甲的故事,并告诉甲自己的感受和想法。现在,甲先去想一想这个故事。(一分钟后)请甲讲这个故事给乙听。(三分钟后)无论你有没有讲完这个故事,请乙将刚才听到的故事复述给甲听。现在,请甲告诉乙在听了乙复述自己的故事以后,有什么样的感想。(三分钟后)现在,我们进行交换,请乙讲故事给甲听,甲将这个故事复述给乙听。请注意,甲还要表达自己听了这个故事后的想法和感受。乙要向甲反馈听了甲的复述后有什么感受。

三、分享游戏感受

带领者:我们作为讲述者或者倾听者,分别有什么样的感受呢?

成员A:我的搭档很认真地听我讲,眼神也很真诚。刚开始我有点紧张,怕讲得不好,慢慢地她让我感觉很踏实,越讲越起劲,让我有信心讲下去。

成员B:我复述别人的故事不全面,大概只讲了百分之七十,很多原话都没有复述出来。我的感受是需要静下心来听,不能有任何的杂念。不然可能会错过最重要的内容。

成员 C：我的伙伴向我复述我讲的故事的时候，我感觉这件事情好像又重新在脑海中过了一遍，就像刚刚发生过一样。

带领者：我们在复述别人故事的时候，往往不是完全在复制别人的内容，自己的想法和感受也是很重要的一部分。当我们听到别人在复述自己的故事和他们的感受的时候，又有什么样的想法呢？

成员 A：其实，我刚才讲的内容比较琐碎，我的搭档几乎复述了我百分之九十的内容，有百分之十是不同的，她感觉这个故事温馨、浪漫，而我丝毫没有感受到我讲的故事有温馨、浪漫的部分。

成员 B：虽然对方复述得不是特别全，但是中心思想和我是一样的。

成员 C：我讲的是我的家庭矛盾。我的搭档有一些自己的看法和建议，我觉得他并不理解我。我家里的矛盾不是一年两年了，一般人无法体会我的痛苦。

四、总结团体活动内容

带领者：谢谢大家的分享。当听到对方复述我们的故事表示很认同时，或者对方帮我们概括总结得很到位，还用了一些我们自己都没有想到的词语去表达时，我们的感受就很好，说明对方很认真地在倾听，知道我在说什么，能理解我。也可能有一部分跟我们想表达的不一样，是对方的理解、想法或评价。或者我讲的故事有很重要的部分被他漏掉了，我或多或少都会感到失落。或许我们都能理解只用三分钟的时间让对方去记住这个故事没那么容易，但是当你听到对方复述的内容跟你讲述的有差异的时候，仍可能感觉到不舒适。或许我们并不想和对方去讨论什么，只是想让对方认真倾听我的故事。刚才的游戏就是要让大家去敏锐地觉察到自己的感受。当然，今天我们在做练习的时候，大部分搭档基本上能理解对方，但在我们生活当中，有时候就没有那么幸运了。当听你讲话的是一个想法和你完全不同的人时，我们也许就会更想要去表达自己的想法和观点，这样容易激发矛盾。所以，沟通的基础是信息交流，信息交流很重要的前提是你提供的这个信息是真实的、完整的。如果对方接收到的信息像迷宫一样，需要经过加工才能得出结果，那这个结果可能就不再是你想表达的内容。有时候我们表达的内容或许和内心深处的真实想法有一些距离,那么对方在接收的过程中就更不容易准确把握你想表达的意思。我们可以用正念去倾听,比如将自己的一些想法、价值观暂时放在一边,只是先去听听对方在说什么。如果在听的过程中有不理解的地方,也不需要用过去的经验去填补它,而是询问清楚,再确认。去接受我当下听到的内容,不带有更多的想法,不要用试图控制对方的方式来理解内容。就算有很强烈的助人愿望,我也要克制住。可能对方并不想在此时此刻接受我所谓的建议和帮助,或许他现在需要的只是去表达他的情绪。正念还有一个关键词叫放下,也叫顺其自然,就是很顺其自然地去感受我听到的。我可以有一些想法,但并不一定要把我的这些想法和观点表达出来,或者不一定要让这个事情按照我想要的方式去做。当对方表达出需要帮助的时候,我们可以把想法表达出来。如果对方没有表达出想要帮助,那我们要做的就是顺其自然地去倾听。如果你确实很想帮助他,那尝试着与他沟通,而不是让人体会到被强加的感觉。这样,我们的沟通也会变得更加顺畅。

五、家庭作业

带领者:可以在与人沟通的时候做正念的练习,将体会记录下来,我们在下一次的团体活动中继续分享。

‖ 第五节 正念行走 ‖

正念行走也被称为行走冥想,它是在行走时将意识聚焦于脚或腿的感觉,感受身体的运动,关注行走体验本身,不带有目标的纯粹的行走,通过每一步帮助我们抵达当下,释放压力和焦虑。

一、分享家庭作业

成员 A:我妈妈爸爸已经分居很久,但是近来我妈却吵着要离婚。从我记事起,他们的关系就不好,每次吵架以后,都会分别来找我抱怨。我以前哭着让他俩别吵了,但是什么也没有改变。后来,我去外地上大学,以为可以逃脱了,但是他们仍会通过电话抱怨对方。工作以后,我拼命地挣钱,希望有能力去改变一些事情,但是目前看来,仍然无济于事。现在,我一听他俩讲他们之间的事就会变得易怒、烦躁不安,好像所有事情都处理得一团糟。他们刚一开口我就会迫不及待去阻止他们继续讲下去。

带领者:这确实是非常令人困扰的事情,你做了你认为可以做的所有事,劝解、到外地上学、努力挣钱,结果什么也没有改变。但是,你可以对自己的内心状态做一些调整。

成员 A:上次下课以后,"顺其自然"这几个字一直萦绕在我脑海中,我想或许我可以用它来帮助我应对这些烦恼。那天,我妈又对我讲,她已经找了律师,法院已经向我爸发了信函。当听到她将经常在口中念叨的离婚付诸实际行动时,我感到非常难过。我开始调整我的呼吸,告诉自己我当下要做的只是倾听。这一次,我完整地听完了她的话。我感到伤悲、焦虑,甚至有一些厌恶。我问她,你需要我怎么做呢?她说她对不起我。突然,我心生怜悯,忍不住哭起来。我失败了,顺其自然对我来说很难。

带领者:这是失败吗?正念不是让我们没有情感,而是让我们能善意地接纳我们可能出现的情绪。"我失败了"这是你额外添加给自己的,并且这样的认识可能会让你产生更多的烦恼。我认为你是成功的,至少成功地迈出了关键的一步,去觉知。当然,接纳那些你不能理解甚至无法转变的东西,在有能力说出"这件事情就是这样的"这句话之前,是需要一些时间的。你知道,接纳是很难培养的,但是只要我们在任何时候都尽最大努力去培养接纳,未来我们就能受益匪浅。

二、介绍今日团体活动内容

带领者:从我们学会走路开始,走路这件事儿便成为理所当然的事。我们每天都会走很多路,从家里到单位,从商场到地铁,在楼梯上爬上爬下。我们有时踩着高跟鞋,有时穿着布鞋,夏天穿着凉鞋,冬天穿着棉鞋。走路时,脑海中大多数时间会浮现出很多的事情,从这里到那里,去完成某个任务等。大部分时候,我们的双脚在走路,而心却没有跟着一起走,这样的目的性行走,更像是飘来飘去。既然每天都要行走,我们为何不享受走路带来的乐趣呢?今天我们要做的练习是行走静观,就是让我们平日行走的身体动作慢下来,没有任何目的,每一步就是为了行走。我们用正念的方式去做,觉知自己在行走,用运动和感受将我们带到此时此刻。

三、指导语练习

带领者:现在,我们站在瑜伽垫一侧。双脚与肩同宽,双手自然垂放在腿的两侧,也可以双手轻握放在小腹前。感受当下站在这里,身体有什么感觉。在这个过程中,你可以选择闭上眼睛,也可以选择睁开眼睛,轻柔地凝视正前方。现在,将注意力集中在脚底,放松我们的脚掌,再将注意力慢慢地向上移动,放松脚踝,放松小腿。检查一下膝盖是不是放松的,给膝盖一个意念,让它尽量地放松。放松大腿、臀部、小腹,让小腹就像海绵一样柔软和放松。调匀自己的呼吸,让面部表情祥和、自在。接下来我们要用耐心和细心来体验以下过程。身体微微地前倾,在这个过程中,去体验我们身体的重心慢慢地落在前脚掌上,保持稳定。慢慢地将重心后移,重心遍布整个脚掌。接着,身体缓缓地后倾,感受重心慢慢地落在脚后跟。重心慢慢地前移,落在整个脚掌上。身体缓缓地左倾,重心落在左脚掌,感受重心落在左脚掌的感觉,停留感受一下。接着重心往中间移动,感受重心平均分布在双脚掌的感觉。现在,身体缓缓地右移,感受重心落在右脚掌的感觉。在这个位置,微微地停留一下,感受左脚掌非常放松,右脚掌非常沉重。缓缓地将重心移回来落在身体的中心,遍布两个脚掌。接下来,慢慢地抬起右脚,用平时走路的感觉,去体验右脚慢慢抬起的过程。脚跟慢慢地抬起,膝盖慢慢地弯曲,脚尖慢慢地离开瑜伽垫,脚慢慢地前移。前移之后,你会发现脚跟慢慢地着地,接着是脚底板,最后是前脚掌。现在,左脚跟慢慢地离地,在左脚抬起来悬空的整个过程,感受脚是什么样的感觉。接着,左脚跟、脚底板、脚尖着地。整个过程就是对自己的双脚掌保持觉知,去感受它每一个细微的动作和变化。当你走到瑜伽垫尽头的时候,可以自然地转身,就像你平时转身一样,但请保持对转身的觉察,脚掌是如何移动来帮助你实现转动的。慢下来,你会感到身体微微地发颤。将自己的注意力集中在脚底,感受脚底的感觉。你每前进一步,身体会进行什么样的配合?当你将注意力专注在脚底时,你可能会体验到你的心逐渐地平静下来。这个过程就像打太极一般,行云流水,每个环节都衔接得很好。你可以尽量尝试让自己慢一点。当然,如果你感觉有些困难的话,可以倾听一下身体的感觉,可以让自己加快一点点。你可以尝试将眼睛闭起来,去感受双脚的感觉。现在,慢慢地将你的注意力向上移动,去感受一下脚踝有什么样的感觉,是绷紧的还是放松的?接着,将注意力向上移动到小腿,感受在行走过程中小腿有什么样的感受,是否能感受到小腿肌肉的收缩或者牵拉?不论有什么样的念头和想法,请都将这些念头和想法释放掉,你唯一要做的事情就是将心安置在身体的行走上。现在的时间完完全全属于你自己,属于自己与身体的连接。注意力继续向上移动,来到膝盖上,感受一下,在行走的时候,它又有什么样的感觉。它一会儿变得弯曲,一会儿是不是又被拉直了一点点?你的心就像聚光灯,聚焦在膝盖的感受上。在这个过程中,请你始终保持轻松自在地呼吸。接着,将注意力移动到大腿上,感受大腿在此时此刻有什么样的感觉,它正在一紧一松地带动你整个下肢的运动。你也可以尝试感受一下大腿皮肤的感觉,大腿皮肤与裤管接触的感觉。大腿正放松自在地与自己的行走结合在一起。接着,将注意力延伸到臀部,感受一下在行走过程中臀部有什么样的感觉。注意力继续上移到小腹,观察一下小腹是否放松,你也可以给小腹一点意念,让它尽量地放松下来。也许,你还可以感受到小腹随着呼吸缓缓起伏的感觉。当然,在我们行走的过程中,思绪可能会飘到其他的地方,当你意识到它飘走了,那么请温柔地将它带回到身体里来。接下来,将注意力移动到胸腔,感受胸腔是否放松。放松整个胸腔,如果你想要深呼吸,你可以顺势地深呼吸一下,始终保持放松的姿势。接着,注意力转移到背部,感受背部是什么感觉,感受下背部连接下肢和上半身,它是否有一种承重的感觉?下背部是否放松?当你感受到下背部的感觉时,放松下背部。接着,放松中背部,放松上背部。注意力来到双肩,放松双肩。手臂自然地垂下来,放松手臂,放松脖子,放松面颊,放松面颊的肌肉,当整个面颊放松下来时,你会发现面部表情变得祥和而自在。放松眼睑,接着放松头皮。现在,重新将注意力带到脚掌上,继续去感受一下平时用什么样的速度、什么样的节奏在行走。继续在每一分每一秒每一个刹那去感受脚底的变化,是否比较自在,是否比较连贯。现在,感受一下整个身体停下来的感觉,依然将注意力集中在脚底上,体验脚底与瑜伽垫亲密接触的感觉。

四、分享感受

成员 A:刚开始,我感觉自己做得比较好。但是因为动作太慢了,时间也很长,中途我感觉快要坚持不下去了,一直想快点结束。

带领者:觉得自己做得比较好,很慢,很长,这些都是一种评价。正念的目的是对一切事情变得更加有觉知力,无所谓好还是不好,这个节奏如果对你来说太慢,那就用自己的节奏,让它加快吧。生活中不可能用这么慢的速度行走。正念是一种觉察,慢慢练习,再扩大到对工作、生活的觉知。

成员 B:我从来没有认真感受过走路的过程,今天感觉这是一件非常神奇的事,我们的身体和大脑配合得如此完美。

带领者:在很多时候,我们没有意识到自己的所作所为。当我们有了较高的觉知力以后,便会意识到生活中的方方面面,有好的方面,也有坏的方面,它们就这样被我们不经意地错过。错过好的方面意味着我们错过了生命中精彩的部分,错过坏的方面意味着我们错过了失去吸取教训的部分,没有采取有力的行动。

五、总结团体活动内容

带领者:正念行走在于时刻对运动的感受保持觉察,放下情感与想法。虽然我们的想法可能会游走于未来、现在和过往,但是我们的身体总是能集中在此时此刻。这个练习对感到烦躁不安或者无法平静下来的人特别有用。当内心感到烦躁或者压抑时,有身体运动的练习比没有身体运动的练习更容易让人专注在此时此刻。行走的躯体感受可以令人感觉更加踏实,不要低估了简单动作的能量。在做的同时,我们也可以打开所有知觉,感受微风拂面,聆听鸟儿欢叫,观赏落日红花,或者观察四周路人的表情。正念行走是释放压力和焦虑的好方法。

六、家庭作业

带领者:将我们的练习融入日常生活中去,如在回家途中,和亲朋好友散步时或者去买菜的路上。任何行走的时候都是练习正念的好时间。如果刚开始缓慢地行走让你感觉烦躁,你可以稍微加快一点儿,这样可以缓解情绪。当你感觉到带着觉知缓慢地行走很舒服时,你也可以逐渐地加快速度。

‖ 第六节 静观思维 ‖

静观思维是通过专注、非评价的觉察思维活动，帮助我们与思维解离，从思维的陷阱中抽离出来，不再被思维掌控，增强心理的自主性。

一、分享家庭作业

成员 A：我是在从家到公交站的路上练习的，每次心里都很着急，想要快点走完这段路程，越着急路程仿佛越远。我用正念行走的方法，提醒自己什么都不要想，我只是在走路，不知道前方有多远，只觉察走路时身体的运动，这样似乎比平时快了一些。但是还是经常会走神，好像不知道自己在想什么、在干什么，只是很机械地在运动。

带领者：当你意识到自己走神了以后呢？

成员 A：我就提醒自己这是在做正念练习。

带领者：这很好，我们常处于这种"自动运行"当中。在自动运行中，我们的思维、行动、躯体不太可能被注意到，这种"不知不觉"好像是无害的，但是如果我们长期有着情绪的困扰，那就很危险了。所以，了解意识里正在发生着什么，能有意识地脱离出来是很好的。

成员 B：我每天都很忙碌，接送孩子，没完没了地做家务。你说练习是很重要的部分，我没有时间去练习，我觉得我学不好正念。

带领者：首先，正念什么时候做呢？正念可以在我们日常生活中的任何时候做，包括接孩子放学的途中、做家务的时候，并不是一定要专门的时间、安排正式的场地进行练习。我很重要的一个练习时间是在睡觉之前。可能这个时候觉察力不是最好，但是它一定是我们都有的时间。一天的信息和感受在这个时候可能会非常旺盛，越往后面做的时候，这些思维就会像潮水退去一般，慢慢地平静下来。其次，没有标准去评价我学得好与不好，当评价出现的时候，告诉自己它和所有想法一样，都只是你丰富想法中的一种。接受它，并温柔友善地对待它，我们不会因为这样的感觉而产生更大的烦恼，从而让这个不舒服的感受变得更强烈。

二、介绍团体活动内容

带领者：平时我们接触到各种各样的信息都是怎样将它"消化"掉的呢？大脑会帮我们自动处理这些信息，这个过程可能没有被我们意识到。正念就像是一面镜子，可以如实地照见各种想法的出现、变化和消失。我们的想法犹如不断流动的瀑布，如果我们能不断地回到瀑布后面的呼吸与身体当下的宁静区域，逐渐地，我们就会和思想瀑布保持一段距离，站在一个新的视角去观察它，并可以自由决定与它的距离和关系。当然，这并不是件容易的事儿，但通过不断练习，我们可以更容易看清想法并不等于事实，也可以选择应对压力的方式。今天，我们要做的练习是静观思维，当你用正念的方式觉知到起伏变化的思维时，将它带回到当下。

三、指导语练习

带领者：我们先调整身体，将蒲团垫于臀下，尽量地保护脊柱。脊柱微微挺拔而不僵硬，创造出一种庄严的感觉。微微地含下颌，放松双肩，双手自然地放在膝盖，面部表情放松下来，呈现出祥和而自在的美。轻轻地闭上双眼，额头放松，头顶放松。接下来，我们调整心理。深深地吸口气，缓缓地呼出来，调匀呼吸，回到正常的呼吸节律上。你也可以让自己的呼吸微微地加长一点点。现在，我们将注意力专注在身体的感受上，感受身体随着呼吸微微起伏的感觉。吸气时身体微微地膨胀，呼气时身体微微地收缩，身体随着呼吸一起一伏。接下来，我们将注意力慢慢地集中到听觉上，通过听觉去捕捉这个房间里所有的声音。仔细聆听一下，在这个房间都有哪些声音呢？你也可以将听觉延展到这个房间之外，听一听有没有声音穿过我们的耳朵。现在，你可以将注意力集中在这个空间中最明显的那一个声音上。去聆听这个声音，整个过程注意力牢牢地与这个声音在一起。你还可以集中注意力去聆听这个声音最原始的组成，比如它的强度、频率，是尖锐的还是柔和的？你也许还要带着一分好奇，就像是第一次听见这种声音一样。继续跟随这种声音，也许在当下，你会开始紧张，或陷入思维的陷阱，或开始分辨喜欢的声音、不喜欢的声音、好听的声音、不好听的声音。当你对自己的评价有了觉察时，那么请放下你的评价，回到这个声音的本身去聆听它。每当你察觉到脑海中的评价又升起来的时候，那么你就得提醒自己放下、放下，回到声音本身。也许在这个过程中，你会好奇为什么要这样做，或者奇怪于自己为什么会有这样多的想法。有什么样的想法都没有关系，温柔地提醒自己当想法又出现时，放下、放下。回到听觉本身，回到生命的本身，单纯地聆听这个声音。你的注意力可能在不同的声音上来回游走，这些都是可以的。聆听这个空间中不同的声音，观察它出现、变化、消失的过程。单纯地聆听和吸收这些声音，带着平常心。我们也许会体验到所有的声音都是在宁静的背景下出现和变化，我们只是单纯地与这个空间的声音在一起，每当有评价、想法出现时，温柔地提醒自己，我觉察到了，我放下了。不断地回来、回来、回来，轻松平静地回来，回到我们对声音的觉察。接下来，我们深深地吸气，缓缓地呼气，慢慢地睁开双眼。我们依然对这个空间的声音保持一种觉知，现在，让我们慢慢地躺下来，可以将蒲团垫于头部。双脚自然地分开，双手自然地放在身体的两侧，轻轻地闭上双眼，深深地吸气，缓缓地呼气。再来一次，吸气—呼气，调匀我们的呼吸。身体也随着呼吸微微起伏，随着每一次呼吸，我们的身体越来越放松，越来越柔软。现在，我们将注意力转向内在的感官上，转向我们的思维上，去觉察在此时此刻有什么样的想法进入到我们的脑海里。也许脑袋中什么想法也没有，等我们有了念头，那么这个念头也成了当下的一个想法。去觉察它，允许这个状态呈现它本来的样子。不论是放松的念头、紧张的念头、焦虑的念头或者开心的念头、愉悦的念头出现在我们的意识里，我们都让这些念头在脑海中自然地来来去去，把这些念头当作我们觉的对象。在我们的意识空间，各种念头慢慢地升起，变化，又消失了,有时候这些念头会以内心声音的方式出现在我们意识的空间,有时候也会以画面的形式出现在我们内心的空间。无论它出现的形式和内容是怎么样的,我都以平常心来觉察每一个出现的内容。当你意识到你开始追寻念头,或者这些念头有的令你舒服,有的不那么舒服,温柔地提醒自己,我觉察到了,我就可以放下、放下。让这些念头自然地浮现,自然地发生,放下你的追逐,让念头呈现它自然的模样。也许你可以尝试给这些念头取一个名字。比如,这是一个什么样的念头,去识别这个念头,你识别出来这个念头是怎样的。可以告诉自己我抓住你了,我观察到你了,那么我可以放下你了。也许你也可以发现当你的念头升起,似乎又立刻消失掉了、变化掉了。观察念头的升起,提醒自己,它又来了,告诉自己放下它。也许外界的刺激会让你出现各种各样的念头,我们要提醒自己念头出来了、念头放下了。始终保持一颗平和的心态观察念头的点点滴滴,来来去去。现在,我们深深地吸口气,缓缓地呼出来,调匀呼吸,缓缓地睁开双眼。搓搓我们的双手掌,搓一搓面颊,揉揉脖子和手臂。

四、分享感受

带领者:现在我们来分享刚才在静观思维训练过程中,你的疑问、感受和想法。

成员A:刚才我脑海里出现了我的前女友跟我提出分手那一刻的画面,她说我们性格不合,我觉得这是她的托词。她一定是嫌弃我身高不高,工作不好。当你说放下的时候,我尽量在平复自己的心情,后来我又很担心我以后肯定很难再找到女朋友,担心一回家父母亲戚就会逼我。

带领者:那当你觉察到你出现这样的担心以后呢?

成员A:我觉得自己好像一事无成,感到很自卑、紧张。

带领者:最后怎么来对待这些念头和情绪的呢?

成员A:听你说识别出这些念头,抓住它,并且放下它。我好像明白了你的意思,但是这些问题依然在我头脑里纠缠,难以放下。

带领者:你已经做得很好了,觉察到了自己的变化。你对未来有些担忧,这些担忧是关于你对现实的想法的,但是想法不是事实,你却把它当成事实。未来具有不确定性,如果我们总是想要解决不可知的未来,我们会时常活在失望和痛苦中。既然未来是不可预测的,可能它就不是个问题,也不需要去解决。当我们将注意力集中在这些想法上时,我们将错过当下真正在发生的事。所以,今天我想告诉大家一个关键词——距离感,拉开你和你的想法的距离。我们只是作为一个旁观者,觉察到的这些只是一种念头。比如,把"我以后肯定很难再找到女朋友"变成"我只是有了一个我以后肯定很难再找到女朋友的想法"。作为旁观者,学会离开这些担忧。

五、总结团体活动内容

带领者:我们之所以有很多痛苦,有很多烦恼,源于对过往的执念,对未来的担忧,而忽略了当下。我们今天练习的目的是要让我们的想法回到此时此刻,想法只是我们身体的一部分,让想法做它们自己。我们和它们友好相处,而不是让它们成为控制情绪的主人。它们时刻会来,也会离开,你逐渐地变成了一个观察者。就像我们观察云彩,这些云彩不断地变化,可能是五彩缤纷的颜色,也可能是灰蒙蒙的颜色。无论是什么样的颜色,任由它们自由地变化。

六、家庭作业

带领者:掌握做想法的旁观者的技能,不是一天两天就能达成的,需要不断地练习,这种技能会在一次又一次的练习中不断地得到巩固。在下一次的团体活动中,请大家接着来分享练习的感受。

‖ 第七节 困境探索 ‖

困境探索是学习与不愉快的感受同在，对困境怀持着开放、接纳的觉察，以好奇、友善的态度去响应困扰或者威胁，平衡大脑的倾向，将逃避模式转变为欢迎模式。

一、分享家庭作业

成员 A：上周五我去医院做激光治疗，医生准备给我打麻药，当他用一个发出声音的仪器对着我的时候，我开始紧张起来。我担心会有意外发生，会毁容。我很害怕，牢牢地抓紧治疗床。这个时候我想起学习过的内容，慢慢地调整自己的呼吸，慢慢地松手，去聆听那个仪器的声音，并且逐渐闻到一股烧煳的味道。我没再去担心，整个过程好像变得很放松。

带领者：听了你的分享，我想我可能捕捉到了这样两个信息：一是你听到声音，唤醒了紧张、担忧的情绪，在这样一个当下，你专注在其中，比较和谐；二是你找到了一个点让你能够安静下来，那就是呼吸。当你专注于呼吸之后，你的心就安定下来了，你脑海中升起的思维、评价似乎在那一刻慢慢消失掉了。

成员 B：我是一个急性子的人，很多时候我有这样的意识，比如我可以说话慢一点，走路慢一点，吃饭慢一点，认真去觉察。但是当周围环境稍微吵闹时我就变得烦躁不安，不愿去练习了。

带领者：刚开始学习正念，我们不要对自己有太高的要求。确实，在一个有干扰的环境要进入到正念的状态是困难的。周围太多的信息会激起我们头脑中的画面或者想法,这个时候,可能就像扑火一样,我们扑灭一个地方,另一个地方又燃起来了。所以这个时候,我们可以允许自己有烦躁和着急的情绪,只要你认识它,就可以抓住它,再放下它。

二、介绍今日团体活动内容

带领者:在我们的生命当中,在我们的身体当中,经历过很多的事情,很多事情已经平稳顺利地解决了。但在我们的生命痕迹里,其实还是锁住了很多的信息。这些信息可能是我们一时觉察不到的,那么我们今天就要尝试着用正念的方法来观察、体验,解除我们的生命密码,清理我们的生命和身体里被锁住的这些信息。

三、指导语练习

(一)指导语练习一

带领者:我们盘腿坐,用这种姿势去唤醒困境。将蒲团垫于臀下,双肩自然下垂,双手自然地搭在大腿或膝盖上。微微地含下颌,如果戴着眼镜可以将眼镜摘下,放松我们的面部表情,眼睑轻轻地闭合,放松我们的双下肢。现在,我们深深地吸口气,缓缓地呼出来,调匀呼吸,回到自然呼吸的状态。在这个状态里,感受身体是否放松。除了脊柱微微地打直,身体的其余部位全部放松下来。将注意力集中,感受身体随着呼吸微微起伏的感觉。接下来,我们将进行一个稍微有挑战性的练习。首先,请尝试将注意力放在头上、脖子上、双肩上、下腹上、双下肢上,去寻找身体感受最强烈的部位。在这个当下,在我们的身体里,有没有一个感觉不舒服的部位。如果有,就让我们的注意力去连接这个部位,去感受这份感觉。当你连接到这份不舒服的感觉时,尝试去觉察一下,这份不舒服的感觉让你想到了什么样的情景? 在这个画面和情景当中再观察一下,你有什么样的情感体验? 也许在当下,我们的身体没有太明确的感觉,没有关系。接下来,我邀请大家在内心里去回顾一下在最近的一段时间里,有没有一件事情或一个场景比较困扰你。如果有,它是一个什么样的情景? 如果最近没有这样的事情或情景,那么在过去是否有这样的事情或者情景现在依然困扰着你?它可以不是特别重大的,也许就是一个不舒服的体验。在此时此刻,你可以允许它在你的内心里浮现出来。你可以去观察一下,你浮现出来的困扰你的情景是什么样的?因为这个情景你的身体产生了什么样的感觉?在你身体的哪一个部位出现了这样的感觉?当这个情景出现的时候你体验到了什么样的情绪?当这个情景出现的时候你的脑海里产生了一些什么样的想法?现在,我们深深地吸口气,缓缓地呼出来,然后慢慢地睁开眼睛,轻轻地搓搓手掌。

(二)填写"困境时刻记录表"

表7-7-1 困境时刻记录表

每天都要进行一次困难时刻的觉察,就在困难时刻发生的当下完成。看看自己是否能够有意识地专注于身体的知觉,从而察觉到这些时刻。可以通过下面的问题表格,把自己的困难时刻写下来。专注于自己的意识体验的细节,结束后进行记录。(表7-7-1)

这个体验是什么	就在这个体验发生时,你是否觉察到了困难/压力感	在此体验中,你的身体有什么具体的反应	伴随着这个体验,你有怎样的感受、心境和情绪	伴随着这个体验,你有什么样的想法
例如:已经过了宵禁时间,我那青春期的儿子还没回来	是的	脖子/肩膀以及其他部位的紧张和疼痛	不安、不耐烦、担心。想要打电话给他,非常生气	"为什么一切如此艰难?""他不知道我多担心吗?"想打电话给他

带领者:接下来,我将发给大家一个表单,我们填一填表单内的内容。我们用这个表记录困难的情景和当这个困难出现时身体和情绪的反应,以及你的想法。我们需要用这样的一张表去把它识别出来,因为识别是解决所有问题的第一步。当我们烦恼而又不知道因何烦恼,又想要去处理烦恼时,就可以通过这样一个简单的引导,去觉察自己唤起了一些什么样的情景。如果你唤醒了一个情景,那么你就在上面描述一个情景,如果你唤醒了两个情景或者更多,你可以都写在上面。我们有8分钟左右的时间来完成这一项工作。

(三)指导语练习二

带领者:现在,我们进入体验环节,以躺着的姿势进行。双脚微微地分开,双手自然地放在身体的两侧,平静地感受当下。如果我们的身体是放松的,静静地体验这份放松的感觉。如果它是疲惫的,那么静静地体验这一份疲惫的感觉,静静地与它在一起。感受我们的身体随着呼吸微微起伏的感觉。吸气时,身体微微地膨胀,呼气时,身体微微地收缩。接下来,我们需要调动意识或者发挥想象力让刚才记录的困难事件或者困难情景进入到我们的脑海里。这个事件或者情景越清晰越好,如果你写了两件或者三件,那么请你邀请其中的一件进入我们的脑海中。去想想在这个场景中有哪些人?这个事件发生的地点在哪里?当时发生了什么事情,出现了什么状况?在这个状况里,你的身体有什么样的感受?当这样的情景再次浮现在我们的内心中时,你的身体又出现了什么样的感受?在身体的哪些部位产生了反应?觉察身体随着这个事件的浮现而逐渐浮现的感觉,这些隐藏在身体里的感觉。现在,去觉察当下身体最强烈的这份感觉,怀着好奇的心态去感受这个感觉。它有多强烈?我们吸气时将气息带进身体的这个部位,呼气时气息还是留在这个部位。细微地去感受身体的这一份感觉,允许它的存在,允许它的出现。如果在这个过程中,你的注意力转移到了其他地方,那么请提醒自己,温柔地将注意力拉回到身体,持续地去连接。让这一份感觉随着呼气自然地彻底地呈现出来。细微地去觉察这个感觉,无论它有多强烈,无论它是什么性质,请与这个感觉平和地在一起,允许它呈现本来的样子。当我们看见了身体的这一份感觉时,我们便开始紧紧地与它在一起。不用做任何多余的动作,仅仅是在一起。它强烈,我们跟着强烈。慢慢地,你会发现无论它有多强烈,无论它怎样变化多端,我们都可以用平常的心态去面对它。你会感受到无论你的生命当中经历了多少坎坷,你都可以用平常的心态去面对。接下来,请在脑海中继续去唤醒你困难的时刻,唤起那个时刻、那个场景、那个画面,发生了什么?有哪些人?也许你依然会经历身体起起落落的感受,那么就纯粹地去观察,纯粹地去体验这些感受。也许当你唤起了这样的困难情境,你的脑海中会出现各种各样的画面,出现各种各样的想法,这都没有关系。让这些想法自然地出现,而你依然以旁观者的角度去观察有哪些想法,哪些画面呈现在你的脑海当中。在这样的状态里,你就好比一望无际的蓝天,而这些想法就像这个空寂的天空里那些不断变化的云朵,你可以任这些云朵千变万化。而作为观察者的你,可以平静地凝望云朵的变化。当你意识到自己不小心跌入了云朵里时,请提醒自己回到观察者的状态,放下你的评价,回到一望无际的蓝天,继续凝望脑海里升起的各种念头。任这些念头升起,而你依然可以保持宁静的心态。也许在当下,你的身体依然会有各种各样的烦忧,那么请回到对于身体宁静的觉察。带着好奇、带着初心很细微地观察我们身体的感受,去观察身体感受的千变万化。在当下,无论是对自己的身体感觉还是脑海中的想法,抑或是外界的信息,都请保持平和的心态去观察这些信息的出现、变化和消失。所有变化的内容都是我们觉察的对象,而觉察的背景是永恒的、宁静的、存在的。我们就是这样以永恒、宁静的存在来体验生命中的起起落落。现在,让我们深深地吸一口气,缓缓地呼出来,吸气—呼气。缓缓地睁开眼睛,搓一搓双掌,捂捂我们的面颊,温柔地感受面颊的感觉。我们也可以双手交叉缓缓地向上拉直身体,然后慢慢地分开,再让身体侧躺,慢慢地撑起身体,还可以搓一搓手臂。

四、分享感受

成员A:情绪导致了我思维模式的改变。在生活中但凡遇到事情,我就会控制不了我的情绪,情绪一上来,我就会变得悲观。我很想摆脱这些不好的情绪。

带领者:情绪和思维模式处于互相推动的过程。当我们情绪很低落的时候,我们可能会发现脑海中呈现的都是一些不好的想法。正念能帮助我们通过调整情绪去改变想法,当想法变得不那么僵化时,我们就可以多角度地看问题,我们就可以更多地理解我们为什么会愤怒,这些很重要。

五、总结团体活动内容

带领者:做困境探索的练习,是帮助我们去看见身体的感受,看见我们的情绪。当你能认识它时,不要尝试去改变它,而是去感受它,和它和谐共处。当你真正地跟它在一起的时候,用正念的方式,专注在非评价的此时此刻,它就会得以改变。

六、家庭作业

探索内心的困境,为负性情绪命名,用正念的方法与它共处,解除心中的困扰。

团体心理治疗临床护理指导

第八章
精神心理康复团体治疗

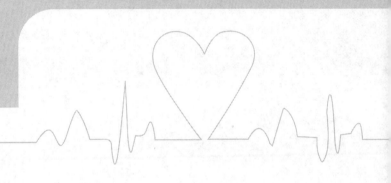

精神心理康复是康复医学中的一个重要组成部分。精神心理康复团体治疗是通过带领者对精神心理疾病及康复知识的讲解及成员间的分享，帮助成员及陪伴者提高其对精神心理疾病及康复的认识，从而改变应对模式。带领者应帮助和引导成员树立康复目标，使成员提高对药物的有效管理和运用，掌握疾病相关实用知识，增强社交技巧及信心，掌握疏解压力的方式，同时稳定情绪，减少精神心理疾病复发。精神心理康复团体治疗为八次连续性团体治疗，连续参加精神心理康复团体治疗对处于病情平稳期、恢复期的成员理解疾病与康复、增强社交、掌握疏压的方法和技巧、减少疾病的复发等方面可以起到积极的作用。

‖ 第一节 初识精神心理康复 ‖

躯体疾病的康复在于恢复机体各个不同器官的功能，如使白内障患者恢复视力、肢体骨折者恢复行走功能等；精神心理康复则是使由于精神心理疾病所导致的社会功能缺损得以恢复的过程。

一、自我介绍

带领者：大家好，非常欢迎大家来到精神心理康复团体。我是今天的团体带领者，我的名字是XX，接下来的一个小时，将由我带领大家进行精神心理康复的第一次团体治疗——初识精神心理康复，到底什么是精神心理康复呢？在我们认识精神心理康复之后，就会来到团体治疗中非常重要的一环——树立康复目标，我将带领大家一起去探寻答案。在团体活动开始之前，我们先进行自我介绍，相互认识，好吗？介绍的内容包括你希望在这个团队中大家怎么称呼你，医生给你诊断的是什么疾病，你觉得什么是精神心理康复，现在你最想做的事情是什么，你觉得自己能不能去完成它。

通过自我介绍让成员间互相熟悉，让他们能更快适应团体活动。成员介绍时把介绍的内容写在白板上,介绍完毕以掌声鼓励,调动团体氛围。

成员 A:大家好,大家可以叫我 XX。医生给我诊断的是抑郁症,其实我得抑郁症已经很长时间了,大概从我 11、12 岁开始吧。那时候我不知道是抑郁症,直到去年妈妈终于带我来医院看病了,医生就说我是抑郁症了,然后断断续续吃药、心理治疗,现在住院了。我不知道什么是精神心理康复,我觉得就是病好了,像正常人一样了,可以有很多想做的事情,我现在最想做的事情是学习瑜伽,因为听说瑜伽能帮助疾病的康复。嗯,就这些,谢谢大家。(介绍时带领者用温和的目光注视着成员,根据内容时不时以点头、微笑示意)

带领者:嗯,你想通过瑜伽来帮助康复的想法非常好,在练习瑜伽的过程中能让我们的心静下来,希望今天的团体活动也可以给你带来不一样的收获,感谢你的分享,欢迎 XX。(带领鼓掌)

成员 B:大家好,叫我 XX 吧,我得的是双相情感障碍,我大概从 2~3 年前开始生病,当时我的精力突然变得旺盛,思绪变得混乱,说话也没有逻辑。我还会乱花钱,跟男生表白,还有很多冲动的行为,我感觉自己完全像变了个人。有时觉得自己能力特别强,抑制不住地说话。我希望通过治疗能让我控制住自己的行为,谢谢大家。

带领者:是的,听起来你有时乱花钱的冲动行为困扰了你的生活,使你很难受。

成员 B:是的。但住院以来我的情况比以前好了很多,我现在最想做的事情就是能找到一份工作,毕竟我生病这段时间也花了不少钱,我想自己赚点钱来分担家里的经济压力。

带领者:你的想法非常好,也希望我们每一位成员都能早日回到自己的工作岗位,回归社会,今天可以尝试写下你的目标。感谢你的分享,欢迎 XX。(带领鼓掌)

成员 C:大家好,我叫 XX,我被诊断为精神分裂症,我生病快 5 年了,通过之前的治疗,我已经感觉好多了,我不想再去理会那些发病时出现的小事儿了,我也没和医生提起过这些。手机响起通知声却没有消息,或者独处时感觉有人在叫我名字,诸如此类我都已经习惯了。但是身边很多人知道我得了精神分裂症,认为我是疯子,不敢和我相处。我现在最想做的事情就是学画画,因为我本来性格也比较内向。我希望能够在生活中找到不嫌弃我疾病的朋友。谢谢大家。

带领者:我可以感受到你很讨厌这个疾病的名字,感觉给自己贴了一个不好的标签。你现在的症状比之前好多了,可以试着通过画画遇到一些志同道合的朋友,画画也需要长期练习,你有想好每天怎么安排你的时间吗? 可以写下来,这样能帮助你更好地去完成它。感谢你的分享。(带领鼓掌)

成员D:大家好,我叫XX,我被诊断为复发性抑郁。我第一次生病是在3年前,每天我的情绪都很差,一睁眼就感觉很累,后面在医院开了药吃了之后,感觉好多了,可以正常地上班工作。我担心吃药对我身体不好,就把药停了,过了几个月,我又感觉情绪差,注意力不集中,这时已经不能上班了,也有很多不好的想法。我觉得康复就是不吃药就好啦,正常人都不用吃药。谢谢大家。

带领者:我能感觉到服药对于你来说是一件重要的事情,其他成员对这个问题是怎么看的呢?

成员A:我以前也和D一样,在经历了反反复复的治疗和住院之后,现在我也清楚千万不能随便动药量,更不能想不吃就不吃了。虽然我也一直盼望能不吃药的那一天。

带领者:嗯,感谢A给我们的分享,欢迎D。(带领鼓掌)

成员E:我不想分享我的东西,我也不认为我可以康复,是我妈非要我来听的。

带领者:我们尊重你的想法。我能从你的语气中感受到你的难受和无能为力,但是你能下床走到这儿来参加我们的团体,就是非常大的进步了。既然你来了,我想在你内心深处应该还是希望自己能够康复的,你可以选择认认真真地来参加这一次团体活动,说不定会有新的收获。你可以试着每天增加下床活动时间,把这个当作每天的目标,你看可以吗? 欢迎你。(带领鼓掌)

二、康复的意义

带领者:感谢各位的介绍,大家对彼此有了初步的印象和了解。大家对于自己的疾病都有着不同的见解,对于康复也有着不一样的期望,大家都关心自己的疾病能不能治愈,吃药对自己有什么样的影响,自己还可以回到生病以前的状态吗? 我们将通过一系列沟通与分享,更深刻地理解康复的目的,让我们找到属于自己的康复期望,更早地回归社会。另外,在刚刚的分享当中,我发现一个很有趣的事,那就是大家都不约而同地提到:康复就是恢复到和以前完全一样,这是我们共同的心愿。这里有八条精神心理康复意义的句子,请大家来跟我读一读。

(1)精神心理疾病的康复与感冒的康复是不同的,最终是生活及身份的恢复。

(2)精神心理康复对我来说就是能够拥有良好的人际关系,能享受我的人生。

(3)我不想只生活在过去,我想重点关注我的未来。

(4)独立是精神心理康复过程中的重要部分。

(5)如果我能正常生活,精神心理康复是可以带有一些精神症状的。

(6)精神心理康复是一系列的变化,有时候这些变化是细微的。

(7)精神心理疾病是我生命的一部分,但不是我生活的重心或全部。

(8)精神心理疾病病人拥有自信、自尊,可以对社会作出贡献。

三、分享对于"康复意义"的理解

为每人发一张纸、一支笔,请成员写下对"康复意义"的感受和想法(每人只选择一条作分享)。

带领者:通过刚刚的阅读,相信大家对"精神心理康复意义"有了一些新的感受,现在请写下你感受最深的一条和你对它的理解,我们一起分享一下吧。

成员 A:我觉得第(1)条很有道理,我希望能多做一点事情,让我恢复到以前的生活,摆脱抑郁症患者的身份。

带领者:我也觉得这一句很有道理,其实很多人病后总是会想,自己还能不能回学校读书,能不能继续像以前一样工作。其实也可以想一想,是不是一定要回到之前的生活才能获得生活的意义?谢谢你的分享。

带领者:嗯,感谢大家的分享。通过刚刚大家的分享,我认为如果能用少量的药物来让自己不受精神症状的控制,每天晚上睡个好觉,独立地安排自己的生活,拥有良好的人际关系,那对每个人都是非常大的进步,对吧?

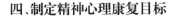

四、制定精神心理康复目标

带领者:下面是今天我们团体活动的重点内容——树立康复目标,目标的确立在治疗过程中非常重要。我们树立目标常用的方式是先确认自己在生活中不满意的地方或者有想做但未做的事情,根据具体的问题树立相应的目标。在这里,我们设置的目标并不是局限在疾病的范畴,而是要覆盖生活的不同方面,比如生活中一些简单的改变,与我目前的状态和困扰息息相关的,如每天8点起床,白天除了午睡不躺在床上,每天看40分钟左右的书籍,每天有1个小时左右的运动量等。从简单的目标先开始,确定什么时间内完成,大家看这样可以吗? 接下来大家想一下自己的目标是不是切实可行的(可能有的成员对目标还没有头绪,带领者需要协助每位成员树立短期目标和长期目标,给予成员一些引导,使得设置的短期目标容易达成,增强成员们的信心,促使目标的坚持达成)。

我们先来三个短期目标,也就是小目标,短期内(如一周、两周)可达成的目标。短期的目标可以设置为下面这些。

(1)我想要调整作息时间:每天8点起床,白天除了午睡不躺在床上,每天晚上11点前睡觉。

(2)我想要减少玩手机的时间:每天晚上11点后不看手机,每天早上哪怕早于7点醒来也不看手机,卸载部分手机程序,将手机交给陪伴者。

(3)我想要对服药加强掌控:下载一款服药APP,学习所服药物知识。

(4)我想要坚持一项爱好:每天画一幅画、每天看40分钟书、每天看一部电影、每天听三首新歌等。

我们树立了小目标,是不是也需要树立一个长期目标,也就是大的目标(两个月或三个月及以上可达成的目标)。如可为以下这些。

(1)我想建立的人际关系:每天和一个朋友联系,每天帮家人做一件事,每天对孩子说一句"你很棒"。

(2)我想做的工作:想学习的技能。

（3）我想要减少幻听对生活的影响：每天记录幻听发生的次数、持续时间、发生时正在做的事情和我的心情。

（4）我的每一天通常是怎么度过的？有没有更喜欢做的事情？

（5）我的生活中最满意的和最不满意的分别是什么？我想改变的是什么？

五、分享目标

成员 A：我写的第一个目标是减少我的自伤，在我认真做一件事情的时候，我就不会想到要自伤；我的第二个目标是学习瑜伽，我想通过练习瑜伽来分散自己的注意力；第三个目标是我想了解有利于疾病康复的一些知识。

带领者：我可以理解成你学习瑜伽的目的就是来帮助自己减少自伤吗？你想通过哪些渠道来练习呢？打算每天练习多久？这些可以分享吗？

成员 A：是的，我想通过练习瑜伽来分散我的注意力。我打算在手机上看视频练习，先从简单的开始，每天晚上睡觉前练习半个小时，如果可以，我想和我妈妈一起练习，她可以监督我。

带领者：你学习瑜伽的目标特别好，可以把通过视频学习和每天晚上练习写在目标里面吗？这样能帮助你更好地完成目标。你想了解帮助疾病康复的知识，打算从哪儿开始了解呢？

成员 A：我之前就是在书上看到了瑜伽可以帮助康复的，所以我想把这本书看完，然后学习更多的方式。

带领者：好的，希望你能继续坚持下去，和妈妈一起做瑜伽，早日康复。谢谢你的分享，我们继续听下一位成员的分享。

成员 C：因为疾病的原因，我大部分时间都是一个人。我很害怕别人歧视我，通过刚才的内容我明白了应该主动了解自己的疾病，这是我的第一个目标；第二个目标是能交到志同道合的朋友；第三个目标是出院以后能回归正常生活。

带领者：你说得非常好，你想通过什么途径去了解自己的疾病呢？在什么时间内去完成对疾病的了解呢？这些可以跟大家分享吗？

成员C:我还没想好。

带领者:大家有什么建议给C吗?

成员A:我看到带领者有很多疾病相关的资料和书籍,病房的墙上有疾病宣教二维码。

成员B:还可以询问管床医生啊。上次带领者告诉我手机微信公众号上也可以查到疾病相关知识。

成员C:太好了,谢谢大家,那我就先从这些方面开始吧。

带领者:非常感谢大家的分享。目标完成的时间我们定在下次团体活动之前可以吗?目标:了解疾病知识。方法:阅读书籍、问管床医生、查询公众号。完成时间:下次参加团体活动前。

成员C:我突然明白该怎么做了。

带领者:是的,谢谢你的分享。我们继续听下一位成员的分享。

成员D:我以前停药后病又复发了,如果我坚持服药,我是可以正常生活的。虽然我不想长期服药,但是更不想再复发了,所以我现在最大的目标是能养成坚持服药的习惯。

带领者:你想养成坚持服药的习惯特别好,请问你有没有想过如何养成呢?另外计划多久去实现呢?

成员D:因为现在在住院,我的药都是带领者在发,所以我不清楚我怎么去完成。刚刚看了短期目标建议上写了可以下载服药APP,之前我还不知道有这种东西,准备下载一个出院后用。

带领者:嗯,非常好,你已经将时间区分为了住院期间和出院之后,谢谢你的分享。

带领者:为了帮助大家实现自己的目标,这里有一个目标完成卡表格,可以记录自己目标完成的情况,大家可以将自己的目标、完成时间填进去,查看目标的完成情况。(表8-1-1)

表8-1-1　目标完成卡

目标	完成时间	完成情况	下一步计划

六、分享收获

带领者:我们今天一起讨论了精神心理康复的意义,大家都分享了自己的想法,也分别设定了康复目标。我们来分享一下有没有什么新的收获呢?

成员A:在过去,我们把很多希望都寄托在疾病能得到痊愈而忽略了其他方面,疾病占据了我生活的很大一部分空间。今天我认识到心身疾病的康复和流感的康复是不一样的,我需要去了解抑郁症疾病的相关知识,按照设置的目标去完成,才可能从盲目的生活中解脱出来。

带领者:我很高兴经过这次团体能给你带来这些收获,谢谢你的分享。

成员B:我在想从刚生病到现在的症状,确实幻听比以前好多了,这给了我很大的信心,我以前总是觉得幻听要完全消失才算好,现在我要按照设置的目标尝试着和幻听"和平共处"了。

带领者:我很高兴你这么快就有这么大的改变,相信你可以达成你的目标,谢谢你的分享。

成员D:我在想我的康复是不是不应该局限在服药问题上。另外如果我能完成坚持服药这个目标,我就能更好、更快地康复,是吗?

带领者:是的,你有了这样的想法已经是非常大的进步,服药是生活的一部分,但生活远远不只是服药。谢谢你的分享。

七、家庭作业

带领者:相信大家对于精神心理康复有了进一步的了解,也接触到了精神心理康复的新内容,下面希望大家想一下为了实现康复,你做了哪些努力? 你还可以做哪些努力? 今天大家都写下了自己的目标,在下一次团体活动开始之前,我们来分享一下目标的完成情况,哪些目标已经完成了,在完成过程中有没有遇到什么困难。

我们的精神心理康复团体治疗是连续的团体课程,主要的内容为:初识精神心理康复、与疾病面对面、压力识别与管理、社交加油站、心灵交会、大同小异、减少复发锦囊、陪伴者加油站。相信大家在接下来的团体活动中,会找到属于自己的答案。我们下一次精神心理康复团体治疗(与疾病面对面)再见。谢谢大家!

‖ 第二节 与疾病面对面 ‖

精神心理疾病发展至今,社会上仍存在对精神病患者的歧视和偏见,有的人认为他们是"疯子""花痴",有的人认为他们是脾气怪、思想狭隘或好吃懒做,这些看法导致病人对精神心理疾病认知不足,从而影响了治疗,导致病情迁延。精神心理疾病患者的离奇怪异的情绪、想法、行为是精神疾病的症状体征表现,就像躯体疾病所对应的症状和体征一样,无好坏之别、对错之分,与人品道德无关,不能以常人的标准来评判。因此,正确认识精神心理疾病,对疾病的治疗、康复与预防复发具有重要的作用。

一、自我介绍

带领者:大家好,非常欢迎大家来到今天的精神心理康复团体。我是团体带领者,我的名字是XX,接下来的一个小时,将由我带领大家进行精神心理康复的第二次团体治疗——与疾病面对面,一起探讨大家所想了解的疾病知识。另外药物是大家一直很关心的问题,我们吃的什么药?会伤害身体吗?需要吃多久?我将带领大家一起去寻找答案。在团体开始之前,我们先进行自我介绍好吗?(自我介绍同本章第一节)。

二、分享家庭作业

带领者:通过介绍,大家再次互相了解和认识了。在今天团体活动开始之前,我想邀请大家展示上次布置的家庭作业——写下已完成的目标,分享自己的感受。

成员 A:在生病之前,我非常喜欢画画,但在生病之后,我对画画提不起兴趣了,觉得画画也变得索然无味,所以上次团体活动中我为自己树立的目标是在一周内完成三幅画作。在完成这个目标的过程中,我也遇到了很多问题,比如在画第一幅画的时候,我觉得自己画得很糟糕,连着画了好几次都觉得不满意,心情也变得很烦躁,心里非常想放弃。

带领者:我感觉到了你有时想放弃的想法,但是你最终很好地完成了你树立的目标,你做得很棒,是什么让你继续坚持下去的呢?

成员A:在我想要放弃的时候,妈妈提醒我不妨从最基础的图形开始画,一点一点找回自己的手感。我尝试着画了一些简单的图形,效果确实比之前好一些。看着自己满意的作品,我的心情也觉得轻松了很多。

带领者:非常感谢你的分享。就像画画一样,所有复杂精美的图案都是由一个个基础的元素构成的。精神心理康复也是如此,我们树立一些自己能力范围内能够完成的小目标,每一个小目标的完成都会使我们变得越来越好。

成员E:上次团体后我完成的目标是每天整理好自己的床铺。自从生病以后我整个人都变得非常懒散,做事情拖拖拉拉,所以我就想通过每天整理自己的床铺来提高自己的行动力和效率。

带领者:那你在完成目标的过程中有遇到什么困难吗?

成员E:刚开始的两天在早上起床的时候我还是会赖在床上不肯起来,带领者XX来邀请我一起整理我的床铺和柜子,我想着麻烦别人不如自己收拾了,就自己动手了。到了第三天,我早上醒了之后就有意识主动去整理自己的床铺了,还得到了带领者XX的夸奖。

带领者:从你的分享中我感到你积极了许多,看来你树立的目标是合理且有效的。接下来的康复过程中,继续努力,好吗?

三、疾病知识

带领者:感谢大家的分享,接下来我们一起来认识我们所患的疾病。我想问大家一个问题,在来医院就医之前,大家发现自己有哪些不适的地方?

成员B:医生对我的诊断是双相情感障碍。在我来医院之前,令我最不舒服的是我的情绪总是跌宕起伏。我激动的时候话非常多,觉得自己是世界上最厉害的人,嘴巴吐字都不清晰了,还是停不下来;低落的时候又觉得自己被全世界抛弃了,觉得自己不配活在世界上,甚至想要一死了之。这样来来回回的极端情绪让我非常痛苦。

带领者:我感受到你在生病过程中的痛苦和绝望,也希望今天能通过团体治疗来帮助你坚持服药,减少疾病对你的伤害。

成员D:医生对我的诊断是抑郁症,我和成员B的情况有些相似但又不完全一样。在来医院的时候我觉得自己的情绪非常低落,完全感受不到开心,不想和别人说话,也不想做任何事,严重的时候还会自己划自己的手。

带领者:我能感受到你的难受,有哪位成员有一样的感受吗?

成员A:我想给D一个拥抱可以吗? 原来我们这么相似。

成员D:谢谢。

带领者:非常感谢大家的分享,大家的症状有一些相似之处,比如情绪问题、睡眠问题,或者身体上的不舒服,但也有许多不同之处,所以每个人对于症状的看法和认识也有不同的见解,现在我们就一起来认识一下精神疾病的主要临床症状,看看自己的症状属于哪一种。

带领者:我们的成员C有幻听症状,那你听到的是有人在说话,还是听到一些非人声的声音,如机器的轰鸣声、动物的叫声之类的呢?

成员C:我就是听到有人在叫我。

带领者:嗯,是的,听到人的声音就叫做言语性幻听。听到的这些人声,也分为几种,假如我们听到有声音在叫自己从这个窗户跳下去,咱们能不能按照声音的要求去做呢?

成员C:刚住院的时候医生和带领者都对我说过,如果有声音命令我做危险的事,要立马去找医生或带领者寻求帮助,其实这些声音都是不存在的。

带领者:你说得很对,能认识到这一点非常棒。有这样一些症状非常危险,经过治疗会有很大的改善。如果经过治疗后还是没能完全消失,我们该怎么办呢?

成员A:是不是接受症状成为我的一部分?

带领者:是的,感谢A的分享,可以尝试与幻听"和平共处"。已经知道这些声音都是不存在的,当它再次出现的时候,可以试着找一个安静舒服的地方,静静等待声音的消失。

带领者:了解基础症状之后,大家觉得自己是因为什么才产生这些症状的呢? 或者是什么原因导致大家生病的呢?

成员A:我生病已经有好几年了,最开始是因为爸爸妈妈不让我学艺体,我们发生了很激烈的争吵,之后我就开始觉得自己的情绪越来越低落,状态也越来越糟糕。

成员E:我觉得我是因为工作压力过大导致的,我晚上躺在床上的时候常常担心自己没睡好会影响第二天的工作,担心自己被领导批评,时间长了就越来越焦虑。

带领者:刚刚大家提到的病因好像都和生活中的一些事情有关,比如父母的不理解、工作的压力等。大家还能想到其他哪些原因呢?

成员C:我不知道我为什么生病,但是我觉得我心理方面没有不舒服的地方。

带领者:嗯,是的,可能有的时候也是没有原因的。今天我们就先来分享一下抑郁症,如果分享完以后还有其他想要了解的疾病,我们再一起讨论,好吗? 接下来,我们一起来看抑郁症的疾病知识,大家也可以结合自身情况来讨论一下。抑郁症的核心症状:情绪低落、兴趣缺乏和快感缺失,还可能伴有躯体的症状,比如头晕、心慌等,严重的还会出现自杀行为。

四、治疗方式

带领者:住院期间我们安排了许多治疗,大家在住院期间都有参加过哪些类型的治疗呢?

成员A:吃药,每天早、中、晚都会给我们发口服药。

成员D:我觉得心理治疗对我最有效,每次我和心理咨询师沟通完后,都会觉得心里的压力得到了释放。

成员B:我还做过电疗。

成员A:哦,还有那个敲脑袋的机器。

带领者:是的,治疗方法就是大家说的这几种。但是最主要的治疗方式大家觉得是什么呀?

成员B:还是吃药吧?

五、药物服用时间及副作用

带领者:是的,药物治疗是我们整个治疗过程中不可或缺的一种治疗手段,大家对于药物还有哪些疑问呢?

成员B:住院期间,每天有带领者按时给我们发药,这样挺方便的,但是回去之后每天都需要自己分药,还要记得吃药的时间和剂量,药物的种类也很多,我觉得太麻烦了,就想问问我还需要吃多久的药?

带领者:当你出院的时候,我们会为你准备一张服药单,上面清楚地写下了你每天需要服用药物的时间和剂量。如果从现在开始你能下意识去记忆你服用药物的时间和剂量,就不用太担心出院后药物的自我管理了。至于药物需要吃多久,在你的心中,你对于服药时间的期望值是多久呢?

成员B:我希望出院之后就可以不吃药了。

带领者:关于这个问题其他成员有什么想分享的吗?

成员A:千万别这样做,因为我已经这样做过了,然后我就复发了。

成员D:会有不吃药的一天的,我们一起加油吧!

带领者:谢谢大家的分享,关于你担心的出院后容易忘记服药或漏服药的情况,我们也有应对的办法。下面我们一起来看看(表8-2-1)。

表8-2-1 常见的服药问题及处理方法

常见的服药问题	处理方法
避免忘记服药	①将服药与生活习惯联系起来,例如每次早餐后、上班前、洗漱后等;设置特殊的提示,如设置闹钟、下载服药APP、让家人提醒、在容易看到的地方贴一张纸提醒、将提醒文档设置成手机屏幕等 ②尽量固定服药的时间,以保证药物在体内浓度的稳定

续表

常见的服药问题	处理方法
漏药后	①不能服用超出医嘱的药量(不能在下次服药时服用两倍的剂量) ②发现漏药的短时间内(2 h内):补服药物 ③发现漏药的时间已经接近下一次服药时间:不补服药物,只服下一次的药物,特别注意不能两次药物一次吃
服药时间	没有硬性的规定。建议根据具体的生活安排,确定合适的服药时间,并尽量在固定的时间服药,建议延续住院期间的服药时间安排

带领者:我们一起来讨论一下,大家在服药的过程中出现过哪些副作用呢?

成员A:刚开始服药的时候感觉头特别晕,身体也觉得软绵绵的,使不上力气,走路的时候感觉脚没办法踩实。

成员B:我刚开始吃药的时候晚上睡觉经常流口水,有时候还会觉得自己的嘴巴一直在抽搐,说话说不清楚。

带领者:你们说的是我们在服药过程中最常见的几种不良反应。以精神分裂症来举例,这些都是精神分裂症治疗药物的常见副作用(表8-2-2)。

表8-2-2 药物副作用的具体表现

药物副作用类型	具体表现
锥体外系不良反应	急性肌张力障碍:局部肌群持续性强直性收缩,呈现不自主的表现,如眼睛上翻、斜颈、面部扭曲等 类帕金森综合征:面容呆板、动作迟缓、肌肉震颤、流涎等 迟发性运动障碍,口、舌、颊三联征,如吸吮、舔舌、咀嚼等 静坐不能
代谢综合征	体重增加、糖脂代谢异常
内分泌系统紊乱	月经紊乱:经期延迟、经期缩短、闭经等 性功能障碍:性欲障碍、射精障碍(男性)、阴茎勃起障碍(男性)
心血管系统不良反应	体位性低血压:这是由于体位的改变,如从平卧位突然转为直立位时出现的血压降低,常导致脑供血不足 心动过速或心动过缓、心电图改变
镇静作用	嗜睡
抗胆碱能不良反应	口干、视物模糊、便秘
其他反应	皮疹、流涎、肝功能损害

带领者:这上面的副作用看上去有点吓人呀,是吧? 刚刚大家分享了自己的一些

副作用反应,有没有发现比起这张表上的症状轻多了？我看到有成员在点头。是的,我们提前了解会有哪些副作用发生,如果出现了不良反应,才能及时地告诉医务人员做调整,才能把药物副作用或不良反应尽量降到最低。另一方面,大家可以通过下面的这些方法来试试看能否减轻身体的不适(表8-2-3)。

表8-2-3 药物不良反应的处理方法

症状	处理
轻度视物模糊	佩戴眼镜
口干或口唇干燥	饮少量水,或咀嚼无糖口香糖
偶尔的胃部不适	喝少量苏打水
便秘	多吃高纤维的食物,如谷类、薯类、豆类;多吃水果和绿叶蔬菜
偶尔的头晕	体位改变时,动作要慢,避免过快起床、站立,感觉头晕时要及时坐下或躺下休息
疲倦	简单的户外活动,白天短暂的休息;请教医生是否可以调整服药时间,如只在晚上服药
皮肤干燥	使用润肤露、柔和的洗发水和沐浴露
轻度不安、肌肉僵硬或动作迟缓	简单的运动,如散步、肌肉拉伸、瑜伽等
体重增加	运动、控制食量、调整饮食结构等
对阳光或强光过敏	戴太阳镜和遮阳镜,避免长时间暴晒;涂防晒油或穿长袖衣服

带领者:精神科药物还包括抗精神病药物、心境稳定剂、抗抑郁药、抗焦虑药这几种。我们来一起看一下这几大类的药物,其中肯定有你正在服用的类型。(表8-2-4——8-2-6)

表8-2-4 典型抗精神病药物

药物分类	化学名称
典型抗精神病药物	氯丙嗪
	硫利达嗪
	奋乃静
	三氟拉嗪

续表

药物分类	化学名称
典型抗精神病药物	氟奋乃静
	氟奋乃静癸酸酯
	氯丙噻吨
	氟哌噻吨
	氧哌噻吨
	氟哌啶醇癸酸酯
	五氟利多
	舒必利

表8-2-5　非典型抗精神病药物

药物分类	化学名称	商品名称
非典型抗精神病药物	氯氮平	
	利培酮	维思通
		醒志
		思利舒
		单克
		索乐
	帕利哌酮	芮达
	齐拉西酮	思贝格
		力复君安
		卓乐定
	奥氮平	再普乐
		欧兰宁
	喹硫平	思瑞康
		启维
	阿立哌唑	安律凡
		博思清
	氨磺必利	索里昂
		帕可

表8-2-6　抗抑郁药物

药物分类	化学名称	商品名称
抗抑郁药物	氟西汀	百忧解
	帕罗西汀	赛乐特
	舍曲林	左洛复
		唯他亭
	氟伏沙明	兰释
	西酞普兰	喜普妙
	艾司西酞普兰	来士普
	多塞平	多虑平
	氯米帕明	安拿芬尼
	阿米替林	/
	文拉法辛	怡诺思
	度洛西汀	欣百达
	米氮平	瑞美隆
	曲唑酮	美时玉
	安非他酮	乐孚亭
	阿戈美拉汀	阿美宁

带领者:了解了上面这些药物的知识后,大家觉得药物在我们的治疗过程中是不是很重要?我们只靠药物就可以治疗吗?

成员E:肯定不够的。

成员D:我妈妈就认为医生只要用药物就可以给我解除失眠、烦恼、紧张、焦虑、抑郁等症状。

成员A:我妈妈就相反,她觉得我只要做心理治疗就可以了,最好别吃药、住院。

带领者:是的,其实药物或者心理治疗都不是万能的,需要几种治疗相配合才能发挥最佳效果。

六、家庭作业

带领者:时间过得很快,今天一个小时的精神心理康复团体活动也接近尾声了。通过这一个小时的讨论、分享,相信大家对于疾病的病因、症状、治疗方法及药物都有了一定了解,大家具备这些知识之后就能理解精神疾病并不是什么蒙羞的事儿,它只是像高血压和糖尿病一样的慢性疾病,我们要与它握手言和。希望大家带着对今天的这些知识的了解,团体活动结束后抽空去查阅一些与自身疾病相关的知识,记住自己每天服用药物的名称和剂量,在下一次精神心理康复团体活动时我再邀请大家一起分享。相信大家的困惑在这些团体治疗中都会找到答案。谢谢大家,我们下一次活动再见。

‖ 第三节 压力识别与管理 ‖

精神心理疾病的患者及陪伴者或多或少存在疾病的生物易感性。认识到个体极易感受压力且缺乏有效应对压力的方法,是患者及陪伴者在精神心理康复的道路上急需补上的一课。帮助患者及陪伴者学习和掌握各类舒压解困的方法尤为重要,在连续的团体治疗中,专注在此次团体活动中进行舒压放松会取得意想不到的效果。

一、自我介绍

大家好,非常欢迎大家来到精神心理康复团体。我是今天的团体带领者,我的名字是XX,接下来的一个小时,将由我带领大家进行精神心理康复的第三次团体活动——压力识别与管理。什么是压力? 我们应该怎么应对压力? 我将带领大家一起去寻找答案。在正式开始之前,我们先来进行自我介绍(同本章第一节)。

二、分享家庭作业

带领者:在上一次团体中,我们了解到精神科常见的一些药物,大家都清楚规律服药的重要性了,上次团体也布置了记住自己每天所服药物的名称和剂量的家庭作业,现在请大家来分享一下吧。

成员A:大家好,我参加了上一次团体活动后对于服药的态度发生了改变,以前的我是带领者发什么药,我就吃什么药。当她们给我介绍药物的名称、作用、剂量及不良反应时,我都不会去听,我觉得把药吃下去就可以了。现在我会主动去关心我吃的什么药,每天药物的剂量有没有改变。现在我早上吃一颗文拉法辛来调节情绪,晚上吃一颗阿普唑仑帮助睡眠。

带领者:我很高兴上一次团体活动能让你做出这样的改变,学会去了解自己的药物,这样在出院以后就能更好地进行药物的自我管理,减少因药物原因带来的疾病反复,谢谢你的分享。

成员B:大家好,我知道我一直在吃的药物是奥氮平。通过上一次团体,我知道奥氮平吃了会引起体重增加,现在我每天吃药时就会很纠结:吃药会长胖,不吃药疾病可能会加重。

带领者:我能感受到你的困扰,有没有其他成员也有这样的困扰的?

成员E:我在病房跟XX聊天的时候知道他以前吃药胖了几十斤,后面通过运动减下来了。

带领者:这是一个不错的办法,既然我们已经知道这个药物会造成这个困扰,可以试着开始运动,控制饮食,或是跟主管医生讨论看能否换一种对体重影响较小、疗效也能稳定的药物,相信总能找到办法。

成员C:我其实以前就听说过我这个病需要长期服药,但是我总是不能接受。上一次团体活动让我印象很深刻,我也去了解了现在正在吃的药物,利培酮早上一粒,中午一粒,这个剂量是属于比较小的了。

带领者:谢谢你的分享。

成员D:我感觉服药后状态还不错,但是上次带领者在发药的时候,我拿了一份药物的说明书,看到上面写的副作用密密麻麻的,我就感觉很害怕。虽然我现在还没有感觉自己有什么症状,但是我害怕等到我服药一段时间后才发现自己的身体变得不好,最终导致严重的后果。

带领者:你的担心是有道理的,还有没有成员有这样的担心?

成员D:说明书肯定把所有情况都列举出来,但不意味着说明书上列举的副作用都会发生。

成员A:我妈妈就担心我的身体,带我定期体检。

带领者:非常感谢大家的分享。

三、认识压力

带领者:今天的团体活动我们首先了解压力,有没有成员观察自己或身边的人受到压力时会有什么表现? 比如遇到重大考试时? 比如完成紧急工作任务时?

成员A:我会精神紧张,冒冷汗,感觉大脑一片空白。

成员B:我会睡不好觉。

带领者:是的,感谢两位的分享,很多人在感到压力时就容易精神紧张,睡不着觉。压力会诱发心身疾病的发作,也有可能会使症状加重或复发。这里有一份常见的压力清单,大家跟着我读一读,想自己是否有过上面描述的压力呢?(表8-3-1)

表8-3-1 压力清单

压力事件	是否有过	具体的例子
任务量太大:短时间内需要完成太多事情		
任务量太少:无所事事		
紧张的人际关系:经常处于批评、愤怒的环境中		
重大的生活事件:丧偶、新工作、结婚、生子		
经济困难		
生病或劳累过度		
酒精或物质依赖		
其他		

成员A:读了过后我感觉很多的压力事件我都经历过。在快要期末考试之前那段时间,我一天要做很多张试卷。如果期末考试考差了,爸妈就会批评我。在家的时候,我爸妈也经常会因为一些小事情吵架,我感觉自己长时间生活在这样的环境中,压力很大。在住院期间,病房的环境让我感到很舒服,所以我恢复得很快,但是我害怕当我回到原来的生活环境中时,我会复发。

带领者:你自己已经发现学业的压力、家庭关系的压力让你喘不过气来,所以生病也是在提醒你需要对以前的生活方式作出一些调整,这样看来生病也不完全算是一件坏事情。我们需要多跟父母沟通自己的想法,也可以通过心理治疗师来开展家庭心理咨询。你觉得这样的办法能帮助到你吗?

成员A:我住院后,他们似乎是有一些改变。

带领者:嗯,谢谢你的分享,后面的陪伴者加油站团体欢迎爸爸妈妈来参加。

带领者:在这里我总结了一些压力的表现,接下来请大家来分享:当我们面对压力时,我们的身体会有哪些表现呢?

(1)躺在床上睡不着。

(2)噩梦频频,易醒。

(3)身体某个部位莫名其妙地感到疼痛,莫名其妙地拉肚子等。

(4)面对同样的事情比以前更容易生气发火。

(5)打不起精神,或无法集中注意力。

(6)无法自控地想一件不太好的事情。

(7)食欲降低,或是一反常态地大吃特吃。

(8)脱发增多。

(9)性生活的需求、性能力有所变化。

成员D:当我遇到压力的时候,我睡觉前就会反复地去想这件事情,然后越想就越烦躁,一直睡不着觉,我感觉失眠就是我有压力的表现。

带领者:是的,感谢你的分享。

成员E:我在遇到压力的时候,会感到烦躁,不想做事情。所以事情就一直没有被解决,我又会责备自己,觉得自己很没用。

带领者:谢谢你的分享。大家可能或多或少都曾经历过或正在经历压力,有的人的压力可能已经表现在身体上了,但是自己还没意识到,我们每个人都会经受压力,那应该如何正确面对呢?

四、如何正确地面对压力

带领者:对于压力的应对我们可以从两个方面来进行,减少压力源以及学习有效应对压力的技巧。减少压力源是帮助大家从源头上减少压力的产生,尤其是那些难以解决的问题,而对于那些无法避免的问题,我们就需要提高应对压力的能力。我列举了一些常见的减少压力源的途径,大家跟着我一起来读一读。

(1)确定曾经让你感到压力的情景,想一想当时解决的办法。

(2)设置合理的期望,不要太高或太低。

(3)做一些有意义的活动,例如工作、做义工等,或者做一些自己感兴趣的事情。

(4)保持健康的生活方式,均衡饮食、规律睡眠和适度运动。

(5)建立良好的人际关系,寻找那些可以分享心事的朋友。

(6)避免或减少接触那些经常会跟你争吵或者批评你的人。

(7)肯定自己的才能和优势,不要对自己太严厉。

带领者:大家一起读了减少压力源的途径,有什么想分享的吗?

成员C:在我读到第二条的时候,我就想到我经常会给自己定一个很高的目标,我认为应该完美地完成每一件事情,所以经常被搞得焦头烂额,即使在别人看来我干得还不错,但是我总觉得还差很远,还会因此失眠,睡得不踏实。

带领者:嗯,特别好的分享。

成员D:我觉得保持健康的生活方式很重要,在住院期间,我感觉自己作息规律了,晚上吃了药就开始睡觉,早上7~8点起床,起床后我还把自己的被子叠好,每天在带领者的提醒下,我在计划的时间做相应的事情,我感觉自己生活得更健康了。下午还可以打乒乓球。

带领者:谢谢你的分享。减少压力源虽然能在一定程度上减少压力的产生,但是有些时候压力是难以避免的,因此如何去应对压力同样是一个重要的问题。平时当压力发生的时候大家是如何应对的呢?

成员D:以前我还没注意这个事情,现在回想起来,我觉得我应该是用睡觉的方式来应对压力。每次有压力的时候,我都选择睡一觉。

成员E:我有压力的时候会感觉情绪很低落,觉得没有前途没有希望了,就特别想吃东西,特别是垃圾食品。

带领者:非常感谢大家的分享。这里给大家分享一些应对压力的方法,看有没有哪些方法是你们喜欢的,可以尝试去运用起来。让我们一起来读一读。

(1)写日记。写日记是一种自我调节、战胜压力的好方法。因为写日记会强迫你去想,有助于你释放自己的情绪与压力。很多时候,我们感受到的压力其实就是一只"纸老虎",如果我们把事情整理清楚,就会发现之前困扰我们的压力其实没有什么大不了的。

(2)和好友联络感情。不要把什么事都憋在心里。人是社会性动物,积极地参与社交活动,会对我们的心理健康起到十分有益的作用。朋友或许并不能给予有效的帮助,但向他倾诉也会有很好的减压效果。

(3)食物。吃东西也是一种缓解压力的手段,不过你需要选择正确的食物。研究表明,某些食物在缓解抑郁方面能够起到显著的效果,比如巧克力,它能够提高人的血清素。当然,还有茶和咖啡,这些都能够有效对抗抑郁。所以,你可以去选择对自己健康有益的食物,从而改善自己的心理状况。

(4)幽默。"笑是最好的药",这句话一点也不假,幽默确实是对抗压力的一个好方法。去看一些搞笑视频,或者是看一部周星驰的喜剧电影。总之在你感到压力很大的时候,去做一切能让你大笑的事情。因为大笑可以让你的大脑分泌内啡肽,减少压力对身体的影响。

(5)体育运动。有时候那些最简单的方法往往是最有效的。研究表明,定期锻炼能够提高我们的心理承受能力,更好地应对压力。因为除了大笑,锻炼也是可以使大脑分泌内啡肽的。同时,锻炼之后洗个热水澡,也是一件很爽的事情,能够让你的情绪得到进一步的放松。

(6)瑜伽与冥想。当然,不是只有剧烈的运动才能让你克服压力。当压力很大的时候,再去进行高强度的锻炼,其实并不是一个好的选择。因为你需要更多的时间去恢复。而很多时候,我们需要在截止日之前交出工作成果,高强度的锻炼会消耗更多的时间和精力,这反倒会增加我们的压力。所以我们需要换一个方向去释放自己的压力。就是通过像瑜伽和冥想这种慢节奏的运动来调整自己的内心。很多研究也表明,瑜伽和冥想,是一种专注于自我的锻炼方式。舒缓的动作,配合深层次的呼吸,可以使我们内心平静,这是一种缓解焦虑的好办法。更重要的是,通过瑜伽和冥想,你可以暂时从快节奏的生活中抽身出来,让自己的身心得到一次深层次的放松。

五、呼吸放松法

带领者:看了一些建议之后,希望大家都能在里面找到适合自己的方法,如果实在没有也没关系,接下来我带大家来体验一下呼吸带来的放松感。请大家把手机调为静音,保证现场的安静,跟着我的引导语来一起放松。(播放舒缓的音乐)

带领者:接下来将会带领大家练习专注力。请大家坐在蒲团上,调整姿势使自己感觉舒适,双手放在膝盖上,手心可以向下、向上。请慢慢地闭上眼睛,下巴微微内收,背部和胸部挺直但不僵硬,两肩放松,手臂放松,让自己以一个挺拔的姿势坐着。但不要给自己的腿部太大的负担。如果坐一会儿感到难受了,可以把腿稍微放松一下,敲打一下,然后继续跟着我的提示进行练习。当你闭上眼睛时,你可能感觉困倦,但请你将注意力集中在我的声音上。接下来,请大家跟我一起做三次呼吸,慢慢地吸气—呼气。继续这样呼吸,将注意力都集中在自己的呼吸上,去觉察自己在吸气,在呼气,去觉察呼吸的频率,是快的还是慢的。你是否很少像现在这样专注地去感觉自己的吸气、呼气。你的感觉变得敏感,对呼吸或许还有一些其他的想法,尽力地把自己的注意力集中在呼吸上,感觉自己在吸气,呼气。你可以很自然地呼吸。如果你感觉自己的呼吸有点快或者有点慢,都没有关系。不用刻意地改变呼吸的快慢,选择你感到最自然的方式呼吸就可以了。你发现呼吸有时候快一点,有时候慢一点,没有关系,这也许是当下身体的需要。你还可以将注意力集中在鼻尖,感受空气经过鼻尖、鼻腔、咽喉、气道、肺,感受空气进入身体、离开身体的全过程。呼吸就像海上的波浪一样,一起一伏。可能你会发现,注意力有时会移向别的地方。当你发现注意力转移到别的地方时,这是非常正常的,不要责怪自己。你只需要意识到,此时此刻你的注意力在哪里,在过去还是在未来?让它先停留在那里,然后有意识地将注意力再拉回来,拉回到对呼吸的感觉上来,再次进行新的一次吸气、呼气。无论思绪移走多少次,无论思绪落向哪儿,都可以采取这种方式让它先停驻,再拉回来,拉回到对呼吸的感觉上来,帮助自己将思绪停留在此刻,停留在感受自己的一吸一呼中。除了关注鼻尖以外,还可以将注意力集中在自己某个感受强烈的部位,比如肺部。你可以感觉在吸气时你的胸腔慢慢地向上扩张,而呼气时又向内收缩,你可以通过胸腔的起伏来捕捉呼吸。接下来,练习将注意力集中在某个感觉强烈的器官来觉察自己的吸气、呼气,并且练习当注意力移开后,再将它拉回来的这个过程。现在心里默默倒数,从20数到1,每数一个数字就慢慢地吸气—呼气一次。当你数到1时,就可以慢慢地睁开眼睛。睁开眼睛之后,先放松一下你的腿部,然后跟着我做伸展运动:双手合十抱于胸前,慢慢地向上,举过头顶,将双手散开,再缓缓地落下。

带领者:做完呼吸放松,大家感觉如何?

成员C:我无法全神贯注,注意力总是跑偏,我在想待会儿还有要做的事情,又在想我早上有没有吃药。当我回过神来时,指导语已经在关注其他地方了,我调整呼吸,但是我好像变得不太会呼吸了。

成员B:之前我没有腰背部不舒服的感觉,但是当指导语引导将注意力放在腰部的时候,我感到腰部酸痛,很想揉一揉它。

成员D:我特别喜欢这样的放松训练,让我感到很舒适,在平日里,呼吸是一件很自然的事情,但是通过这样的练习我感觉它变得不一样了。我感受到了鼻子、鼻腔、胸腔的变化,这是一种很奇妙的感觉。但是我在做的过程中也在担心一个问题,在生活中,没有人能帮助我念引导词,我感觉自己一个人做不下去,而且还会变得更烦躁。

带领者:是的,谢谢大家的分享,在网络上有很多关于放松训练的资源,可以尝试去搜索一下,一些APP上也有很多关于放松训练的资源,每天找一个安静的环境来试着练习,会有意想不到的效果。

六、肌肉放松法

带领者:刚刚的呼吸放松训练大家做得很认真,我能感受到大家比团体活动开始前更加放松。现在,大家可以站起来活动一下手脚,休息一会儿我们开始练习肌肉放松法。

带领者:好的,让我们开始吧。让你的眼睛轻柔地集中在你眼前的一个点上,做一个放松的深呼吸,气流直达你的小腹,做下一个放松的深呼吸,尽管你的眼睛有点疲劳了,还要坚持一下,做下一次深呼吸,再来一次,你的眼皮越来越重,让它闭上吧。现在开始放松身体的每一块肌肉。让前额变得放松而平滑,变得越来越放松而平滑,它正在释放着紧张。脸颊也开始放松,变得越来越放松而平滑,脸颊也正在释放紧张,前额和脸颊都已经完全放松,放松而平滑。现在轮到下巴开始放松,感觉越来越放松。随着下巴变得越来越放松,感觉肌肉越来越松弛。接下来胳膊放松,胳膊变得越来越重,你可以感觉重力正在向下牵引胳膊,胳膊变得越来越放松,越来越重,放松的程度越来越深。接着双腿放松,你会感觉到双腿越来越重,越来越放松……肩部、双臂和双腿感觉完全放松,因为它们释放了最后的一点肌肉紧张,越来越放松。现在可以放松你的颈部和肩膀了。颈部变得越来越放松,肩膀变得越来越放松。现在再做一次深呼吸,吸气—呼气,在呼气的同时让放松的感觉扩展到胸部、腹部、背部,再做一次深呼吸,吸气—呼气,在你呼气时感觉自己正在变得放松和宁静。感觉变得越来越平和、放松、宁静。现在进入了你的特别领地,一个安全又平和的地方。可以通过一段楼梯或是穿过一条小路,到达这个特别领地。随着每一个脚印,你开始由10到0地倒数计数。走到第十步时你已经到达了这个领地,感受着那里的平和、宁静、安全。现在每走一步都觉得越来越放松。10,9,8,7,6,5,4,3,2,1,0。

带领者:通过体验这两种放松方法,大家感觉怎么样呢?

成员E:我感觉在放松训练时,很有困意,感觉快睡着了,身心也特别放松。

成员F:在做放松训练的过程中,我脑海里有时候会浮现一些画面,比如"青山绿水""蓝天白云""秋风红叶""白雪皑皑",感觉特别舒适。

带领者:很有趣也很美的联想,联想的都是大自然中的景象。在大部分的时间里,我们没有"活"在当下,那我们活在哪里呢?更多的时候是活在过去和未来。对已经发生了的事念念不忘,感到委屈、自责、怨恨、后悔。对未来还没有发生的事感到无法掌控,感到担心、忧虑。所以,过去和未来的部分往往带有负性的情绪。

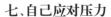

七、自己应对压力

带领者:这里有11种积极应对压力的方法,可以让我们更好地体验美好的生活。让我们一起来看一下。

(1)"说"压力:通过向一位好友、亲人甚至是心理治疗师诉说来排解内心的烦恼。

(2)"写"压力:通过写作,如写日记、散文、诗歌等来宣泄压力。

(3)"动"压力:通过体育运动,如跑步、打球、打太极等来调整情绪。

(4)"唱"压力:通过唱歌,如唱卡拉OK等,来排解内心的烦恼。

(5)"笑"压力:通过讲笑话、调侃、做让自己发笑的事情等来缓解内心的压力。

(6)"泡"压力:通过浴缸泡澡,放一些宁静平和的音乐来排解压力。

(7)"养"压力:通过养小宠物、种花草来排解压力。

(8)"帮"压力:通过帮助他人,如从事某项公益活动来调整心态。

(9)"坐"压力:通过坐禅、内观、静思、冥想活动来调节压力。

(10)"游"压力:通过旅游来排解烦恼,积极生活。

(11)"画"压力:通过画画的方式,如画曼陀罗、格子图案等来减轻压力。

八、家庭作业

带领者:时间过得很快,今天的精神心理康复团体训练也接近尾声了。通过这一个小时的分享,我们需要正确地面对压力,舒缓压力,下一次团体活动我们将学习如何交朋友、如何与人相处,欢迎大家积极参加。这一次团体活动的作业是让大家寻找一个适合自己的放松方式,练习我们今天学习的放松方法。我们下一次团体活动再一起分享。谢谢大家,我们下一次活动再见。

‖ 第四节 社交加油站 ‖

精神心理康复的过程缓慢而持久,成员们的社交需求与社交技能普遍成反比。只有解决让成员感到困惑或者痛苦的社交问题,才能有助于成员更好地融入社会,恢复和维持社会功能,最终达到精神心理康复。

一、自我介绍

大家好,非常欢迎大家来到精神心理康复团体。我是今天的团体带领者,我的名字是XX,接下来的一个小时,将由我带领大家进行精神心理康复的第四次团体活动——社交加油站,我们康复团体的目的是希望大家回归社会,与人相处。如何与人相处呢?我们今天就一起来探索这个话题。在团体活动开始之前,我们先来自我介绍(同本章第一节)。

二、分享家庭作业

带领者:我们在上一次团体活动中分享了两种放松训练的方法,大家有没有自我练习过呢? 还记得练习完的感受吗? 请大家来分享一下。

成员 A:我尝试练习了一次呼吸放松法,在做的过程中,我去觉察我吸气—呼气,感受胸廓的一起一伏。我脑海中出现了这样的场景:一个气球随着我的呼吸不断地变大又缩小,随后有更多的气球飘了过来,这让我想起了我过生日时我的房间里布满了气球,墙上还用气球贴了"Happy Birthday"。我感到很开心。

带领者:非常感谢你能尝试呼吸放松训练,它也给你带来了很有意思的体验。

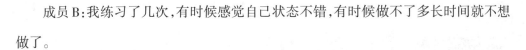

成员B：我练习了几次，有时候感觉自己状态不错，有时候做不了多长时间就不想做了。

带领者：你在刻意保持练习，并且练习了几次，这已经非常好。我想你已经非常努力了，坚持去做，循序渐进地增加一些时长，不要给自己太大的压力。

三、认识社会支持的概念

带领者：接下来我想问一下大家是如何理解社交这个词的呢？你对于社会支持有什么样的看法？

成员A：我理解的社交就是社会交往，在社会上人和人之间的相处就叫做社交。现在不是很流行两个词汇嘛，"社交牛人症"和"社交恐惧症"，就是指的很善于社交和很害怕社交的两种极端状况。

成员C：我对于社交的理解和她差不多，人和人是需要交往的，但是我不太能理解社会支持这个词的含义，我们需要谁的支持吗？谁会来支持我们呢？

带领者：嗯，这是一个有趣的问题，有哪位成员想分享一下吗？

成员A：是指社会上的人吧？

成员B：支持我们最多的应该是我们的家人吧？

带领者：是的，社会支持通常是指来自社会各方面的人，比如父母、亲戚、朋友、邻居等给予我们精神或物质上的帮助和支持。这些支持能够缓解我们的心理压力、消除心理障碍，在促进心理健康方面起着很重要的作用。

成员C：这样说来的话，社会支持就是我们人际关系的一座天秤。

带领者：是的，社会支持是我们精神心理康复中非常重要的一部分，有没有成员分享一下关于自身获得社会支持的一些经历呢？

成员A：我来分享一下吧。我在生病之前一直都是一个"社牛"，我喜欢交朋友，在大学里也积极地参加了很多社团的活动，室友和同学都经常开玩笑说我是"交际花"。周末的时候我经常和大家一起出去玩，心情不好的时候和朋友倾诉也可以得到很好的开导，低落的情绪也很快就消失了。现在因为生病了和朋友们的联系渐渐变少，其实现在回想起来,以前那段时间我自己的情绪是比较稳定的,很少有像现在这样情绪大起大落的时候。

带领者:谢谢你的分享,从你的分享中我感受到那段时光对你来说是一段珍贵、美好的回忆,对吗?

成员A:是的,我曾经一直觉得是因为我那个时候情绪稳定,才拥有这么多朋友。了解社会支持的概念之后,我觉得其实是因为朋友的支持,我才情绪稳定。因为情绪稳定,我和朋友的联系也紧密起来,这是一个正能量的、积极的反馈过程。

带领者:听起来你是一个很感性、也时常为他人着想的人。目前因为疾病,你与朋友之间的联系受到了一些限制,我想这只是暂时的。你来住院,并且积极参加各项治疗,这些都会让你的情绪逐渐稳定,相信你很快又能和朋友们在一起。

接下来我们一起来完成一个关于社会支持网络的满意度调查表。(表8-4-1)

表8-4-1　社会支持网络的满意度调查表

你可以从哪些人中获得支持
人际关系中你最满意的方面是什么
人际关系中哪方面你希望能有所改善
你是如何支持他人的
你是否满意自己对他人的支持
你是否想要在生活中建立更多的社会支持
哪个表述最接近你对社会支持的满意度评价
不满意　有一点满意　满意　非常满意　极其满意

成员D:我对于我目前的社会支持网络评价是不太满意的,我是一个"社恐"的人,我的性格内向,今天在这里和大家一起分享已经下了很大的决心。

带领者:谢谢你的分享,我感受到了你对于康复的决心和勇气。

接下来我们一起来讨论一下怎么交朋友。首先看一下这个表,我们列举出常见的容易交朋友的一些地点请大家选择。(表8-4-2)

表8-4-2　容易交朋友的地点

地点	曾在这些地方认识朋友	我想到这些地方认识朋友
公共场所(如图书馆)		
学校或团体		
互助小组		
工作单位		
教会		
健身房		
公园		
博物馆		
音乐会		
某些兴趣小组		
书店或咖啡馆		
其他		

成员D:我在学校结交过朋友,但基本上都是同学。我想在某些兴趣小组或音乐会上结交朋友,我喜欢听音乐,想交一些志同道合、与我有共同兴趣爱好的朋友,但我不知道怎么开口。

成员B:我复习考试的时候在图书馆结交过朋友,考试结束后我们仍然保持联系,现在还会一起聊天,她经常鼓励我呢。

带领者:的确,要和陌生人建立关系是一个非常困难的过程。如果我们要和一个陌生人建立关系,首先要考虑什么问题呢?

成员B:看他顺不顺眼?

成员C:看他有没有空?

带领者:感谢两位的分享,尽量选择看起来有空又顺眼的人,这样他会比较愿意和我们交流,如果对方正在忙自己的事情,那么很有可能他并不愿意停下自己手头的事情进行交谈。

带领者:那选定目标之后我们怎么开启话题呢?

成员D:可以聊跟当时情况有关的话题,这是我从B的经历中发现的。

带领者:非常好,我们尽量选择符合当时处境、比较有趣的话题,比如在画廊的时候,我们可以适当地讨论展示的作品或画家的信息。我们选择好了话题之后,观察对方的反应,判断对方是不是对我们的话题感兴趣,是不是愿意和我们进行进一步的交谈。如果我们顺利地和对方开展了话题的交流,那我们已经攻克了大半部分的难题了。

成员 B:我好像听懂了,我在图书馆的时候就是用看书的话题一起交流的,而且很愉快。

带领者:非常好。不过要注意在交流的过程中,我们仍然需要注意做好一个倾听者,在对方讲话时,我们要表示出自己对话题的兴趣,让对方能感觉到我们在认真地倾听。

四、情景演练

带领者:谢谢大家的分享,在面对亲人、朋友或者他人时,即使我们的关系很亲密,我们也是彼此分离的个体,有着不同的需求和价值观。正因有着这些不同,我们才得以成为"自己",但同时也会让我们在与他人沟通时产生一些烦恼。其实,沟通就像开车、烹饪一样,也是有一些技巧的,需要我们不断去学习和练习,才能让我们和他人之间建立和平、持久的关系。接下来我设定了一个情景演练,我们一起试试吧。

首先,请大家先与邻近的小伙伴两两组队,首先看着自己邻座的小伙伴,夸一夸对方,表示自己对对方的赞赏。

带领者:时间到,有没有愿意主动分享感受的小伙伴呢?

病员 B:我觉得这样的赞赏让我很放松,心情也愉悦了起来。

病员 E:老话常说"良言一句三冬暖,恶语伤人六月寒",我想就是这样的。

带领者:我听见大家提到"暖""愉悦""放松"等词语,可见赞美和鼓励的话一直是所有语言中最有力量的。智者从来都善于发现别人的优点,欣赏别人、赞美别人。爱出者爱返,当你给予别人尊重和欣赏时,也会得到相应的回报。通过别人的赞美,我们感受到被肯定、被认同。所以,赞美他人和接受他人赞美同样重要。

接下来,我们就进入情景练习吧:假如你的朋友 XX 对你说"我真的看不见未来,我对自己很失望",我们应该怎么去和他沟通呢?

成员C:如果是我的话,我会问他发生什么事了,会赞美他,他有很多的优点。

成员E:我会拥抱他,并且鼓励他发泄情绪,并听听他为什么这样说。

带领者:看来大家都是值得倾诉的朋友,做得不错。朋友在向我们倾诉,说明他有需求,我们也能听出他有着很多负性情绪。这时候我们往往只需做好一件事情就可以了,那就是倾听。大家在遇到烦恼时,你希望别人怎么倾听呢?

成员D:我希望他不要总是问我问题,总打断我。

成员E:我希望他能专心地听我说,如果像我爸一样边打游戏边听我说,我可不想说。

成员B:我希望他是真的想听我说,是真心想帮助我。

带领者:对,在倾听中秉持真诚、共情、尊重的态度是一切沟通的基础,大家对此也有着相同的感受。平时,在倾听别人时身体前倾并给予点头、微笑,以"然后呢""嗯"这样的语言进行回应,以示你一直在关注对方讲的内容。做到这些可能不难,但是,要做到积极倾听可能就需要学习了。什么是积极倾听呢? 就是除了刚才提到的基本的倾听以外,还要去反馈对方的情感和内容,比如以下情景。

我:听起来你现在感到沮丧、失意、无助。发生什么了吗?

XX:我准备得那么认真,可是我还是考砸了。

我:这次考试对你来说很重要吗?

XX:我妈妈天天逼着我考研,我不想回家,日复一日的学习让我感到厌烦。

我:这段时间你很辛苦,妈妈对你考研似乎有着很高的期望,这让你感到压力很大,为此你付出了很多努力。

XX:是啊,但是她一点也不理解我。

我:你觉得她并没有看到你对目标的追求和你为此付出的努力。

XX:她总是拿我表姐和我比较,我表姐是一个研究生,毕业以后找到了一份稳定的工作。

我:妈妈作这样的比较,让你感觉到不好受。妈妈认为读了研究生才能找到好工作的这个看法你也不太赞同。

XX:对啊,我完全可以先找一份工作干着,虽然可能没有我表姐的好,但是至少可以补贴自己的生活费,边工作边准备考研也不耽搁。

我:其实你很心疼妈妈,不希望她那么辛苦,希望自己能分担家庭的经济负担。

XX:我妈身体不好,年龄也大了,每天还要在厂里工作那么长时间,我很心疼。

我:所以,你对这次考试很重视,也感觉到很紧张,希望自己考上了就可以快一点工作挣钱,快一点帮助他们分担负担了。

……

带领者:这就是刚才提到的我们在倾听时,不仅要去听他说的内容,还要去听他背后的情绪和感受,并及时给予反馈,让他感受到你理解他。当然,如果对方需要你的建议,你也可以提供帮助。如果对方并没有这样的需求,你做好倾听就是对他最大的帮助。这些都需要我们去学习和刻意练习。今天只是简短的一个练习,更多的技巧和内容大家可以在沟通团体中去学习。

五、家庭作业

带领者:通过这一个小时的分享,相信大家对于社交、社会支持系统都有了一定的了解。今天的团体活动中我们也分享了一些交友技巧和沟通技巧,希望大家通过今天的学习能够意识到人际关系是我们生活中最重要的部分。好的社会支持意味着我们可以拥有更多正面的、积极的、有益的人际关系,支持性的人际关系可以降低压力和减少我们疾病的复发。最后,希望大家以后可以运用我们今天学到的交友技巧去认识一些新的朋友,建立一些让自己愉快的关系,后面的两次社交加油站团体是实操练习,也欢迎大家参加。我们下一次活动再见。

‖ 第五节 心灵交会 ‖

心灵交会是指心与心的交会,是心与心的沟通与交流。心灵交会团体心理治疗的全过程,是通过分享、演练、引导及分享感受,帮助成员从最初相识到互相感受和理解,最终成长变化的全过程。心灵交会团体以团体心理治疗为中心,在团体心理治疗的过程中成员相互尊重、信任,建立起良好的关系,这可以使成员降低社会交往屏障,不设防地表达自己内在真实的自我并接纳他人,提高社交能力。

一、自我介绍

大家好,欢迎大家来到心灵交会团体。我是今天的团体带领者,我的名字是XX,接下来的一个小时,将由我陪伴大家一起遇见最好的你、我、我们。首先,我们进行第一个环节,叫做"一心二用"。"一心二用"的做法是:我们进行自我介绍,让我们之间相互认识,介绍的内容可以是你希望在这个团队中大家怎么称呼你,以及你的家乡、兴趣爱好、职业、喜欢的美食,或者你在团体中想说的话等。但是请大家尽量避免谈及躯体或者情绪上的不适,好吗?因为今天我们来到这里,需要抛开不愉快的东西,寻找令我们快乐的内容。每位成员要向自己左边的成员介绍自己,同时也要聆听右边成员介绍的内容,成员们都介绍完之后,每位成员轮流向大家介绍自己右边的成员,介绍完毕还可以请本人补充。

成员们互相靠向自己的左侧讲述介绍自己,同时聆听自己的右侧成员的介绍。带领者也参与其中。

带领者:大家都介绍了自己,那么下面我们来介绍一下自己右边的这位成员,有想第一个介绍的吗?(如果没有成员主动开始)那就从我开始吧,我右边的这一位成员希望大家称呼她为土豆(成员A),因为她很喜欢吃土豆,土豆虽然长得不太好看,但是可以做成各种各样的美食。土豆的家乡在XX,是一个美丽的小镇,她平时喜欢看书、听音乐(用目光观察询问对方有没有想补充的意愿,如果有就请她对介绍进行补充)。谢谢大家,让我们欢迎土豆。

成员A(土豆):谢谢大家,我右边的这位成员叫小小,是一名高中生,他以前喜欢看漫画、听歌,现在快高考了,所以没有时间去做这些事情。

带领者:小小有没有要补充的内容? 好的,谢谢土豆的介绍,我发现土豆和小小有共同的爱好,就是听音乐,让我们欢迎小小。

成员B(小小):谢谢大家,我右边的这位成员叫XX,这是XXX漫画里面主角的名字,那部漫画我也看过。他喜欢绘画,他的家乡在美丽的川西,他爱他的家乡,并且为家乡画了一幅画,很美丽。

带领者:XX有没有要补充的内容? 我有一个请求,我们能不能看看你的画呢?

成员C(XX):可以啊,我拍在我的手机里了。

成员B(小小):哇,画得太美啦,跟拍摄的照片一样真实。

带领者:确实画得太好啦,特别美丽。

成员C(XX):谢谢大家的夸奖。

带领者:好的,谢谢XX给我们分享你的画,也谢谢小小的介绍,原来小小和XX都看过同样一部漫画! 让我们欢迎XX。

成员C(XX):谢谢大家,我右边的这位成员叫苹果,他喜欢吃苹果,所以叫苹果。

成员D(苹果):谢谢大家。

带领者:欢迎爱吃苹果的苹果。

成员D(苹果):谢谢大家,我右边的这位成员叫小雨(成员E),她喜欢安静,喜欢下雨天。

带领者:谢谢苹果的介绍,让我们欢迎喜欢雨天的小雨(成员E)。"一心二用"这个练习,是训练大家专注聆听的能力,同时也让大家从细微的话语当中去了解对方。接下来,请大家尽量多练习、感受,或许会有不一样的体验和感悟,好吗?

二、展示家庭作业,分享收获

带领者:我们在上一次团体中分享了一些社交技巧和方法,大家在团体活动结束之后有没有去认识一些新的朋友,建立一些让自己愉快的关系呢? 还记得当时的感受吗? 请大家来分享一下。

成员C(XX):虽然上次我发言很少,但是团体活动结束后我也在想自己为什么渴望有朋友却又没有朋友,其实是害怕,感觉自己做不好,也不知道怎么做。上次团体活动之后我在餐厅画画,有人来看完画夸我画得好,如果是平时的话我也不知道怎么回答,就这样过去了。那天我鼓起勇气跟他交谈画画的内容,也注意听他对画的一些看法,感觉聊得很开心,互相也留下了联系方式,最近我们经常在病房里一起画画,我觉得很开心,感觉自己迈出了一步。

带领者:非常好,把自己从前的害怕转变为现在的勇气,非常了不起,我们也为你在住院期间找到了一位有同样爱好的新朋友而感到高兴,希望大家都运用社交技巧来结交朋友、维系朋友。

三、破冰游戏:一元五角

带领者:下面我们来玩一个游戏,可能有的成员以前玩过,名字叫"一元五角"。游戏的规则是:每个男生代表五角,每个女生代表一元,大家在音乐响起的过程中一直围成圈转动,音乐停止发号令的人报出数字,比如2元5角,请大家迅速进行组合,组合正确的人全体过关,组合失败的即淘汰,共进行5轮。请大家都将凳子往后推,站起来活动活动。

四、相互夸赞:夸夸你

带领者:好的,我们的"一元五角"游戏就进行到这里。大家在游戏中都有说有笑,玩得非常开心,大家相互之间也更加熟悉了。下面我们找回凳子坐下来,进行下一个环节,叫做"夸夸你"。"夸夸你"的做法是:我这里有一只鳄鱼,根据我们的座次从我开始顺时针按动鳄鱼的牙齿,被鳄鱼咬住的成员需要在团体中找一位具有以下某一项优点的人:高大、漂亮、温柔、健谈、可爱、聪明等,无论他具有什么样的优点都可以,然后将自己右手放在他的左肩上,真诚地对他说"你长得比我高""你比我漂亮""你比我健谈"等,对方给出回应。

带领者:那我们开始按鳄鱼的牙齿咯。

带领者:恭喜土豆成功被选中。

成员A(土豆):哇,谢谢,我被选中了,我想表扬小小(将手搭在成员小小的左肩上):小小,你比我更懂得取舍,因为高考,你选择暂时放下自己的爱好,一心一意地备考,我觉得你很棒!

成员B(小小):谢谢你,土豆。其实之前我还在抱怨考试,导致没时间做其他喜欢的事情,听你这样说,我在看待这件事情上好像也换了一个角度。

成员B(小小):我也想夸夸XX(将手搭在成员XX的左肩上)。XX,你绘画技术比我好,你只用一纸一墨,就能把你家乡的美丽栩栩如生地展现在大家面前,真的是太棒啦!

成员C(XX):谢谢小小,你也喜欢画画吗? 我们可以一起学习画画,一起讨论。

成员B(小小):真的吗? 太好啦,我没学过画画,但是看你画的画觉得非常美,谢谢你邀请我一起。

成员D(苹果):小雨,你比我文静,我感觉自己安静不下来,话也多,做事也粗心。

成员E(小雨):谢谢你,其实我觉得你很可爱呀,我性格太内向了,导致我害怕与人交流,所以显得安静,其实我很羡慕你的性格,很健谈,可以交到很多好朋友。

(大家将手搭在对方的肩膀上,互相交流)

带领者:看着大家谈笑风生,非常开心,现在请刚刚被夸赞的成员来分享感受。

成员B(小小):刚刚土豆夸我懂得取舍,在此之前,我因为考试牺牲了很多娱乐的时间,我还在抱怨和不开心,听了土豆对我的夸奖,我突然觉得考试所带来的困扰好像也不算困扰了。另外我感觉自己没有什么优点,听到这个环节的时候我心里很担心,感觉没有人夸奖我,没想到土豆第一个过来夸奖我,还看到了我自己也没发现的优点,再次谢谢土豆,被人看到和夸奖的感觉太好啦。

成员E(小雨):刚刚苹果夸赞我文静,其实我就是性格内向,这带给我太多恐惧和烦恼,听了苹果的表扬,我才发现原来文静也不全是负面的,原来有人喜欢文静。

带领者:我们每个人的身上都有光芒,可能只是某些闪光点没有被自己发现。所以我们也要经常从不同的角度去发掘自己和他人身上的光芒哦!

接下来有请夸赞他人、同时也被他人夸赞的成员分享感受。

成员B(小小):大家好,我是小小,刚刚搭我左肩上的是土豆,土豆夸我懂得取舍,我很开心,感觉被看见、被鼓励。我夸赞XX的绘画技术很好,我也很开心XX愿意教我画画。其实平时的我没有今天这么爱说话,但是不知道为什么,在这个团体里就是很开心,很想跟大家分享我的快乐。

带领者:我采访一下你觉得这种夸人的感觉好呢,还是被夸的感觉好呢?

成员B(小小):都很好,但夸人的感觉更好,我用心去发现对方比我好的地方,这种感觉很奇妙,好像我自己也拥有了特殊的能力,就是发现一些别人没发现的优点。当把对方的这个优点表达出来的时候,神奇的是,我和对方突然有一种相互了解的熟悉感,这种感觉非常好。

带领者:感谢小小的分享,我们也感受到了这份真诚的开心,听完你的分享,相信大家都有了新的感受,原来夸别人是这样的一种感觉。

成员C(XX):就是像小小说的这样,被夸的时候感觉自己被看见、被认可、被理解,这种感觉太奇妙了。

带领者:很高兴大家都有新的感受,也非常快乐地在分享,让我们试着换个角度看待自己和周围的事物,使我们能看到自己和他人的闪光点,能去理解和赞赏他人。另一方面我们也可以回想一下,以前自己看待自己和他人的方式,和今天看待自己和他人的方式有什么不同,或许会有不一样的感受和体验哦。

五、背上留言

带领者:接下来,我们进行最后一个环节,叫做背上留言。背上留言的规则是:给每位成员发一张A4纸、一支彩笔和一点胶带,我们将通过玩具鳄鱼指定留言的成员,被抽中的成员可以随意选择一位成员并在对方的背上写上对他的认识、祝福、夸赞、鼓励及最想对他说的话语等(可播放轻松愉快的音乐)。10分钟后,大家取下自己背上的留言并进行分享。

带领者:我们都看完了留言,那我们开始分享吧。

成员B(小小):我背上的留言是:(1)祝你金榜题名!(2)希望你坚持懂得取舍这个美好的习惯。(3)聪明。非常感谢朋友们,虽然我们同住在病房,平时的沟通也不多,但是我们互相理解,互相支持,太温暖了。

成员A(土豆):我背上的留言是:(1)希望你越来越自信。(2)你很美丽,也很可爱。从来没有觉得自己有这些值得别人称赞的地方,我也和小小的感觉一样,觉得好像我们是认识很久的朋友,希望我们都能早点出院,成为更好的朋友。

成员D(苹果):我背上的留言是:(1)喜欢你的开朗大方。(2)还想和你一起玩游戏。谢谢大家,其实在学校时常常被同学孤立,我也不知道为什么,这给我很大的困扰,觉得自己的性格不好,没有人喜欢和我一起。但是在今天的团体里面,我感觉大家都是喜欢我的、接纳我的,这让我非常开心愉快,下次我还要和你们一起来参加团体活动。

带领者总结:谢谢大家给予彼此的祝福与赞美,其实我们在生活中何尝不是当局者迷旁观者清呢? 希望我们的眼睛不仅用于发现偶像的美好,也要去发现自己身上的哪怕是最微小的闪光点,将这些闪光点发散成越来越大的优点,用良好的心态去接纳外界对自身的全面的认识,不断地前行,只为遇见最好的自己。很开心,此刻,遇见了最好的你、我、我们。今天的团体活动到此结束,诚挚感谢大家的参与,谢谢。

六、家庭作业

带领者:最后我想请大家回去写一封发现自己优点的信,记录下参加此次团体活动的感受,下次参加团体活动时可以分享。再次谢谢大家,期待下一次活动再见。

‖ 第六节 大同小异 ‖

大同小异团体通过运用图片、纸笔等工具帮助表达,运用手偶角色扮演进行交流,让成员相互尊重、信任,建立起良好的关系,破除交流屏障,揭示自己最核心的感情,即最真实的自我。通过运用手偶这个载体代诉的方式将成员的内心展现出来,最终使成员感受到:相同中我们有不同,不同中我们有相同,从而提高社交的技能和认知。

一、自我介绍

大家好,非常欢迎大家来到今天的大同小异团体。我是今天的团体带领者(手中拿着动物玩偶),大家可以叫我乌龟。接下来的时间里,将由我陪伴大家一起去寻找我们之间的有趣关系。在团体活动开始之前,我们先进行自我介绍,相互认识好吗?介绍的形式:首先请大家选择自己喜欢的玩偶,这里有小象、小猴子、河马……请大家来挑选。挑选好了请大家各自为自己手中的玩偶取名,以你为这个玩偶取的名字作为你在今天团体治疗全过程的代称。可以介绍你为自己的玩偶取的名称、喜欢的物品、美食、你的家乡、兴趣爱好、职业,或者你在团体中想说的话等。

成员A:大家好,我叫小象,以前喜欢夏天,喜欢阳光,现在感觉世界是灰色的,好像看不到其他的颜色,所以我选了灰色的小象。

带领者:欢迎灰色的小象。

成员B:大家好,我拿到一只老虎,就叫我老虎吧,我生病以前喜欢听歌,喜欢运动,喜欢健身,但是最近吃药让我没精神了。

带领者:让我们欢迎现在有点没精神的小老虎。

成员C:大家好,我叫小白兔,喜欢安静地看书,喜欢下雨的周末,喜欢躲在角落。

带领者:让我们欢迎文静可爱的小白兔。

成员D:大家好,我的是一只鲨鱼,我不怎么喜欢鲨鱼,我能和谁换吗?

成员F:我和你换,你喜欢我这个小猴子吗?

成员D:谢谢,小猴子可爱又机灵,我喜欢小猴子,大家就叫我小猴子吧。

带领者:欢迎你小猴子,也感谢拿鲨鱼的这位成员,谢谢你。

成员E:大家好,我拿到的是一只小猪,有点像佩奇,粉粉的好可爱。

带领者:太可爱了,那我们称呼你小猪,还是佩奇呢?

成员E:叫我佩奇吧,我是佩奇。

带领者:好的佩奇,让我们欢迎可爱的佩奇。

成员F:大家好,我是鲨鱼,我觉得拿到什么都可以,鲨鱼也不错,我的家乡在海边,我平时喜欢玩游戏。

带领者:欢迎生活在海边、喜欢玩游戏的鲨鱼。

成员G:动物朋友们大家好,我是海豚,我最喜欢的动物也是海豚,海豚可以自由自在在海里穿梭,虽然现在很不自由,但是我喜欢自由的感觉。

带领者:欢迎爱自由的海豚。

二、不谋而合的我们(展示卡片)

带领者:我们都已经介绍了自己,下面开始第一个环节,这个环节叫做"不谋而合",我们之间有多相同呢?让我先来施展一点魔法,请大家认真地看卡片,按照卡片上的提示语来完成,如果还没有决定好的可以告诉我等一下再翻下一张,但是请大家都认真地选择,这样才能让魔法成真,好吗?

带领者:好的,下面开始啰,请大家认真看,默默地选,并且记住自己所选的内容,不要说出来。(开始展示卡片)

卡片 1:我可以猜到你的内心,相信吗?(提示语需提前打印在纸上,便于此环节展示)

卡片 2:你会看到几个完全随机的单词。(提示语需提前打印在纸上,便于此环节展示)

卡片 3:船、酸(柠檬)、甜(红色糖果)、虫(绿色毛毛虫)、维生素(橙子)、冲浪(蓝色海洋一人冲浪)、波浪(蓝黑色波浪)。(整组词语需提前制作图片并打印在同一张纸上)

带领者:请任意选择一个,记在心里不要说出来,选好了吗?(继续翻卡片,并眼神关注环视每位成员)

卡片 4:接下来,选出一个和你刚刚选的词语特征最相近的:货车、扑克牌、大海、柠檬、香蕉、纸、邮筒、蝉蛹。(提示语与整组词语需提前制作图片并打印在同一张纸上)

带领者:大家都选好了吗? 我们继续啰!(继续翻卡片,眼神关注环视每位成员)

卡片 5:请牢记新选的词,忘掉之前的词,接下来,再选出一个新的词语特征最相近的:夏天、复印机、冬天、红色、飞机、火车、黄色、紫色。(提示语与整组词语需提前制作图片并打印在同一张纸上)

带领者:目前选择的词语都记住了吗? 我们继续啰!(继续翻卡片,并眼神关注环视每位成员)

卡片 6:请牢记新选的词,忘掉之前的词,最后一遍,再选出一个新的词语特征最相近的:棉袄、保险柜、地毯、雪、桌子、信封、向日葵、办公室。(提示语与整组词语需提前制作图片并打印在同一张纸上)

带领者:下面谁想让我猜你的最终结果?

成员 F(鲨鱼):来,你猜猜我的。

带领者:(靠近成员)嗯……我猜是向日葵吧!

成员 F(鲨鱼):你怎么猜到的?

带领者:我猜大家最后的结果都是向日葵吧? 继续翻卡片 7:请问你的最终结果

是不是向日葵?(提示语与词语需提前制作图片并打印在同一张纸上)

带领者:看来大家的结果都是向日葵,不知道大家有没有什么想要分享的呢?

成员F(鲨鱼):太神奇了,为什么我们最后选的都是向日葵?

成员D(小猴子):对啊,我们怎么都一样? 感觉太神奇了。

成员C(小白兔):因为我们都是同类,都是小动物。

带领者:非常感谢几位的分享,是啊,非常神奇,看上去完全不同的人,原来我们的内在却是如此的相同,就像小白兔说的,我们都是同类,找到同类的感觉。

三、相同中的异同:你来说,我来画

带领者:刚刚我们彼此又加深了了解,接下来,我们进行下一个环节,叫做"你来说,我来画"。规则是:(1)成员们通过动物的共同点进行组队(如鲨鱼和海豚、小象与老虎),也可通过抽签分组,同时抽到相同数字的为一组,组内自行决定两人角色A、B,第一轮由A描述图片,要求不能直接说图片内容、用途、几个字等,只能描述形状和形状之间的大小位置关系,B不能说话,只能根据描述,画出A描述的内容。(2)揭示第一轮答案,大家对比原图,讨论。(3)根据自己的图片分享感受。(4)第二轮换新的图片,A、B成员交换完成"你来说,我来画"。(5)第三轮,A向B描述一件事情,B进行复述,讨论,分享。

带领者:好的,大家准备好了吗? 那我们开始了。(抽签分组,由每组A角色查看第一张图片)

成员F(鲨鱼):这个图形的上面是一个三角形,三角形的下面是一个正方形,正方形的里面有一个长方形和一个圆形,圆形比长方形小,位置在长方形的左上角。

成员A(小象):还有顶上的三角形不比长方形和圆形小。

带领者:我看大家都画出了自己的作品,那么我现在给大家展示原图,大家可以开始讨论了。

成员G(海豚):原来是房子,听描述的时候一点都没联想到是房子,看看我画的(哈哈大笑),描述起来确实有点难,只能说形状,河马你画的就挺像的。

成员 B(老虎):我也是听他们描述大小关系的时候想到的,描述很难但做得挺棒的。

成员 C(小白兔):我和小小猴子画的有一点像,感觉都是迷你版的积木。

成员 D(小猴子):为什么大家都听了一样的描述,画出来的东西却不一样呢?

带领者:是啊,虽然我们很相同了,但是我们还是各有各的想法,在我们不认为我们相同的时候,我们是那么的相同,同样的,在我们不觉得我们不同的时候,我们又是那么的不同。

带领者:下面我们交换角色再来一次,看看这一次会有什么样的情况发生呢?(同样步骤再进行一次,团体活动中可能会被要求再次继续,可依据时间继续或是结束)

刚刚的这个游戏,是通过听各自对相同的事物不同的描述,在各自的印象中寻找物体画出来的,从中我们发现每个人对同样的事物有着不同的认识与理解,非常有趣,我们也可以回想一下以前自己看待事物的方式是不是因为与别人的认识不同而产生了一些偏差。

四、故事接龙:"我"

带领者:下面我们进行下一个环节,叫做"我"。大家都利用手中的手偶进行故事接龙,从我开始吧?(举起乌龟手偶)我爬得很慢,学东西也慢,还拿我跟兔子赛跑,结果因为我一直不休息地爬,赢过了休息的兔子,所以就像赛跑一样,我也会慢慢地好起来的。

成员 C(小白兔):我跑得很快,但是我输给了乌龟,其实我是看没有人跟乌龟玩,故意输给它的,因为这样它会多拿一个冠军,还会多交到一个好朋友。

带领者:太温暖了,谢谢你,我的好朋友。

成员 G(海豚):我游得很快,我自由自在,游来游去,没有作业,没有家长,没有老师,只有大海和我的回声。

成员 F(鲨鱼):我看见海豚开心地游、开心地跳,好像我也跟着开心了起来。是啊,没有作业,没有家长,没有老师,怎么会不开心呢? 我有大海和海豚呀。

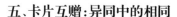

五、卡片互赠：异同中的相同

带领者：太美妙了，大家的故事都很顺利地接了起来，而且是一个非常温暖的关于朋友的故事。接下来呢是卡片互赠，每位成员可以领到2张卡片，请选择自己喜欢的，如果有不喜欢的可以在我这里更换自己喜欢的卡片，将喜欢的卡片送给自己或是他人（可播放轻松愉快的音乐），然后分享理由及感受。（分发卡片）

带领者：我看到每位成员都拿到了自己心仪的卡片，有想第一个参与的吗？（环视一周，如果有主动的成员就从这位成员开始，没有主动的，该活动可借助音乐，类似击鼓传花指定互动）

成员A（小象）：我先来说吧，我的第一张卡片是一个宝箱里面有颗金色的星星，我把它送给小白兔，希望小白兔的未来充满希望和光芒。第二张卡片是大海和花束，我将它送给我自己，希望我能早日康复。

带领者：非常好，一定会的，小白兔有什么想分享的吗？

成员C（小白兔）：谢谢小象，我相信我们都会好起来的，一起加油。

成员B（老虎）：我的第一张卡片是两位船夫在划船，我将它送给我自己，我希望我在前进的道路上能找到志同道合的朋友。我的第二张卡片是雨天的室外，我把它送给小白兔，因为她一开始就说我们是同类，我们找到组织了，我们互相理解，所以我希望小白兔能去到它喜欢的城市。

成员C（小白兔）：谢谢小老虎，我会加油的，我的第一张卡片是小女孩依偎着茂密的大树，我将它送给我自己，希望自己能靠着这棵大树，获得满满的安全感。我的第二张卡片是五彩缤纷的气球，我把它送给小象，我希望小象未来的人生五彩斑斓，不要再是灰灰的。

成员A（小象）：谢谢小白兔，说不定哪一天我就褪去这层灰灰的皮了，有了更多的色彩。我的第一张卡片是一间很温馨的房子，好像有炊烟从里面冒出来，门口好像还站了一个人，可能是妈妈吧。我把这张卡片送给鲨鱼兄弟。我的第二张卡片是一片蔚蓝的天空和绿绿的草坪，好像还有微风在吹，我把这张卡片送给海豚，希望他能自由自在。

六、家庭作业

带领者:非常感谢小象,我发现小象把自己的卡片都送给了其他成员,大家也都把自己的卡片送给了自己和其他成员,这当中有大家真诚的祝福和希望,相信只要我们一起加油,一定会达成愿望的。

带领者:最后请大家回去写一封信,内容是参加此次团体活动的感受,在下次我们的团体活动中分享,谢谢大家,下次活动再见!

‖ 第七节 减少复发锦囊 ‖

精神心理疾病的复发率较高,复发的问题不是单一因素导致的,与服药、家庭、社会心理、性格基础、社会功能恢复等都有一定的联系。复发的次数越多,康复的难度越大。减少复发锦囊团体将预防和识别复发症状的方法、策略以表格形式让患者自行勾选,协助患者及家属掌握有效的应对方法,从而减少复发。

一、自我介绍

带领者:大家好,非常欢迎大家来到精神心理康复团体。我是今天的团体带领者,我的名字是XX,今天将由我带领大家进行精神心理康复的第七次团体活动——减少复发锦囊小妙招。复发在精神心理疾病中较为常见,也是大家较为担心的问题,有哪些方法可以减少复发呢? 今天我们一起来探索。在团体活动开始之前,我们先来进行自我介绍(同本章第一节)。

二、分享家庭作业

带领者:在上一次团体中我们体验了人与人之间的"相同"与"不同",在这一周的时间里,大家有没有发现自己与人沟通的能力有了变化呢? 有通过这些方法找到新朋友吗?

成员C:我感觉我在共情方面有了一些进步。我的朋友因为失恋了在找我谈心,我对她说:"我知道这一刻对你来说很难受,我会在这里陪着你,如果我做点什么可以让你感觉好受一点,请你告诉我。"虽然自己以前也有这样的想法,但是不会把语言组织起来,也不会想到说这些话,感觉现在和她的关系比以前还要好。

带领者:你做得非常棒,感谢你的分享。

成员A:我妈妈因为考虑我现在处于生病的状态,要求我晚上11点前必须睡觉。前两天晚上因为我有事情没有做完,我妈妈就很生气地关掉了我的电脑,我当时很气愤。我深呼吸了几下告诉妈妈:"妈妈,我还有一些重要的事情没有做完,你把我电脑直接关掉让我感到生气,我希望你以后可以多给我一点时间,并征求我的意见。"我妈妈听了过后觉得她确实太过急躁了,就主动打开电脑陪我一起把事情做完再休息。如果是以前,我肯定会特别生气,说一些伤害到妈妈的话。

带领者:非常好,你不仅运用了沟通技巧,还运用了放松方法,你这样很缓和地表达了自己的观点,也不会让矛盾升级,让你妈妈也理解到了你内心的想法。

三、如何减少复发

带领者:首先非常感谢大家坚持参与了前面六次的团体活动,在前六次团体活动中我们分享和讨论了许多康复知识,今天也将讨论各位成员和家属非常关心的话题,我们到底应该怎么做才能减少疾病的复发。

带领者:要解决复发这个大问题,我们首先就是要知道为什么会复发,是什么原因导致了疾病的复发,大家有想分享的吗?

成员A:之前了解疾病知识的时候就有说过,停药会导致复发。

成员C:还有环境的原因吧? 在住院的时候没有受到外界的影响和干扰,但是出院后,回到原来的环境里很容易就会复发了。

带领者:说得非常好,面对这些复发原因,制定减少复发的策略就很重要。首先我们来看一下这个表格(表8-7-1),大家根据实际情况填写,只有掌握了复发的预兆,才能及时地预防复发。

表8-7-1　疾病复发预兆

复发预兆	有/出现(画"√")
感觉朋友和家人对我疏远	
认为有人通过语言或行为针对我	
睡眠不好	
感到紧张不安	
觉得有人捉弄、嘲笑或议论我	
容易发脾气	
有伤害别人的想法	
有人告诉我看起来我的行为与众不同	
对以前习惯的环境感到恐惧	
不想吃药了	
变得喜欢喝酒	
听到一些别人听不到的声音	
其他	

带领者:在场的成员有过疾病复发的经历吗?

成员E:有,我这次来住院就是因为复发了。

带领者:发病前有什么让你印象深刻的事情发生吗?

成员E:当时是因为我和我的好朋友吵架,我们互相赌气很久没有联系,再后来不到半个月我就来住院了。

带领者:那个时候你有感受到一些复发的预兆吗? 或者说你有什么样的感受和体验呢?

成员E:一开始我觉得我的睡眠变得很差,在服药之后我睡眠一直都还不错,但就是从那天开始我就睡不着,躺下要好几个小时才能迷迷糊糊睡着,觉得朋友们都在疏远我,我也不想和他们联系。后来爸爸就说我变得容易生气,一点小事就要半天才缓过来,每天都觉得很懒,不想整理自己,也不愿意去想事情,只想躺着玩手机。

带领者:当时有意识到这些是复发的征兆吗?

成员E:当时只觉得很难受、不舒服,但没有想到这些"不舒服"是复发的预兆,如果当时知道就及时去寻求帮助的话,可能就不用来住院了。

带领者:对,你提到的这些就是我们上面说到的复发预兆,下面我们列举出了常见的复发预兆的症状,我们一起对应自己的情况看看。(表8-7-2)

表8-7-2　复发预兆症状

复发预兆症状	以前存在	目前存在	波动趋势
睡眠情况:入睡困难、易醒			
进食无规律			
情绪低,对很多事情没有兴趣、懒散			
感到朋友和家人对我疏远			
紧张不安			
觉得有人捉弄、嘲笑或议论自己			
听到一些别人听不到的声音			
不想吃药			
容易生气、情绪不稳			
言语和行为增多或减少			
激惹、易怒、敏感、猜疑			
自语、自笑增加			
治疗的依从性降低			
自行停药			
间断服药			
拒绝复诊			
不定期门诊复诊			

带领者:你看,上面的很多症状是不是和你提到的一样呢?

成员E:是的。

带领者:大家觉得复发了之后我们应该怎么处理呢?

成员B:去医院复诊,调整用药。

带领者:感谢B的分享,说得非常对。在等待医生帮助之前,我们可以让自己做些什么事情来缓解自身的情况呢?

成员B:和朋友倾诉。

成员F:适当运动一下,感觉身体出出汗会舒服一些,心情也会放松很多。

带领者:大家都说得很好,我们可以通过运动、保持良好的生活习惯等方式来改善我们本身躯体的不适。除此之外，在求助医生之前我们也可以先求助周围其他信任的人，比如父母、朋友、社区工作人员等。大家可以根据自身的实际情况去寻求支持和帮助。

带领者：另外我们还总结了预防复发的妙招，接下来我们一起了解讨论一下。

带领者：我先分享妙招一：针对疾病，早发现、早诊断、早治疗，争取到更好的疗效，预防后遗症，并减少疾病带来的危害。

成员E：我就是不接受自己生病了，不想来看精神科。即使后来住院了，我还是很排斥的，总是急着证明我好了，我没事了，我跟以前一样了。刚刚才好转一点点我就出院了，药也没有吃，现在就复发了。

带领者：谢谢你的分享，你意识到了自己复发的原因，从现在开始我们积极治疗，相信你会越来越好的。预防复发妙招二：坚持服药治疗是最有效的预防复发措施。首先服用抗精神病药不会让人变傻、变呆，大家可以放心服用药物。遵医嘱坚持服药，定期复查，药物快吃完时及时到医院去开药，确保不断药，不自己增减药量。

成员B：以前我也是抗拒服药的，那样真的就是一个患者了，还是一个精神患者，现在我觉得没什么，我们跟高血压不都一样吗？同样吃药，那就同样生活。

带领者：是的，这样的转变非常不容易。我们再来分享妙招三：出院后一定要坚持定期到门诊复查，这样医生才可以及时了解你的病情，才可以及时根据病情变化来调整药物剂量。通过复查也可以获得一些心理治疗，解除在工作、生活和药物治疗中的各种困惑。同时还要正确看待自己的疾病，规律生活、适当运动。

带领者：妙招四：给予心理治疗及社会支持是巩固疗效、防止复发的有效方法。出院后也要定期进行心理治疗，可以巩固治疗效果。

成员E：如果我早一点参加这个团体心理治疗可能就不会来住院了，参加了这几次的团体活动，我感觉自己的变化挺大的，对我来说非常实用。

带领者：那太好了，希望你这次出院后能好好地运用。

成员B：在这几次的团体里我学到了许多东西，以前我很"社恐"，很害怕交朋友。上次在团体活动中学习了许多交友技巧和沟通的方法，我回去试着用那些方法和朋友聊天,沟通效果比以前好了很多,我希望自己可以快快出院,去多交一些新的朋友,不是回到原来的生活,而是开始新的生活。

带领者:很开心你能在团体里有所收获,看到你充满信心的样子真好。

成员E:我这次是第二次入院了,复发之后我一直很自责,觉得自己是个废人,什么都做不好,也很担心出院了之后没办法正常生活。但现在我变得不再害怕这些了。在这里大家一起互相鼓励,给了我很多信心,我不再害怕出院以后的生活了,我也相信自己出院后一定可以好好控制病情,不会再有下一次住院的情况了,同时我也希望大家都可以早日康复出院。

成员C:我希望自己可以早点出院,像以前一样快乐。

带领者:感谢成员E的祝福,希望大家能够早日康复。

四、总结

非常感谢大家的分享与相互支持,在这几次团体活动中,我看到了大家的变化,也看到了大家对康复的决心和毅力。就像成员B说的,不是简单地过回原来的生活,而是开启新的生活。下一次的精神心理康复团体治疗是陪伴者加油站,欢迎父母、亲人、陪伴者参加。

‖ 第八节 陪伴者加油站 ‖

陪伴者(父母、亲人、陪护)担负精神疾病患者的生活照料、对疾病及未来的担忧、治疗过程的经济负担、与自身生活与工作冲突等多重压力。陪伴者加油站通过成员分享与家人的相处模式、沟通方式,共同探讨沟通交流的难点;通过角色扮演训练,使陪伴者更加了解家人的感受,学会陪伴及沟通的基本技巧。

一、自我介绍

带领者:大家好,非常欢迎大家来到今天的团体,我是今天团体的带领者,我的名字是XX。接下来的一个小时,将由我陪伴大家一起探讨作为陪伴者如何更好地陪伴家人。接下来,我们先进行自我介绍,相互认识好吗? 介绍的形式可以包括你希望在这个团队中大家怎么称呼你,在你和家人的交流和相处之中遇到了什么困难?

那从我的右手边开始自我介绍,可以吗?

成员 A:大家好,我不太会说话,我叫XXX,我的孩子得了抑郁症。以前都没听过这个病,现在我跟他说不上两句话,在病房里也是他玩他的,我看我的,不知道该对他说什么。医生让我来参加这个团体,说是对我们的关系有帮助,所以我来了。

带领者:好的,谢谢XXX的介绍,听得出来你非常关心你的孩子,只要是对他有益的事你都愿意去做,欢迎你。(带领鼓掌)

成员 B:大家好,我叫XXX,我的孩子也是抑郁症。做妈妈的就比较操心了,平时问他多了,他嫌我烦,他老抱怨我们只关心成绩,但是现在这个社会,学习不好可怎么办? 再说我们肯定也是关心他其他方面的,他就觉得我们只关心成绩。我现在就希望儿子能像小时候一样跟我和他爸爸无话不谈,尽快好起来。

带领者:好的,谢谢XXX的介绍,我们做家长的真是操碎了心,吃不好怎么办?感冒了怎么办?成绩不好上不了大学以后找不到好工作怎么办?我看到你在介绍的时候很多成员都点头赞同,你的问题肯定也是很多成员们的心声,希望我们通过今天的团体活动能有一些启发和收获,欢迎你。(带领鼓掌)

成员C:大家好,我叫XXX,我也和前面两位一样,是我的女儿得了抑郁症,看到她划手的伤痕真的心如刀绞,很希望她能快点好起来,感觉我都快坚持不下去了。医生让我来参加这个团体活动,说对我和对我女儿都有好处,我真的希望女儿赶快好起来,她好了我也就好了。

带领者:谢谢XXX的介绍,听得出来女儿的病给了你很大的压力,你也非常迫切地希望女儿康复,只要女儿好了,一切都好。希望通过后面的团体活动给你一些启发和思考,欢迎你。(带领鼓掌)

二、陪伴的技巧

带领者:刚才大家都分享了自己和家人之间相处沟通的困难:在面对家人时,可能会茫然,不知所措,不知道该怎么跟他们相处,甚至不知道什么情况下该怎么说话,变得谨小慎微,小心翼翼,生怕自己的一句话引来强烈的反应。但是我们又非常着急,遇到一些吓人的行为(如自伤)和一些恐怖的说法(比如要自杀、跳楼、打人等)时,不知道应该怎么做。我们先来看看专家的意见,有心理学者总结出了8条非常实用的陪伴指南,用来帮助大家找到陪伴家人的方向,我已将它们写在了白板上,我们一起来读一读吧!

(1)陪在身边。这是什么意思呢?就是当家人感到抑郁时,这时作为陪伴者我们一般很着急,很希望能知道发生了什么事或是什么触及到他们的抑郁情绪,可能会急切地询问甚至是逼问;或是对他们这种抑郁的状态习以为常,采取视而不见的方式让他们自己调节。但其实他们会希望在乎的人坐在身旁,握住他的手,陪伴他,让他感受到:他对我们很重要。

（2）小小的行动，大大的爱。如果我们不习惯情感用语言进行表达，可以换种方式表示支持，让家人感受到被爱。例如：写一张卡片、发送一条信息、做一桌喜欢的饭菜。

（3）不轻易评判或批评孩子。我们的言语给孩子带来的影响是不可估量的，孩子开始表达自己的想法时，或许有些想法不是很成熟，但请忍住评判的冲动。这时最重要的是：让孩子感受到与你交流是舒服的，你愿意全心全意地陪伴和支持他。让孩子在交流的时候，放下敌意和担忧，逐渐养成愿意与父母交流的习惯。父母在对孩子当下的情况有更多了解后，再尝试给予孩子建议。

（4）不宜用激将法。比如"你再不赶快好起来，我都想放弃了"，这样的说法是不对的，假设把心理生病换成身体生病的情况，这一招就如同把家人晾在一边，不仅对病情没有帮助，还可能延误病情。

（5）不要小看他们的痛苦。我们经历的人生事件肯定是多于他们的，这让我们在看待他们的问题时会不自觉地代入自己的人生经验，"这些都是小事""这点困难算什么""你怎么老是哭，哭有什么用"，这样的话语对他们毫无帮助，还会让他们感到自己的痛苦被忽视，产生"你根本就不理解我""这世界上没有人能理解我"的念头。

（6）少提意见，多倾听。在他们谈论困扰、痛苦时，放下手头的事情和手机，认真地倾听，时不时地给他们一些你在认真听的反馈，并不一定需要提出什么解决方法，要让对方释放被压抑的情绪。做一个富有同理心的倾听者比给出建议重要得多。鼓励他们谈论感受，对他们来说是一个巨大的帮助。

（7）尽可能了解生病的感觉。学一些关于精神疾病方面的知识。不要用自己主观的判断去谈论评价病情，比如说"你这个病就是矫情""我看你是好不了了""我真的搞不懂有什么事是你不满意的"等。如果大家了解精神疾病的症状、周期、治疗过程，就能给予他们更好的支持。

（8）耐心具有神奇的力量。当耐心对待他们时，就是在释放一种信号：不管需要接受什么样的治疗，不管多久才能康复，不管这个过程有多艰难，我都会一直在你身边。

三、分享对"陪伴的技巧"的理解

为每人发一张纸、一支笔,请成员写下对陪伴的技巧的感受和想法(每人只选择一条作分享)。

带领者:现在请写下你感受最深的一条及你对它的理解,如果你对如何陪伴还有不同的见解,也可以进行分享。

成员A:我觉得"陪在身边",挺对的,因为之前要去外地打工,我的孩子一直是跟着爷爷奶奶一起住,我陪伴他的时间就比较少,但是我们这个年代的人都是这样,以前我也没觉得这是问题。现在他生病了,医生、带领者、心理治疗师经常和我沟通,我才觉得他其实最需要的是我们的陪伴。他现在在住院,所以我就没去打工,就在医院陪着他,希望可以多了解他,尽自己的能力去帮助他好起来。

带领者:说得非常好,谢谢成员A的分享,你的陪伴会给孩子强大的支持,相信他会好起来的。

成员B:我觉得"尽可能了解生病的感觉"给了我一些启发。我家小孩在上高中,经常和我对着干,在来医院看病之前,我一直觉得他就是青春期叛逆,也没有重视,觉得他过了这一阵就好了。但是,他开始划手之后,给我说他是开心不起来,甚至不想活了,我才意识到他的情况严重了,才带他来看精神科医生,看了之后就说要住院。当时真的把我吓到了,我觉得他严重,但没想到需要住院这么严重,其实还是我对抑郁症这种疾病的了解太少了,也对他的心理状况的关心太少了,还觉得他是个无忧无虑的小孩。我和他爸爸总是关心他的学习怎么样,身体怎么样,但是很少有关心他的心理情况,孩子进入青春期也不愿意跟我和他爸爸聊,这都是我们做得不好的地方,住院之后我的观念也改变了很多。

带领者:非常感谢成员B的分享,我们需要学习更多疾病相关的知识,把自己的心理调整好,在这条困难重重的康复路上才能更好地陪伴我们的孩子,陪着他们越来越好。

成员C:我想说一下"不宜用激将法"。原来我经常给我的孩子说"你快点好起来吧""你再不好起来,妈妈也快不行了"。他一般不会回答我什么,包括刚刚在病房的时候,我也是这么对他说的,现在感觉好惭愧,我只是表达自己的想法和难处,没有想过我这样说,会让他更难受。但是今天来到这个团体,我发现自己好多地方都错得离谱,总是想着他快点好起来,三天两头跑医院真的太累了,心理治疗、吃药的经济压力也大,没办法去上学,我又担心他跟不上其他同学的节奏。现在才发现,这些都是我的担忧和感受,是我在给他压力。现在我明白了,他划手都躲着我,是怕我看到了又说他。想想老师你说得对,如果孩子得的是阑尾炎,我会不会说你赶快好起来,我想了想应该不会,毕竟疾病康复有个过程,不是他自己想好就能好的,抑郁症也是一种病,不是他自己说控制就能控制的,以后不能说这样的话,应该告诉他"不管怎么样,你都是妈妈的宝贝,妈妈都陪着你一起面对"。

带领者:非常感谢成员C,你在分享的时候我看到大家都在点头表示赞同,这表明你的分享也是在场很多人的心声。

四、场景扮演(以抑郁症为例)

带领者:下面要开始我们今天团体的下一步,我们将通过角色扮演来实际运用刚才的陪伴方法。现在大家分成3组,每组抽一个场景卡片,卡片的内容都是孩子在抑郁状态下可能会有的感受和行为,小组里选一个人扮演孩子,其他组员扮演陪伴者。轮流扮演陪伴者之后,大家一起讨论:如果是原来的你会怎么回答孩子,今天你觉得什么样的陪伴安慰才是容易被接纳的。希望在角色扮演的过程中,大家都仔细地想,作为不同的角色会有什么样的感受,会说什么样的话。

场景一:小红觉得自己整天都不开心,什么事情都不想干,这种状态已经持续很久了,她给父母说:我感觉我抑郁了。

场景二:小蓝生病之后就感觉不想和任何人交流,只想把自己关在房间里面,更不想去上学,她对父母说:我不想去上学了。

场景三:小黄觉得自己很差劲,什么事情都做不好,觉得自己活着很辛苦,崩溃大哭,用小刀划手,她对父母说:我真的不想活了。

好的,大家的分组分工也完成了,我们讨论15分钟。

五、分享感受

带领者:刚才每一组都在认真地讨论,也讨论得很热烈,下面我们就从场景一的小组开始轮流展现我们的讨论结果吧。我们的第一个场景是小红觉得自己整天都不开心,什么事情都不想干,这种状态已经持续很久了,她给父母说:我感觉我抑郁了。

成员A:妈妈,我感觉我一点也开心不起来,我觉得我可能抑郁了。

成员B:怎么就抑郁了? 是不是前几天没同意你自己出去旅行? 整天不要胡思乱想,多做事,少瞎想。

成员C:(坐在孩子身边,握着孩子的手,看着孩子说)怎么了? 是发生了什么吗? 我也观察到你最近有点不开心,你愿意给我说说吗?

带领者:非常感谢一组的成员第一个进行表演及分享,我想问一下扮演孩子的成员A,当你听到两位"妈妈"这样说是什么样的感受?

成员A:第一个妈妈感觉她什么都不懂,根本不理解孩子。第二个妈妈我感觉到了她是重视我的想法的,是真心愿意陪着我,愿意倾听我的想法,这样我也愿意给她说我心里的想法。

带领者:是的,其实就是我们陪伴技巧里面讲的陪在孩子身边,并且尝试多倾听孩子,耐心的陪伴会让孩子感觉到爱。下面我们再看看场景二的小组是怎样展现的。

成员A:妈妈,我只想自己一个人待着,我不想去上学了。我感觉我很差劲,什么也干不好。

成员B:为啥不想上学呢? 是不是老师同学欺负你了? 跟我说,我去找他们算账,你的任务就是学习,其他的不要想那么多,别的孩子都在上学,为啥就你不行?

成员C:(看着孩子)你愿意给我说你的想法我很高兴,我相信你一定是考虑了很久才做这个决定的,你愿意和我谈一谈吗? 为什么不想去学校呢? 是学习压力太大,还是在学校遇到了什么不开心的事情呢?

带领者:非常感谢第二组成员的表演,我想问一下扮演孩子的成员A,当你听到两位家长这样说,分别是什么样的感受呢?

成员A:第一位家长的说法真的很正常,但是扮演孩子的时候听到真的有点难受。原来我的孩子说我不理解他,我觉得我很委屈,因为我作为家长,如果孩子给我说不想去上学,我的第一反应就是这样,今天真的体会到了他的感受。第二位家长让我能感觉到他是愿意倾听我的想法的,而不是听到我不想去上学了就生气指责我,告诉我不上学就有哪些坏处,同龄人都可以去学校之类的。今天学习了要多倾听少指责,这样和孩子交流时,他们可能就更愿意和我们父母沟通。

成员C:以前我不明白,但是这一刻我突然发觉,其实孩子能告诉家长自己的想法,肯定也是鼓足了勇气的,我们需要接纳孩子,耐心地倾听,给他们足够的时间和空间,让孩子觉得自己是被父母完全接受的,而不是一味地按照家长的想法逼孩子去上学。读书是一条很好的出路,但是总有的人不是靠读书谋求生活的,所以我们不用过分焦虑,老话说得好,儿孙自有儿孙福,父母为儿女操心是人之常情,但是需要给他们空间。

带领者:谢谢几位成员真诚地分享了自己的感受。下面有请场景三小组表演。

成员A:(崩溃哭泣,用小刀划手)妈妈我活着有什么意思啊?我好累啊!

成员B:你为什么又划手?你干脆拿刀划我算了,整天都说活着累,我不知道你累什么,你有什么心里话你说嘛,我看到你这样子我都难受死了。

成员C:(给孩子处理伤口,擦眼泪,抱一下孩子)宝贝女儿,我可以感觉到你现在肯定是非常痛苦的,你愿意给我说一说是发生了什么吗?我会一直陪着你的,看到你伤害自己,我很心疼。

带领者:表演得非常生动,妈妈的眼泪都快掉出来了,我想问一下成员A,听到两位家长的回答,你是什么感觉?

成员A:听到成员B说的我只感觉更不想活了,更想做伤害自己的事情了;看到成员C因为我的伤口而伤心得掉眼泪,我感觉有点内疚,也感觉到了她对我的爱和关心,她给我处理伤口、拥抱我都让我觉得很温暖。

成员C:其实作为父母看到孩子自残真的会心疼孩子,但是往往第一时间表现出来的可能是愤怒指责,这样孩子可能就更觉得没人理解自己,更没有希望了。

带领者:非常感谢成员A和C的发言,说得非常好,最重要的是,我们要留意孩子除了伤害自己以外,有没有更进一步自杀的计划,如果他主动表达过这种想法一定要重视起来,及时就医。

成员B:真的非常需要这样的团体活动,把这些技巧传授给我们,我们才知道以后应该怎么说、怎么做,一直说换位思考,其实真的很难,希望以后有更多这样的团体活动,我还要来参加,谢谢老师。

带领者:非常感谢大家的分享,通过以上三组的情景表演,大家都运用到了今天学习到的技巧,真的非常好。通过角色互换,体会孩子的感受,我相信大家都有所感悟,希望今后与孩子沟通交流时也可以把这些方法运用起来。还有没有成员愿意分享一下感受呀?

成员A:感谢大家把这么多好的观点和方法带给我,我们一定要加强学习,做到真正有效地陪伴和支持家人。

成员B:你们说得太好了,我不太会说话,但是今天的训练我真的觉得学习到了很多。原来觉得虽然我不说,孩子肯定也是能知道我是爱他的。通过今天的训练我觉得以后要多表达,多抽时间陪伴,不能只想着打工挣钱。

六、家庭作业

带领者:听到大家都说今天有所收获真的很开心,团体就是这样相互支持和鼓励着对方。团体结束之后大家有机会也可以互相交流打气。最后几分钟的时间,我希望大家每个人可以用手上的纸和笔,给患者写一封简短的信,写下你想对他说的话,今后你会用什么样更好的方式陪伴他,之后我们会将这封信发到患者手上,我们的精神心理康复团体活动也就全部结束,非常感谢大家参加我们的团体。

七、操作难点及注意事项

(1)带领者需调动成员内部(自身)及外部(社会支持)的资源,促进成员建立对康复的期望,树立康复的信心。有的成员将康复目标仅仅局限于症状的消失或不再服用药物,带领者需在表达理解成员的同时,强调康复要覆盖生活的不同层面。更要向成员传递一个重要的理念:疾病只是生命的一部分,即使患有精神心理疾病,即便是症状未能完全消失的情况下,也可以通过自己的努力,过上有意义的生活。目标、计划的制定在精神心理康复的过程中非常重要。疾病症状会消耗成员很多的时间和精力,使成员难以关注到其他的生活事件。带领者要给成员强调设置目标的范畴并非局限在疾病本身,比如应对如何幻听、预防疾病的复发这一类,而是覆盖生活的不同方面。带领者尤其要关注成员设置的关于疾病以外的目标。这些目标可以是近期的小目标,也可以是远期的宏大的目标。如果是远期的宏大的目标,要进一步帮助成员分解成一个个近期可完成的小目标,这样可以让成员更清晰地看到自己努力的方向,获得成就感,增强自信心,才能促进成员保持对目标的持续追求。

(2)带领者需要与成员讨论疾病的概念、诊断及临床表现,让成员理解"自己的症状并非自己一人独有的",其他人也有类似相同的体验,甚至是正常人在特定的情况下也有类似的体验,使成员能理解症状的表现,而不是将症状一直放置在病态的位置。通过躯体疾病的例子来讲述这个观点,可以帮助成员更加容易接受。例如高血压的例子,正常人的血压也是随着外界环境的变化而变化的,如运动后的血压普遍升高。但如果血压升高的值超出了一定范围,并伴有器质性的损害,那就需要进行规律的药物治疗,以减少症状对身体带来的损害。带领者引导成员们参与到内容讨论当中是更有效的方式。对于个别的成员而言,药物是一个有争议的话题,他们对药物抱有一些较偏执的看法。带领者要避免直接正面与成员争论,或是挑战成员的想法,那会导致变成对抗的局面。带领者应耐心地了解成员是如何形成这样的看法的,并关注成员的情绪感受。有时成员因过去的治疗经历而对药物存在误解,通过提供新的信息就可以帮助他修正这些错误的认识。需和成员做好沟通讨论,使成员认识不同阶段用药的目的,以形成正确的服药习惯。

(3)个别成员会对生物易感性的解释感到受伤,认为与生俱来的特性无法改变、难以接受,带领者需从成员的治疗历程中找寻细节,或是引用他人成功的案例,帮助成员重拾信心,鼓励其走到改变的行列中。当成员依旧不愿意接受生物学的解释时,那么侧重于疾病的社会学方面的解释可能会减轻成员的病耻感。有的时候成员可能会抗拒药物及其他治疗，如果带领者持续给成员施压，可能会导致病情更加恶化。带领者需要更明确地传递出和成员是在同一阵线上的信息，并鼓励成员定期复诊。

（4）带领者应该接受过系统的正念减压治疗，现在仍然在坚持练习。除了分享理论知识，更重要的是帮助成员解决过程中遇到的困难。带领者在念指导语的时候，不能只是大声地朗读，带领者本身也应该参与进来，让自己处于冥想的状态中。掌控好指导语的节奏，用温柔平和的语气语调，放低嗓音让成员感到放松。带领者在念指导语期间，不需要一直不停地讲话，要有一定时间的沉默，留给成员更多的空间。每一段练习之后，带领者要引导成员分享对此段练习的感受和总结，成员的分享以及带领者的回应都有助于成员进行反思。带领者对成员提到的想法和问题要予以鼓励和支持，以关注和欢迎的态度鼓励成员真实表达自己的想法。

（5）患有精神心理疾病的成员可能由于各种原因（比如：疾病反复发作、长期住院导致与社会脱节、认知功能缺陷导致社交能力减弱、有病耻感导致社交活动退缩等）引起社会交往能力减弱，导致处理和家庭成员、同事、陌生人等关系的能力下降，继而影响社会支持网络的稳定。带领者不仅要善于发现他们的优势，同时予以及时鼓励、强化，还要及时地反馈他们可能存在的不足，给他们提出解决方案。带领者要引导成员着眼于现在和未来如何建立良好的人际关系。有的成员由于长时间的社交回避，与他人开始接触时会感到焦虑。利弊分析的方法可以让成员清楚保持现状的问题和做出改变的收益，促使成员付诸行动。

（6）精神心理疾病经过治疗症状会得到缓解或消失。若消失的症状重现，很有可能预示着复发。而复发的问题不是单一因素导致的，与服药、家庭、社会心理、性格基础、社会功能恢复等都有一定的联系。复发的次数越多，康复的难度越大，会给成员及家庭带来沉重的负担。带领者要向成员介绍诱发事件和复发预兆，并和成员讨论如何应对复发预兆，在此基础上制定应对计划。有的成员对识别复发预兆感到困难，带领者应鼓励成员的陪伴者参与识别复发预兆，这可以有效协助成员进行识别，建立有效的应对措施。

第九章
疼痛自我管理团体
心理治疗

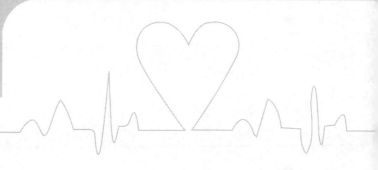

有研究指出,疼痛是医学和生物学中最富挑战性的课题之一,在现有科技发展水平下仍缺少明确、客观的检查指标去认识和评估疼痛的发生、存在和转归。疼痛是继体温、脉搏、呼吸、血压之后的第五大生命体征,人在主观上感受到疼痛的时候,就是其患病开始之时。那么,此时的疼痛若作为相关疾病的症状,就是"急性疼痛",它会在原发病及时且合理治疗后病愈痛消。此外,还有一种叫"慢性疼痛",与"急性疼痛"不一样,它是"病"的本身,它的发生与存在干扰了人的生活质量。值得庆幸的是,近年来,医学界对引发慢性疼痛的病因、发病机制、诊疗方法等不断有新的发现和认识,新技术的推广应用更新了疼痛的治疗及缓解方法。本章将从团体心理治疗的角度来阐述有疼痛症状的患者如何通过身心松弛、快乐认知、运动感知、养生康复等训练方式来缓解疼痛。

‖ 第一节 身心松弛放松训练 ‖

放松训练是指使机体从紧张状态松弛下来的一种练习过程。放松有两层意思,一是放松肌肉,二是消除紧张情绪。放松训练的直接目的是使肌肉放松,最终目的是降低患者对疼痛的唤醒水平,达到心理上的放松。常用的放松训练包括渐进式肌肉放松训练、手指放松操训练、蝴蝶拍训练和冥想放松训练等。

一、自我介绍

带领者:大家好,非常欢迎大家来到身心松弛放松训练团体,我是今天的团体带领者XX。现在,我们先进行自我介绍,相互认识一下好吗?介绍的内容包括:你希望在这个团体中大家怎么称呼你,你在平时感到紧张或身体疼痛时会不会进行放松训练?你用过哪些放松方法?如听音乐、冥想、静坐等。(成员介绍时以掌声欢迎,调动团体氛围)

二、介绍今日团体活动内容

带领者:今天我们进行的是身心松弛放松训练,放松训练能使肌肉放松,降低整个机体的活动水平,达到心理上的松弛,保持内环境平衡与稳定,降低我们对疼痛的唤醒水平。今天我将带领大家做特别的放松训练,请忽视自身的完成度,安静地感受,花点时间去关注放松本身,将这个放松的时刻记在脑海中。

三、热身游戏——"抓逃手指"

这个游戏可促进团队成员之间的互动,活跃气氛,消除尴尬,增进彼此的了解。

带领者:现在,我们先来做热身小游戏,增加一下我们彼此的熟悉感,营造轻松的氛围吧!请所有成员围成圈站着或者坐着,每个人右手打开,掌心向下,伸出左手食指(以自己为例:右手去抓右边人伸食指的手,左手去躲避左边人掌心向下的手),请大家听我念下面一段话,听到数字"3"的时候去做抓、逃的动作。

带领者:从前有座山,山上有座庙,庙里有1个老和尚和几个小和尚,今天老和尚就来到大堂里数数了,"1、2、1、2",数了一圈过后,总共有13个小和尚,这时候老和尚就对小和尚说:"你们两个去挑水,你们两个去砍柴,你们两个去扫院子,你们3个下山去。"这几个小和尚一路欢声笑语,突然他们看到了一棵树,树上有3只猴子。小和尚们走到一家农户面前,敲了一会儿门,没人应,又敲了3下,终于有人应了。农户给了他们几袋大米、一袋玉米,几个小和尚就很开心地回去了,回去过后,方丈出来了,对3个小和尚说:"你们辛苦啦,顺利地完成了任务。"这时候小和尚们就自己玩去了。

四、指导与练习

带领者:通过刚刚的热身游戏,大家是否感受到了轻松与快乐?你有多久没有和家人、朋友做过这样的游戏让自己松弛下来了?接下来让我们一起来进行一些能让身体感受到轻松的放松训练。

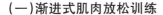

(一)渐进式肌肉放松训练

请大家调整到一个舒适的坐姿,先使肌肉紧张,并保持5~7秒钟,注意肌肉紧张时所产生的感觉。紧接着很快地使紧张的肌肉彻底放松,并细心感受放松时肌肉有什么感觉。每部分肌肉一张一弛做2遍,然后对那些感到未彻底放松的肌肉,依照上述方法再进行训练。

带领者:请大家把背部尽量靠着椅子,调整好姿势舒服地坐好,然后尽最大可能让你自己放松,跟着我的指导语依次体会肌肉紧张与放松的感觉。在练习的过程中有任何不舒服或其他情况,可以暂时离开或回到病房休息。

1.手指及手腕

现在,请将手放在腿上舒服的位置。把右拳逐渐握紧,体会紧张的感觉,继续握紧拳头,并体会右拳、右手和右臂的紧张感觉。现在开始放松,让你的右手指放松,慢慢体会右手放松的感觉。现在把左拳握起来保持握紧状态,再次体会紧张的感觉,然后慢慢地开始放松,体会放松的感觉。

2.手臂

请将双手慢慢地抬起来,双手半握拳,上下手臂慢慢用力夹紧,并保持5~7秒。在你这样做时,体会手臂紧张的感觉,然后突然放松,两手自然下垂,体会肌肉放松的感觉。请试着再来一遍。

3.眼睛

现在,请大家慢慢闭上眼睛,慢慢地用力,保持5~7秒,眼睛缓缓地睁开。体会眼部肌肉紧张及放松的感觉。请试着再来一遍。

4.颈部肌肉

请大家慢慢地将头倒向右边,再右边,感觉右耳快贴到右肩时,体会左侧颈部肌肉紧张的感觉,保持5~7秒,慢慢地回正,体会左侧颈部肌肉放松的感觉。接着,将右侧颈部、后颈部及脖子周围的肌肉先紧张再放松,体会紧张及放松的感觉,注意动作一定要缓慢。请试着再来一遍。

5.肩膀

请大家用力将肩部抬起,做出耸肩的动作,尽量将肩部靠近耳朵保持5~7秒,感受整个肩部充满紧绷的感觉,再慢慢地放下,释放肩部所有的紧绷。肩部用力往上抬—放松—肩部下沉。请试着再来一遍。

6.胸、背部

请大家两手向前交叉抱胸,挤压胸肌、拉紧背部并保持5~7秒,体会背部肌肉紧绷的感觉。放松时,两手自然下垂,肩部下沉,体会背部肌肉放松的感觉。现在,请试着再来一遍。

7.腹、腰部

请大家慢慢地用力将臀部夹紧,保持5~7秒,体会腹、腰部肌肉紧张的感觉。然后慢慢地放松,体会腹、腰部肌肉放松的感觉。请试着再来一遍。

8.大腿

请大家慢慢地站起来,用力绷紧双腿,使双脚后跟离开地面,保持5~7秒,然后慢慢放松、脚跟着地。体会腿部肌肉紧张—放松的感觉。请试着再来一遍。

9.小腿

请大家舒服地坐着,将双脚向后上方用力弯曲,使小腿前部肌肉紧张,保持该姿势5~7秒后慢慢放松。10秒后做相反的动作,将双脚向前下方用力弯曲,使小腿后部肌肉紧张,保持5~7秒钟,然后放松,体会肌肉紧张—放松的感觉。请试着再来一遍。

10.脚趾

最后,请大家将双脚脚趾慢慢地向上用力弯曲,与此同时,两踝与腿部不要移动,保持5~7秒,然后渐渐放松。放松时注意体会其与肌肉紧张时的不同感觉,即微微发热、麻木松软的感觉。10秒后做相反的动作,将双脚脚趾缓缓地向下用力弯曲,保持10秒,然后放松。请试着再来一遍。

带领者:以上是我们学习的渐进式肌肉放松,每次放松训练时间大约为20~30分钟,可安排在晚上睡觉之前进行。如果能持之以恒,这些训练就能帮助我们缓解紧张情绪,促进睡眠。

(二)手指放松操训练

带领者:我们人体的手部有非常多的穴位,这些穴位通过经络与身体的各个器官连接,刺激这些穴位,可以舒缓压力,放松心情,消除疲劳,提振精神,促进身心健康。今天带领大家一起做手指放松操,简单易学,随时都能练习。

(1)虎口平击36次(击打合谷穴),这个动作可以放松整个头面部,缓解头部紧张感。(图9-1-1——图9-1-2)

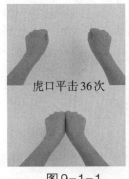

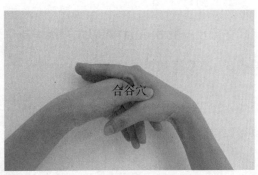

图9-1-1   图9-1-2

(2)手掌侧击36次(击打后溪穴),这个动作可缓解头颈强痛、放松颈项肌肉群及预防骨刺、骨头退化。放松头颈项肌肉群,可以缓解颈椎疼痛,缓解因压力产生的躯体症状。(图9-1-3——图9-1-4)

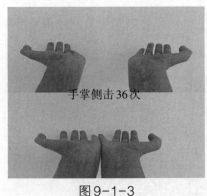

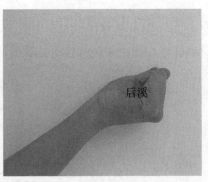

图9-1-3   图9-1-4

(3)手腕互击36次(击打大陵穴),这个动作可以治疗及预防胸闷。放松心情,可疏解紧张的情绪,缓解胸闷。(图9-1-5——图9-1-6)

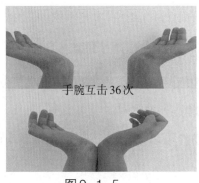

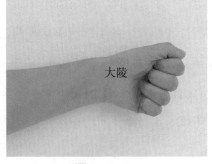

图9-1-5 图9-1-6

（4）虎口交叉互击36次（击打八邪穴），这个动作可以预防及治疗末梢循环疾病，如手麻、脚麻等。放松末梢神经可改善循环。（图9-1-7——图9-1-8）

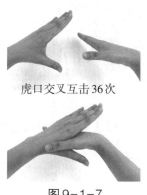

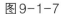

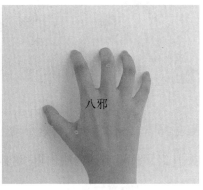

图9-1-7 图9-1-8

（5）十指交叉互击36次（击打八邪穴），这个动作可以预防及治疗末梢循环疾病，如手麻、脚麻等。放松末梢神经可改善循环。（图9-1-9——图9-1-10）

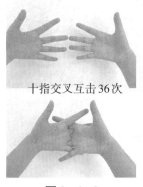

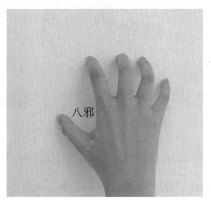

图9-1-9 图9-1-10

（6）左拳击右掌心36次（击打劳宫穴），这个动作可以清心火，促进心脏血液循环，治疗口舌生疮、口臭等，也可消除疲劳及提神。（图9-1-11——图9-1-12）

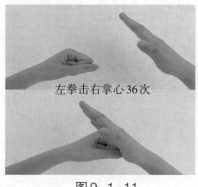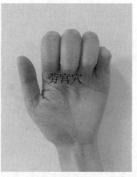

图9-1-11 　　　　　　　图9-1-12

（7）右拳击左掌心36次（击打劳宫穴），这个动作可以清心火，促进心脏血液循环，治疗口舌生疮、口臭等，也可消除疲劳及提神。（图9-1-13——图9-1-14）

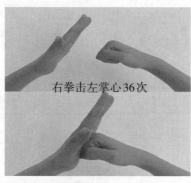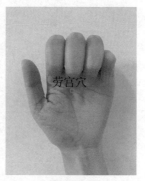

图9-1-13 　　　　　　　图9-1-14

（8）手背互相拍击36次（击打阳池穴），这个动作可以调整内脏机能、治疗及预防糖尿病，也可调节内分泌，放松内脏，缓解心慌失眠、心烦等症状。（图9-1-15——图9-1-16）

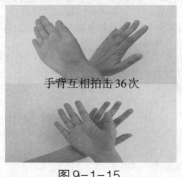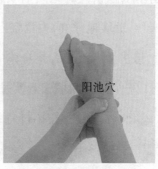

图9-1-15 　　　　　　　图9-1-16

（9）搓揉双耳36次（耳垂的穴位很多），这个动作可以改善眼部、颜面部及脑部等部位的内循环。调节整个身体的神经状态，有非常好的减压功能。（图9-1-17）

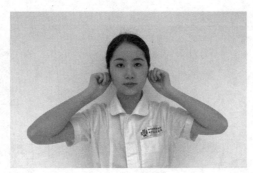

图9-1-17

（10）手掌心互相摩擦：手掌心互相摩擦6下至微热，轻盖双眼，眼球向左右转动。这个动作可以预防近视、老花及视力模糊。（图9-1-18）

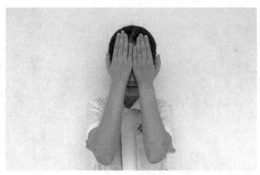

图9-1-18

（三）蝴蝶拍训练

带领者：请大家跟着我的指导语来进行放松。双臂交叉放于胸前，双手指尖触到肩膀和锁骨之间的位置；轻轻地闭上双眼；双手轻轻地交替拍打，就像是蝴蝶扑扇着翅膀；深深地吸气，缓缓地呼气，去觉察出现在脑海里的事物或者身体的感觉。比如，脑海里的画面、想法、声音，或者是身体的触觉等，不要试图去抑制、评价或改变这些感觉和想法，可以把它们想象成云彩飘过。

建议每次练习1~3分钟。在拍打时，应让自己保持专注、安静，动作缓慢轻柔，就像是母亲在抚慰受惊的孩子。

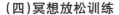

（四）冥想放松训练

带领者：请大家以舒适的坐姿坐好，挺直腰背，双手自然地放在大腿上。闭上眼睛，现在开始关注我们的呼吸。吸气时腹部微微隆起，挺直我们的腰背，使脊柱向上无限延伸。呼气时腹部向内凹陷，把体内尽可能多的废气、浊气排出我们的体外。深呼吸五次，然后调整为自然呼吸，呼吸慢慢地轻松起来，想象着我们的全身也跟着放松。

现在，请大家跟我一起用心去欣赏一幅美丽的画面。想象你躺在山间一片绿绿的草地上，轻轻的，软软的，柔柔的。天空蓝蓝的，没有一丝云彩，只有微风轻拂你的脸颊。身边有小溪潺潺流过，突然一滴溪水溅到了你的手心上，使你整个身体都清凉起来，我们的心像是被溪水洗礼过一样，也跟着变得清澈、轻松起来。你的身边开满了五颜六色的无名花朵，那些花儿散发出淡淡的清香，混合着小草的香气，使空气变得清甜起来，你的呼吸也似乎变得更加甜美。突然你听到清脆的鸟叫声，原来是不远处，几只鸟儿在树上嬉戏歌唱。这时你似乎还听到了瀑布的声音。向远处望去，原来就在前方不远处，有一条瀑布，瀑布下面有个小湖，瀑布直泻而下，在湖面上泛起阵阵水花。瀑布声，溪水声和小鸟的叫声组成了动人的音乐，你的身体也随着这自然美妙的旋律更加轻松起来。蓝天之上飘来几朵白云，白云在你脚下飘动，在你腰间自如缠绕。随着阵阵自然和谐的微风吹来，你的身体化成了一朵祥和纯净的白云，融合在这蓝天之中自由自在地飘动着。阵阵微风为你轻轻送来阵阵清香，抚摸着你的身体，你的身体变得更加平静。（静坐至少五分钟）

接下来，请大家把意识收回到我们的身体上，动动我们的手指。然后请大家将两手心在胸前相合，互相摩挲，待手心发热，将发热的手心捂住闭着的双眼，眼睛感觉到温暖，眼球得到放松，我们的眼睛变得更加明亮。大拇指轻轻按自己的太阳穴，感觉精力正在恢复。现在请放松我们的双手，掌心向下，放在我们的膝盖上。吸气，再次挺直我们的腰背，使我们的脊柱向上无限延伸。呼气时头向后仰，吸气时头回正。呼气时低头，使我们的下巴去找锁骨，吸气时头回正。呼气时头右歪，让我们的右耳去找右肩,吸气时头回正。呼气时头向左,再次吸气时头回正。呼气时头部按顺时针方向轻轻旋转三圈,然后再次配合我们的呼吸做反方向练习。我们的颈部得到了放松,现在请微低我们的头部,慢慢睁开双眼。

五、分享与总结

成员 A:通过今天的训练,我感觉紧张的肌肉得到了放松,整个人也没有那么紧绷不适了。回去后,我自己也要坚持练习,保持这样的状态!

带领者:很棒! 我们不能把希望只寄托在一次团体活动中,自己平时也要勤加练习,才能够熟练地运用放松技巧,迅速地使自己松弛下来。

成员 B:刚才在冥想时,听着指导语,我仿佛真的身处在草地上,眼前是如画的美景,耳旁有着潺潺的流水声和悦耳的鸟鸣声,好像还能闻到青草的芳香! 这样的美景使我忘记了烦恼,忘记了疲惫,我喜欢这种放松的感觉。

带领者:冥想训练很简单,却能够使我们很好地放松下来。刚开始做的时候可能会感觉很难坚持,等我们多做几次,排除杂念后就会感到身心得到放松,恢复到愉悦、轻松的状态。

六、家庭作业

带领者:再次感谢大家来参加今天的放松训练,相信通过今天的练习,大家都能够运用合适的放松技巧来放松肌肉,从而消除紧张的情绪,最后达到心理上的放松。请大家按照自己喜欢的方式,选择一套适合自己的放松训练方法并坚持去做,相信你一定会有很大的收获。我们下一次的训练是快乐认知训练,可以帮助大家改善认知,锻炼大脑功能,希望大家积极参与,谢谢大家。

七、操作难点及注意事项

(1)刚开始的时候要做好引导工作,鼓励每一个人投入训练中,特别是对于内向、自卑的人,要给予尊重和鼓励,让其放下包袱,投入体验之中。

（2）为了营造氛围，在进行冥想训练时可以播放舒缓的白噪声或者轻音乐。

（3）适当控场，尽量照顾每一个人的情绪，当有人在训练过程中出现不适时，可适时暂停训练。

（4）进行肌肉放松训练时，应注意到每个人的动作，如有不规范的可进行调整。

‖ 第二节 快乐认知训练 ‖

认知训练是指将心理学专业理论、范式与游戏化思维相结合的一系列系统训练。结合患者的现状及心理发展特点，主要对其注意力、感知力、记忆力、思维力、情绪能力、认知灵活性等6大认知能力进行训练，帮助患者提升认知水平。快乐认知训练是一种在认知训练基础上结合快乐感知训练的治疗方法，能提高患者的自我认同及获得感。

一、自我介绍

带领者：大家好，欢迎大家来到快乐认知训练团体，我是今天的团体带领者，我的名字叫XX。接下来的一个小时，将由我陪伴大家进行训练。首先，我们先进行自我介绍，相互认识一下好吗？ 大家可以以这样一种方式来向对方介绍自己，床号+姓名（昵称）+最近让你感到开心的一件事。

二、介绍今日团体活动内容

带领者：昨天有谁参加了身心松弛放松训练团体吗？ 有什么收获呢？

成员A：我昨天的收获特别大，学习了肌肉放松训练、手指放松操，还感受了蝴蝶拍、冥想放松等放松方法。我经常都会出现心慌气紧、手抖等焦虑的症状，每次发病我都不知道该怎么办，现在我知道以后可以用这些方法来缓解我的症状了。

带领者：谢谢你的分享，可以看得出昨天的团体活动对你帮助很大。我们的这些放松技巧都是非常实用的，希望大家都能多多练习，运用起来。

带领者:今天我们进行的是认知训练,主要是通过肢体活动和手的触觉来实现对认知能力的训练。该训练的功效是潜移默化的,它能够帮助我们增强记忆力,改善认知,锻炼我们的大脑功能。

三、热身游戏——正话反做

本游戏通过团体成员之间的互动,活跃气氛,增进彼此的了解。

带领者:请大家根据我的指令做出相反的动作。例:当我发出"向前走"的指令时,你们需做出"向后退"动作;当我发出"举左手"的指令时,你们需做出相反的动作,即"举右手"。都明白了吗? 好,那我们现在开始游戏。

四、指导与练习

带领者:通过刚刚的热身游戏,大家是否发现平时看似简单的动作,实际操作起来时,似乎变得没有那么简单。接下来就让我们一起来进行快乐认知训练。

(一)手指操

带领者:研究发现,多活动手指可以缓解脑疲劳,对于认知障碍可以起到一定的预防作用。手指操主要以手指为中心进行各种活动,使大脑皮层受到刺激,减慢神经系统功能退化。由此可见,多动动手指能有效活化大脑。接下来,让我们一起来做手指操,动动脑。

带领者讲解:

(1)手指往外弹放:把手举起来,往外做弹放的动作。(图9-2-1——图9-2-2)

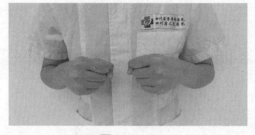 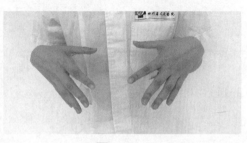

图9-2-1　　　　　　　　　　图9-2-2

（2）手指往内抓手心：这个动作和第一个动作恰好相反，大家可以想象在抓一个东西，把它往胸前抓。（图9-2-3——图9-2-4）

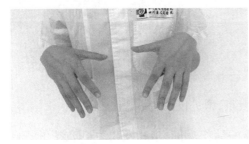
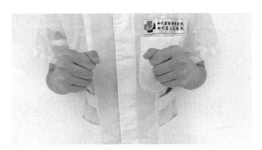

图9-2-3　　　　　　　　　图9-2-4

（3）甩手：简单地甩甩手。（图9-2-5）

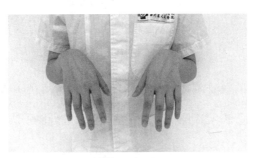

图9-2-5

（4）指尖互点：把手举起来，左手的每个指头对准右手的每个指头，互相点，眼睛看向正前方，慢慢去感受手指的发力。（图9-2-6——图9-2-7）

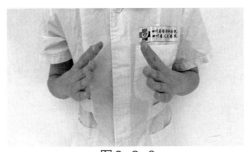
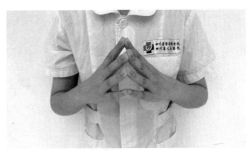

图9-2-6　　　　　　　　　图9-2-7

（5）手指分岔：大拇指、食指、中指、无名指、小指依次分岔。（图9-2-8——图9-2-11）

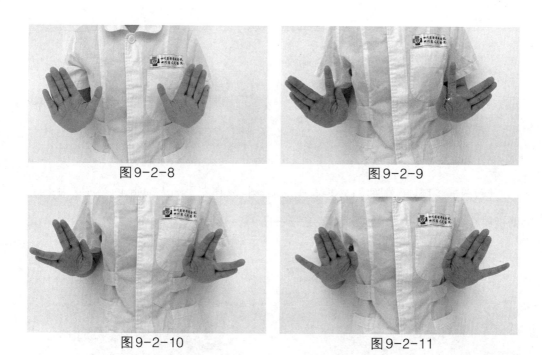

图9-2-8   图9-2-9

图9-2-10   图9-2-11

（6）手指转圈：大拇指、食指、中指、无名指、小指依次转圈。（图9-2-12——图9-2-16）

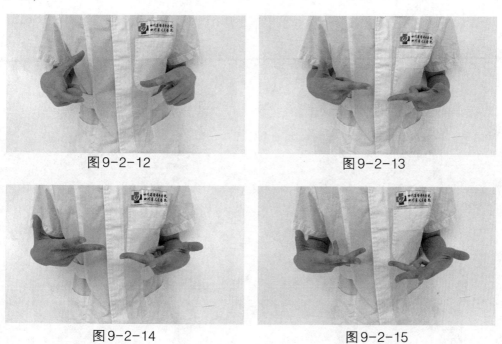

图9-2-12   图9-2-13

图9-2-14   图9-2-15

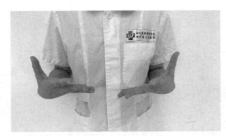

图9-2-16

（7）两手紧握，交叉换位：先是右手的大拇指放在左手的大拇指上，然后左手的大拇指放在右手的大拇指上。（图9-2-17——图9-2-18）

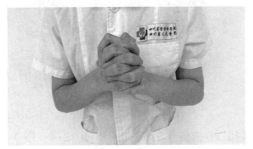

图9-2-17

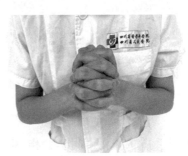

图9-2-18

（8）手掌握拳，随着数字依次伸出手指。从0数到5,5数到0反复进行。（图9-2-19——图9-2-22）

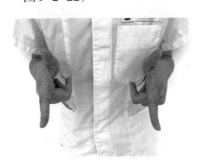

图9-2-19

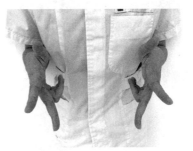

图9-2-20

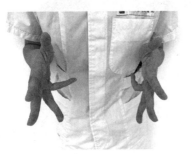

图9-2-21

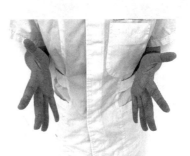

图9-2-22

(9)手指交叉：大拇指、食指、中指、无名指依次交叉。(图9-2-23——图9-2-28)

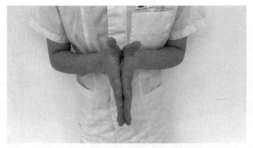

图9-2-23

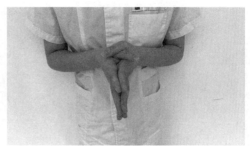

图9-2-24

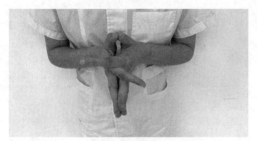

图9-2-25

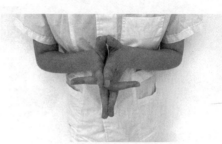

图9-2-26

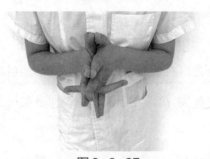

图9-2-27

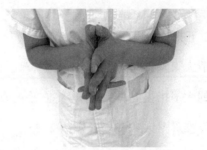

图9-2-28

(二)认知症预防操

带领者：认知症预防操练习是让大脑操控身体同时进行两个及以上的动作，它能帮助激发脑细胞的活力，锻炼认知功能，同时对预防跌倒也有显著的效果。

带领者讲解。

1.手指数字操

握紧拳头，竖起大拇指，这个动作表示加号、减号或者等号，然后单独伸出食指代表1，接下来比画1加1等于2，1加2等于3……以此类推。(图9-2-29——图9-2-31)

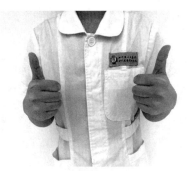
图9-2-29

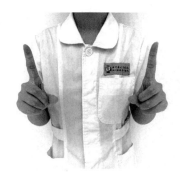
图9-2-30

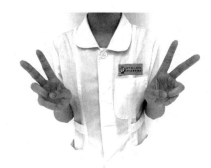
图9-2-31

2.五指鼻尖操

请大家坐在凳子上,身体挺直,双手伸直,首先将右手的大拇指摸向鼻尖,然后将左手的大拇指摸向鼻尖,接着将右手的食指摸向鼻尖,接着左手的食指摸向鼻尖……以此类推。(图9-2-32——图9-2-35)

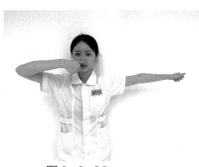
图9-2-32

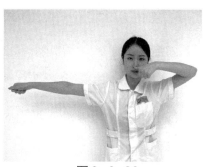
图9-2-33

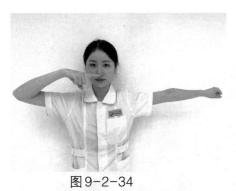

图9-2-34

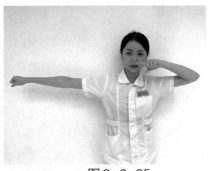

图9-2-35

3.单拳交替操

首先请大家右手出拳,推向正前方,左手握拳放在胸前,然后换一个方向,左手出拳推向正前方,右手握拳放在胸前,如此循环。(图9-2-36——图9-2-37)

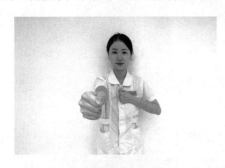

图9-2-36

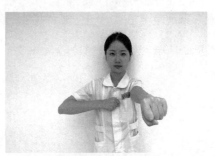

图9-2-37

4.拳拳击打操

请大家坐在凳子上,右手握拳以均匀的速度捶打右腿,左手出掌,掌心向下,以均匀的速度在左腿上前后移动,左手和右手互不干扰,但得保持匀速。好,换一个方向,现在是左手握拳捶打左腿,右手掌心向下在右腿上前后移动。(图9-2-38——图9-2-39)

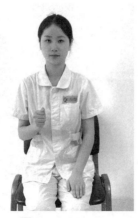
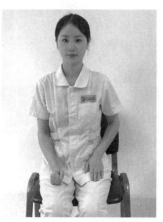

图9-2-38　　　　　　　　　图9-2-39

5.踏步扩胸操

请大家继续坐在凳子上,把背挺直,双脚原地匀速踏步,双手伸直,齐肩,来回摆动。(图9-2-40——图9-2-41)

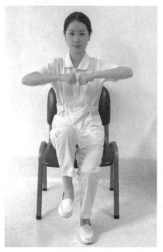
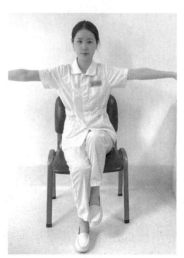

图9-2-40　　　　　　　　　图9-2-41

五、分享与总结

成员A:我觉得今天收获很多,在欢声笑语中不知不觉就学会了手指操,让我找回了小时候和大家一起学习的感觉,原来学习也是一件很快乐的事情。

带领者:真为你有这样的收获而感到高兴。大家聚在一起,相互分享、相互学习,学习起来就不再那么枯燥无味,更加容易坚持,这就是团体训练的意义。

成员B:今天的这个认知症预防操让我印象深刻,之前我在电视上看到过类似的视频,很想学,没想到这次团体活动就学习这个内容了。虽然很多动作我做得不标准,甚至对我来说很困难,但是整个过程中我非常放松,非常开心。

带领者:很惊喜你在之前就关注到了认知训练,参与就是进步,第一次来参加认知训练团体就学会了这么多动作,已经非常棒了。相信你通过多次学习和练习,一定会越来越熟练的。

六、家庭作业

带领者:今天我们的团体活动已经接近尾声了,感谢大家的参与。大家平时在生活中也可以多多练习,帮助我们锻炼大脑、改善认知。在下一次运动感知训练团体中我们再看看大家的成果,希望大家都能掌握今天教给大家的训练动作。

七、操作难点及注意事项

(1)在训练过程中讲解要清楚,动作要准确,可反复多次进行练习,保证每一位参与者都能学会,如有动作不准确的,应及时纠正。

(2)对每一位参与者要有耐心、爱心,对于内向、有社交恐惧的参与者要不断地安慰、鼓励他们。

(3)注意控场,尽量让大家交流与团体活动相关的事情,避免消极话题的讨论。

(4)如有成员感到不适或劳累,可让其适当休息或回病房。

‖ 第三节 运动感知训练 ‖

运动感知训练是在特定场景和条件下,根据人体骨骼和肌肉等的运动特性进行有目的的运动训练。运动感知训练团体中,可以学习缓解躯体不适的训练方法,增强成员对运动能力、注意力、感知觉以及记忆力的感知,从而减少对躯体疼痛的关注。同时,在团体中引导成员积极参与和分享感受并予以反馈,能使成员在团体治疗中感受曾经被忽略的快乐,增加获得愉快情绪的途径,提高成员调节快乐情绪的自我效能感。

一、自我介绍

带领者:大家好,欢迎大家来到运动感知训练团体。我是今天的团体带领者,我的名字是XX,接下来的一个小时将由我陪伴大家一起学习运动感知训练的方法。首先,我们先做自我介绍吧,让彼此有一个基本的了解。接下来由我来为大家演示。当我说完"大家好,我叫XX(拍2下手,再拍3下腿)",大家一起喊"XX,欢迎你(拍2下手,再拍3下腿)"。那么接下来请成员按我照展示的律动方法依次进行自我介绍。

二、热身游戏——抛球送祝福

热身游戏可以加深成员间的印象,调动和活跃团体氛围,使成员放松,有助于接下来的感知训练。

带领者:我手里有一个球,接下来我将手中的球传递到下一个成员手中,在传递的过程中我将说出他的名字,并送出自己对他的祝福,下一个成员继续将球传递下去

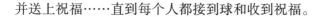

并送上祝福……直到每个人都接到球和收到祝福。

三、介绍今日团体活动内容

带领者：上次我们进行的是快乐认知训练，大家下来都有练习吗？我听到大家都异口同声地回答"有"，相信大家都有不小的收获，希望各位成员能够坚持练习，也可以教会家人一起做。今天我们将进行的是运动感知训练团体活动，下面我们开始肩颈运动和肠胃蠕动运动训练，感受身体放松，从而缓解疲劳和部分躯体不适。

带领者带领团体成员进行如下感知训练。

（一）肩颈运动训练

（1）双掌擦颈：此为热身动作，可以预防在锻炼过程中出现新的损伤，也可以有效地缓解颈部肌肉的僵硬，有效改善颈部血液循环。

左手从上往下，连续捏按颈部，每捏按3次为一遍，连续捏按8遍。（图9-3-1——图9-3-2）

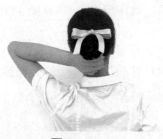 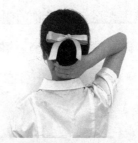

图9-3-1 图9-3-2

（2）左顾右盼：锻炼颈椎的旋转功能，尤其是一侧旋转受限的团体成员应该加强此项锻炼。

头先向左旋至极限位，持续3秒钟，再向右转至极限位，持续3秒钟，连续做8遍。

注意事项：旋转要匀速、和缓，切忌猛烈旋转，以免诱发眩晕等不适。（图9-3-3——图9-3-4）

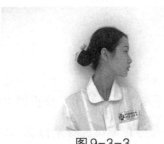

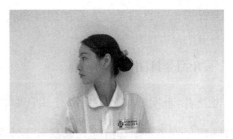

图9-3-3 图9-3-4

（3）前后点头：锻炼颈椎的屈伸功能，有效帮助颈椎恢复生理曲度。

头先向前伸至极限位，持续3秒钟，再向后仰至极限位，持续3秒钟，连续做8遍。

注意事项：动作要轻柔和缓。（图9-3-5——图9-3-6）

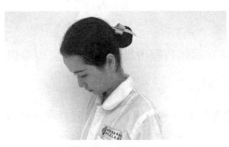

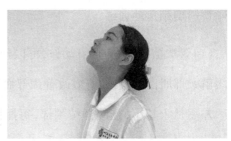

图9-3-5 图9-3-6

（4）青龙摆尾：锻炼颈椎的侧屈功能，头先向左侧屈至极限位，持续3秒钟，再向右侧屈至极限位，持续3秒钟，连续做8遍。

注意事项：锻炼过程中可能出现颈椎小关节"咔嚓"的声音，不必惊慌。（图9-3-7——图9-3-8）

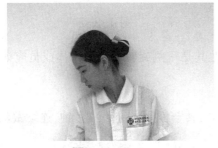

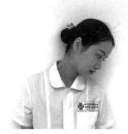

图9-3-7 图9-3-8

（5）旋肩舒颈：缓解和释放颈椎的压力。

双手置于肩前，掌心朝下，两臂由后向前旋转，再由前向后旋转，连续做8遍。

注意事项：动作要轻柔和缓。（图9-3-9——图9-3-10）

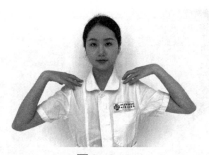

图9-3-9

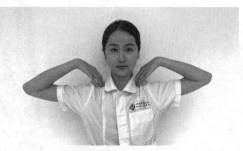

图9-3-10

（6）头手相抗：有助于恢复颈椎的生理曲度，缓解颈部肌肉的疲劳。

两手十指交叉，置于颈后，手向前用力，头向后用力，持续3秒钟，连续做8遍。

注意事项：动作要轻柔和缓，勿用力牵拉颈部。（图9-3-11）

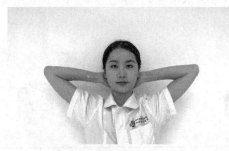

图9-3-11

（7）颈项争力：锻炼颈椎和肩部肌肉的协调性，从而有效缓解和预防颈椎病的发生。

左手置于后背，右手置于胸前，手掌向左平行推出，头向右旋转至极限位，持续3秒钟，再换作右手，连续做8遍。

（8）仰头望掌：锻炼时配合腹式深呼吸，可有效加强颈背部肌肉的拉伸和放松效果。

两手十指交叉，上举过头，掌心朝上，头向后仰，持续3秒钟，连续做8遍。（图9-3-12）

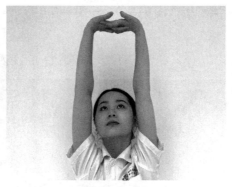

图9-3-12

(二)肠胃蠕动运动训练

首先把手拿出来双指合拢在左腹部上画一个"8"字形的一半,再在右腹部上画"8"字的另一半(沿着胃肠形状来按摩,在肚子上画"8"字是关键点)。(图9-3-13—图9-3-14)

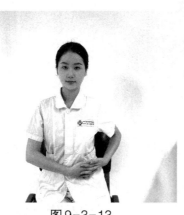

图9-3-13

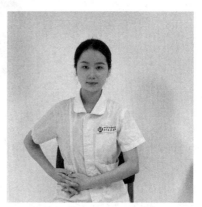

图9-3-14

(三)腰部运动训练

双脚不动,腰部向左旋转,停顿5~6秒,腰部回到原位。腰部再向右旋转,停顿5~6秒,腰部回到原位。(图9-3-15)

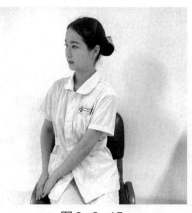

图9-3-15

(四)骨盆运动训练

双手打开平举,交替抬起左右臀部。(图9-3-16)

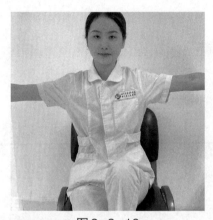

图9-3-16

(五)四肢交替运动训练

左手握拳,左手臂弯曲向前的同时右腿向上抬。然后换右手握拳,右手臂弯曲向前的同时左腿向上抬(关键点是手肘与膝盖相对)。(图9-3-17)

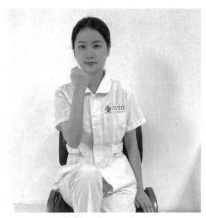

图9-3-17

(六)躯干运动训练

双手在胸前交叉分别搭在对侧肩膀上,然后慢慢地向前低头,弯腰抱着望向自己的肚脐。(图9-3-18)

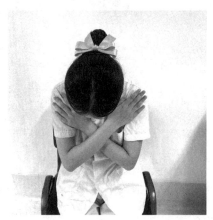

图9-3-18

(七)呼吸运动训练

双臂打开,然后用鼻子深吸一口气,"呼"一下把气吐出来。

1.腹式呼吸法训练

带领者:采取舒适的坐姿、站姿或仰卧,使全身放松,深吸一口气,尽最大限度地鼓起肚子,缓慢地呼气,尽最大限度地回缩肚子。每天练习1~2次,每次练习5~15分钟,练习中注意尽量让呼吸深长、缓慢,用鼻吸气,用口呼气。

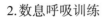

2.数息呼吸训练

带领者:将注意力专注在自己的呼吸上,在心里默数呼吸的次数。例如:吸气数一,呼气数二,吸气数三,呼气数四……吸气数九,呼气数十,数到十之后,又从一开始数。数息过程中,要清清楚楚、全心全意去数自己的呼吸。开始每次练习5分钟,后期可逐渐延长每次练习时间。重复练习,直到学会专注,达到数呼吸时内心只有数字,没有杂念的状态。

3.舍恩呼吸法训练

带领者:用鼻吸气,然后屏住呼吸2~3秒,呼气,呼气时分3次从口中呼出气体,每次在中间停顿1~2秒,重复练习4~6次。通过练习逐渐延长每次呼气之间的间隔。在练习中,尽量使用腹式呼吸法进行呼吸。呼气时,认真感受头部、身体的感觉,想象身体变得越来越轻,好像在缓缓上升,渐渐地漂浮起来了,体会这种漂浮的感觉。这种呼吸训练每天使用两三次,效果最好,如果你的焦虑或压力水平特别高,可提高练习频率。

五、分享与总结

成员A:在这次的训练过程中,我感到每个训练项目的难度都不大,那疗效会不会没那么好呢?

带领者:很感谢你的反馈。在住院期间,我们的机体功能还处于恢复期。因此强度适中的训练对疾病的康复是更有益的。本次的团体活动内容为运动感知训练,更强调我们在运动过程对运动速度、幅度、强度的感知,比如在提重物、弯腰的时候能更好地使用我们的肩部、腰部,更大程度减少对身体的伤害。

成员B:通过今天的团体活动,我感觉自己的情绪没有那么紧张了,身体也感觉很轻松,做呼吸练习时我能够专注到我的呼吸,让我不再关注到我的疼痛和不适。

带领者:很高兴这次运动感知训练能给你带来收获,相信每一位成员也有不同程度的收获。在我们平常的生活中,大家也可以多加练习,掌握这些训练技巧。

六、家庭作业

带领者:今天的团体活动就接近尾声了,感谢大家来参加,如有什么不清楚的地方请大家下来后及时反馈。也请大家回去后多多练习,坚持锻炼,放松心身。期待大家参加明天的团体活动。

七、操作难点及注意事项

(1)带领者需要评估患者是否有意愿和能力进行运动感知团体训练。评估患者是否有头晕、极度虚弱、双下肢功能障碍等,应防止跌倒、晕厥等安全事故的发生。

(2)带领者需要提前掌握团体训练动作,在团体带领过程中关注每个成员的进度以及掌握情况,训练时速度适宜,对不能较好完成训练动作的成员,带领者需要予以指导。

(3)带领者需要时刻关注成员的反馈,对成员呈现出的负面情绪,应积极回应,不忽略、不逃避,及时干预并积极引导,避免负面情绪在团体中传播,影响其他成员。

‖ 第四节 养生康复训练 ‖

养生康复训练是由带领者运用中医养生理念,积极引导参与者以形体活动配合呼吸调整,舒展筋骨、通经活络,从而起到防病、治病、缓解躯体不适的作用,提高自我调节的效能感。

一、自我介绍

带领者:大家好,欢迎大家来到养生康复训练团体。我是今天的团体带领者,我的名字是XX,接下来的这一个小时将由我陪伴大家一起进行养生康复训练。接下来我们成员先进行自我介绍,相互认识一下好吗? 介绍的内容为你希望在团体活动中大家怎么称呼你,你在团体中想说的话等。下面我先示范。我叫XX,我喜欢吃西瓜,大家可以叫我西瓜,我希望在团体中能够认识到更多的小伙伴。(成员介绍时以掌声欢迎,调动团体氛围)

二、热身游戏——下雨啦

带领者:在活动开始之前我们来进行一个热身游戏——下雨啦,双手交叉拍肩表示"小雨",鼓掌表示"中雨",拍腿表示"大雨",跺脚表示"暴雨"。请各位成员坐在椅凳上围成圈,由我随机喊出"大雨""小雨""中雨""暴雨"指令,大家根据指令做出动作,每个动作持续3秒。(结束时需要多喊几次"中雨",让大家持续鼓掌,并以俏皮的语气说出:谢谢大家对我的欢迎及肯定。由此来调动团体氛围)

三、介绍今日团体活动内容

带领者:昨天我们开展的是运动感知训练团体活动,我看大家都有参加,那团体活动结束过后大家有没有进行练习呢?

成员A:有练习,下课后我还带动我老公一起练习。每次做肩颈训练后,我感觉很舒服,仿佛我的颈椎得到了拉伸,不再那么疼了。

带领者:谢谢A的分享,可以看出昨天的团体活动对你帮助很大,不但自己进行练习还带着家属一起练。非常好,希望你们能坚持下去,收到更好的效果。

带领者:接下来就让我们进入今天的养生康复训练团体,一起来做一些帮助放松身体的运动练习。这个练习是通过肢体的活动及人与人之间的交流来实现对你的运动能力、注意力、感知力、记忆力的训练,从而达到缓解疲劳和部分躯体不适的目的。

带领者带领团体成员进行八段锦养生康复训练。

(一)八段锦康复锻炼

带领者:接下来我们一起通过一套康复锻炼来增加身体的感知,活动关节和肌肉,让身体更舒适,活动更自如,从而进一步达到心身疗愈的效果。康复锻炼不要求把动作做到完美,而是让身体尽可能动起来,可根据自身情况调整难易度、频率,舒适为宜。在训练过程中,所有成员需站立(根据成员人数,调整合适的间距),由我带领着大家跟随着音频进行训练,我将详细讲解每个动作的要领。如果我没有说清楚或者你有疑问,可以随时打断我,进行提问,我将及时反馈。训练过程中我会观察每个成员的接受程度,以此来调整训练的进度。如果你感到不适,可以在团体室后面的区域里安静地休息,或者做一做肌肉和呼吸的放松训练,也可以回到病房休息。

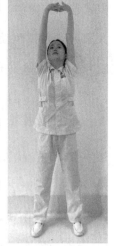

图9-4-1

带领者讲解如下。

1.第一式——两手拖天理三焦(图9-4-1)

胸膈以上为上焦,胸膈与脐之间为中焦,脐以下为下焦。两手交叉,拔伸腰背,提拉胸腹,活动脊椎,使全身气机流通。

动作要领如下。

(1)两脚平行开立,与肩同宽。两臂徐徐分别自左右身侧向上高举过头,十指交叉,翻转掌心极力向上托,使两臂充分伸展,不可紧张。同时缓缓抬头向上看,此时缓缓吸气。

(2)翻转掌心朝下,在身前正落至胸部高度时,翻转掌心再朝上,眼睛随手动作,同时缓缓呼气。

2.第二式——左右开弓似射雕(图9-4-2)

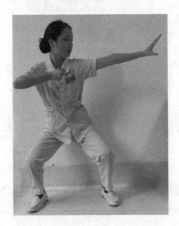

图9-4-2

左右手如同拉弓射箭,借此消除肩背部的酸痛不适,并增加肺活量,消除胸闷,疏通肝气。

动作要领如下。

(1)两脚平行开立,略宽于肩,成马步站式,两臂平屈于胸前,左臂在上,右臂在下。

(2)左手食指与拇指呈八字形撑开,然后缓缓向左平推,左臂展直,同时右臂屈肘向右拉回,右拳停于右肋前,拳心朝上,如拉弓状。眼看左手。如此左右各开弓4~8次。

3.第三式——调理脾胃须单举(图9-4-3)

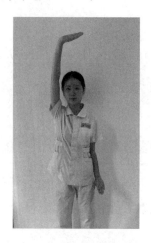

图9-4-3

通过左右上肢松紧,配合上下对拉拔伸,牵拉腹腔,按摩脾胃肝胆。

动作要领如下。

(1)右手成竖掌向上高举,继而翻掌上撑,指尖向左,同时左掌心向下按,指尖朝前。

(2)右手俯掌在身前下落,同时引气血下行,全身随之放松,恢复自然站立。左右手交替上举各4~8次。

4.第四式——五劳七伤往后瞧(图9-4-4)

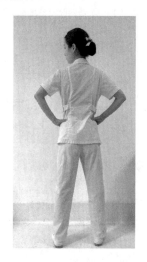

图9-4-4

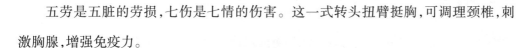

五劳是五脏的劳损,七伤是七情的伤害。这一式转头扭臂挺胸,可调理颈椎,刺激胸腺,增强免疫力。

动作要领如下。

(1)两脚平行开立,与肩同宽。两臂自然下垂或叉腰。头颈带动脊柱缓缓向左拧转,眼看后方,同时配合吸气。

(2)头颈带动脊柱徐徐向右转,恢复向前平视。同时配合呼气,全身放松。如此左右后瞧各4~8次。

5.第五式——摇头摆尾去心火(图9-4-5)

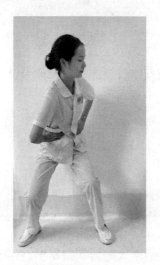

图9-4-5

上身前俯,臀部摆动,使心火下降,可以消除心烦、口疮、口臭、失眠多梦、小便热赤、便秘等症状。

动作要领如下。

(1)马步站立,两手叉腰,缓缓呼气后拧腰向左,屈身下俯,将余气缓缓呼出。动作不停,头自左下方经体前至右下方,像小勺舀水似的引颈前伸,自右侧慢慢将头抬起,同时配以吸气,拧腰向左,身体恢复马步桩,缓缓深长呼气。同时全身放松,呼气末尾,两手同时做节律性掐腰动作数次。

(2)动作与上面动作相同,左右相反。左右动作交替进行各4~8次。

6.第六式——两手攀足固肾腰(图9-4-6)

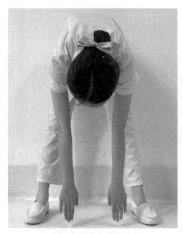

图9-4-6

前屈后伸,双手攀足,使身体与腰部得到拉伸牵扯,调理腰部的肌肉,强肾健体。

动作要领如下。

(1)两脚平行开立,与肩同宽。

(2)两掌沿带脉分向后腰。

(3)上体缓缓前倾,两膝保持挺直,同时两掌沿尾骨、大腿向下按摩至脚跟。沿脚外侧按摩至脚内侧。

(4)上体展直,同时两手沿两大腿内侧按摩至脐两旁。如此反复俯仰4~8次。

7.第七式——攒拳怒目增气力(图9-4-7)

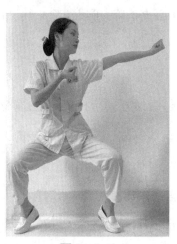

图9-4-7

马步冲拳,怒目瞪眼,使肝血充盈。肝气疏泄,强健筋骨。对长期静坐者,气血多有瘀滞,尤为适宜。

动作要领:两脚开立,成马步桩,两手握拳分置腰间,拳心朝上,两眼睁大。

(1)左拳向前方缓缓击出,成立拳或俯拳皆可。击拳时宜微微拧腰向右,左肩随之前顺展拳变掌臂外旋握拳抓回,呈仰拳置于腰间。

(2)与上面动作相同,左右相反。如此左右交替各击出4~8次。

8.第八式——背后七颠百病消(图9-4-8)

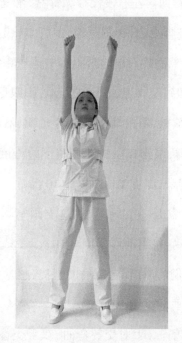

图9-4-8

八段锦的收尾动作,动作简单,颠足而立,拔伸脊柱,下落振身,按摩五脏六腑。下落振荡,导致全身的抖动,可消除百病。

动作要领:两脚平行开立,与肩同宽,或两脚相并。两臂自身侧上举过头,脚跟提起,同时配合吸气。两臂自身前下落,脚跟亦随之下落,并配合呼气。全身放松。如此起落4~8次。

四、指导语练习

现在,请大家双脚分开与肩同宽,感受自己的骨盆在脚跟的正上方,肩膀在骨盆的正上方,头部在肩膀的正上方,整个后背和颈椎拉长,脚底与脚趾平铺于地面,这个基本站姿可以帮助身体保持平衡。请保持基本站姿,慢慢左右移动骨盆,将骨盆想象成一个装满水的水盆,尝试让骨盆平行移动,不要将水洒出来。可以的话请闭上眼睛,注意身体重心的移动,感受双脚压力的变化。例如向右移动时右脚底压力变大,左脚压力变小,轻轻地贴于地面。左右慢慢移动骨盆,重复5~10次。

请将身体重心移动到左脚上,右脚跟踩地,前脚掌抬起,慢慢屈曲和延展指关节,请自己试着再重复5~10次,然后换右脚。过程当中请注意保持身体平衡,后背直立。

请将身体重心再次移动到左脚上,右脚尖点地,脚跟尽量向上抬起,慢慢向内、向外画圆转动脚腕,膝盖自然放松,每组动作重复5~10次,然后换右脚。

请将双膝同时弯曲下蹲,根据自身情况调整下蹲程度,速度要慢,膝盖始终与脚尖方向一致。蹲下去再站起来,尽可能地重复5~10组。

接下来,想象我们的骨盆是一支画笔,用这支画笔顺时针、逆时针画圆,动作要慢,画圆时头部尽量不要移动,每组动作重复5~10次。

现在,将注意力转到我们的双肩,将双肩向上提,感觉整个后背向上拉伸,肩膀尝试去触碰耳垂,双臂自然下垂,重复5~10次。

将双臂向前伸直,手心朝上,手肘交替弯曲,双手交替搭肩膀,右手搭左侧肩膀,左手搭右侧肩膀,想象所爱的人给了我们一个深深的拥抱,重复5~10组。

将双手抱肘,顺时针、逆时针绕头部画圆。放慢速度,身体保持不动,只动胳膊,每组动作重复5~10次。

然后,请依次弯曲、延展双手手腕;向外、向内转手腕;最大限度弯曲、延展每一个手指关节,直到感觉手部发热。手腕放松时,甩动双手,就像将手上的水或不愉快的事情甩掉一样,速度要快,甩动过程中可以慢慢将双手举过头顶,尽可能延长甩动时间,充分放松腕关节。

现在,请将双手搭在肩膀上,手肘向前、向后画立圆,重复5~10次。

请将双手向上举,双臂交替从前向后画立圆,向前画圆时手臂自然放松下垂,随着重力从后还原,重复5~10次。

请让右手经过头顶摸左耳朵,手掌向后拉,头部缓缓转向左侧。注意手臂不要太用力,重复5~10次,再换左手。

最后,将注意力转到我们的头部,请低头、抬头重复5~10次。再慢慢地让头部顺时针、逆时针画圆。感觉自己的鼻尖就像笔尖一样,用鼻尖螺旋形画圆,从小圆慢慢过渡到大圆,重复3~5次。

给自己一点时间去放松,感受我们身体的变化。现在,我们慢慢地睁开眼睛,对你的身体说声谢谢,感谢你的身体让你体验到了这些感受。

五、分享与总结

成员A:今天很开心,和大家一起快乐地学习养生康复训练,互相指正动作,还挺愉快的。

带领者:首先感谢成员A的分享,你已经做到"快乐是一种尝试",你已经非常棒了。我们需要认可自己的这种焦虑的情绪,正因为"快乐是一种尝试""没有体验就没有快乐",在人与人不断沟通的尝试中,我们需要去发现和体验尝试所带来的快乐。

成员B:在最后的指导语练习中,我记不住全部内容,在以后的治疗及生活中我将不能完整练习了,这怎么办呢?

带领者:是的,相信很多人都有和你有一样的担忧,包括我自己在学习这些指导语的时候都花了一些时间,没关系的,"快乐需要时间""快乐需要得到自己的认可",今天我们已经学习到了一部分,我们应该表扬、认可自己。同时,除了这次的练习,在后面的治疗中也会安排开展这样的训练,希望我们都可以积极参加。

六、家庭作业

带领者:今天的团体活动接近尾声了,感谢大家来参加,如有什么不清楚的地方请大家下来后及时反馈。大家回去后也请多多练习。我们明天的团体活动期待大家的到来。

七、操作难点及注意事项

(1)带领者需要评估成员的身体状况,因身体状况而不能参与的成员,带领者需要耐心细致讲述缘由,避免护患矛盾的发生,同时带领者可推荐其参加其他适合的团体训练,保持成员参加团体训练的积极性。

(2)带领者需要对团体内容完全熟悉,在训练过程中要时刻关注每位成员动作的进度和完成情况,中途安排成员休息,此外,要预防成员跌倒。

Chapter **10**

第十章
认知刺激训练团体
心理治疗

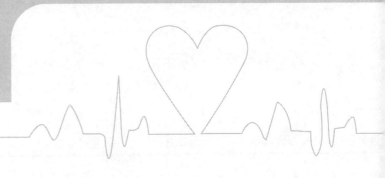

近年来,针对阿尔茨海默病(alzheimer disease,以下简称AD)的非药物治疗手段得到了广泛关注。认知刺激疗法(cognitive stimulation therapy,以下简称CST)是非药物治疗手段之一,它起源于英国,在AD的预防和早期干预中得到了国际范围的肯定。我院结合我国国情及文化差异等因素,在查阅文献资料的基础上,对英国版CST进行了本土化改良,并将它称之为认知刺激训练。

认知刺激训练由认知领域知名专家和精神运动康复专科专家、音乐舞蹈训练专业人员共同研发,它以团体形式开展一系列康复运动及非特异性认知疗法,包括讨论时事、词语联想、自然娱乐、使用物品等多个主题,是一种具有认知刺激效能的综合性心理社会干预治疗方式,目的是刺激大脑,改善认知功能,如记忆、言语、感知觉、思维、注意等。经研究证实,认知刺激训练结合药物治疗对改善有轻、中度认知功能障碍患者的认知功能、提高其日常生活自理能力和生活质量有较好的治疗效果,同时,本训练对患者的认知功能及生活质量的改善效应可以在干预结束后维持至少1个月。

本团体建议邀请家属(特别是长期照护者)一起参加,这样既能保证成员在团体中遇到不能克服的困难时予以协助,又能让家属学会训练的方法和技巧,以便于在团体治疗结束后,帮助患者进行巩固、强化,以达到更持久的治疗效果。

‖ 第一节 视觉、听觉训练 ‖

视觉、听觉训练,是通过视觉追踪、色彩词训练、听唱老歌等方法来训练患者的视觉和听觉,从而改善患者的视觉、听觉能力,提高其专注力,增强记忆力等,以达到提高患者生活自理能力,改善患者生活质量的目的。本节内容较多,可根据参加团体的人数、认知功能情况将视觉刺激训练和听觉刺激训练分两次完成。

一、自我介绍

带领者:大家好,欢迎大家来参加认知刺激训练团体。首先,我们进行自我介绍,让彼此更加熟悉。我先来吧,我叫XXX,今年XX岁,是今天团体的带领者。大家自我介绍时可以说一下自己的床号、姓名、年龄等。大家轮流着开始吧!(耐心引导并等待成员依次介绍,有不能完成自我介绍的成员可以让照护者指导完成,但尽量鼓励成员独立完成介绍。)

二、热身运动

热身运动可以帮助成员确认此时坐姿是否安全,避免跌倒坠椅等意外;帮助成员区分左右,快速进入状态;奠定手脚活动度基础,避免动作中抽筋等情况发生。

带领者:经过一轮自我介绍,我们彼此有了初步的认识。在正式开始认知刺激训练之前,请大家跟着我一起做热身运动。请大家调整桌椅,靠紧椅背,确保伸出双手及双腿后仍能保证身体稳固以保证安全。请大家尽量集中注意力,看向我,跟着我的动作做,活动期间不进行相互攀比,但请在安全范围内尽可能做到最好(注意保持微笑及减缓语速)!

伸左手,五根手指分别做弹琴样手指向下压的动作,放下左手;

伸右手,五根手指分别做弹琴样手指向下压的动作,放下右手;

双手同时伸出,做弹琴样动作(同上);

双手手心相对,相互揉搓至微微发热;

伸左脚,足尖足后跟点地,放下左脚;

伸右脚,足尖足后跟点地,放下右脚;

两腿打直后大小腿夹角呈90度踱步至微微发热。

热身结束了,感觉到身体没有之前僵硬了吗? 现在我们开始复习昨天的认知运动训练内容。

三、视觉刺激训练

(一)认知运动训练

带领者:多项研究显示,我们的手部精细活动与认知功能具有同步性,手指运动能激活多个脑区的大脑皮层功能,从而刺激神经系统,减慢神经系统功能退化,既健脑又可预防阿尔茨海默病的发生。认知运动训练简单易学,我们就开始吧!

手指贴靠:双手伸出,五指张开,双手的食指向该手的中指贴靠闭合,无名指向中指贴靠闭合,小拇指向无名指贴靠闭合;双手小拇指向外分开,无名指向小拇指方向贴靠闭合,中指向无名指贴靠闭合,食指向中指贴靠闭合;两个方向各做5次。

剪刀石头:左手比"石头",右手在左手下面比"剪刀",依次变换。

(二)视觉刺激训练

带领者:接下来我们开始今天的训练内容,我们将通过两个训练来看看大家的颜色分辨力和注意力怎么样。大家尽量自己完成,其他成员也不要随意提醒别人,好吗?

1.视觉追踪训练

训练眼球追视和检验物体的能力,提升注意力及反应力。提供迷宫图或连线追踪的图片,快速找到迷宫出口或者对应的数字。(图10-1-1)

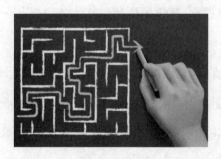

图10-1-1

2.色彩词训练

训练分辨颜色和字含义的能力,提升注意力及反应力。

在纸上写出一些与颜色有关的词语,首先忽略字的颜色,理解其含义,然后再看

字体颜色,观察词语的含义是否与底色匹配。(图10-1-2)

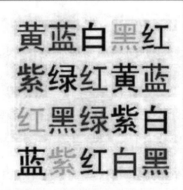

图 10-1-2

3.分享感受

成员 A:视力不行了,很多字都看不清了。

带领者:爷爷奶奶很棒了,在家属协助下,仍然完成了训练,下次我们再把字调整得更大一点。

成员 B:现在不如以前了,握着笔手抖得厉害。

带领者:随着年龄的增加,我们很多手部的精细动作在慢慢退化,自然会感觉手没有以前灵活,所以这需要我们做些力所能及的训练来延缓这种退化过程。

成员 C:我以前是个教师,感觉团体活动就像教小孩儿一样,还挺有意思的,就是觉得自己有点幼稚了。

带领者:都说老小孩,越老就越像个小孩。随着年龄的增加,身体的各项功能都在退化,所以会和还未发育完全的孩子有很多类似的地方,我们现在做的训练就是为了延缓我们认知能力的退化,提高生活质量。

四、听觉刺激训练

(一)认知运动训练

耸肩:放松双肩后,耸右肩,肩峰依次朝"前""上""后""下"四个点位微微耸起,两个八拍;耸左肩,肩峰依次朝"前""上""后""下"四个点位微微耸起,两个八拍。

双手摸耳:伸右手摸对侧耳朵,从上至下(即从耳尖—三角舟—耳屏—耳垂)进行局部揉按,两个八拍;伸左手摸对侧耳朵,从上至下(即从耳尖—三角舟—耳屏—耳垂)进行局部揉按,两个八拍。

张臂爬梯:张开右臂,手臂伸直,使手臂及腋正中线夹角依次呈15°—30°—45°—60°,一个八拍后放下右臂;张开左臂,手臂伸直,使手臂及腋正中线夹角依次呈15°—30°—45°—60°,一个八拍后放下左臂;张开双臂,手臂伸直,使手臂及腋正中线夹角依次呈15°—30°—45°—60°,两个八拍。

认知运动训练结束后,带着成员复习一次(边抽问,边复习),询问成员在做训练过程中的感受,并鼓励成员团体训练结束后可反复多次练习这些动作。

(二)听觉训练

带领者:接下来我们通过两个小游戏,看看大家的听力和反应力怎么样。大家尽量自己完成,相互之间不要提醒,好吗?

1. 听歌识物

听歌识物训练可以根据声音辨别物体的能力,提升注意力、听力及反应力。

带领者:下面我来介绍一下游戏规则:我这儿有一些录音,都是各种生活里常见的动物叫声,待会请大家一个一个来猜是什么动物的叫声,好吗?每个人都要参与,大家清楚了吗?

先放一段录音让一位成员猜,再放一段录音让下一位成员猜⋯⋯直至每一位成员猜完,最后放一段有很多动物叫声的一段录音,并让大家一起猜有哪些动物的声音。

带领者:大家今天表现得都很棒啊!我待会儿会放一段音乐,带领大家回到曾经意气风发的时代⋯⋯

2. 老歌回忆

通过回忆、歌唱训练语言及记忆能力。

播放老歌《义勇军进行曲》《春天的故事》《甜蜜蜜》《我的祖国》《东方红》《月亮代

表我的心》等,循环播放歌曲,让成员猜歌名,猜完以后大家一起决定选择其中一首作为接下来学习的歌曲。如当天的成员里面阿姨比较多,选择的歌曲就可以是邓丽君的《甜蜜蜜》。可以向每个人都发放带有《甜蜜蜜》歌词的A4纸(字号尽量大),由带领者带领大家一起练习哼唱《甜蜜蜜》。

3.分享感受

成员A:自己好久都没有这么歌唱了,让我想起了很多年轻时候的事,感觉很放松,很开心。

带领者:今天的歌曲都是大家耳熟能详的,能给你带来美好的体验,我也很开心。

成员B:我以前是一个军人,下一次我想唱《义勇军进行曲》,你可以给我一份歌词吗?

带领者:可以,团体活动结束以后我拿给你,回病房后在不打扰其他病友的情况下,可自行练习,其他成员有需要的,也可找我拿相应的歌词。

五、结束语

带领者:今天的认知刺激训练快要结束啦,这是一种治疗方法,和吃药、输液是一样的,认知运动训练可以锻炼大脑,听觉及视觉训练可以训练我们的注意力、颜色分辨能力、语言表达能力。我们每天都会有不同的项目,欢迎大家来参与明天的认知刺激训练,只有坚持,效果才会更加明显。

六、操作难点及注意事项

(1)大多老年人会有些视力障碍,可以提前提醒成员准备好眼镜。

(2)对于认知能力下降明显的患者,应告知家属陪同参加治疗。

(3)准备字体较大的训练卡纸,色彩训练字体的颜色应尽量采用明艳、易分辨的。

(4)听觉训练时需提供安静的环境,团体中如有听力差的老人应安排靠近音响的位置,并适当提高音量;选择音乐时,尽量选择团体人员都熟悉的音乐,更能引起共鸣。

‖ 第二节 数字游戏与金钱运用 ‖

随着年龄的增加,大部分认知障碍患者都存在计算能力下降的问题。数字游戏与金钱运用是通过一些团体游戏及情景模拟等来训练成员的计算能力、记忆力、反应力及专注力,从而改善其生活能力、提高生活质量、减轻家属照护负担。本节内容较多,可根据成员人数、认知功能情况分为数字游戏、金钱运用两次训练完成。

一、自我介绍

同本章第一节。

二、热身

同本章第一节。

三、数字游戏训练

(一)认知运动训练

节律踝泵运动:双腿轻抬,脚背绷直后脚尖轻点前方,一个八拍;脚背勾起后脚尖轻点上方,一个八拍;脚背绷直、勾起动作交替,两个八拍。

开指:起始动作双手五指张开,依次伸出食指、中指、无名指、小指,重复一次为一组,四个八拍。

交错手练习之"2""5"错手:左手比"2",右手比"5",一个拍子后左右手动作互换,依次交替比画,四个八拍。

认知运动训练结束后,带着成员复习一次(边抽问,边复习),询问成员在做认知运动训练时的感受,并鼓励成员在团体结束后,反复多次练习这些动作。

(二)数字游戏训练

带领者:接下来我们通过两三个小游戏,看看大家的注意力和反应力怎么样。大家尽量自己完成,相互之间不要提醒,好吗?

1.逢5拍手

这个游戏训练拍手、说话能力,提高反应力、记忆力及语言表达能力。

带领者:首先我们一起玩一个叫"逢5拍手"的游戏,从某个人开始顺时针报数,当报到含有"5"的数字或是5的倍数时(可以选择其他数字,如:6,游戏名则是"逢6拍手"),此人以拍手代替说话。第一个人"13",第二个人"14",第三个人"拍手",第四个人"16"……,看来已经难不住大家了,现在我们再选一个数字,由我随机报数,当你听到这个特定数字时就拍一下手(比如这个数字是6,说到6就拍一下手,说慢点),大家清楚了吗?那游戏开始了(例如:15632561362977645163277669451)。好的,大家的表现都很棒,那我们再来一轮。

2.减数接力

这个游戏训练计算能力、提高反应力、记忆力及语言力。

带领者:我们再来玩一个叫作"减数接力"的游戏:现在由我开始报第一个数,然后大家接力报出减去相同减数后的数,如200减5,第一个人说200,第二个人说195,第三个人说190,一直接力下去……

3.数字划消训练

这个游戏训练手指的活动能力,提高反应力、注意力。

带领者:这里有"数字划消训练",将图中我们规定的数字,如"5",用规定的符号,如"√""×""□"或"—"标记出来。(图10-2-1)

划掉数字"5"

1029384756758493021687693158969878913
2455678676987649698715379871098721983
7981097015389871598798759868969857198
6981765987149679651467837961534896986
4531986986717568961534869107940125744
1802547136901436969847847169347141786
6941763854146384146835478413410140852
1046941694169341693463947369413694113
0987934657984679871356987986798798174
6598798674987937298791875987917539847

图 10-2-1

4.数字连连看

这个游戏训练握笔、画线、记数的能力,提高记忆力、反应力。

带领者:最后一个游戏是数字连连看,将格子中相同的数字按顺序连接起来,连线只能经过方格一次,且最后连线需经过所有方格。(图 10-2-2)

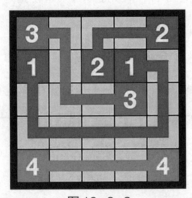

图 10-2-2

5.分享感受

成员 A:"逢5拍手"太考验反应力了。我感觉自己的脑子像生锈了一样,反应很慢。

带领者:这个游戏主要训练的就是基本的加减运算能力及反应力。感觉自己生锈了不要紧,通过我们的训练就能为它加上润滑油,反应力会慢慢变快的。

成员 B:减数接力好难呀,减的数字越大,越不会算。

带领者:如果感觉做减法特别困难,我们可以尝试从数字小的数开始做加法,慢慢加大难度。

成员C:做数字划消训练时,一开始我还能集中注意力,后来就越来越容易走神,老是把数字看落下。

带领者:数字划消主要训练的就是注意力,如果你感觉这个训练做着很困难,那正好说明你需要多训练注意力。我们可以请家人准备拼图进行练习,也可以练习试着找两幅图片的不同之处。

四、金钱运用训练

(一)认知运动训练

弹指:大拇指指腹依次与食指、中指、无名指、小指指甲甲床相合,指腹甲床间用力弹出手指,重复一次为一组,四个八拍。

交错手之"六一"练习:左手伸出食指拇指,其余手指弯曲,右手伸出大拇指,其余手指弯曲,左右手交替,四个八拍。

双手揉臂:伸右手摸对侧手臂进行揉按,从上至下(即从肩峰外缘一后臂一肘一前臂)进行局部拍打揉按,两个八拍;伸左手摸对侧手臂进行轻拍揉按,从上至下(即从肩峰外缘—后臂—肘一前臂)进行局部拍打揉按,两个八拍。

认知运动训练结束后,再带着患者复习一次(边抽问,边复习),询问成员在做认知运动训练时的感受,强调认知运动训练的作用。

(二)金钱运用

带领者:钱是我们生活中不可缺少的一种东西,我们可以用钱交换我们生活中需要的东西。但是随着时代的不同,我们用钱购买东西的方式也发生着变化……

邀请老人们聊聊他们那个时代关于买东西的事情(邀请1~2位),并给予掌声鼓励。

成员A:我们当时买东西光用钱是不够的,还要有票,买肉要有肉票、买煤要有煤票……都是要按照计划来的。

带领者:是的,在过去,我们国家经济落后,物资相对较少,所以很多东西都是要按照计划来供应的。随着时代的进步,我们现在的生活也发生了很大的改变,国家变得强大,物资丰盛,老百姓的生活也越来越好了。

成员 B:就是,现在的年轻人,在网上就把东西买了。出去买东西也不带钱了,带个手机就可以了。

带领者:是呀,我们的生活方式变得越来越先进了,就像我们这位成员说的这样,网上购物、手机支付在我们的生活中已经非常普遍了。

1.场景模拟

带领者:接下来我们就模拟生活中常见的一个场景——逛菜市场。你的儿女们要回来吃饭,请为他们准备一或两道菜,菜品自己去选择。

给每位成员手中发20元的零钱(游戏钱币),将仿真蔬菜整齐摆放于桌子上,并分类标好价格(如:鸡蛋1元、肉5元、鱼6元等,价格自定)。(图10-2-3)

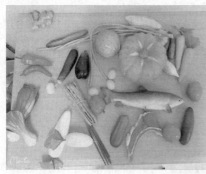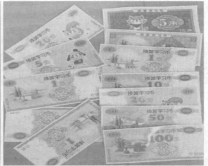

图10-2-3

依次邀请成员选购菜品并计算价格,要求所买的菜品价格总和在20元以内,成员每选择一样菜品,给其一张带有该菜品图片及价格的卡片。

2.选购分享

在所有成员选购完后,邀请大家分享选购菜品的价格以及做法。

成员 A:白菜4元、甜椒6元,肉5元,我一共花了15元,还剩了5元可以给孙子买糖吃。我准备做醋熘白菜和甜椒肉丝,我们家孙子最喜欢吃了。

带领者:很不错嘛,听你讲完后,我仿佛听到孩子们欢快的声音了。

成员B：太好玩了，就像是在菜市场一样。你看我买了鱼、排骨还有一个大南瓜。刚好把钱花完了，哈哈哈。

带领者：那你买了这么多的肉，准备做些什么好吃的呀？给我们讲讲吧。

成员B：我要做一个酸菜鱼，加点粉丝最好，还要做个红烧排骨和蒸大南瓜。

带领者：你们都很棒，家人肯定会很开心的。（肯定并掌声鼓励成员）

3.分享感受

成员A：这个训练很有意思，十分贴近生活。以前我每天早上都会去市场买菜，自从病了以后就再也没有去过了，家里人也不放心我。

带领者：这个训练的意义在于通过训练帮助恢复我们的日常生活能力，提升自己的价值感。

成员B：自从生病了以后，家人什么也不让我做，我感觉自己在家里像个废人，不管做什么都会给家人造成困扰。

带领者：今天参加我们团体活动的还有很多家属，家属可以陪同患者做一些力所能及的事情，比如买菜做饭、打扫卫生等。过度保护成员只是保障了患者的安全，但对于他们的病情恢复却没有积极意义。适当放手、有效陪伴、合理训练更能有助于延缓病情进程，减轻照护负担。

五、结束语

带领者：谢谢大家的参与，大家都非常投入。明天的训练项目是组字造句、词语训练，很有趣，对大家也很有帮助，明天各位记得准时参加。

六、操作难点及注意事项

(1)不同的数字游戏训练的侧重点是不一样的，"逢5拍手"训练的是反应力及基本运算能力，减数接力训练的是计算力，数字划消训练的是专注力，数字连连看训练的是空间及逻辑力，带领者应根据成员的具体情况，如其文化程度、病情等，选择适合的游戏。

（2）在金钱运用的活动中，给菜品的定价要简单：用整数就好。建议先将菜品分类摆放好，再定价并做好标识，如：绿叶菜3元、瓜果4元、辣椒5元、肉类10元等。在选菜的环节，可以先向老人展示菜品并报价，再邀请老人依次选菜；注意防跌倒，行动不便的老人可请家属代选。

（3）在分享和回忆的环节，如果老人滔滔不绝，停不下来，可以友好地提醒老人。注意加强成员家属的疾病宣教，强调家庭照护训练的重要性。

‖ 第三节 组字造句、词语训练 ‖

开展与日常生活相关的字词游戏活动,不仅能提高成员的反应力、理解力,还能够锻炼辨认识别能力。通过逐渐增加训练难度的适应性训练,让成员学会在照护者指导下运用日常生活中的常见物品进行自主学习和训练,进一步提升其认知能力。本节内容较多,可根据成员人数、认知能力情况分组词造句训练、词语游戏两次训练完成。

一、自我介绍

同本章第一节。

二、热身

同本章第一节。

三、组词造句训练

(一)认知运动训练

拍肩:伸右手轻拍对侧肩,从外至内(即从肩峰到颈项)进行局部拍打揉按,两个八拍;伸左手轻拍对侧肩,从外至内(即从肩峰到颈项)进行局部拍打揉按,两个八拍。

伸臂爬梯:伸直右臂,手臂朝正前方伸直,使手臂及正中线夹角依次呈15°—30°—45°—60°,一个八拍后放下右臂;伸直左臂,手臂朝正前方伸直,使手臂及正中线夹角依次呈15°—30°—45°—60°,一个八拍后放下左臂;伸直双臂,手臂朝正前方伸直,使手臂及正中线夹角依次呈15°—30°—45°—60°,两个八拍。

交错手练习之"2""8"错手:左手比"2",右手比"8",一个拍子后左右手动作互换,依次交替比画,四个八拍。

(二)组字组词组句训练

带领者:我们今天训练的主要内容是关于组字、组词及组句,大家还记得昨天我们训练的内容有哪些吗? 可能大家会觉得今天的内容有点简单,但我们往往可以从简单的组字组词和组句训练中锻炼我们的思维和逻辑表达能力哦。

1.组字训练(图10-3-1)

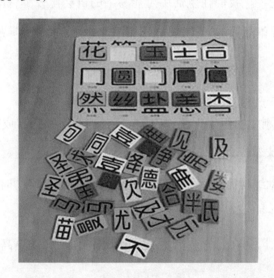

图10-3-1

带领者:我们的训练一共分为三轮,程度基本上是由易到难,循序渐进,希望每一轮大家都能踊跃参与!

第一轮:在白板上写一些简单的偏旁(比如单人旁、言字旁、口字旁等),邀请成员依次上来书写或者口述这些偏旁可以组成的字,每个人组两个字即可,鼓励每个成员尽量参加。

第二轮:写一些中等难度的偏旁(古字旁、月字旁、女字旁等),然后抽取3~4位成员组字,如果不会也没关系,鼓励成员下来再一起学习。

第三轮:难度升级,在白板上写较难的一些偏旁或部首(宝盖头、心字底、竹字头等),再次邀请大家根据偏旁来组字。

三轮练习完后,邀请成员分享刚才组字过程的感受,鼓励大家踊跃发言。

成员 A:在第一轮用简单偏旁组字时,我觉得还比较简单,到后面越来越难,感觉自己都不太认识这些字了呢,记性真是越来越差了。

成员 B:我也有相同感受,有些字别人写出来的时候感觉我都认识,但自己就怎么也想不起来了。

带领者:没关系的,我观察到刚才的练习中大家的表现都不错,有一些不认识和不记得的字也很正常。我们在生活中可能写字的机会比较少,提笔忘字是常有的事。大家不要灰心,希望通过这次训练能帮助我们加深对这些字的印象,我们一起加油吧!

2.组词训练

带领者:经过刚才的组字训练,相信大家对这些字都胸有成竹了,现在针对黑板上的字,大家一起来组词,由易到难,我们依次上来书写。

成员 A:我感觉组词比组字要简单一些,当你写下那些字的时候,脑子里总是不由自主浮现出很多词语。

带领者:是的,因为在日常生活中,这些词语的使用频次更高一些,所以勾起了我们的联想记忆。

成员 B:没想到组词这么有意思,在大家分享的时候我脑海里也涌现了很多词语,今天课程结束后我也要和老伴一起练习。

带领者:非常棒,很多大家想到的词语我都没有想到,希望大家下来也能多多练习,一起感受其中的乐趣哦!

3.组句训练(图10-3-2)

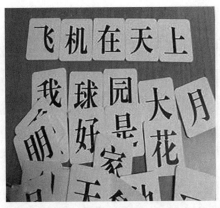

图10-3-2

带领者:大家表现得都非常棒,现在到了我们最后一个训练环节,也是今天最难的内容,那就是造句。现在大家用刚才黑板上的词语来造句,每个人可用不同的词组句。句子可从1句话到2句话,再到3句话。但是我们造的句子语句要通顺且有基本逻辑,如果有不会造句的也没有关系,我们可以训练结束后再进行学习和练习,好吗?

成员A:今天的组词造句训练让我学到了很多,尤其是造句的时候,感觉很考验语文功底呢。

成员B:对呀,仿佛回到了小学语文课堂,那是多么遥远而美好的回忆呀!

带领者:谢谢大家的分享,是的,学习时还能回忆从前,为大家带去乐趣,我也很高兴,再次感谢大家的参与。

三个部分的训练完成后,对每位参与者表示肯定和表扬,并对今天的训练进行简单的回忆和总结,鼓励成员团体活动结束后要对今天的内容进行巩固,下一次团体活动再带领大家简单回顾。

四、词语游戏训练

(一)认知运动训练

张臂扩胸:左手扩胸、张臂一个八拍,右手扩胸、张臂一个八拍,双手扩胸、张臂,两个八拍。

爬楼梯:双手食指对食指,大拇指对大拇指,食指往上走,大拇指去挨食指,依次往上走,四个八拍。

开掌回旋:双臂伸直,手掌掌心朝外,手指张开,依次回收手指(小指—无名指—中指—食指—大拇指),握拳为一组,重复动作,四个八拍。

(二)词语游戏

带领者:今天我们要进行的是词语游戏,这个游戏主要是针对视觉、阅读、语言理解和逻辑能力进行的训练。

1.填字游戏

带领者:请在划线的地方填上合适的量词。在白板上写下数量和名词,如一(个)苹果、一(碗)米饭。大家尽量自己完成,相互之间不要提醒,好吗?

这些东西都是我们生活常见的东西,大家都做得非常好。大家觉得这个游戏有难度吗? 哪些地方有困难的,可以提出来,我们一起解决。

成员A:这些词在生活中很常见,但是专门挑出来一问,又突然想不起来了。

带领者:爷爷,你今天的认知运动训练做得非常好,填空你也猜对好几个。学习日常生活中的常见物品,可以使我们对日常物品和生活环境更加熟悉,减少陌生感,锻炼我们的生活自理能力。等熟悉了以后,对大家来说就不难了,我们一起加油,好吗?

2.看图猜词

带领者:我这里有一些图片,请大家仔细观察,每张图片都包含一个成语,请大家猜一猜这些图片里都有什么成语。如果可以的话,可以简单介绍一下成语的含义。

成员B:看图猜成语让我想起我们上学的时候,大家经常做这种游戏,学生时代实在太幸福了,大家都抢着回答。

带领者:奶奶,您今天做得非常好,不仅准确而且反应还非常快。通过观察图片颜色、形状,不仅学习了成语,还锻炼了色彩、形状的辨识能力,您已经非常棒了,通过之后的学习,相信会越来越好的。

3.词语接龙

带领者:下面我会提供一些不同结构的词语类型,比如说AABB的类型就有平平安安,请大家想一想这样的词语还有哪些。(其他类型还有ABB、ABAB等,大家可以自行选择。)

成员A:这个词语接龙里面的东西实在太多了,我觉得我们生活里面也用不到这些成语,是不是可以不用学习这些啊?

带领者:奶奶,这个叫认知刺激训练,练习的内容既包括之前学习过的东西,又要学习一些新的东西,比如今天的词语接龙,这样才能通过新的知识去刺激我们的大脑,使我们的大脑一直保持学习的积极性,提高学习能力、记忆力和认知能力,我们大家一起加油,好吗?

五、结束语

同本章第一节。

六、操作难点及注意事项

(1)组字造句时根据成员的认知能力来提供适合的偏旁部首,鼓励成员联想生活中的常用物品来组字、组词和造句;在成员分享时应及时予以反馈和鼓励,要充分理解言语表达欠佳的成员,给予其适当帮助。

(2)词语训练时应该减慢语速,使用简洁、易理解的句子,并给予反应的时间。训练过程中可以鼓励成员自己纠正错误,但不能用生硬的态度和语气进行否定。对有不同程度认知障碍的成员,可以进行适应性的训练,并指导成员及家属掌握,出院后也可继续练习。

‖ 第四节 看图表述及常识表达训练 ‖

看图表述及常识表达,是指看着一张图片上面的内容,然后把这些内容用书面语言的方式表达出来。通过训练患者观察图画获取信息,能帮助其培养观察事物的能力,发散思维,激发想象力,提升语言表达能力,从而提高成员的生活自理能力及认知水平,改善成员的生活质量。本节内容较多,可根据成员人数、认知能力情况分看图表述、常识表达训练两次训练完成。

一、自我介绍

同本章第一节。

二、热身

同本章第一节。

三、看图表述训练

(一)认知运动训练

孔雀指:大拇指指腹依次与食指、中指、无名指、小指指腹相合,指腹间轻压相合,重复一次为一组,四个八拍。

石头与剪刀:右手比画剪刀,左手比画石头,左手在上,右手在下,依次交换,四个八拍。

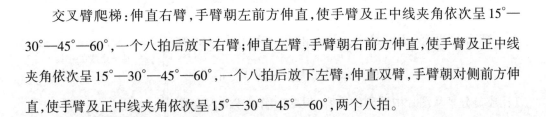

交叉臂爬梯:伸直右臂,手臂朝左前方伸直,使手臂及正中线夹角依次呈15°—30°—45°—60°,一个八拍后放下右臂;伸直左臂,手臂朝右前方伸直,使手臂及正中线夹角依次呈15°—30°—45°—60°,一个八拍后放下左臂;伸直双臂,手臂朝对侧前方伸直,使手臂及正中线夹角依次呈15°—30°—45°—60°,两个八拍。

(二)看图表述训练

1.简单浏览图片

带领者:那我们现在开始今天的看图说话训练(从易到难),这个需要大家细致观察,展开丰富的想象力来完成。现在每个人手上都有一张卡片,大家可以先看一下。

2.文字理解

带领者:在我们正式开始之前,想先来看看大家的注意力怎么样。我们一起玩一个捉迷藏的小游戏吧,大家可以先看看自己手中的图片,是不是下方有几个汉字呀?

首先问一问大家认识这几个汉字吗?(让成员读出汉字)现在大家都认识这几个字了,可不可以用这些字来组词呢? 例如,"厂"能组哪些词呢?

成员A:工厂、厂矿、砖厂。

成员B:兵工厂、发电厂。

成员C:哎呀,我没读过几年书,一下就忘了这个字是什么字了。

带领者:没事儿,阿姨,有些字单独拿出来的时候,会突然想不起来。但你现在知道它长这样,下次就记得了。这是不是一个小收获呀?

成员C笑着点点头

带领者:大家都很棒,一个"厂"都能组这么多词,给自己一些掌声。我们现在玩一个捉迷藏的游戏吧。这五个汉字现在隐藏于图片中,给大家一分钟时间尽自己最大能力找出来。(不识字的成员可以由家属或带领者提供帮助。)

3.图片想象(图10-4-1)

带领者:大家都很棒,基本都找出来了,那接下来我们再增加一点难度。大家在这张图片中能看到哪些信息呢?(让成员分享从图片中看到的内容,根据他们讲述的内容进行更深层次的询问)

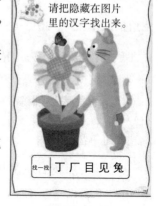

图10-4-1

成员A:有一只猫,一只蝴蝶,还有一朵花。

带领者:不错,那谁知道这花的品种吗? 我们都知道花的种类繁多,比如有桃花、水仙花、百合,请问大家这个是?

成员A:我知道,那是向日葵!

带领者:阿姨,你知道向日葵开花的季节吗?

成员A:夏天吧,很多都是夏天开花。

带领者:唉,不错呀,阿姨,观察能力很强哦。那你可以给大家分享一下你从图片中看到了什么吗?

成员A:那只小猫想去抓停在向日葵上的蝴蝶。

带领者:那通过得到的信息,有谁可以来讲故事呢? 不一定是很长的故事,但需要有逻辑。

成员A:有一天,花园里种的向日葵开花了,蝴蝶闻香而来,猫咪见蝴蝶停留在向日葵上,就想去逗一逗它。

带领者:嗯,很棒。每个人对同一种事物都有不同的见解,那还有谁来分享呢?

成员B:我就觉得那个向日葵都还没有长大,平时向日葵长得比人都高,怎么这只小猫还能够到呢!

带领者:哈哈,这个叔叔的观察点就有所不同了,那叔叔可不可以给我们分享分享呢?

成员B:我不会讲故事,算了吧。

带领者:叔叔,不一定要故事,比如其他角度的理解也可以。

成员B:我觉得这只猫咪不是想逗蝴蝶,而是想把它赶走,怕它毁坏了花。

带领者:嗯,这又是另一个想法了。(让大家积极参与进来)其实故事不一定要有多精彩,只要大家认真思考,发挥自己的想象力,都可以讲出一个逻辑性满分的故事。(如果还有多的时间,可以继续识别其他卡片。)

四、常识表达训练

常识包括四季、节气、人物、地点等,选择适合本次团体活动的训练内容。

(一)认知运动训练

敲击手指:双手张开相对,手指依次敲打,四个八拍。

手脚并用:手拍手(鼓掌动作),半个八拍,手拍腿,半个八拍,重复一次。手拍手,半个八拍,手拍腿¼个八拍,踩脚¼个八拍,重复一次。

(二)常识表达训练

1.四季

带领者:我们今天训练的第一项是关于春、夏、秋、冬四季的,相信大家对春、夏、秋、冬都很了解了。现在我随机发放卡片,大家拿到手中观察,说出你拿到的是哪个季节的,并说出该季节的特点,好吗?(卡片发放完后,邀请两位成员发言,发言结束后予以回应)

成员A:我刚才拿到的卡片是冬天,我不喜欢冬天,南方的冬天总是阴冷潮湿,寒气逼人,不像北方可以打雪仗、堆雪人呢。

带领者:是的,冬天给人的印象总是如此,但是我们熬过了冬天就可以迎接万物复苏的春天了。

成员B:真巧,我拿到的正是春天,春天可真是个好季节啊,万物生长,春暖花开,想想我们当年下田插秧,播种农作物,日子过得真快!

带领者:谢谢你的回答,不仅让大家了解了春天的特点,也勾起了我们遥远的记忆,不知道大家有没有产生共鸣呢? 接下来让我们一起学习节气吧。

2.节气

带领者:第二项关于常识表达的内容是节气。大家生活中对节气肯定不陌生,现在请大家来列举出生活中耳熟能详的节气(比如:立春、清明、秋分、冬至等),并想一想这个节气代表了什么,我们日常生活中应该注意什么呢?

成员A:首先我就想到了立春,立春它代表温暖希望,提醒我们农作时间到了。

带领者:立春作为二十四节气之首,代表着生长、欣欣向荣,希望我们的生活也能如立春一般充满希望!

成员B:我对冬至的印象比较深刻,它提示我们寒冷的冬天即将到来,各家各户会在这一天聚在一起喝羊肉汤御寒呢,想起那个汤,好鲜哟。

带领者:(带头鼓掌)刚才两位的发言都很棒哦! 是的,二十四节气准确反映了自然节律变化,平时大家可以多多观察这些节气的特点,这不仅能增长知识,更能通过这种训练方式来提高我们的认知能力。

3.地点

带领者准备一些著名地点的图片(故宫、长城、布达拉宫、长白山天池等),让成员说出图片中的地名,该地点位于哪个省份,对于大家识别不了的地点给予及时的引导。

成员A:这张图片上的地方是故宫,在首都北京,我几年前还和老伴一起去过,印象很深刻,还想再去一次呢。

带领者:我相信那一定是非常美好的回忆,如果有机会,一定要带上老伴再去看看呢。

成员B:我拿到的图片应该是布达拉宫吧,眼睛不太好了,依稀还能分辨出,它是在西藏吗?

带领者:是的,爷爷,这就是布达拉宫,你看,这也没有难倒你,说明你的记性还是很不错的!

五、结束语

同本章第一节。

六、操作难点及注意事项

(1)对视力较差的成员可准备较大纸张的图片,也可以适当提供语言信息。

(2)对于文化程度低或者不识字的成员,酌情评估是否跳过文字识别。

(3)常识表达环节可进行适当引导,鼓励成员自行表达更多内容。

(4)看图说话环节,要有耐心,不可催促或打断成员表达想法。

(5)根据成员的病情决定难易程度,从易到难,从复杂到简单,循序渐进。

‖ 第五节 感知觉训练与物品分类 ‖

感觉是人们对客观事物的个别属性(光线、声音等)的反应。知觉是人们根据生活经验,把各种感觉提供的信息综合起来的,对物体整体的反应。随着年龄的增长,人的感觉能力会发生退行性变化。因此我们要对其进行积极的训练,延缓感知觉功能的退行性变化。物品分类依赖于感知觉能力,可通过物品分类训练,提高轻、中度认知功能障碍患者的日常生活自理能力、认知能力和生活质量。本节内容较多,可根据成员人数、认知能力情况分感知觉训练和物品分类两次训练完成。

一、自我介绍

同本章第一节。

二、热身

同本章第一节。

三、感知觉训练

(一)认知运动训练

握拳转腕:双手握拳,手臂于胸前伸直,顺时针转动手腕,两个八拍;逆时针转动手腕,两个八拍。

交错手之握拳张掌练习:左手比"0",右手比"5",依次交替比画,四个八拍。

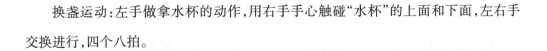

换盏运动:左手做拿水杯的动作,用右手手心触碰"水杯"的上面和下面,左右手交换进行,四个八拍。

(二)感知觉训练

1.感受物品

带领者:我们先玩一个小游戏,看看大家的感知觉和反应力怎么样。大家尽量自己完成,相互之间不要提醒,好吗?下面我来介绍一下游戏规则。我这儿有一些日常用品,都是各种生活里常见的物品。请大家准备闭眼,然后把手伸出来,我会依次分发物品到大家的手里,待会请大家先不着急睁眼,然后感受它,每个人都需要参与,大家清楚了吗?

接下来请大家听我的指令,先不着急睁开眼睛。用一只手握着自己的物品,感受它的质地,是柔软的还是坚硬的,是光滑的还是凹凸的,一只手是否能将它全部包裹住。再附上另一只手,去感受它的大小、形状和质地。用我们的额头、脸颊再去感受一下有没有不一样的感觉,然后用鼻子闻一下,有没有闻到味道呢?通过你感受到的一切,在心里猜猜它是什么。这个东西你曾经在什么时候、什么地方使用过或者见过呢?好,请大家缓缓睁开你们的眼睛,看看手中的物品是你猜的那一个吗?如果是一样的东西,那和你刚刚想到的有没有不一样的地方呢?(颜色、质地、形状等)如果是不一样的东西,那又有什么地方相似呢?请大家轮流分享一下(分享物品以及曾经的故事),好吗?

2.成员分享感受

成员A:一开始就感觉软软的,是一个玩偶,我家里也有类似的,它是一只兔子,是我家乖孙女的……

带领者:没错,它是个很常见的东西,会让你想到自己的东西,或者身边的人,这也是一种感知力。

成员B:我们小时候可没有这些东西,现在的小孩子真幸福。

带领者:以前的玩具可能没有现在这么精致,但是大家也玩得很开心、快乐,你们小时候玩的东西我们可能都没见识过呢!(尽量营造快乐氛围,避免老年人过度抒发哀伤及表达自我)。

3.交换物品

带领者:请大家将手中的物品交换给另外的成员,然后依次说出每一样物品的用途。

四、物品分类训练

(一)认知运动训练

拉伸手掌:左手放在胸前,右手手掌放在左手上面,拉伸手掌,双手交替进行,四个八拍。

交错手之大小拇指练习:双手放于胸前,伸出大拇指(大拇指呈横着的姿势),然后一起变成竖起的小拇指,四个八拍。

1.识别物品

将东西摆放在桌面上,按照座位顺序依次邀请每位成员说出桌上物品的形态及用途。

带领者:大家都很棒,能够准确地形容物品的形态特点、物品的功能用途等。通过一定程度的感知,能准确认识物品。接下来我们将这些物品进行分类,可以按材质、形状、用途、使用场所、使用者、使用后的处理方式等不同的类别进行分类,从而提高对事物的分析概括能力。

2.组队分类

团体成员两两为一组,组内成员1选择4件物品,其中有1件不是同类物品。请成员2找出不是同一类的物品,并说出同类的物品是根据什么分类的,最后问挑选的成员1,"他说的和你想的一样吗?"(由家属扮演成员1最优)

成员A:东西太多了,眼花缭乱的。

带领者:是的,所以我们在众多的物品中挑选出不是同类的物品,能够锻炼自己的分类能力,尽管你觉得麻烦,最后也选择出来了,对吗? 这就很棒!

成员 B:我选的和他想的不一样,我是不是错了?(成员 1 拿了书写用纸、尺子、毛笔、布,他认为不同类的物品是布,其他为文具用品,而成员 2 选择了尺子和布,认为是作裁缝用。)

带领者:你想的也并没有错,只是我们要求从 4 件物品中选出 1 件不同类的,需要看清要求,下一次我们一定会做得更好,对吗?

非常感谢大家的参与,今天大家都很棒,从不同角度进行了物品的分类。今天的练习除了让我们训练了感知觉,还让我们明白生活中处理事情的方法可能不止一种。当我们困于死胡同无解时,不妨换个角度和思维思考问题,说不定就有新的答案。

五、结束语

同本章第一节。

六、操作难点及注意事项

(1)老年人分享时容易陷入自己的回忆中,要避免他们过度回忆过往。

(2)部分老年人的感知力很差,要指导家属耐心,不能自行打断成员感知物品,尽量耐心等待。

(3)根据成员的情况选择合适的物品,使其在感知物品时,成员能够更加准确感受到并说出物品的形态、名称及用途等。

(4)在物品分类时,有的老年人认知能力很差,所以尽量邀请家属参与,耐心辅导成员,尽可能避免两位认知能力都很差的成员相互配合。

(5)告知家属,训练的目的并不是让每个人都迅速准确地回答上所有问题,而是在训练中坚持思考,保持平稳情绪更加重要。

(6)认真观察每一位成员,予以充分肯定,必要时加以引导,让每一位成员都能感受到被关注和关爱,提高成员的积极性和主动性。

‖ 第六节 逻辑及记忆训练 ‖

患者通过"配对"游戏,可以观察事物与事物之间的联系,学习其中的逻辑关系,并通过拼图和图片内容的描述,锻炼手、眼、脑的协调能力。通过记忆训练,患者可以熟悉日常生活用品、有意义的数字、地址等,有利于巩固近期及远期记忆。而且适当的脑力训练也有助于老年人休息和睡眠质量的提高,增加文字、数字等对大脑的刺激,预防认知能力进一步下降,预防阿尔茨海默病。本节内容较多,可根据成员人数、认知功能情况分逻辑训练和记忆训练完成。

一、自我介绍

同本章第一节。

二、热身

同本章第一节。

三、逻辑配对训练

(一)认知运动训练

"手指行走"运动:双手比画"耶"的手势,倒立放在两大腿上,像一个人在来回走动。

口令练习:根据口令做相应的动作,如带领者发出"双手握拳""起立""双手抬高"等口令。

指尖画圆：十指指腹相对，一只手固定，另一手指腹顺时针画圆，五个八拍。

(二)逻辑配对训练

1.选卡片

带领者：今天我们的训练内容是逻辑配对，主要是训练视觉、逻辑配对、分类和手眼协调能力。下面我为大家介绍一下训练的流程。这里有一些卡片(以四季为例)，首先我们按照春、夏、秋、冬的顺序，把与每个季节相关的东西都挑出来，请大家注意，每个季节有六张卡片；第二步，挑好卡片以后，请大家将每个季节相关卡片上的东西读出来，看看都有什么；第三步，把六张图片都翻到背面，观察颜色和形状，完成拼图；第四步，请大家观察完成好的拼图上有什么，可以简单叙述图画内容。

2.分享感受

带领者：做完训练，大家觉得怎么样，各位爷爷、奶奶可以分享一下自己的感受吗？

成员A：我今天拿到的是关于秋天的卡片，一想到秋天，我就想到了金黄色，种地虽然辛苦，但是到了秋天收获的季节真的太高兴了。虽然现在年纪大了，不种地了，但还是非常怀念种地的时候！

带领者：非常感谢爷爷的分享，我们有些爷爷、奶奶可能没有种过地，但是你的笑容非常有感染力，相信大家都能明白你的感受。虽然现在种不了地，但是我们可以在这里多分享，让大家都能体会你的快乐！

成员B：我想起小时候端午节全家人围坐在一起包粽子，尽管现在好多亲人都不住一起，但是逢年过节时依然会相互问候。

带领者：我们出院后，可以继续和家人一起过各种各样的节日。

四、记忆训练

(一)认知运动训练

手指作画1：左手伸出食指上下移动，右手伸出食指左右移动，然后两只食指一起移动，四个八拍。

手指作画2:左手伸出食指上下移动,右手伸出食指画一个圆,然后两只食指一起移动,四个八拍。

手指作画3:左手伸出食指上下移动,右手伸出食指画三角形,然后两只食指一起移动,四个八拍。

(二)记忆训练

1.数字记忆

给予一定的时间观察并记忆卡片正面,反面为答题页面。常见的有无色记忆(只记忆数字)和有色记忆(同时记忆数字和颜色)两种。

2.文字记忆

准备难度递增的物品记忆卡片,指导成员反复记忆,并让其回忆卡片名称,5 min后再次回忆,让成员开动大脑。

3.记忆回溯

如果有多余时间还可以回忆有年代记忆的物品或照片,准备一些他们当时那个年代有代表性的、有意义的一些照片(提前彩印出来),让他们回忆、回想。

4.记忆棋

记忆棋适合人少(4人左右)时使用,根据成员疾病程度选择。

游戏规则:24颗棋,其中包括黑、白、绿、蓝、红、黄6种不同的颜色,每个颜色4颗棋子,1颗骰子,6个面代表了以上6种不同的颜色。如果掷出骰子的颜色和随机翻开棋子的颜色相同,这颗棋子就归你所有;如果不是相同的颜色,记住翻过来的棋子颜色,然后把棋子放回去,下一个人继续投掷骰子,最后看谁手里棋子多谁就赢。(图10-6-1)

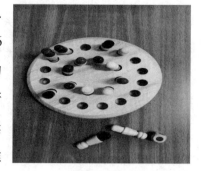

图10-6-1

5.分享环节

带领者:学习了今天的内容,大家觉得有什么可以分享的? 或者哪些地方有困难的,可以提出来,大家一起解决。

成员 A：我觉得记忆数字的训练内容太难了，一点也记不住，感觉脑袋没用了，哎！

带领者：爷爷，不要灰心，我们能记多少算多少，不要给自己太多的压力。我观察你做认知运动训练的时候很认真，大部分时间都能跟上我们的节奏，你很棒的！我相信，坚持训练，你一定会有大大的收获！

成员 B：妹妹，我觉得这个记忆棋挺好的，大家一起合作很开心，我记不住的，我的队友可以提醒我，我很享受大家一起努力的过程。

带领者：奶奶，你在团体中表现很棒的！我们这个团体就是大家互相帮助，一起进步。你们在病房的时候也可以一起进行认知运动训练，如果动作忘记了，可以随时来咨询我们。

五、结束语

同本章第一节。

六、操作难点及注意事项

（1）根据成员的病情选择相应难度系数的逻辑配对训练或记忆训练；在训练的过程中多鼓励成员，细心关注成员情况，及时提供指导。很多成员在进行训练时可能已经存在认知能力下降、手指灵活度降低或者不自主抖动的现象，可能无法完成拼图训练，可能出现颜色辨识及物品辨认困难等情况，请家属一定要耐心辅助成员，勿指责、批评成员。注意加强成员家属的疾病宣教，强调家庭照护训练的重要性。

（2）数字记忆和文字记忆对认知障碍或者痴呆成员是比较困难的，可以从最简单的开始，团体训练过程中需不断鼓励及安抚参加的成员；家属和成员一起参加团体训练的时候，看见成员动作缓慢，反应慢，有的家属会呵斥成员，这时候我们要适当阻止，等团体训练结束后再进行相关的疾病宣教。

‖ 第七节 动手能力训练 ‖

动手能力训练以绘画和手工训练为主,不仅可以陶冶情操,还可以同时锻炼脑、眼、手三个部位,增加手指的灵活性,刺激大脑血液循环,同时有助于预防阿尔茨海默病,减缓认知能力下降的速度。另外,绘画中的色彩刺激能增强大脑的活跃度,促进血液循环,使内脏器官得到按摩,加快新陈代谢。本节内容较多,可根据成员人数、认知功能情况分绘画训练和手工制作训练两部分完成。

一、自我介绍

同本章第一节。

二、热身

同本章第一节。

三、绘画训练

(一)认知运动训练

交错手之"拳""0"练习:左手比"0",右手握拳,一个拍子后左、右手动作互换,依次交替比画,四个八拍。

运算练习:1+1=2,结合算术符号、运算与手指比画,无节律拍子,每次不超过五个运算为宜,四个八拍。

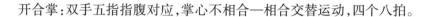

开合掌:双手五指指腹对应,掌心不相合—相合交替运动,四个八拍。

(二)绘画训练

1.构图

带领者:现在我们开始第二阶段的训练,请叔叔、阿姨根据我们提供的简单图形(三角形、圆形、树木轮廓等),利用水彩笔完成涂色。最后通过想象,更改这些图形形状,将它们画成一幅完整的画。

大家都表现得很棒,我们一起来分享一下这个图形为什么是这种颜色。你的画有什么特殊意义吗? 它使你想起了什么场景和回忆吗?

成员A:我将这个三角形改变成了一个人,和花草树木相结合,画了一幅春天时在山上和子女游玩的情景。

带领者:你的绘画作品真不错,色彩饱满,这幅作品有什么特殊意义吗?

成员A:我想起自己身体健康时和孩子出去玩的时光了,很怀念啊!

带领者:以前的日子很美好,我们更要坚持完成训练,相信你以后还会有很多和家人一起出去游玩的时光的。

成员B:现在记忆力不好,思维跟不上节奏了,我只能将圆形想成太阳了,想不出其他的了,唉!

带领者:没有关系的,我们能将圆形改变画成太阳也是很不错的了,训练是一个循序渐进的过程,我们的思维拓展也是同样的道理,放慢节奏,争取下次将圆形想象成其他物品好不好?

2.绘画填色

根据成员做认知运动训练的快慢及成员认知情况,为每位成员分发难易程度不同的绘画稿,让成员自行从小桌上选择喜欢的色彩进行填色。给认知损害较重的成员分发结构性、简单、规则的曼陀罗图形线稿;给认知损害较轻的分发不规则、复杂的植物、动物、环境的线稿,让其填色。填色结束后邀请2~3位成员进行分享。

3.拼图训练

为每位成员提供一份相同的七巧板,在十分钟内限时完成内嵌正方形的拼图任务,十分钟后,邀请成员利用手中的七巧板,发散思维,积极尝试,看看能不能拼出不一样的图形。例如:小动物、小汽车、花朵等。到时间未按要求完成的成员可以寻求其他成员的帮助,大家一起完成。(图10-7-1——10-7-2)

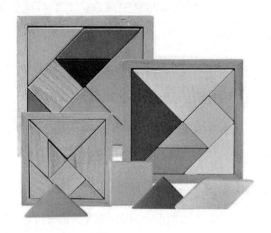

图10-7-1

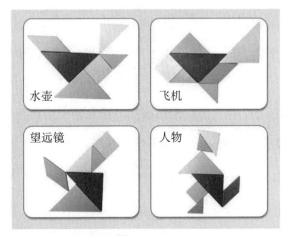

图10-7-2

带领者:时间快到了哦,这个正方形内嵌是不是有点困难啊,我们换个方向尝试一下?

成员A:这个确实有点困难,我始终拼不整齐,确实需要好好练练了。

带领者:有没有拼好的成员可以分享一下小技巧? 我们一起来帮助A完成他的拼图好吗?

带领者:你拓展出来的这个图形是什么啊? 我们大家一起来猜猜吧。

成员B:感觉有点像一条鱼?

成员C:猜不出来,但感觉应该是个常见的工具。

带领者:那我们请成员A为我们解密好不好? 这个拼图是什么呀?

成员A:这是一条鱼,这个三角形是尾巴,这个角是鱼鳍……

带领者:确实是这样的,我们大家都没有想到呢,你的思维能力还是很不错的,值得鼓励哦(带头鼓掌)。

4.内容拼图训练

带领者:请成员两两组队,为每组提供一份拼图,将图形充分打散,在指定时间内,两人协作完成拼图。如有困难,可向带领者或者在旁家属寻求帮助,带领者及家属只能引导成员拼图,不能代替成员完成拼图。例如:提示这个花是什么颜色的。我们先找到相同颜色的花瓣,先把花朵拼好了,再慢慢拼其他地方……拼图结束后,邀请每组成员运用适当的语句描述拼图内容,另一个成员可以适当补充拼图内容。

团体带领者可适当发散思维,引导成员展开想象。以动物为例,例如:你在哪些地方见过相似的动物?这些动物一般在哪里可以看见?在动物园?它们主要生活在哪个国家?是淡水生物还是海洋生物?(图10-7-3)

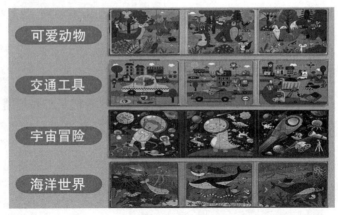

图 10-7-3

四、手工制作训练

(一)认知运动训练

肩颈拍打:双手交换拍打肩颈,四个八拍。

交错手之拳掌练习:一只手比画"布"贴在胸前,另一手伸直比画"石头",依次交换,根据成员熟悉程度加上脚上的动作,两个八拍。

双手"12345"交换运动:例如左手比1,右手比2,左手比3,右手比4,左手比5,右手比1……四个八拍。

(二)手工制作

带领者:随着年龄逐渐增大,手指的精细运动能力逐渐减退。今天的手工制作训练,会让我们的手指更加灵活。

1.教授制作

今天的手工任务是"会吹泡泡的小鸭子",当然大家也可以根据自己的喜好做自己喜欢的小动物,制作过程中有需要帮忙的成员请举手示意。今天我们的训练会用到彩色卡纸、大透明胶、小透明胶、彩笔、安全剪刀、小气球,这些材料和工具都已经分发给大家了,接下来大家跟着我一起做吧。(图10-7-4)

①首先,拿一张卡纸对折,然后在外侧面画上自己喜欢的图案,注意一定要有一个圆形的嘴(后期用来放气球)。 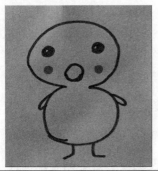	②把图案剪下来,由于刚刚是对折的纸,所以剪好后会有两张卡纸。 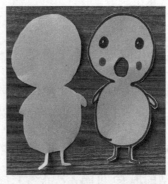
③用大透明胶粘好卡纸的正反面 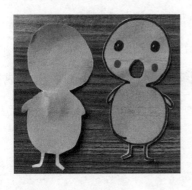	④然后把有一点气的气球塞进两张卡纸中间的圆形(鸭子嘴)中,再用小透明胶带固定两张卡纸,可以加上自己喜欢的小头饰。 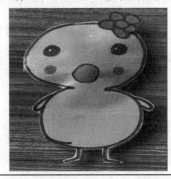

图 10-7-4

2.分享感受

成员 A:这个小鸭子好可爱,像我孙子上幼儿园做的手工,等出院以后和孙子一起做,他肯定特别开心。

带领者:阿姨真幸福啊!出院以后一定要做到哦。

成员 B:自己不太会画画,做出来有点丑,一点也不像。

带领者:不要泄气,我们这个手工训练注重的是参与过程,以后会做得越来越好的。

五、结束语

同本章第一节。

六、操作难点及注意事项

(1)根据成员的病情选择相应难度系数的训练。

(2)训练的过程中多鼓励成员,细心关注成员情况,及时提供指导。

(3)很多成员在进行训练时可能已经存在认知能力下降、手指灵活度降低或者不自主抖动的现象,可能无法正常完成训练,带领者及家属一定要耐心辅助成员,勿指责、批评成员。

(4)注意加强成员家属的疾病宣教,强调家庭照护训练的重要性。

(5)在进行手工训练时,要有耐心,根据成员的情况选择相应难度系数的手工。操作过程中注意安全,使用安全剪,避免受伤,训练的过程中多鼓励团体成员,成员不会的地方应及时讲解。

团体心理治疗临床护理指导

第十一章
运动康复团体心理治疗

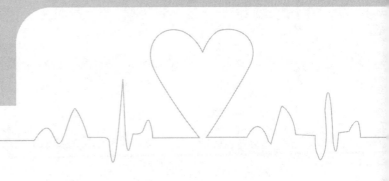

帕金森病(Parkinson disease,PD),是一种常见的中老年神经系统退行性疾病,临床上以静止性震颤、动作缓慢、肌强直和姿势平衡障碍等运动症状以及睡眠障碍、嗅觉障碍、自主神经功能障碍、认知和精神障碍等非运动症状为主要特征。随着病情的发展,患者的运动症状及非运动症状逐渐加重,不仅影响患者的日常活动能力,降低患者的生活质量,也会带来巨大的社会负担。

除药物治疗以外,运动康复疗法及心理干预法也是治疗帕金森病的重要方法。运动康复团体心理治疗是一种针对帕金森患者典型症状研究设计的康复训练方案,其创新性地采用结构式团体心理治疗的方式为帕金森患者提供运动康复治疗。一对多的团体治疗模式使成员之间可以相互观察,相互学习,理解彼此的处境,其通过一种良性竞争的氛围充分调动成员的积极性,帮助其重建积极的生活态度与方式,从而缓解患者焦虑的心理状态,增强患者完成康复目标的动力,提高患者的康复训练效果。

‖ 第一节 全身综合训练 ‖

我国传统的运动方式如太极拳、八段锦及五禽戏等被用于帕金森患者的临床康复,不仅可以锻炼其身体、增强其体质,还可以调理其身心。全身综合训练将传统的运动方式进行综合运用,在增强患者肌力、降低其肌张力、增强其躯干稳定性和控制力、改善其平衡功能及步行能力方面有显著效果,对于患者的睡眠障碍、焦虑、抑郁等也有改善作用。

一、自我介绍

带领者:大家好,非常欢迎大家来参加运动康复团体治疗,我是今天的带领者,我叫XXX,接下来的一个小时,我会带领大家一起做一些针对帕金森症状专门设计的动作,让我们在运动与游戏之中一起度过一段愉快的时光。今天的团体活动可以帮助大家改善手抖、走路不稳等运动症状,对于改善睡眠质量、调节情绪等也有帮助哦!

接下来我们先做自我介绍,大家彼此认识一下好吗?介绍的内容包括:姓名,床号,主要症状等。我先来示范一下:我叫XXX,X床,我这次入院的主要原因是双手抖动,说话不清楚,睡眠也不好。(邀请成员自我介绍,带领者将成员提到的症状依次写在白板上)。经过一轮自我介绍,我们更熟悉对方了,同时也大概了解了大家目前的症状。

二、展示家庭作业,分享收获

邀请上一次参加了团体的成员分享感受,考察成员的依从性、体验感和训练效果,根据实际情况给予反馈。

带领者:在开始今天的训练之前,我们先来分享一下言语康复训练团体布置的家庭作业好吗?上一次的团体有哪些成员参加了呢?能不能展示一下学习的成果,分享一下感受?(对坚持参加团体的成员给予肯定和鼓励。)

成员A:我上次参加了言语训练,结束后我和几个病友每天一起练习。现在说话比之前要清楚一些了,我们还一起比赛上次学的绕口令。

带领者:看来你们都非常认真地进行了练习,很好地完成了家庭作业,互相监督,进步得很快,相信你们很快会康复。

成员B:我也自己练习了,可就是做不好,言语训练我觉得太难了,单个字、单个词还好,连在一起就不行了。

带领者:言语训练是一个长期坚持、循序渐进的过程。一次的训练不代表最终的效果,你看你对单个字、单个词就掌握得很好,这也是一种进步。我们可以从简单的字、词慢慢扩展到四字词语、短语甚至是句子的练习。相信通过循序渐进的方法,你能够很快地康复。

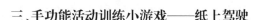

三、手功能活动训练小游戏——纸上驾驶

根据成员的病情程度,给成员分发难度不一的图,主要是点的大小和数量不同。

带领者:接下来做一个小游戏来训练大家的手功能活动,这个游戏叫"纸上驾驶"。我来给大家介绍一下游戏规则,"红灯停,绿灯行"是我们生活中的基本常识,我们手中的红绿点图就代表了今天的一段旅程,红点代表红灯,绿点代表绿灯,手中的笔代表车。从左上角起点开始,从左到右、从上到下呈S形连线,绿灯与绿灯直接相连。若遇红灯则从旁边绕过后与相邻的绿灯相连,直到全部绿灯连接完毕,即完成了纸上驾驶。我们现在开始吧!(在游戏过程中,观察成员握笔及手抖情况,如果手抖得厉害,不能完成游戏,可先将笔放入手中,行一抓一握训练。因成员病情不一,完成速度不一,可用"大家记得不要超速哦""请遵守交通规则,不要闯红灯,小心扣分哦""你的驾驶技术真好,车开得又准又稳,也严格遵守了交通规则""开得慢也没有关系,我们新手上路,讲究的是安全和平稳"等话语鼓励成员,调动团体氛围。)

带领者:恭喜大家顺利完成"纸上驾驶",人生也像一场旅行,遇到"绿灯"顺风顺水,一路畅行,偶尔也会遇到"红灯",我们需要停下来等一等,最终仍会等来"绿灯",到达终点。(图11-1-1)

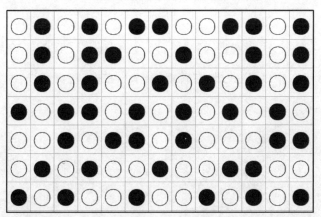

图11-1-1(注:黑色圆代表红灯,白色圆代表绿灯)

四、全身综合训练操(有三个选择,可自由选择)

带领者:全身综合康复训练主要是练习中国传统的运动方式,如太极拳、八段锦

和五禽戏,这些训练不仅可以起到锻炼身体、增强体质、调理身心、改善帕金森患者的平衡障碍等效果,还可以改善睡眠质量、调节焦虑抑郁等情绪。首先请大家尽量靠后坐在椅子上,检查一下椅子和身体的稳定性,保证活动过程中的安全。请你尽最大努力去做每一个动作,但是不用急着去达到标准,也请不要与别人攀比。如果在训练过程中,你有任何身体不适,请立刻举手示意。若强度无法适应,可自行停下,稍做休息后再跟上。现在跟着我一起来做。

(一)太极拳

(1)起势:向左开步,两手平提,屈膝下按。(图11-1-2)

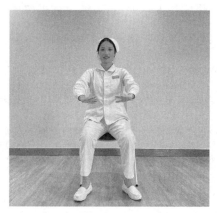

图11-1-2

(2)左右野马分鬃:丁步右抱,转身开步,弓步左分,后坐翘脚,左转蹩脚,丁步左抱,转身开步,弓步右分,后坐翘脚,右转蹩脚,丁步右抱,转身开步,弓步左分。(图11-1-3——图11-1-6)

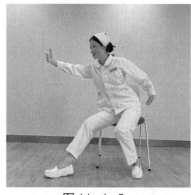

图11-1-3

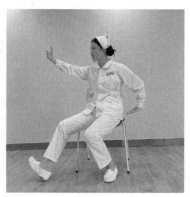

图11-1-4

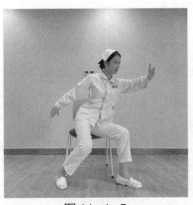

图11-1-5

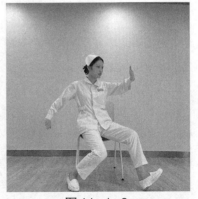

图11-1-6

（3）白鹤亮翅：跟步中抱，后坐右转，虚步亮掌。（图11-1-7——图11-1-8）

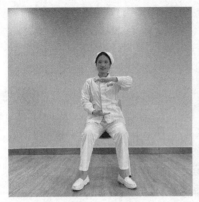

图11-1-7

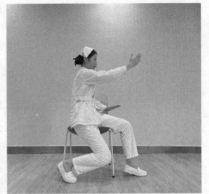

图11-1-8

（4）左右搂膝拗步：右下左拨，丁步反提，弯肘开步，搂膝推掌，后坐跷脚，左转蹩脚，丁步反提，弯肘开步，搂膝推掌，后坐跷脚，右转蹩脚，丁步反提，弯肘开步，搂膝推掌。（图11-1-9——图11-1-11）

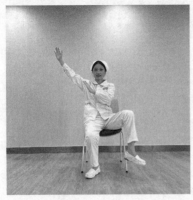

图11-1-9

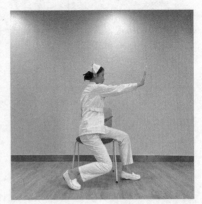

图11-1-10

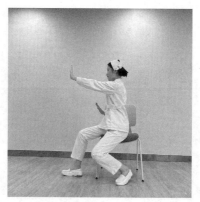

图 11-1-11

（5）手挥琵琶：向前跟步，后坐右转，跷脚调掌。（图11-1-12）

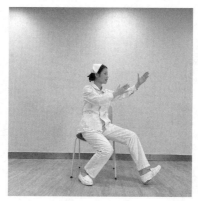

图 11-1-12

（6）左右倒卷肱：右后划弧，弯肘提腿，退步推掌，左后划弧，弯肘提腿，退步推掌，右后划弧，弯肘提腿，退步推掌，左后划弧，弯肘提腿，退步推掌。（图11-1-13——图11-1-14）

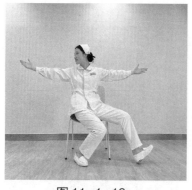

图 11-1-13

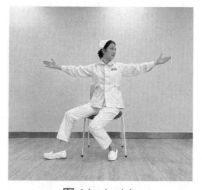

图 11-1-14

（7）左揽雀尾：丁步右抱，转身开步，弓步左捧，右抱左粘，后坐右将，左转弯肘，弓步前挤，后坐托掌，弓步前按，后坐跷脚，右转开掌。（图11-1-15——图11-1-22）

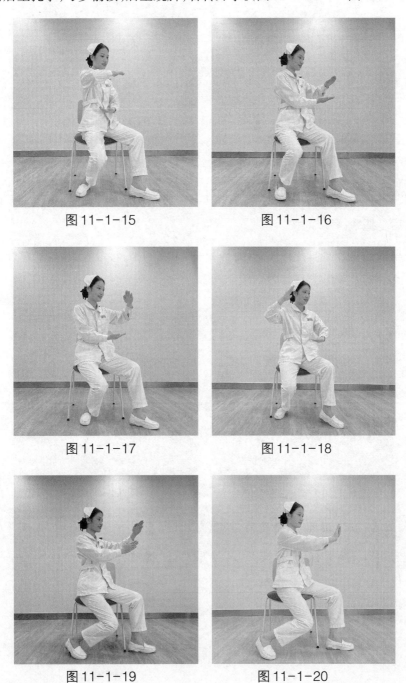

图11-1-15　　　　　　　　　　图11-1-16

图11-1-17　　　　　　　　　　图11-1-18

图11-1-19　　　　　　　　　　图11-1-20

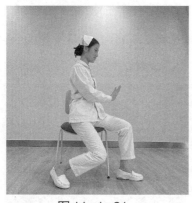 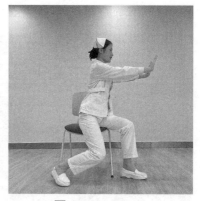

图 11-1-21   图 11-1-22

（8）右揽雀尾：丁步左抱，转身开步，弓步右捧，左抱右粘，后坐左捋，右转弯肘，弓步前挤，后坐托掌，弓步前按。

（9）单鞭：后坐跷脚，左转抹手，后坐云手，丁步勾手，转身开步，弓步左推。（图11-1-23——图11-1-24）

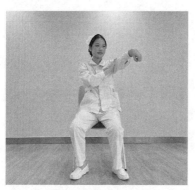 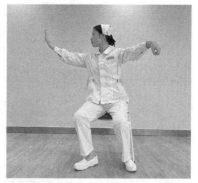

图 11-1-23   图 11-1-24

（10）云手：后坐跷脚，右转按捋，换重左云，提按并步，换重右云，提按开步，换重左云，提按并步，换重右云，提按开步，换重左云，提按并步。（图11-1-25——图11-1-26）

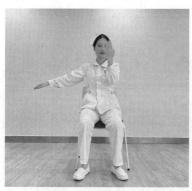
图11-1-25

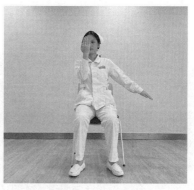
图11-1-26

（11）单鞭:换重右云,丁步勾手,转身开步,弓步左推。

（12）高探马:跟步仰掌,后坐弯肘,虚步探掌。（图11-1-27）

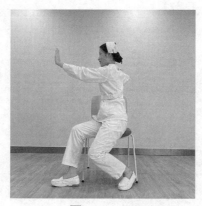
图11-1-27

（13）右蹬脚:穿掌提腿,落步开掌,丁步叉抱,提膝反掌,开掌蹬脚。（图11-1-28——图11-1-29）

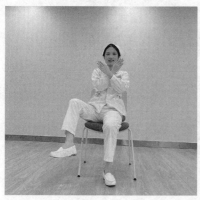
图11-1-28

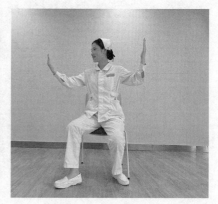
图11-1-29

（14）双峰贯耳：收腿并掌，落步垂手，弓步贯拳。（图11-1-30）

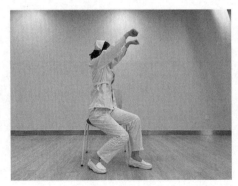

图11-1-30

（15）转身左脚蹬脚：后坐跷脚，左转开掌，后坐沉肘，丁步叉抱，提膝反掌，开掌蹬脚。（图11-1-31——图11-1-32）

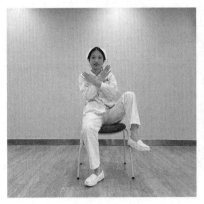

图11-1-31

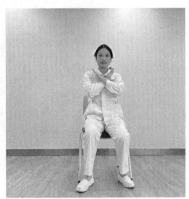

图11-1-32

（16）左下势独立：收腿勾手，仆步穿掌，撩掌勾手，提膝挑掌。（图11-1-33）

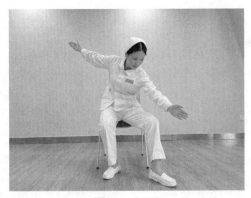

图11-1-33

（17）右下势独立：右腿点步，左转勾手，仆步穿掌，撩掌勾手，提膝挑掌。（图11-1-34——图11-1-35）

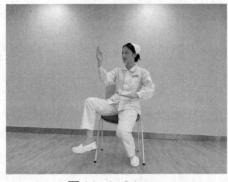
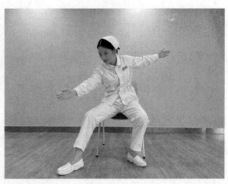

图11-1-34　　　　　　　　　　图11-1-35

（18）左右穿梭：左转落步，半坐左抱，右转开步，右架左推，后坐跷脚，丁步右抱，左转开步，左架右推。（图11-1-36）

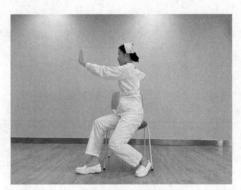

图11-1-36

（19）海底针：跟步按掌，提膝抽掌，虚步叉掌。（图11-1-37）

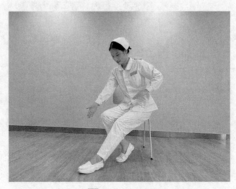

图11-1-37

（20）闪通臂：上步提手，右架左推。（图11-1-38）

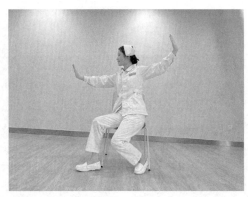

图11-1-38

（21）转身搬拦捶：后坐跷脚，右转摆掌，左架抱拳，摆步搬拳，拦掌上步，弓步冲拳。（图11-1-39——图11-1-40）

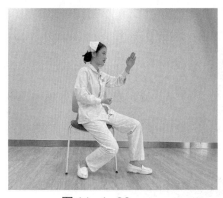

图11-1-39

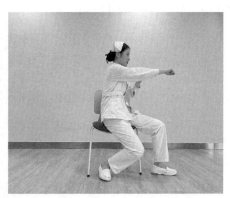

图11-1-40

（22）如封似闭：后坐托手，弓步前按。（图11-1-41——图11-1-42）

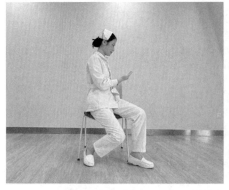

图11-1-41

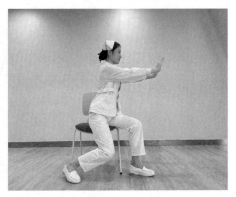

图11-1-42

（23）十字手：后坐跷脚，右转开掌，左坐沉肘，并步叉抱。（图11-1-43——图11-1-44）

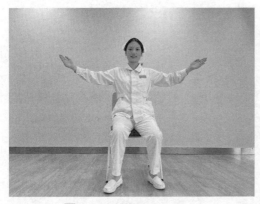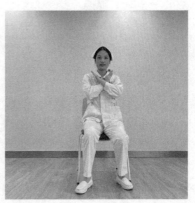

图11-1-43　　　　　　　　　　　　　　图11-1-44

（24）收势：反掌下按，立正还原。

（二）五禽戏（坐式）

（1）两脚开立，两臂自然下垂，目视前方，舌抵上颚，调匀呼吸，意守丹田。预备势起始调息：上提、下按，提、按，提、按。（图11-1-45——图11-1-46）

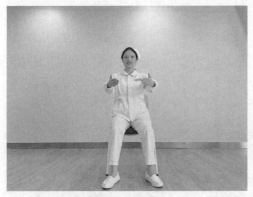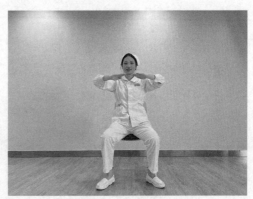

图11-1-45　　　　　　　　　　　　　　图11-1-46

（2）虎举：握拳，上举，握拳，下拉（4次）；虎扑：两手上提，前伸下按，上提，下扑（4次）；两手侧起内合下按。（图11-1-47——图11-1-53）

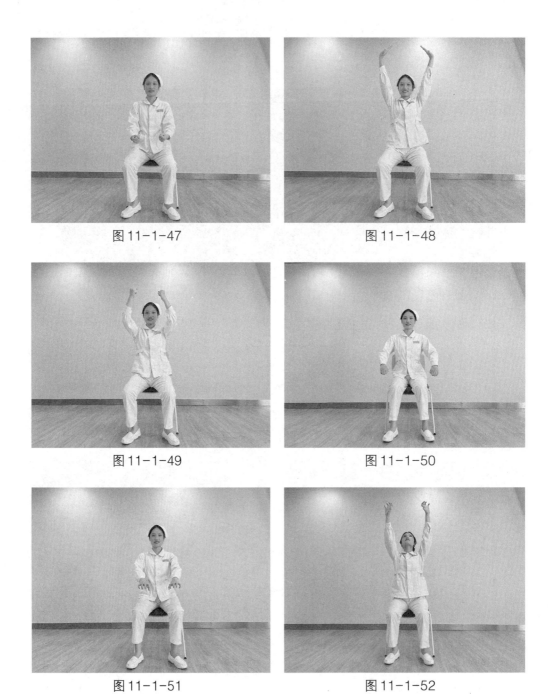

图 11-1-47　　　　　　　　　　　图 11-1-48

图 11-1-49　　　　　　　　　　　图 11-1-50

图 11-1-51　　　　　　　　　　　图 11-1-52

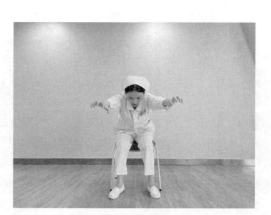

图 11-1-53

（3）鹿抵：迈步，转腰，下视，还原（4次）；鹿奔：上步，后坐，前移，收回（4次）；两手侧起内合下按。（图 11-1-54——图 11-1-59）

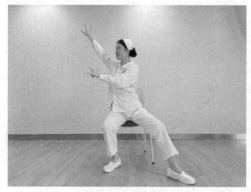

图 11-1-54

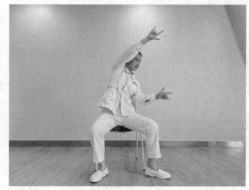

图 11-1-55

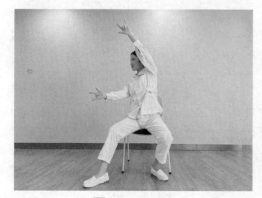

图 11-1-56

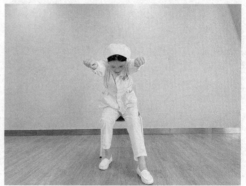

图 11-1-57

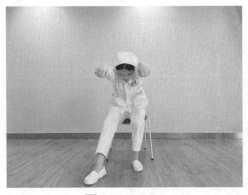

<table>
<tr><td>图 11-1-58</td><td>图 11-1-59</td></tr>
</table>

（4）熊运：提髋，落步，后坐，前靠（4次），两手侧起内合下按。（图 11-1-60——图 11-1-67）

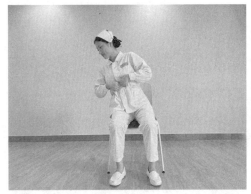

图 11-1-60

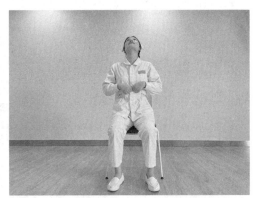

图 11-1-61

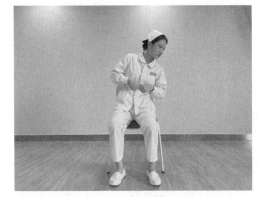

图 11-1-62

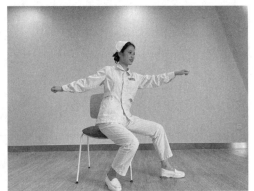

图 11-1-63

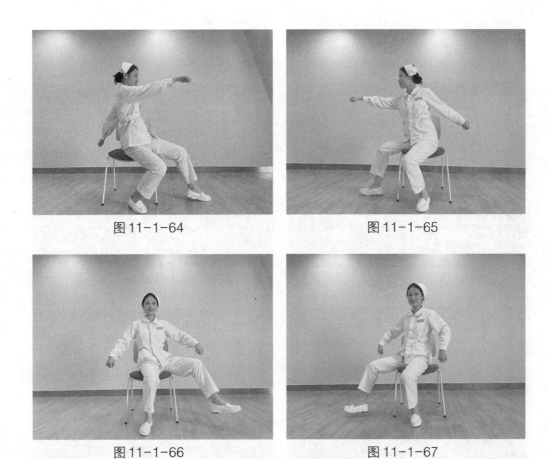

图 11-1-64

图 11-1-65

图 11-1-66

图 11-1-67

(5)猿提:上提,转头,下按(4次);猿摘:退步—顾—盼—按掌—上步—摘果—收回(4次);两手侧起内合下按。(图 11-1-68——图 11-1-84)

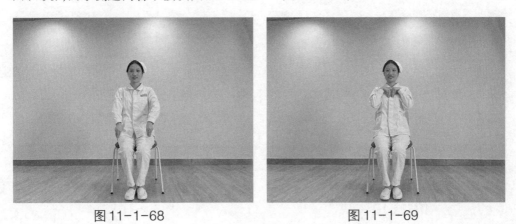

图 11-1-68

图 11-1-69

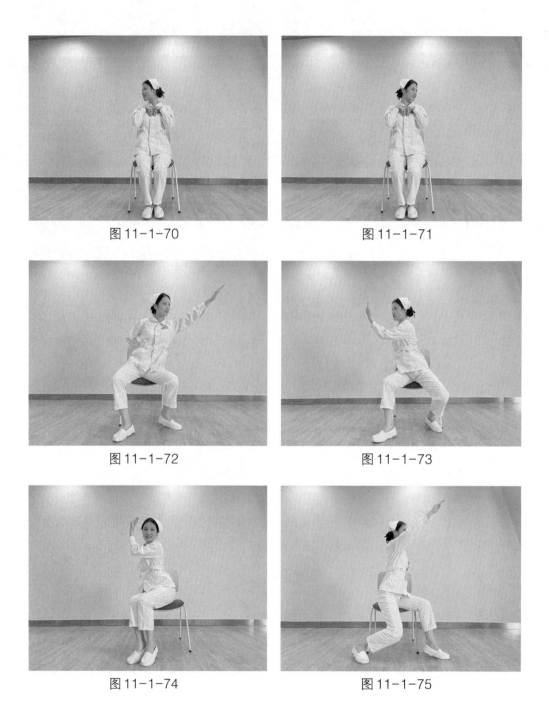

图 11-1-70

图 11-1-71

图 11-1-72

图 11-1-73

图 11-1-74

图 11-1-75

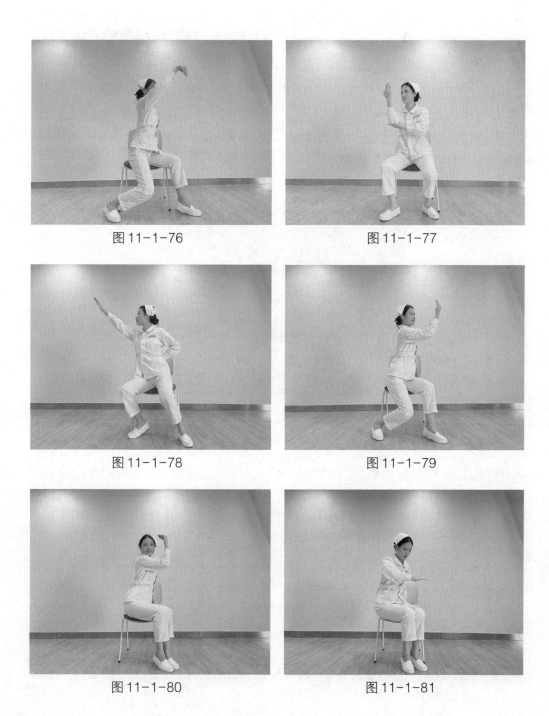

图 11-1-76

图 11-1-77

图 11-1-78

图 11-1-79

图 11-1-80

图 11-1-81

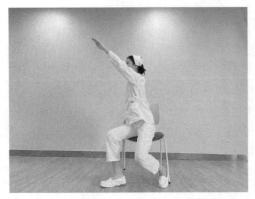

图 11-1-82

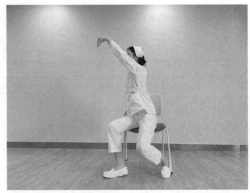

图 11-1-83

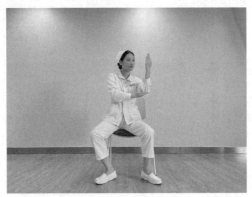

图 11-1-84

（6）鸟伸：上举，下按，分手，抬腿（4次）；鸟飞：平举，下落，上举，下落（4次）；两手侧起内合下按。（图 11-1-85——图 11-1-94）

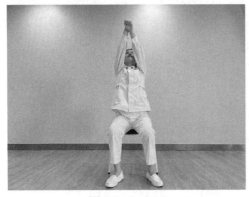

图 11-1-85

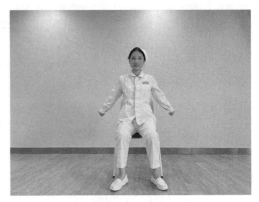

图 11-1-86

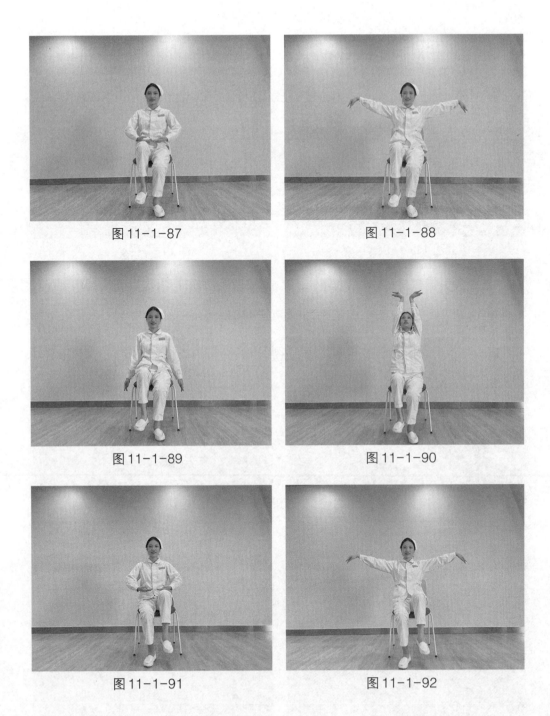

图 11-1-87

图 11-1-88

图 11-1-89

图 11-1-90

图 11-1-91

图 11-1-92

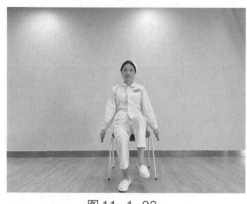

图 11-1-93

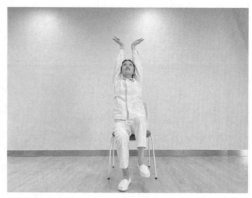

图 11-1-94

(7)手势引气归元:侧举、下按、举、按、举、按两手向前拢气,虎口交叉,叠于腹前,闭目静养,调匀呼吸,意守丹田,搓手,浴面。(图11-1-95——图11-1-101)

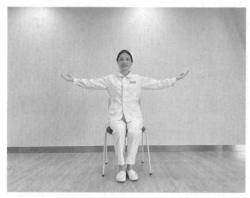

图 11-1-95

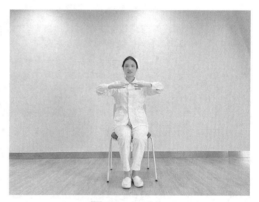

图 11-1-96

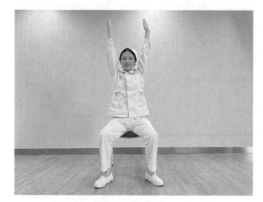

图 11-1-97

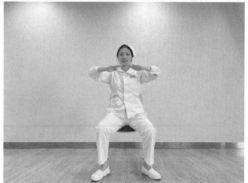

图 11-1-98

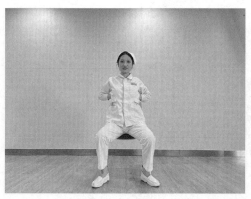

图 11-1-99

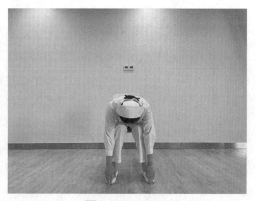

图 11-1-100

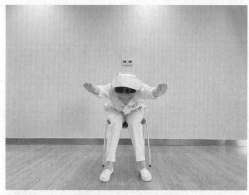

图 11-1-101

（8）攒拳怒目增气力：抱拳；攒拳怒目、抓握、回收；攒拳怒目、抓握、回收；攒拳怒目、抓握、回收；攒拳怒目、抓握、回收；攒拳怒目、抓握、回收；攒拳怒目、抓握。（图 11-1-102——图 11-1-105）

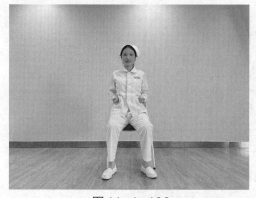

图 11-1-102

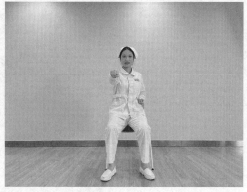

图 11-1-103

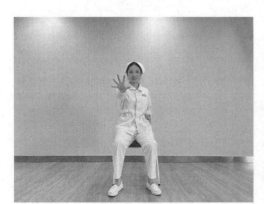 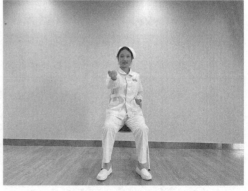

图 11-1-104   图 11-1-105

（9）背后七颠百病消：提踵、颠足；提踵、颠足；提踵、颠足；提踵、颠足；提踵、颠足；提踵、颠足；提踵。（图 11-1-106）

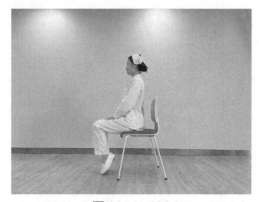

图 11-1-106

（10）收式：两手合于腹前，体态安详，周身放松，呼吸均匀，气沉丹田。（图 11-1-107）

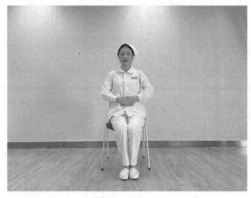

图 11-1-107

带领者:做完刚刚的康复训练,大家感觉怎么样?可以分享一下感受吗?

成员A:我觉得这些锻炼对我来说太难了,完全记不住动作,做得也不够标准,无法坚持做下去。

带领者:感谢你的分享,这些动作对于第一次参与团体的成员来说确实有一定的难度,也不容易记住,你分享的或许也是大多数成员的感受。康复锻炼是通过有针对性的训练活动,比如这次的训练,达到锻炼四肢肌肉、改善运动功能的效果,从而提高日常生活能力。训练的内容可供参考,根据自身不同的情况,可从简单的动作开始训练,熟练之后再进行复杂动作的训练,同时也可以邀请家属陪同训练,每天坚持,一定能够取得好的效果!

成员B:我觉得做完之后身体非常舒畅,也没有那么紧绷了。

带领者:感谢你的分享,也请你继续坚持哦!在训练时,大家尽自己最大努力去做,同样也会收获这种舒畅的感觉。

五、认知训练小游戏——节气联想

带领者:接下来我们来玩一个认知训练的小游戏——节气联想。我来说时间,大家来猜节日,然后说出这个节日的活动,或者可以分享当地不同的习俗,一轮结束后我说节日或者习俗,大家来说出时间,好吗?举例如下。

农历正月初一——春节:拜神祭祖,办年货,贴春联,吃团年饭,走亲戚,放鞭炮。

农历正月十五——元宵节:赏花灯,猜灯谜,吃汤圆,放烟花。

农历二月初二——龙抬头:春耕。

阳历四月五日前后——清明节:祭祖,踏青等。

农历五月初五——端午节:划龙舟,吃粽子,饮雄黄酒等。

农历七月初七——七夕节:最早的爱情节日。

农历七月十五——中元节(鬼节):祭祖。

农历八月十五——中秋节:赏月,吃月饼,玩花灯,赏桂花等。

农历九月初九——重阳节:登高,赏菊,佩戴茱萸,拜神祭祖,喝重阳酒等。

阳历十二月二十二日左右——冬至：吃羊肉汤。

带领者：我们的节气联想小游戏已经做完了，大家都表现得很棒，感觉怎么样？可以分享一下吗？

患者A：我得的是帕金森症，我现在的主要问题是手抖和走路不稳，我以为是要锻炼手跟脚呢，为什么要做小游戏啊？

带领者：感谢你的分享，可能很多人都存在这个疑惑。帕金森病最明显的表现是双手不自觉地抖动或者双腿走路不稳等，但随着疾病的发展，可能还会出现认知障碍，发生时机因个体而异。所以我们要做到早预防、早发现、早治疗，我们刚才做的节气联想就是一种锻炼认知功能的小游戏，可以很好地锻炼我们的大脑，改善认知功能。

患者B：我觉得这个很有意思，它也让我学习到了各种节日在不同地方的风俗习惯差异，同时又提升了我的反应能力，很不错！

带领者：感谢你的分享与积极参与，平时也可以和家人、朋友一起练习哦！

六、家庭作业

带领者：愉快的时间总是那么短暂，大家运动过后可能会有肌肉酸痛等症状，回去后可以适当按摩一下，用热水泡一下脚。运动康复训练不仅需要我们的专业指导，还需要你们自己的努力以及家属的督促和陪同。希望大家能坚持训练，将今天在团体活动中学习到的知识充分运用到每一天，下次团体活动我们将邀请大家展示训练的成果。我们下一次的团体训练内容是肢体活动训练，期待大家的参与。

‖ 第二节 肢体活动训练 ‖

肢体活动训练是指训练四肢主要关节,进行肌群牵伸和扩张的运动。它可以提高四肢活动的速度、稳定性、协调性和准确性,从而改善震颤、步态不稳等症状,提高患者的日常活动能力,预防跌倒。

一、自我介绍

同本章第一节。

二、展示家庭作业,分享收获

带领者:在开始今天的训练之前,我们先来分享一下上次全身综合训练团体布置的家庭作业好吗? 上一次的团体有哪些成员参加了呢? 能不能展示一下学习的成果,分享一下感受?

成员A:我参加了之前的康复训练后,我老伴天天都陪着我训练,我感觉自己的双上肢没有那么抖了,也更有劲儿了!

带领者:感谢你的分享,这和你的努力以及家属的陪伴分不开,反复多次的训练才能取得良好的康复效果,也请你继续坚持哦!

成员B:八段锦和太极拳的动作很多,难度也比较大,我只记得其中的几个动作了。

带领者:感谢你的分享,确实是这样的,我们自己学习这些运动也花了很长的时间,反复练习了很多次才把动作做标准。大家能记住多少就练习多少,忘记动作没关系,随时可以来护士站找我。

三、手功能训练游戏

本环节准备了两个小游戏,可轮流进行。

(一)小游戏1——跳跃的乒乓球(锻炼手眼协调能力,提高手部控制力)

带领者:接下来,我们来做一个小游戏,可以训练大家手的活动能力,这个游戏叫"跳跃的乒乓球"。大家还记得第一次打乒乓球是什么时候吗?是和谁一起的呢?感觉怎么样?

成员A:我年轻的时候打过乒乓球,20年没碰过了,不行了。

成员B:生病了以后,做什么都不方便,更别说玩乒乓球了。

带领者:这个游戏不是真的打乒乓球哦,我简单阐述一下游戏规则吧,通过乒乓球的弹力,让球进到纸杯中,每人三次机会,每次持10个球,累计投中15个球则为挑战成功。若挑战失败可重新开始,直到挑战成功。

(二)小游戏2——乒乓球接力赛(提高专注力和手臂灵活度)

带领者:大家可以看到桌上放置了两排纸杯,参加的成员用纸杯将乒乓球依次运到另一个空的纸杯中,并将之前运送完乒乓球的空纸杯倒扣,最先将球依次运送到最后一个纸杯者获胜,胜利者再进行加赛,角逐出最终胜利者。

带领者:玩了这个游戏,大家有什么感受,可以分享一下吗?

成员A:我觉得很有意思,同时也训练了手的活动能力。

带领者:感谢你的分享,在生活中也有很多类似的游戏都可以达到训练的效果,例如抛乒乓球、双手交叉传递乒乓球等。

成员B:我觉得太难了,命中率不高,挑战失败了。

带领者:每位成员的情况不同,可能要求15个球的命中率对你来说太难了,但是我相信通过反复训练,你肯定能够达到15个球的命中率的。

四、肢体活动训练操

带领者:肢体活动训练可以训练四肢肌肉及关节活动度,增加四肢的稳定性和灵活性,改善震颤等症状,提高日常生活能力。首先请大家尽量靠后坐在椅子上,检查一下椅子和身体的稳定性,保证活动过程中的安全。每一个动作请你尽最大的努力去做,但是不用急着去做到很标准,也请不要与别人攀比。如果在训练过程中,你有任何身体不适,请立刻举手示意。如果觉得无法适应这个强度,可自行停下,稍作休息后再跟上。现在跟着我一起来做。

(一)上肢活动训练

(1)双手在胸前交叉搭肩,然后向下缓慢放至身体两侧,2个八拍。(图11-2-1)

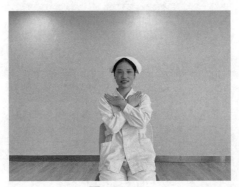

图11-2-1

(2)双手在胸前交叉搭肩,然后水平向身体两侧平划至双上肢展开呈180度,2个八拍。(图11-2-2)

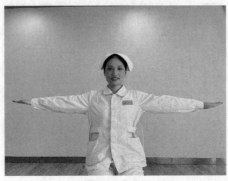

图11-2-2

（3）双手在胸前交叉搭肩，然后向上举过头顶，2个八拍。（图11-2-3）

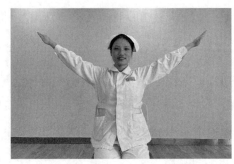

图11-2-3

（4）双手向后在背部扣住，反掌外推，同时挺胸收腹，坚持10秒后恢复，重复3次。（图11-2-4）

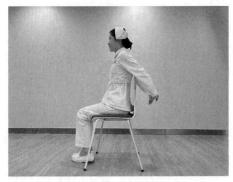

图11-2-4

（5）双手叉腰，然后缓慢向上移动，从腰部到腋下，再从腋下到腰部，2个八拍。（图11-2-5）

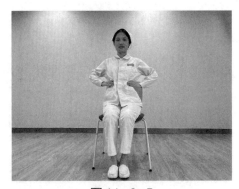

图11-2-5

（6）双臂伸直，向前平举，然后缓慢有力地做水平扩展运动，2个八拍。（图11-2-6——11-2-7）

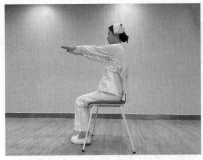

图11-2-6

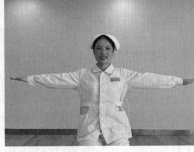

图11-2-7

（7）双臂伸直，向前平举，缓慢有力地向上向后摆动保持10秒，2个八拍。（图11-2-8——11-2-9）

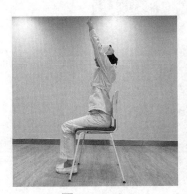

图11-2-8

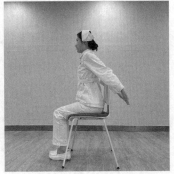

图11-2-9

（8）手臂置于头顶上，肘关节弯曲，用双手分别抓住对侧的肘部，身体转动向两侧弯曲，2个八拍。（图11-2-10）

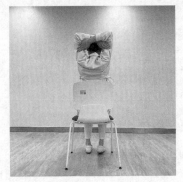

图11-2-10

(9)双手十指相扣,向前反推,保持2秒,再回收,4个八拍。(图11-2-11)

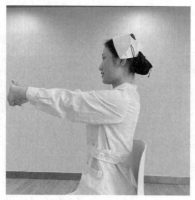

图11-2-11

(10)双手十指相扣,向上推,高举过头,保持2秒,再回收,4个八拍。(图11-2-12)

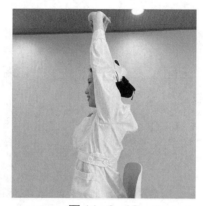

图11-2-12

(11)双手并排向前伸直,同时往两侧打开,保持身体平衡,再回收(4个八拍)。

(二)下肢活动训练

(1)左脚脚尖点地,再缓慢放下,2个八拍。

(2)右脚脚尖点地,再缓慢放下,2个八拍。

(3)左脚前脚掌抬起,再缓慢放下,2个八拍。

(4)右脚前脚掌抬起,再缓慢放下,2个八拍。

(5)双手抓住椅子两侧,缓慢伸直左腿并慢慢抬高,保持2秒后缓慢放下,2个八拍。

（6）双手抓住椅子两侧，缓慢伸直右腿并慢慢抬高，保持2秒后缓慢放下，2个八拍。

（7）双手抓住椅子两侧，缓慢伸直左腿、绷脚尖并慢慢抬高，保持2秒后缓慢放下，2个八拍。

（8）双手抓住椅子两侧，缓慢伸直右腿、绷脚尖并慢慢抬高，保持2秒后缓慢放下，2个八拍。

（9）双手抓住椅子两侧，缓慢伸直左腿、勾脚尖并慢慢抬高，保持2秒后缓慢放下，2个八拍。

（10）双手抓住椅子两侧，缓慢伸直右腿、勾脚尖并慢慢抬高，保持2秒后缓慢放下，2个八拍。

（11）并双腿，双脚脚尖点地，保持2秒后缓慢放下，2个八拍。

（12）并双腿，双脚脚后跟着地，保持2秒后缓慢放下，2个八拍。

（13）双手抓住椅子两侧，缓慢伸直双腿并慢慢抬高，保持2秒后缓慢放下，2个八拍。

（14）双手抓住椅子两侧，缓慢伸直双腿、绷脚尖并慢慢抬高，保持2秒后缓慢放下，2个八拍。

（15）双手抓住椅子两侧，缓慢伸直双腿、勾脚尖并慢慢抬高，保持2秒后缓慢放下，2个八拍。

（16）双脚交叉，左右交换，2个八拍。

带领者：大家感觉怎么样？可以分享一下吗？

成员A：有好多动作我之前根本就不敢做，害怕跌倒，觉得自己做不了，但是在你的带领下发现我可以做到，感觉重新认识了自己。

带领者：感谢你的分享与积极参与，相信在家属的陪同下，在你自己不断的努力下，您一定能够很快康复，同时，也请相信自己，量力而行，不断突破自我！

成员B：做完一整套下来虽然满身汗，觉得很累，但感觉双腿灵活了不少，觉得支配双腿更容易了，甚至想以后继续去爬山了。

带领者:谢谢你的分享,看得出来你对下肢康复运动的效果非常满意。其实康复运动就像是磨一把生锈的菜刀,刚开始磨刀的时候很困难,但是越磨你就会发现褪去铁锈的菜刀是多么美丽。所以我们一定要对自己、对未来的生活充满信心!

五、认知训练小游戏——纸片翻翻乐

带领者:接下来我们来玩一个认知训练的小游戏,为什么要训练认知呢?大家有没有这样一些感觉:"记忆力不行了,老是忘记一些事""脑袋转不动了""反应不过来了""老是走神"等?

成员A:生病以来我就感觉我记忆力下降了,大不如前了!

成员B:我也是,感觉脑子不好使了!

带领者:随着年龄的增长以及疾病的影响,可能会出现认知功能下降,这是帕金森患者常见的非运动症状。通过认知功能训练可以延缓和改善这一现象。这个游戏的目的在于训练大家的注意力和反应力。我们先分成红、蓝两队,两队分别派出一人,两两对决。这里有20张一面红色一面蓝色的卡片,我会将其中10张红色面朝上蓝色面朝下的卡片放到蓝队队员面前,另外10张蓝色面朝上红色面朝下的卡片放到红队队员面前。计时1分钟,两名成员一起翻桌上卡片,将卡片翻转朝上呈现自己队代表的颜色。1分钟后,朝上颜色多者获胜。两队依次派出队员参与对决,累计获胜多的队伍获得最终的胜利(可以准备一点小礼物作为奖励)。

带领者:在这个游戏中,大家感觉怎么样呢?可以分享一下吗?

成员A:我感觉挺不错的,有一种比赛的快乐感和自豪感。

带领者:可以具体说一下吗?

成员A:开始我没什么特别的感觉,但随着游戏的进展,大家在旁边给我加油助威,我就想要翻得更快。我感觉自己的手在不停地运转,注意力很集中,最后我赢了就感觉特别开心。自从生病之后,我好久没有这么开心过了。

带领者:感谢你的分享,也为你的积极参与点赞。大家平常也可以和其他成员玩这个游戏,锻炼的同时也可以增进你们的交流。

成员B：我觉得我反应太慢了，老是输，给队伍拖后腿了。

带领者：游戏的目的在于训练，最终的结果不重要。在游戏过程当中，我们大家也看到了你的努力，相信经过反复多次的训练，你一定能够翻得又快又好！

六、家庭作业

带领者：今天的家庭作业就是练习团体中学到的动作，在下一次团体中我们将邀请大家展示训练的成果。今天的运动康复训练团体到这里就结束了，谢谢大家的分享。希望大家能将今天在团体中学习到的知识充分运用到每一天，我们下一次的团体训练内容是核心肌群训练，期待大家的参与。

‖ 第三节 核心肌群训练 ‖

核心肌群训练有助于提高人体在非稳定状态下的控制能力,增强协调平衡能力,扩大躯干活动范围,矫正肌力不均衡,改善异常姿势,减少异常运动模式。帕金森病早期,近端肌群较远端肌群更易受累,因此对帕金森病患者进行核心肌群训练尤其重要。

一、自我介绍

同本章第一节。

二、展示家庭作业

带领者:在开始今天的训练之前,我们先来分享一下肢体活动训练团体布置的家庭作业好吗? 上一次的团体有哪些成员参加了呢? 能不能展示一下学习的成果,分享一下感受?

成员 A:做了上次的康复训练之后我觉得很舒服,紧绷的肌肉得到了放松,身体舒适了,心情也跟着愉悦起来。

带领者:感谢你的分享,这就是运动的魅力。运动不仅可以锻炼身体,还可以促进体内快乐物质的分泌,使我们心情愉悦!

成员 B:我之前天天输液,检查也多,都没有时间练习。

带领者:感谢你的分享,这可能是普遍存在的现象,大家可以利用碎片时间进行训练,5分钟、10分钟都可以,也能够达到训练的效果。

三、手功能活动训练小游戏——投壶

带领者:下面,我们来做一个小游戏训练大家手的活动能力,这个游戏叫投壶。每人持三个投镖,先围坐在离壶1米外,依次投壶,次数不限,每人需投中至少20次,再调整距离,围坐在2米外,依次投壶,投中至少20次,两次均完成者则为挑战成功。感谢大家的积极参与,大家有什么感受呢? 可以分享一下吗?

成员A:我觉得1米的距离对我来说都比较难了,几乎投不中,我感觉这个游戏不适合我。

带领者:感谢你的分享,每个人的病情不同,所以游戏对于每位成员的难易程度也不同。1米距离较难,可以先试试无距离投放,再依次增加距离。相信通过反复的训练,你一定也能挑战成功。

成员B:我觉得可有意思了,以前小时候老玩,很快乐!

带领者:团体结束之后也可以在病房约上几个病友一起练习,重温儿时的快乐时光。

四、核心肌群训练

带领者:接下来我们要进行核心肌群训练,首先请大家坐在瑜伽垫上,检查一下身体的稳定性,保证活动过程中的安全。每一个动作请你尽最大的努力去做,但是不用做得很标准,也请不要与别人攀比。如果在训练过程中,若有任何身体不适,请立刻举手示意。如果无法适应这个强度,可自行停下,稍作休息后再跟上。现在跟着我一起来做。

(一)腹式呼吸训练

在开始之前请大家取坐卧位进行腹式呼吸训练,双手分别放在胸前及腹部上,感知胸腹部起伏状态。首先进行鼻自然吸气,在呼气时缩拢嘴唇,缓慢地将肺内气体全

部排出,再缓慢地用鼻吸气,且呼气与吸气的时间比为2:1,重复5~6次。

(二)侧弯运动

双膝分开与肩同宽,右上肢向上伸直,掌心向内,躯干向左侧弯,来回数次,然后左侧重复以上动作。(图11-3-1——图11-3-2)

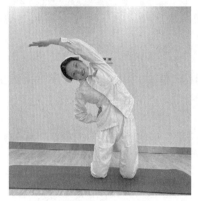 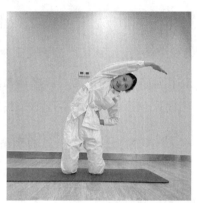

图11-3-1   图11-3-2

(三)转体运动

双膝分开,略宽于肩,双上肢屈肘平端于胸前,向右后转体两次,动作要富有弹性。然后反方向重复。(图11-3-3——图11-3-4)

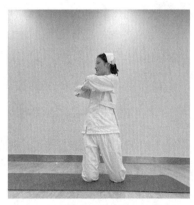 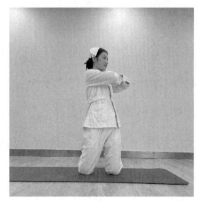

图11-3-3   图11-3-4

(四)腹肌锻炼

平躺在瑜伽垫上,两膝关节分别曲向胸部,持续数秒钟。然后双侧同时做这个动

作。平躺在瑜伽垫上,双手抱住双膝,慢慢地将头部伸向两膝关节。(图11-3-5——图11-3-6)

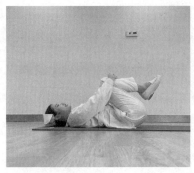 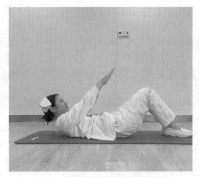

图11-3-5　　　　　　　　　图11-3-6

(五)腰背肌的锻炼

俯卧,腹部伸展,腿与骨盆紧贴地板,用手臂上撑维持10秒钟;俯卧,手臂和双腿同时高举离地维持10秒钟,然后放松。反复多次。(图11-3-7——图11-3-9)

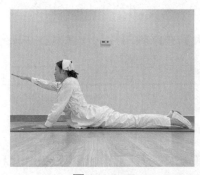 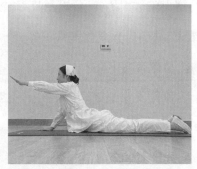

图11-3-7　　　　　　　　　图11-3-8

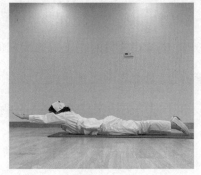

图11-3-9

带领者:刚刚进行了核心肌群训练,大家可以谈谈自己的感受吗?

成员A:腹部肌肉锻炼,有时会拉扯到自己的腹部,特别疼,这个怎么处理呢?

成员B:我倒是觉得做完后肌肉放松了不少。

带领者:谢谢你们的分享,在进行腹部肌肉训练时,大家应该收紧自己的腹部核心。这里的收紧核心可不单单是收小腹,而是让整个背腹肌肉处于紧绷为一体的状态。这样不仅不易拉伤肌肉造成疼痛,还能更好地保护我们的脊柱。大家可以尝试用力咳嗽几声,咳嗽时带动的腹部肌肉就是我们要绷紧内收的地方。记得保持正常呼吸,不要憋气哦。最开始可能无法收紧核心太久,如果我们每一次训练时都尽自己最大的努力,久而久之就会形成肌肉记忆,就会对收紧核心运用自如。

五、认知训练小游戏——有错你就说

带领者:接下来我们来玩一个认知训练的小游戏:有错你就说。我会给大家分发一些图片,请大家依次传递,找出图片中错误的地方,并纠正。图片内容包括:安全常识、生活常识、跌倒后紧急处理常识等,请大家在拿到图片后仔细察看并思考。(若成员视力较差,可朗读文字)

带领者:刚刚大家都很棒,对于这个游戏大家有什么可以分享的吗?谈谈自己的感受,好吗?

成员A:我没读过书,好多问题都回答不上,不过能够学习到很多知识,我觉得挺好的。

成员B:我回去可以和我的孙子一起玩,说不定我还玩不过他呢!

带领者:感谢你们的分享,该游戏的目的在于锻炼大家的认知功能,改善思维,提高注意力、记忆力和反应能力,同时也能学习到相关生活常识及安全知识。除了在团体中学习以外,大家也可以在平时的生活中注意观察,不断地学习,现在的小孩子知道的东西很多,也可以做我们的小老师哦!

六、家庭作业

带领者:今天的家庭作业就是练习团体活动中学到的动作,下一次团体活动我们将邀请大家展示训练的成果。今天的运动康复训练到这里就结束了,谢谢大家的分享。希望大家能将今天在团体中学习到的知识充分运用到生活中去,我们下一次的团体训练内容是步态康复训练,期待大家的参与。

‖ 第四节 步态康复训练 ‖

步态康复训练能矫正躯干前倾姿势,改善由于追赶身体重心所致的慌张步态。训练过程中应注意抬头挺胸,脚跟先着地,可借助姿势进行原地高抬腿踏步和双上肢摆臂训练,改善上下肢的协调性。可通过增大步幅、增快步速、跨越障碍物、绕障碍行走和变换行走方向等方法调整训练难度。

一、自我介绍

同本章第一节。

二、展示家庭作业

带领者:在开始今天的训练之前,我们先来分享一下核心肌群训练团体布置的家庭作业,好吗? 上一次的团体有哪些成员参加了呢? 能不能展示一下学习的成果、分享一下感受?

成员 A:上次教的腹式呼吸对我很有效,我感到焦虑烦躁的时候就练习腹式呼吸,练着练着就感觉自己平静下来了。

带领者:感谢你的分享,腹式呼吸除了训练我们的呼吸,也是一种简单易学的放松方式,它的妙用都被你发现了!

成员 B:有些训练需要借助瑜伽垫,我们在病房里面练习不太方便。

带领者:每天你的治疗完成以后,可以和之前一起参加团体的成员相约练习,我

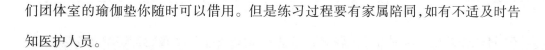

们团体室的瑜伽垫你随时可以借用。但是练习过程要有家属陪同,如有不适及时告知医护人员。

三、手功能训练小游戏——挑豆子

带领者:接下来,我们来做一个训练手功能的小游戏——挑豆子。大家知道我们生活中有哪些常见的豆子呢?

成员A:红豆、绿豆、黄豆、豌豆。

成员B:胡豆、蚕豆。

带领者:我们今天团体中选用了红豆、绿豆、黄豆,每位成员一份红、绿、黄混合的豆子,请你们将豆子按颜色区分,分别用手挑选出来放在三个纸杯中,全部挑选完成且没有错误则挑战成功。

带领者:大家做了这个"挑豆子"游戏有什么感受呢?可以分享一下吗?

成员A:我觉得这个游戏我做不好,越做心里越着急。

带领者:为什么呢?是因为手抖得厉害吗?

成员A:是的,手抖加上关节不灵活,拿起豆子就很难。越拿不起来,心里就越着急,越着急就越做不好,心里面很急躁。

带领者:感谢你的分享,这个游戏主要是锻炼大家手指关节的灵活性,但是豆子比较小,完成这个游戏对于手抖的成员来说难度很大。我们的训练是从简单到复杂、由易到难循序渐进的过程。手抖的成员可以先从抓握比较大的物体开始练习,比如说先拿乒乓球,然后是弹珠、豌豆再到红豆、绿豆,逐渐增加难度。

四、步态训练

带领者:步态训练主要是纠正起步难、抬腿低、步幅短、转身难的异常步态,提高步行速度、稳定性、协调性。请大家检查鞋是否舒适合脚,家属在旁边辅助,现在跟着我一起来做训练。

（1）请互相保持一米以上的距离，双眼直视前方，身体直立。起步时足尖尽量抬高，足跟先着地再足尖着地。跨步要尽量慢而大，双上肢尽量在行走时做前后摆动。（5~8分钟）

（2）跨越障碍训练，遇到步态冻结时可以通过原地踏步进行缓解，或在前面放置让患者跨过去的东西来缓解。（5~8分钟）

（3）节律性启动，反复地、被动地给予感觉输入，诱导其主动运动，例如：反复左脚向前迈出的动作。（5~8分钟）

带领者：刚刚大家进行了步态训练，感觉怎么样？可以分享一下吗？

成员A：以前我还不知道走路也可以训练，平时在家里因为走路不稳，儿子害怕我跌倒，让我少走路。现在好了，有了这个训练，我都看到希望了！

成员B：之前我迈步困难，今天地上画了线，让我有意识地跨过去，我感觉好了很多。

带领者：感谢你们的分享，步态训练的目的在于改善步态和肢体协调能力，减少姿势平衡中的限制，通过设置障碍物、语言提示等方式可以改善冻结步态、小步态等。在训练过程中，请家属全程陪同，确保安全，相信经过长期的坚持，大家的步态都会有所改善！

五、认知训练小游戏——猜谜会

带领者：接下来我们来玩一个认知训练的小游戏——猜谜会，游戏分两轮进行。第一轮我将会向大家展示谜面，请大家开动自己的脑筋，积极猜想。第二轮我们升级挑战，我会将谜底、谜面同时拿出，请大家将谜底、谜面进行配对。

带领者：在欢乐的氛围中，我们完成了猜谜会的游戏，或许有人之前接触过，有的人从来没玩过，可以分享一下此时的心情吗？

成员A：我觉得很快乐，这让我回忆起以前读书的时候，经常和同学一起猜谜语、歇后语等。

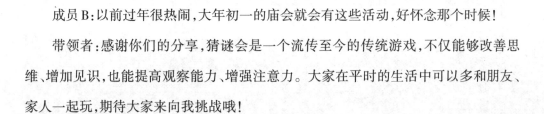

成员 B:以前过年很热闹,大年初一的庙会就会有这些活动,好怀念那个时候!

带领者:感谢你们的分享,猜谜会是一个流传至今的传统游戏,不仅能够改善思维、增加见识,也能提高观察能力、增强注意力。大家在平时的生活中可以多和朋友、家人一起玩,期待大家来向我挑战哦!

六、家庭作业

带领者:今天的家庭作业就是练习团体活动中学到的动作,下一次团体活动我们将邀请大家展示训练的成果。我们的训练到这里就结束了,谢谢大家的分享。希望大家能将今天学习到的知识充分运用到每一天,我们下一次的团体训练内容是姿势平衡训练,期待大家的参与。

‖ 第五节 姿势平衡训练 ‖

帕金森患者常表现出姿势反射障碍,表现为患者侧上肢摆臂幅度减小或消失,行走时快步前冲,呈小步态,遇到障碍物或患者突然停步时容易跌倒,严重影响患者的日常生活。姿势平衡训练能改善以上症状,并能有效地预防跌倒。

一、自我介绍

同本章第一节。

二、展示家庭作业

带领者:在开始今天的训练之前,我们先来分享一下步态康复训练团体布置的家庭作业,好吗? 上一次的团体有哪些成员参加了呢? 能不能展示一下学习的成果,分享一下感受?

成员A:上次的团体训练之后,按照告诉我们的方法,我儿子每天陪着我做跨越障碍物训练,我现在步子比以前大了一些,走路也更稳了!

带领者:感谢你的分享,家属把你照顾得很好,坚持每天练习,以后还会越来越好的!

成员B:我也每天练习,但是心里越着急步子越小,步子越小就越着急。

带领者:慌张步态和小碎步是帕金森的典型症状。除了可以和成员A一样练习跨越障碍物外,你平时走路也可以有意地放慢速度,步子迈得大一点。家属可以在一旁喊口令,根据指令来迈步,相信你也可以越走越稳的。

三、手功能训练小游戏——筷子夹弹珠

这个游戏可以锻炼手部肌肉力量,提高专注力,同时训练使用筷子的能力以及手眼协调能力。

带领者:接下来我们来玩一个小游戏——筷子夹弹珠,以进一步训练大家的手功能活动。大家小时候有没有玩过弹珠呢?

成员A:好多年没有玩儿过了,现在不好意思玩。

成员B:从来没玩过,不知道怎么玩。

带领者:我来给大家讲一下游戏规则吧,手持筷子,将弹珠夹至空盘子中,将弹珠全部夹完则为挑战成功。

带领者:在游戏过程中,大家都完成得非常成功,但也遇到了一些挑战,可以分享一下吗?

成员A:我觉得太难了,我手抖得厉害,也没有力气,夹不住!

带领者:感谢你的分享,每个人的情况不同,难度感受也不相同。训练可以由易到难,我们可以尝试先用筷子夹起较大物品,例如乒乓球,再慢慢过渡到夹弹珠。相信在不断训练后,你最终会成功的。

四、姿势平衡训练

带领者:很多成员有姿势反射的障碍,比如行走时快步前冲,呈小步态,遇到障碍物或突然停步时容易跌倒。大家通过姿势平衡锻炼能改善这些症状,并有效地预防跌倒。请大家站立,家属陪同在旁边,跟着我一起来做。

(1)双脚左右分开25~30厘米,向左右移动重心,并保持平衡,4个八拍。

(2)双脚前后分开25~30厘米,向前后移动重心,并保持平衡,4个八拍。

(3)躯干和骨盆左右旋转,使上肢随之进行大的摆动,这对平衡姿势、缓解肌张力有良好的作用,4个八拍。(图11-5-1——图11-5-2)

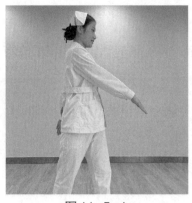
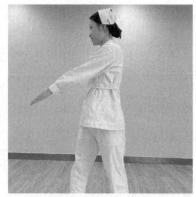

图11-5-1　　　　　　　　　　图11-5-2

（4）双足分开与肩同宽，双手自然下垂放于身体两侧，向左侧弯腰至左手触摸左侧膝盖，再换右侧，4个八拍。（图11-5-3——图11-5-4）

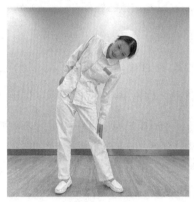
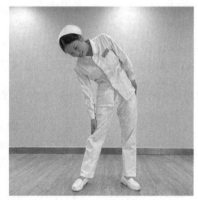

图11-5-3　　　　　　　　　　图11-5-4

带领者：通过姿势平衡的训练，大家感觉怎么样？有成员愿意分享吗？

成员A：我觉得这些动作都比较简单，而且我也没有摔倒过，练习这些动作有什么意义呢？

带领者：感谢你的分享，姿势平衡障碍是帕金森患者的典型表现，通过今天的姿势平衡训练，可以提高身体稳定性，预防在行走、转身、改变姿势时发生跌倒。

成员B：刚才训练的时候我好几次都快站不稳了，都是我儿子扶着我。

带领者：你做得很棒，帕金森病会影响我们的平衡功能，要通过不断的训练慢慢恢复。在团体过程中邀请家属也一起参与，一方面是让家属帮助大家记住训练内容，另一方面就是让家属在旁边保护大家，避免跌倒和受伤。

五、认知训练小游戏——折纸花、送祝福

带领者:接下来我们来玩一个认知训练的小游戏——折纸花、送祝福。在开始之前,请大家选择一个祝福语,再折纸花。纸花折完后将祝福语放于其中,送给现场的成员或留给自己。

大家都收到祝福了吗?下面我们依次打开纸花,看看里面的祝福是什么,可以简单分享一下吗?

成员A:我拿到的祝福是健健康康,这也是我的希望。

带领者:希望大家都保持良好的生活习惯,积极配合治疗,早日康复!

成员B:我拿到的祝福是世界和平,看来给我送祝福的这位很关心国家大事呢!

带领者:这应该是我们所有人的愿望,感谢这位送祝福的朋友。

六、家庭作业

带领者:今天的家庭作业就是练习团体中学到的动作,下一次团体活动我们将邀请大家展示训练的成果。我们的训练到这里就结束了,谢谢大家的分享。希望大家能将今天学习到的知识充分运用到每一天,我们下一次的团体训练内容是头面部、颈肩训练,期待大家的参与。

‖ 第六节 头面部、颈肩训练 ‖

帕金森患者的特殊面容是"面具脸",它是由于面部表情肌活动异常、肌肉僵硬而导致的面部表情呆滞。帕金森患者的颈部往往呈前倾姿势,非常僵硬,这是肌张力增高引起的。对头面部及肩颈的训练可放松肌肉,改善肌肉强直,减轻疼痛。

一、自我介绍

同本章第一节。

二、展示家庭作业

带领者:在开始今天的训练之前,我们先来分享一下姿势平衡训练团体布置的家庭作业,好吗? 上一次的团体中有哪些成员参加了呢? 能不能展示一下学习的成果,分享一下感受?

成员A:我参加了之前的训练,我老伴天天都陪着我训练,通过训练我感觉自己身体平稳了很多,走路也不再往前冲了。

带领者:感谢你的分享,这和你的努力以及家属的陪伴分不开。反复多次的训练才能取得良好的康复效果,也请你继续坚持哦!

成员B:我也坚持练习了,但是好像还是没有得到改善呢!

带领者:坚持练习很棒,请你不要心急,每个人的情况不一样。症状的程度、练习时间的长短等都会影响训练的效果。只要坚持,慢慢就能看到效果了。

三、手功能训练小游戏——套圈

这个游戏可以提高手、眼的协调能力和注意力、思维能力,改善认知功能。

带领者:接下来,我们来做一个小游戏训练大家的手功能,这个游戏叫套圈。我来介绍一下游戏规则吧,物品随机呈九宫格摆放。参加的成员先站或坐在1米外横线处,依次套圈,不限次数,套中5次则为挑战成功。之后站或坐在2米外横线处,依次套圈,不限次数,套中5次则为挑战成功。

带领者:大家在平常生活中或许玩过类似的游戏,今天再次玩有什么感受呢?

成员A:我觉得还是比较难的,远处的物品难度最大,不容易套住。

成员B:我以前经常玩,套中的东西可以自己带走,我每次都满载而归,现在生病了,一个都套不中,很有挫败感。

带领者:感谢你们的分享,在游戏过程中,建议大家由近及远开展挑战,相信在不断的训练中,你们又能变回百发百中的套圈小能手。

四、头面部、肩颈训练

(一)头部训练

带领者:请大家双手平放于膝盖上,做头部上下运动,先后仰再低头,直至下颌部触及前胸部。

(1)低头、仰头运动,4个八拍。

(2)左右偏头,4个八拍。

(3)左右转头,4个八拍。

(4)头部摆动,指导成员头部左右摆动,头部向左肩部逐渐靠拢后再向右侧肩部缓慢靠拢,直至耳朵碰到肩部,4个八拍。

(二)面部训练

(1)皱眉训练:指导成员将眉毛向中间集中。

抬眉训练:指导成员进行前额吃惊或惊恐等动作,2个八拍。

（2）眼部肌肉训练：指导成员用力做睁眼、闭眼练习，2个八拍。

（3）皱鼻：指导成员进行向上拉鼻练习，2个八拍。

（4）微笑训练：引导成员进行嘴角向外上方运动练习，4个八拍。

（5）露牙齿与吹口哨训练：首先张口露出牙齿，舌部弯曲，嘴唇微拢，做吹口哨练习，4个八拍。

（6）鼓腮训练：用力将腮鼓起、放松，左右两侧各2个八拍。

（三）颈部肌肉训练

（1）上下运动，头向后仰，双眼注视天花板约5秒，然后头向下，下颌尽量触及胸部，2个八拍。

（2）左右转动，头面部向右转并向右后方看大约5秒，左右两侧各2个八拍。

（3）左右摆动，头部缓慢向左右肩部侧靠，尽量用耳朵去触及肩膀，左右两侧各2个八拍。

（4）前后运动，下颌前伸保持5秒，然后内收5秒，2个八拍。

（四）肩部训练：

（1）耸肩、放松运动：缓慢耸肩，持续2秒，轻轻放松，2个八拍。

（2）双肩内旋运动：双手搭肩，伴随肩关节内旋缓慢做内收运动，持续2秒后回到原位，2个八拍。

（3）双肩外展运动：双手搭肩，伴随肩关节外展慢慢做扩胸运动，持续2秒后回到原位，2个八拍。

带领者：头面部、肩颈的康复训练结束了，大家感觉怎么样？有成员愿意分享吗？

成员A：在训练中我感觉脖子非常僵硬，训练起来很困难。

成员B：做完之后我感觉肩膀舒服了很多，感觉头脑都变清晰了。

带领者：感谢你们的分享，帕金森病会让大家的颈部呈现前倾姿势，非常僵硬。如果不注意颈部的运动和康复，容易加重姿势异常，导致驼背日益严重。因此，头面部和肩颈的康复训练非常重要。我们在训练中感觉难度较大时,一定要循序渐进,逐步加大动作幅度。运动时动作要轻柔缓慢,相信通过不断的康复训练,肩颈僵硬的状况将会得到改善,大家有没有信心?

五、认知训练小游戏

(一)游戏1——听指令做动作

带领者:接下来我们来玩一个认知训练的小游戏:听指令做动作。请大家听我的指令做出相应的动作,当我发出指令时,请大家思考后做出相应动作,如摸右耳、捂住嘴巴等。然后我会加大难度,加快语速,如右手摸左耳,左手摸右膝盖等。

(二)游戏2——传数字

接下来我们玩传数字游戏,在游戏开始之前我们按照座位分为两组,组员依次排成一行向前望,可坐也可站立,但不可以回头望。准备好后我会将写上数字的字条交给每组最后面的成员各抽出一张,将数字从后面依次传递到最前面,传递方式为:眨眼代表百位数,点头代表十位数,鼓腮代表个位数。如123就是眨眼1次,点头2次,鼓腮3次。传递过程中,不能发出任何声音。可拍打前面组员的肩,提示他回转头。由最后一位接受传递的成员说出数字,看是否与答案相同,传递得又快又准的一组获胜。类似的游戏还有"传表情、动作"。

(三)游戏3——记图片

接下来我们要做一个锻炼注意力和记忆力的小游戏——记图片。先来热身一下,我会随机抽选一张复杂的照片,请大家仔细观察1分钟,然后我会将照片遮住,请大家说出图片中包含的物品名称,数量越多越好。请大家分成3组,每组随机两张图片,记忆一分钟,然后将照片遮住,说出图片中包含的物品。说得最全的一组获胜,其余两组要接受挑战,挑战内容是任选一项今天教的康复训练项目来完成。

游戏的时间快乐又短暂,大家感觉怎么样?可以分享一下吗?

成员A:我觉得传数字有点难,我经常反应不过来。

成员B:听指令做动作的时候,我脑子反应过来了,可是身体却不听话!

带领者:这些游戏的目的在于提高反应能力、注意力,以及思维能力,刚刚接触可能觉得有一定难度,在平时生活中可以尝试多练习,从表达简单的个位数字、图片开始,逐步过渡到难度较大的数字、图片,相信通过不断尝试,你们最终都能完成。

六、家庭作业

带领者:今天的家庭作业就是练习团体中学到的动作,下一次团体活动我们将邀请大家展示训练的成果。我们的训练到这里就结束了,谢谢大家的分享。希望大家能将今天学习到的知识充分运用到生活中去,我们下一次的团体训练内容是言语康复训练,期待大家的参与。

‖ 第七节 言语康复训练 ‖

帕金森病的言语障碍表现为运动减少型构音障碍,特点为发声吃力、言语清晰度下降、发声不协调、声音嘶哑、音量减弱、音调单一等,有时伴有语速变化,影响患者的日常交流及社会参与。言语康复训练可以提高患者的语言表达能力,训练内容包括舌唇运动、发声、音量、韵律、语速训练等。

一、自我介绍

同本章第一节。

二、展示家庭作业

带领者:在开始今天的训练之前,我们先来分享一下头面部、肩颈训练团体布置的家庭作业,好吗? 上一次的团体有哪些成员参加了呢? 能不能展示一下学习的成果、分享一下感受?

成员 A:上次团体训练完我觉得自己肩颈的肌肉松弛了不少,晚上睡眠也得到了改善。

带领者:感谢你的分享,比起肩颈部按摩,自己通过运动来舒缓肌肉僵硬会感觉更舒服,效果也更持久,一定要坚持训练哦!

成员 B:我也觉得挺舒服的,但是面部训练对我来说有点困难,眨眼皱眉鼓腮这些动作有点难,做起来也有一些搞笑,每次一做自己就忍不住笑了。

带领者:感谢你的分享。这些动作做起来是有一些滑稽,但是慢慢就习惯了。你可以和病友面对面练习,大家笑一笑也挺好的。如果你介意别人看到,也可以自己拉上隔帘独自练习。

三、手功能训练小游戏——解结游戏

带领者:接下来,我们来做一个训练手功能的小游戏——解结游戏。我会给大家分发一根打好结的绳子,请大家快速解开。完成后打好至少10次活结,再交换解开。(过程中观察成员的完成情况,进行单独指导)

带领者:这个游戏大家有什么感受呢? 类似的游戏大家还了解哪些呢? 可以分享一下吗?

成员A:我觉得很有意思,就像在练习系鞋带。生病以来有时候我连鞋带都系不好,又不好意思练习,这个游戏让我找到了练习的方法!

成员B:我手抖得太厉害了,解开一个结都需要很长时间。

带领者:是的,这个游戏不仅能够锻炼手部肌肉,也能提高生活自理能力,值得大家不断地练习。类似的游戏还包括系扣子、穿珠子等,不要急于求成,可以从比较粗的绳子开始练习。

四、言语障碍训练

(一)舌运动的锻炼

(1)舌头重复地伸出和缩回,2个八拍。

(2)舌头在两嘴间尽快地左右移动,2个八拍。

(3)围绕口唇环行尽快地运动舌尖,2个八拍。

(4)尽快准确地说出"拉—拉—拉""卡—卡—卡""卡—拉—卡",重复数次。

(二)口腔肌、唇和上下颌的锻炼

(1)缓慢地反复做张嘴闭嘴动作,2个八拍。

(2)上下唇用力紧闭数秒钟,再松弛,2个八拍。

（3）反复做上下唇撅起，如接吻状，再松弛，2个八拍。

（4）尽快地反复做张嘴闭嘴动作，2个八拍。

（5）尽快说"吗—吗—吗"，休息后再重复。

（三）唱歌练习

练习歌曲《团结就是力量》。

（四）朗诵练习

老人有老人的骄傲

作者：毛翰

春天说，夏天老了，

夏天说，秋天老了，

秋天说，冬天才老了呢，

冬天老了吗？

冬天淡淡地一笑，

拥有美丽的春的梦想，

拥有热忱的夏的怀抱，

拥有丰硕的秋的收获，

资深的冬天，

相信老有老的骄傲。

没有了春天的幼稚，

没有了夏天的浮躁，

没有了秋天的忙乱，

冬天呐，

是如此的安详、淡定、逍遥。

没有了学业的压力，

没有了谋生的辛劳，

没有了功名利禄的诱惑，

人生啊，

是如此从容、真实、美好。

人生从退休开始啊，

我的朋友们，

每一天都是节日，

每一天都是假日，

每一天都是双休日，

每一天都是自由日，

每一天都是时装节，

每一天都是美食节，

每一天都是旅游节，

每一天都是情人节。

人生就像一本书，

越老越有智慧。

人生就像一支歌，

越老越有情调。

人生就像一幅画，

越老越有内涵，

人生就像一坛酒，

越老越有味道。

春的美梦在继续，

夏的热忱在继续，

秋的收获在继续，

不再继续的只有困惑、焦虑和烦恼。

呵呵,

年轻的朋友们呐,

是不是有点儿羡慕我们呢?

羡慕我们这些老字号。

不要急,不要躁,

完成了各自的人生历练,

你们每个人都会获得

一张老年俱乐部的门票。

(五)绕口令

带领者:完成以上训练可挑战简单且耳熟能详的绕口令,挑战之前,逐字朗读,保证发音正确,先缓慢朗读后加快速度。

红凤凰粉凤凰红粉凤凰花凤凰

黑化肥发灰,灰化肥发黑

四是四,十是十,十四是十四,四十是四十

山楂山上长满酸山楂树,酸山楂树长满酸山楂

带领者:通过以上的言语障碍训练,大家感觉怎么样? 是否有肌肉酸痛的现象? 是否感觉自己吐字清晰了呢? 可以分享一下吗?

成员A:我觉得训练了之后很累,也害怕在平时训练过程中,别人笑话我。

成员B:做这些训练真的可以帮助我们吗?

带领者:感谢你的分享,对于帕金森患者来说,语言功能训练非常重要。我们刚才的训练主要包括:与言语相关的呼吸系统、发声系统和调音系统,通过改善音强、音调和音质来改善言语清晰度。同时,言语训练涉及许多吞咽相关肌肉,在一定程度上改善吞咽功能。相信通过训练,你的言语障碍会有一定的改善,我们也期待看到你的变化!

五、认知训练小游戏——超级联想记忆法

带领者:接下来我们来玩一个认知训练的小游戏——超级联想记忆法。在游戏开始之前我会在黑板上随机写出至少5个词,写完后请大家在1分钟内记忆,然后我会擦掉黑板,大家积极回忆所写词,且顺序不能有错,一起来试试吧。例如:奖杯、火炬、树木、大象、长颈鹿、鸟、乌龟、台球等。

带领者:刚刚大家对词语进行了记忆,是不是感觉有些困难呢? 有的成员虽然记住了所有的词语,但是词语的顺序不正确。那怎么能准确地记下所有的信息呢? 接下来我会给大家分享一个记忆的方法:联想记忆。根据词语的属性、功能等发挥想象找出它们之间的联系,并将所有的词按照顺序连在一起编成一个完整的故事,我们一起试试吧! 例如:我今天歌唱比赛得了第1名,主办方给我颁发了一个奖杯,奖杯里面刚好装了一个奥运火炬。就在我举起奖杯欢呼的时候,火炬的火焰点燃了旁边的树木。这时,河边的大象看见了,马上用鼻子吸水来帮忙灭火。可是,大象不够高,树木上层的火无法扑灭,于是它呼叫自己的好朋友长颈鹿前来帮忙。巨大的动静惊扰了树上的小鸟,一不小心,小鸟掉了下去,刚好砸中了树下正在玩台球的乌龟。乌龟受了惊,一脚踹飞了台球……大家觉得这个故事精彩吗? 是不是似乎更容易记住这几个词了?

成员A:是的,平时我们怎么训练呢?

带领者:几个词语在大家的共同联想下汇成了一个精彩的故事,接下来我们再来运用一下此方法吧? 按照座位分成两组,请大家互相给对方出题,组内商量5个词,完成出题后,两组交换,运用联想记忆法,发挥想象编成一个完整的故事。完成后请大家派选一名代表进行分享,如有其他不同的版本也要分享哦!

成员A:钥匙、城堡、面包、月亮、下棋;我工作完下班回家,用钥匙打开了城堡的大门,走进厨房,拿起一块面包吃进嘴里,望着窗外的月亮,我不知不觉睡着了,在梦里和周公下棋。

带领者:还有没有其他的版本呢?

成员 B:我把钥匙忘在了工作的城堡里,我实在太饿了,路过一家面包店,就买了一块面包,回到家里,天色已晚,月亮都出来了,而我的爸爸妈妈还在家里下棋等我回家。

带领者:非常感谢大家的分享,大家的想法都很有创意。生活中,我们总是容易遗忘很多事情,不妨试试用联想记忆的方法来记住。

六、家庭作业

带领者:今天的家庭作业就是练习团体中学到的动作,下一次团体我们将邀请大家展示训练的成果。我们的运动康复训练团体到这里就结束了,谢谢大家的分享,希望大家能将今天在团体中学习到的知识充分运用到每一天,我们下一次的团体训练内容是全身综合训练,期待大家的参与。

操作难点及注意事项如下。

(1)团体过程中,保证成员的安全是第一位的。运动训练过程中要随时关注参加的成员的状态,有轻微的疲劳和出汗是正常现象,但如有恶心、胸闷、胸痛、呼吸急促、头晕、心动过速,疼痛、冒冷汗或严重疲劳感等应立即停止并通知医生查看。

(2)团体参加的成员以老年人居多,语言应通俗易懂,语速放慢,音量稍大,保证参加的成员能听到并理解。

(3)训练的内容需要离开团体后继续练习,老年人的记忆力下降,可以让家属一起学习,帮助回忆,协助练习。

(4)训练过程中及时给予指导和鼓励,增强信心。

(5)带领者应重视团体过程中的趣味性,注重带领者与参加的成员之间、参加的成员彼此之间的互动。

参考文献

[1]刘哲宁,杨芳宇.精神科护理学[M].北京:人民卫生出版社,2017.

[2]关晋英,王云琼.综合医院临床心理护理指导[M].成都:西南交通大学出版社,2020.

[3]全国卫生专业技术资格考试用书编写专家委员会.2021心理治疗学[M].北京:人民卫生出版社,2020.

[4]杨艳杰,曹枫林.护理心理学[M].北京:人民卫生出版社,2017.

[5]罗家永.心理拓展游戏270例[M].福州:福建教育出版社,2014.

[6]张明园.精神科评定量表手册[M].长沙:湖南科学技术出版社,1998.

[7]戴晓阳.常用心理评估量表手册[M].北京:人民军医出版社,2015.

[8]胡佩诚.心理治疗[M].北京:中国医药科技出版社,2006.

[9]樊富珉.团体心理咨询[M].北京:高等教育出版社,2005.

[10]宋学军,樊碧发,万有,等.国际疼痛学会新版疼痛定义修订简析[J].中国疼痛医学杂志,2020,26(9):641-644.

[11]贺纯静,蒋宗滨,段自坤,等.硬膜外阻滞疗法中国专家共识(2020版)[J].实用疼痛学杂志,2020,16(3):166-176.

[12]米卫东,万里,王庚.外周神经阻滞并发症防治专家共识[J].临床麻醉学杂志,2020,36(9):913-919.

[13]中华医学会消化病学分会胃肠动力学组,中华医学会消化病学分会功能性胃肠病协作组.中国慢性便秘专家共识意见(2019,广州)[J].中华消化杂志,2019,39(9):577-598.

[14]张曼,高月,何晓微,等.抑郁症、焦虑症的脑肠互动机制研究进展[J].中

医临床研究,2021,13(28):132-136.

[15]王建女,章秋萍,李艳娟,等.精神类药物所致便秘患者穴位按摩治疗后的心理体验[J].护理与康复,2020,19(8):6-10.

[16]陈爱红,洪慧肖,李卫青,等.穴位按摩治疗老年高血压失眠29例[J].浙江中医杂志,2012,47(2):98.

[17]李雁鹏,赵忠新.认知-行为疗法治疗慢性失眠的研究进展[J].重庆医学,2009(10):1148-1150.

[18]李洪涛,赫楠,王丽梅.推拿治疗失眠的临床观察[J].中国实用医药,2012,7(3):241-242.

[19]何雪玲,王健.失眠的非药物治疗研究进展[J].国际神经病学神经外科学杂志,2011,38(2):153-157.

[20]李红艳,辛红菊,王娜,等.音乐放松疗法对老年患者失眠状态的影响[J].现代临床护理,2008,7(8):41-42.

[21]林举择,张美兰,区丽明,等.针刺疗法结合生物反馈放松疗法治疗老年慢性失眠的长期疗效观察[J].中华中医药杂志,2012,27(8):2222-2224.

[22]苏义冬,莫懿晗,董欣,等.健康教育棋盘游戏在护理领域中的研究进展[J].中华护理教育,2022,19(6):572-576.

[23]张作记,冯学泉,李功迎,等.几种心理行为干预技术的进展与应用[J].中国行为医学科学,2005(6):481-483.

[24]杨雪柯,王颖,杨建国,等.同伴支持对乳腺癌病人生命质量影响的系统评价[J].护理研究,2019,33(15):2573-2577.

[25]李莉,何婷,高苗,等.人偶心理游戏疗法及其对童年创伤经历大学生成人依恋和自我分化的干预效果[J].中国临床心理学杂志,2022,30(1):187-190.

[26]王云琼,刘雪梅,王瑶,等.快乐感知训练团体对抑郁症患者负性情绪及自杀风险干预的效果观察[J].护理学报,2022,29(9):73-78.

[27]周文霞,吴佳琪,陈树婷,等.角色扮演法在医学生医患共情能力培养中的

应用和实践[J].中国高等医学教育,2021(12):23-24.

[28]程玉洁,邹泓.中学生人际适应的特点及其与家庭功能、情绪智力的关系[J].中国特殊教育,2011(02):65-70+89.

[29]黄海红,肖秀梅,黄冬华,等.即兴演奏式音乐治疗对精神分裂症患者住院期间焦虑、抑郁情绪的影响[J].天津护理,2022,30(2):192-194.

[30]聂槃.艺术的疗愈性——专访孟沛欣[J].美术观察,2020(8):8-10.